专科疾病护理观察指引

主　编　张永生　郎红娟

副主编　薛　峰　雷巧玲　仲月霞

　　　　侯　芳　赵　艾

 世界图书出版公司

西安　北京　上海　广州

图书在版编目（CIP）数据

专科疾病护理观察指引 / 张永生，郎红娟主编 . —西安：
世界图书出版西安有限公司，2017.4（2023.5 重印）
ISBN 978-7-5192-2243-7

Ⅰ.①专… Ⅱ.①张… ②郎… Ⅲ.①护理学 Ⅳ.① R473

中国版本图书馆 CIP 数据核字（2017）第 005442 号

书　　名	专科疾病护理观察指引	
	Zhuanke Jibing Huli Guancha Zhiyin	
主　　编	张永生　　郎红娟	
责任编辑	胡玉平	
装帧设计	新纪元文化传播	
出版发行	世界图书出版西安有限公司	
地　　址	西安市北大街 85 号	
邮　　编	710003	
电　　话	029-87214941　87233647（市场营销部）	
	029-87234767（总编室）	
网　　址	http://www.wpcxa.com	
邮　　箱	xast@wpcxa.com	
经　　销	新华书店	
印　　刷	西安真色彩设计印务有限公司	
开　　本	787mm×1092mm　1/16	
印　　张	43.75	
字　　数	1000 千字	
版　　次	2017 年 4 月第 1 版　2023 年 5 月第 3 次印刷	
国际书号	ISBN 978-7-5192-2243-7	
定　　价	138.00 元	

编委会

主　编：张永生　郎红娟

副主编：薛　峰　雷巧玲　仲月霞　侯　芳　赵　艾

校　审：王者晋

编　者：（以姓氏笔画排序）

王　华	王　沛	王亚婷	王宏玫	王线妮
仝海霞	代选慧	朱以芳	朱银星	刘　梅
刘阿妮	刘珂欣	刘静莉	李　沛	李　珊
李　曼	李玉梅	李桂珍	杜艳玲	杨　婧
杨　媛	杨引娣	杨春香	肖汉妮	吴玉燕
吴学勤	何　华	何　娟	何玉萍	何立宏
何乾峰	宋　艳	张　玲	张　娜	张　晶
张阳阳	苏小花	陈红艳	周毅先	金　鑫
金葵花	俞　兰	姜　雪	赵芳芳	赵笑非
赵翠芬	党　肖	倪代会	唐玉宁	唐宝丽
袁亚翠	袁琰琴	郭晓岚	高小平	崔　丽
惠东玲	韩英英	翟丽娜	薛婷婷	衡春妮
魏　莹	魏　娟			

目录

第一部分
内科疾病护理观察指引

第一章 呼吸内科

第二章 心血管内科

第四章 血液内科

第五章 内分泌科

第二部分

外科疾病护理观察指引

第十章 普通外科

第十三章　烧伤整形科

第十六章 皮肤科

第三部分
妇产科疾病护理观察指引

第十七章　妇　科

第十八章　产　科

第十九章　生殖医学

第四部分
儿科疾病护理观察指引

第二十章　儿　科

第五部分
其他专科疾病护理观察指引

第二十二章　耳鼻咽喉科

第二十九章 疼痛科

第三十章 介入科

第一部分

内科疾病护理观察指引

第一章
呼吸内科

第一节 咯 血

一 概 念

咯血是常见的急症之一。喉部以下气管、支气管、肺组织的出血经口腔咳出者称为咯血。一次咯血量 >300ml，或 24h 内咯血量 >500ml，称为大咯血。大咯血严重危及生命，保守治疗死亡率高达 60% ~ 80%，主要死亡原因是窒息。

二 主要护理问题

1. 体液不足：失血性休克 与失血过多循环血容量不足有关。
2. 焦虑恐惧 与不断咯血或咯血量增多，患者担心原发疾病加重、病情恶化有关。
3. 有肺不张的风险 与血凝块或分泌物堵塞支气管有关。
4. 潜在并发症 窒息。与大咯血致气道阻塞有关。

三 病情观察与护理措施

临床表现	病情观察	护理措施
咯血的形式	可有痰中带血丝、血点或血块，整口咯血。一次咯血量大时可表现为咯血的同时，可见血从鼻腔涌出。	**1. 心理护理**：患者的心理因素、情绪与病情的发展及转归有密切关系，患者咯血时护工应给予细致观察与护理，对于反复大咯血的患者，应及时安慰，进行放松疗法，分散患者注意力，耐心讲解咯血的病因及诱因，帮助患者树立战胜疾病的信心。
咯血量	一般认为 24h 内咯血量 <100ml 为小量，100～500ml 为中量，咯血量 24h 以内 >500ml 或一次性咯血量 >300ml 为大量咯血。大量咯血见于空洞性肺结核、支气管扩张和慢性肺脓肿。支气管肺癌少有大咯血，主要表现为痰中带血，呈持续或间断性。慢性支气管炎和支原体肺炎也可出现痰中带血或血性痰，但常有剧烈咳嗽。	**2. 休息与卧位**：小量咯血者可静卧休息；大量咯血者绝对卧床休息，保持病室安静，避免不必要的交谈或搬动，以免因活动而增加肺活动度加重咯血。患者一般取平卧位头偏向一侧，及时咯出或吸出呼吸道积血，防止血块阻塞呼吸道，引起窒息。或取患侧卧位，以减少患侧活动度，防止病灶向健侧扩散，同时有利于健侧的肺部通气功能。 **3. 病情观察**：严密观察病情，监测意识、生命体征变化；观察并记录咯血的量、颜色、性质；患者有无异常表情，是否发生窒息、休克等并发症。
颜色和性状	肺结核、支气管扩张、肺脓肿、支气管结核、出血性疾病，咯血颜色鲜红；铁锈色血痰主要见于肺炎球菌大叶性肺炎、肺吸虫病和肺泡出血；砖红色胶冻样痰见于典型的肺炎克雷伯杆菌肺炎。左房室瓣狭窄肺淤血咯血一般为暗红色，右心衰竭所致咯血多为暗红色；左心衰竭所致咯血为浆液性粉红色泡沫痰，肺栓塞引起的咯血为黏稠暗红色血痰。	**4. 止血**：①建立静脉通路，遵医嘱给予止血、补充血容量等治疗。②配血、备血，根据出血情况输注新鲜血液。③持续吸氧及心电监测。④观察神志、四肢温度、尿量等，注意保暖。⑤保持排便通畅，避免用力排便而加重咯血。⑥严格控制补液速度和量，防止引起心肺衰竭而加重咯血。 **5. 饮食护理**：大咯血时暂禁食。小量咯血者宜进少量温凉流质饮食，避免饮用浓茶、咖啡等刺激性饮料，避免引起肺血管扩张的各种因素，如饭菜过热、饮酒。恢复期给予高热量、高维生素、高蛋白、高铁质饮食以补充机体消耗，纠正贫血。多饮水及多食富含纤维素食物，以保持大便通畅。

续表

临床表现	病情观察	护理措施
		6. 做好基础护理： 保持病室安静及空气流通。加强口腔护理，每次咯血后用生理盐水或冷开水漱口，也可用 5% 碳酸氢钠液漱口。指导患者有效地咳嗽以促进排痰，防止血痰阻塞细小支气管，避免发生肺不张等并发症。
并发症	窒息	窒息的先兆表现：大咯血时出现咯血不畅、胸闷气促、情绪紧张、喉部有痰鸣音或喷射性大咯血突然中止。若出现表情恐怖、张口瞪目、抽搐、大汗淋漓、牙关紧闭或神志突然丧失，提示发生窒息。	**窒息的急救** ①迅速取俯卧、头低脚高位，叩击背部，以利血液引流，保持呼吸道通畅。 ②意识不清者，用开口器打开口腔，清除口腔血液。 ③必要时行气管插管或气管切开，吸出气道内血液及血块，并给予高浓度吸氧。 ④发绀严重或呼吸抑制者，应用呼吸兴奋剂。 ⑤禁用吗啡及可待因类神经抑制药物。

第二节 肺部感染性疾病

一 概 念

指终末气道、肺泡和肺间质的炎症，主要由细菌、真菌、病毒、寄生虫等病原感染引起，其他如放射线、化学过敏因素等亦可引起。

二 主要护理问题

1. 体温过高 与肺部感染有关。

2. 清理呼吸道无效 与痰液黏稠、分泌物过多有关。

3. 气体交换受损 与肺部炎症、有效呼吸面积减少及残气量增加有关。

4. 焦虑 与生活方式改变有关。

5. 有水、电解质紊乱的危险 与患者发热或失汗过多有关。

6. 潜在并发症 感染性休克、呼吸衰竭。

病情观察与护理措施

临床表现	病情观察	护理措施
寒战高热	**肺炎链球菌性肺炎**：多有数日上呼吸道感染前驱症状；急性起病、寒战、高热、全身肌肉酸痛；体温在数小时内达39℃～40℃，呈稽留热，高峰在下午或傍晚；可伴患侧胸痛放射至肩部或腹部。 **葡萄球菌性肺炎**：起病急骤；寒战、高热，体温达39℃～40℃；咳嗽、咳痰，由咳黄痰变为脓血痰或粉红色乳样痰；全身中毒症状突出，衰弱、乏力、大汗、全身关节肌肉酸痛。	①严密观察病情，随时注意患者的体温、脉搏、呼吸、血压、神志的变化。 ②观察体温变化特点。 ③高热患者卧床休息，以减少氧耗，给予物理降温，以逐渐降温为宜，患者大汗时及时协助擦拭和更换衣服，必要时遵医嘱使用降温药物、静脉补液。 ④保持病室安静，适宜的温湿度。 ⑤饮食。高热量、高蛋白、高维生素、易消化饮食。鼓励患者多饮水，每天饮水量2500ml以上。 ⑥给予吸氧。 ⑦做好口腔护理，鼓励患者经常漱口，口唇疱疹者局部涂抗病毒软膏。 ⑧用药护理。遵医嘱使用抗生素，观察疗效和不良反应。患者一旦出现不良反应及时与医生沟通，及时处理。胸痛者可给予少量镇痛药。 ⑨有脓气胸或气胸者尽早引流治疗。 ⑩禁止使用抑制呼吸的镇静剂。
咳嗽咳痰	**革兰阴性杆菌肺炎** **1.肺炎杆菌肺炎**：好发于40岁以上男性。起病急骤，咳嗽，咳黏稠血性、黏液样或胶冻样痰，胸痛、呼吸困难、寒战高热。 **2.铜绿假单孢菌肺炎**：中等程度发热、咳嗽、咳大量脓性痰，少数人咳典型翠绿色脓性痰。 **3.流感嗜血杆菌肺炎**：高发于6个月至5岁婴幼儿、有基础疾病的成人，高发于秋冬季节，起病多缓慢，发热、咳嗽加剧、咳脓痰或痰中带血。	**1.一般治疗** ①痰液体位引流。 ②药敏试验，给予敏感抗生素治疗。 ③联合用药，静滴为主。 **2.监测肝肾功能** **3.全身支持治疗，提高免疫力**

续表

临床表现		病情观察	护理措施
咳嗽咳痰		**肺炎支原体肺炎**：数天到1周无症状，继而出现咳嗽、发热、头痛、咽痛、乏力、肌痛，早期有咽痛、声音嘶哑,数天或数周后出现干咳、胸痛、头痛、不适、疲劳。	①选用胃肠道反应轻的抗生素。②剧烈咳嗽给予镇咳。③注意呼吸道隔离，避免传染。④多饮水，每天 >2000ml。⑤卧床休息。
		病毒性肺炎：冬春季多见，起病急、症状轻，鼻塞、咽痛、发热、头痛。	①对症治疗。②增加卧床休息，注意保暖。③维持室内空气流通，采取呼吸道隔离。④高蛋白、高维生素软食，少食多餐。⑤多饮水，每天 >2000ml。
		肺真菌病：持续发热、咳嗽、咳痰、胸痛、乏力。	①合理使用抗生素、糖皮质激素。②加强营养。③加强口鼻腔的清洁护理。
并发症	休克	早期表现为面色、口唇苍白，皮肤湿冷，脉快，呼吸浅快，精神兴奋，烦躁不安。晚期出现口唇、肢端发绀，血压下降，脉搏细弱，呼吸深而慢，少尿或无尿，表情淡漠，感觉迟钝。	1. **病情观察**：密切观察生命体征，注意意识状态、瞳孔、皮肤温湿度、末梢循环状况，体温、脉搏、呼吸、血压、脉压及尿量的变化。 2. **体位与环境**：取中凹卧位，头偏向一侧。抬高头胸20° 有利于呼吸，抬高下肢30° 有利于静脉回流，增加心排出量。减少不必要的活动。保持室内光线充足，空气新鲜，温湿度适宜。 3. **保持正常的体温**：注意为患者保暖。体温过低时，应增高室温，增加衣物、被服，不可随意体外加热。体温过高时，应降低室温，减少衣物、被服，不可使用低温疗法。 4. **保持呼吸道通畅**：湿化痰液，及时清除呼吸道内分泌物，指导患者有效咳嗽、咳痰的方法。必要时吸痰，协助医生建立人工气

临床表现	病情观察	护理措施
		道及使用机械通气。 **5. 建立静脉通路：**快速大量补液，遵医嘱用药，必要时输血。 **6. 减轻疼痛：**疼痛会增加休克程度，应适当止痛。 **7. 心理护理**
并发症	呼吸衰竭 观察呼吸频率、节律和深度改变，观察口唇、甲床等处发绀。早期可出现表情淡漠，注意力不集中，反应迟钝或定向功能障碍，随后出现头痛、出汗、烦躁、白天嗜睡，夜间失眠，严重者有谵妄、昏迷、抽搐、扑翼样震颤、视盘水肿。重者可因脑水肿、脑疝死亡。	**1. 休息与环境：**患者取半卧位，保持室内空气新鲜，温湿度适宜，定时消毒，预防感染。 **2. 病情观察：**监测生命体征，注意呼吸频率和节律，意识状态及瞳孔变化，了解动脉血气分析变化、尿常规、电解质检查结果。如有异常及时报告。 **3. 吸氧：**遵医嘱给予低流量氧气吸入，必要时使用呼吸机辅助呼吸。 **4. 保持呼吸道通畅：**湿化痰液，及时清除呼吸道内分泌物，指导患者有效咳嗽、咳痰。必要时吸痰，协助医生建立人工气道及使用机械通气。 **5. 饮食：**指导患者多饮水，进食高蛋白、高脂肪、低碳水化合物、高纤维素、富含多种维生素与微量元素饮食。必要时给予静脉高营养治疗。 **6. 遵医嘱使用药物：**遵医嘱使用抗生素、肾上腺糖皮质激素等药物。注意用药的时间、方法，观察药物的不良反应。 **7. 机械通气患者的护理：**①保持呼吸机的正常运转。②保持接口紧密。③密切观察患者用机后情况。④了解通气量是否合适。⑤及时防治机械通气并发症。⑥心理护理。

第三节　支气管扩张

一　概　念

　　支气管扩张是由于支气管及其周围肺组织慢性化脓性炎症和阻塞，引起支气管组织结构严重破坏，形成管腔持久扩张和变形，是常见的慢性支气管感染性疾病。临床表现为慢性咳嗽伴大量黏液脓痰和反复咯血。

二　主要护理问题

　　1. 有窒息的危险　与痰多、痰液黏稠或大咯血造成气道阻塞有关。

　　2. 清理呼吸道无效　与痰液黏稠和体质虚弱有关。

　　3. 营养失调：低于机体需要量　与反复感染导致的机体消耗增加、摄入不足有关。

　　4. 焦虑/恐惧　与突然或反复咯血有关。

　　5. 潜在并发症　大咯血、窒息。

三　病情观察与护理措施

临床表现	病情观察	护理措施
咳痰	咳大量脓痰。晨起、傍晚及就寝时最多，每天可达100~400ml。 痰液多成黄绿色脓痰，合并厌氧菌感染时有臭味，收集全日痰静置于玻璃瓶中，静置后可分为三层：上层为泡沫，中层为黏液，下层为脓性物和坏死组织。	**1. 观察**：观察痰液的性质、颜色和气味、量。 **2. 引流**：加强痰液引流，指导有效咳嗽，叩背方法，体位引流宜在饭前进行。依病变部位不同采取不同体位，原则为抬高患肺位置。 **3. 休息与环境**：保持病房空气流通和适宜温湿度，注意保暖。 **4. 饮食**：指导患者进高蛋白、高热量、高纤维素饮食，避免冰冷食物诱发咳嗽，少食多餐，保持口腔清洁，勤漱口。鼓励患者多饮水，每天 >1500ml，帮助痰液稀释，有利于排痰。

临床表现		病情观察	护理措施
咳嗽		咳嗽多为慢性咳嗽。	**5. 遵医嘱用药：**①抗感染药。掌握患者的用药史及过敏史。输液时密切观察有无不良反应。②化痰药。使用化痰药时，应指导患者有效咳嗽，提高咳嗽的方法和技巧，使稀释的痰液可以有效咳出。当痰液较多时不宜使用止咳药，此类药物会阻断咳嗽反射，导致痰液滞留于气道，既影响呼吸又易继发感染。
咯血		反复咯血，量不等，可为痰中带血，少量或大量咯血。有些患者仅有反复咯血，平时无咳嗽、脓痰等呼吸道症状，临床上称为干性支气管扩张。	**6. 急性感染期卧床休息：**大咯血者应绝对卧床休息。加强病情观察，密切观察咳嗽、咳痰、咯血情况，防止并发症的发生。 **7. 心理护理：**为患者及家属讲解支气管扩张症反复发作的病因及防治措施，减少患者不安情绪。多关心患者，对其给予心理支持。
并发症	大咯血	大咯血是支气管扩张最常见的并发症，大咯血是指一次咯血量超过300ml，或24h内咯血量超过500ml。	**1. 一般治疗** ①绝对卧床休息，头偏向一侧，持续心电、血氧饱和度监测，吸氧，密切观察患者生命体征、咯血的量。保持呼吸道通畅。 ②定期复查血常规。 ③禁食。 **2. 止血措施** ①一般止血：如氨甲苯酸、酚磺乙胺、卡络磺、巴曲酶等。 ②垂体后叶素静脉输注。注意观察有无心悸、恶心、腹泻等不良反应，严格控制滴数。 ③气管镜下止血等。 **3. 补充血容量：**必要时立即急查血型及输血前四项，配血，迅速建立多条静脉通路，输注血制品、乳酸林格液、羧甲淀粉等。 **4. 必要时行气管切开或气管插管**

续表

临床表现	病情观察	护理措施
窒息	患者出现表情恐怖，张口瞪目，两手乱抓，抽搐、大汗淋漓、牙关紧闭或意识突然丧失时，提示血液阻塞气道而发生窒息。	**1. 卧位与饮食**：取患侧卧位，头偏向一侧，禁饮食。 **2. 保持呼吸道通畅**：使用较粗吸痰管进行器械吸引，给予高浓度吸氧，迅速建立静脉通路，备血。 **3. 严密观察病情**：监测生命体征及病情变化；若出现烦躁不安、面色苍白、皮肤湿冷、脉搏细速，应加快液体滴速纠正休克。 **4. 心理及生活护理**：消除紧张情绪，及时满足需要。 **5. 做好术前各项准备**

第四节　肺结核

一　概　念

　　肺结核是结核分枝杆菌入侵机体后在一定条件下可引起发病的肺部慢性感染性疾病。结核分枝杆菌可侵及全身几乎所有脏器，但以肺部最为常见。

二　主要护理问题

　　1. 体温过高　与结核分枝杆菌感染有关。

　　2. 疲乏　与结核中毒性症状有关。

　　3. 潜在并发症　气胸、大咯血、肺部继发性感染等。

　　4. 营养失调：低于机体需要量　与机体消耗增加、食欲减退有关。

　　5. 睡眠形态紊乱　与发热、夜间盗汗、咳嗽、疲乏有关。

　　6. 焦虑　与不了解疾病的预后有关。

　　7. 孤独的风险　与本病的传染性及隔离所造成的心理压力有关。

三　病情观察与护理措施

临床表现	病情观察	护理措施
呼吸系统 咳嗽咳痰	①多为干咳或有少量白色黏痰。 ②合并细菌感染时，痰呈脓性且量增多。 ③合并厌氧菌感染时，有大量浓臭痰。 ④合并支气管结核表现为刺激性咳嗽。	**1. 一般护理** ①饮食：肺结核是一种慢性消耗性疾病，饮食宜高热量、富含维生素、高蛋白质，以增强抵抗力，促进病灶愈合。 ②休息：轻症及恢复期患者，不必限制活动，有高热及咯血者应卧床休息。 ③心理护理：肺结核病程长、恢复较慢，且病情易反复，使患者产生急躁、惧怕心理，应耐心向患者讲解用药知识、预防隔离知识，让患者认识到结核病是一种可以治愈的慢性病，并给予患者帮助与支持，使其坚持正规治疗，建立良好的修养心境，积极配合治疗，早日康复。 **2. 对症护理：** 高热、盗汗的患者，及时用温毛巾擦拭身体并更换被服。特殊检查，应提前做好解释工作，避免产生恐惧心理，积极配合检查。保持呼吸道通畅，痰液多时，可行体位引流。 **3. 用药护理：** 结核病的用药原则是早期适量、规律、全程。指导患者正确用药，介绍药物治疗的意义、方法和疗程，并讲解坚持长期用药治疗的重要性。密切观察患者用药后的副作用或不良反应，并针对不良反应实施护理。 **4. 预防继发感染与传播：** 定时进行空气消毒，保持室内空气新鲜，做好皮肤、口腔护理，指导有效咳嗽咳痰，切勿将痰液咽入胃中，痰液须经灭菌处理。 **5. 咯血护理：** 密切观察咯血程度，对痰中带血或咯血者，应加强护理，嘱其绝对卧床休息，备好吸引装置，记录每天咯血量，观察生命体征并预防窒息的发生。
	咯血 患者有不同程度的咯血，咯血量不等，多为小量咯血。少数严重者，可大量咯血，甚至发生失血性休克。	
	胸痛 病变累及壁层胸膜时有胸膜刺痛，并随呼吸和咳嗽而加重。	
	呼吸困难 多见于干酪样肺炎和大量胸腔积液患者。也可见于纤维空洞型肺结核的患者。	

续表

临床表现	病情观察	护理措施
并发症 气胸	密切观察患者的呼吸频率、呼吸困难和缺氧的情况及治疗后的反应，治疗后患侧呼吸音的变化等；有无心率加快、血压下降等循环衰竭的征象；大量抽气或放置胸腔引流管后，如呼吸困难缓解后再次出现胸闷，并伴有顽固性咳嗽，患侧肺部湿性啰音，应立即报告医生进行处理。	**1. 休息与卧位**：急性自发性气胸者应绝对卧床休息，避免用力、屏气、咳嗽等增加胸腔内压的活动。血压平稳者取半坐位，有利于呼吸、咳嗽、排痰及胸腔引流。卧床期间，协助患者翻身，如有胸腔引流管，翻身时应注意防止引流管脱落。 **2. 吸氧**：根据缺氧严重程度选择适当的吸氧方式和吸入氧流量，保证患者SpO$_2$>90%。 **3. 心理支持**：当患者呼吸困难严重时尽量在床旁，解释病情和及时回应患者的需求。使其减轻紧张、焦虑情绪。
大咯血	大咯血是支气管扩张最常见的并发症，大咯血是指一次咯血量超过300ml，或24h内咯血量超过500ml。	**1. 一般治疗** ①卧床休息，头偏向一侧，持续心电、血氧饱和度监测，吸氧，密切观察患者生命体征、咯血的量。 ②定期复查血常规。 ③禁食。 **2. 止血措施** ①一般止血，如氨甲苯酸、酚磺乙胺、卡络磺、尖吻蝮蛇血凝酶等。 ②垂体后叶素静脉输注。注意观察有无心悸、恶心、腹泻等不良反应。严格控制滴数。 ③气管镜下止血等。 **3. 补充血容量**：必要时立即急查血型及输血前四项，配血，迅速建立多条静脉通路，输注血制品、乳酸林格液、羟甲淀粉等。 **4. 必要时行气管切开或气管插管** **5. 卧位与休息**：小量咯血者以静卧位休息为主，大量咯血者绝对卧床休息。取患侧卧位，防止病灶向健侧扩散，同时有利于健侧肺的通气功能，尽量避免搬动患者，以减少肺活动度。

续表

临床表现		病情观察	护理措施
并发症			**6.饮食护理**：大量咯血者应禁食；小量咯血者宜进少量温凉流食，因过冷或过热食物均易诱发或加重咯血；多饮水，多食富含纤维素食物，以保持大便通畅，避免排便时腹压增加而引起再度咯血。
	肺部继发感染	观察痰液的量、颜色、性质、气味和与体位的关系，痰液静置后是否有分层现象，记录24h痰液排出量。观察咯血的颜色、性质及量。病情严重者需观察患者缺氧情况，是否有发绀、气促等表现。注意观察患者有无发热、消瘦、贫血等全身症状。	**1.休息和环境**：急性感染或病情严重者应卧床休息。保持室内空气流通，维持适宜的湿度，注意保暖，病室定期消毒。 **2.饮食护理**：提供高热量、高蛋白质、富含维生素饮食，避免冰冷食物诱发咳嗽，少量多餐。指导患者在咳痰后及进食前后用清水或漱口液漱口、保持口腔清洁，促进食欲。鼓励患者多饮水，每天1500ml以上，以达到稀释痰液的目的，利于痰液的排出。 **3.用药护理**：遵医嘱使用抗生素、化痰和支气管舒张药，指导患者掌握药物的疗效、剂量、用法和不良反应。 **4.卧位与休息**：小量咯血者以静卧位休息为主，大量咯血者绝对卧床休息。取患侧卧位，防止病灶向健侧扩散，同时有利于健侧肺的通气功能，尽量避免搬动患者，以降低肺活动度。 **5.饮食护理**：大量咯血者应禁食；小量咯血者宜进少量温凉流食，因过冷或过热食物均易诱发或加重咯血；多饮水，多食富含纤维素食物，以保持大便通畅，避免排便时腹压增加而引起再度咯血。

第五节 支气管哮喘

一 概 念

支气管哮喘简称哮喘，是由嗜酸性粒细胞、肥大细胞、T淋巴细胞、中性粒细胞、气道上皮细胞等多种炎性细胞参与的气道慢性炎症疾病。这种慢性炎症与气道高反应性相关。表现为反复发作的喘息、呼吸困难、胸闷、咳嗽等症状，常在夜间或清晨发作，伴可逆性气流受限，可经治疗缓解或自行缓解。

二 主要护理问题

1. 气体交换受损　与支气管痉挛、气道炎症、气道阻力增加有关。
2. 清理呼吸道无效　与支气管黏膜水肿、分泌物增多、痰液黏稠、无力咳痰有关。
3. 焦虑　哮喘反复发作或症状不缓解，患者容易出现焦虑心理。
4. 睡眠型态紊乱　与患者呼吸困难、不能采取舒适卧姿有关。
5. 知识缺乏　患者对哮喘过程及诱发因素、预防知识欠缺。
6. 潜在并发症　呼吸衰竭、气胸、纵隔气肿。

三 病情观察与护理措施

临床表现		病情观察	护理措施
反复发作的喘鸣、胸闷气短、咳嗽	急性发作期	密切观察病情变化，监测生命体征及神志、面色、出汗、发绀、呼吸困难的程度，及时清除呼吸道分泌物，保持呼吸道通畅。做好机械通气的准备工作。	**1. 适宜的环境，远离过敏源：**发现和避免诱发因素，脱离过敏源；温、湿度适宜，取舒适体位。 **2. 用药护理** ① β_2受体激动剂：可舒张气道平滑肌，解除气道痉挛和增强黏液清除功能等。如沙丁胺醇吸入后 5 ~ 10min 即可起效，药效可维持 4~6h，多用于治疗轻度哮喘急性发作的患者，用药期间应注意观察副作用如无心悸、骨骼肌震颤、低血钾等不良反应。指导患者遵医嘱用药。 ②茶碱类药物具有松弛支气管平滑肌作用，另有强心、利尿、兴奋呼吸中枢的作用；茶碱的不良反应为胃肠道反应（恶心、呕吐），

续表

临床表现	病情观察	护理措施
	缓解期	观察病情，预防急性发作。	心血管系统反应（心律失常、血压下降），尿量增多，严重者可引起抽搐甚至死亡。 ③糖皮质激素是当前控制哮喘最有效的药物。吸入后及时用清水含漱口咽部，指导患者不能擅自减量或停药。 ④抗胆碱药物：可阻断节后迷走神经通路，通过降低迷走神经兴奋性而起到扩张支气管的作用，并能反射性引起支气管收缩。不良反应少，少数患者有口苦或口干感。 **3. 氧疗护理：**遵医嘱给予鼻导管或面罩给氧，氧流量 1～2L/min，吸入的氧气尽量加温湿化，以减少对呼吸道的不良刺激，重度发作时做好机械通气的准备。 **4. 心理护理：**急性发作时多安慰、陪伴患者，嘱其深呼吸，放松身心，配合治疗。同时与患者多沟通，提高积极治疗的主动性，提高用药的依从性。 **5. 饮食：**哮喘发作时禁食。缓解期提供清淡、易消化、高热量饮食，避免进食硬、冷、油煎、刺激性食物或饮料，不宜食用鱼、虾、牛奶等易致敏食物。多食新鲜蔬菜、水果、含铁食物。多饮水，每天 2500～3000ml。 **6. 预防哮喘复发**
并发症	气胸	密切观察患者的呼吸频率、呼吸困难和缺氧的情况及治疗后的反应，治疗后患侧呼吸音的变化等；有无心率加快、血压下降等循环衰竭征象；大量抽气或放置胸腔引流管后，如呼吸困难缓解后，再次出现胸闷，并伴有顽固性咳嗽，患侧肺部湿性啰音，应立即报告医生进行处理。	**1. 休息与卧位：**急性自发性气胸者应绝对卧床休息，避免用力、屏气、咳嗽等增加胸腔内压的活动。血压平稳者取半卧位，有利于呼吸、咳嗽、排痰及胸腔引流。卧床期间，协助患者翻身，如有胸腔引流管，翻身时应注意防止引流管脱落。 **2. 吸氧：**根据缺氧严重程度选择适当的吸氧方式和吸入氧流量，保证患者 $SaO_2>90\%$。 **3. 心理支持：**当患者呼吸困难严重时尽量在床旁，解释病情、及时回应患者的需求，利于其减轻紧张、焦虑情绪。

续表

临床表现	病情观察	护理措施
呼吸骤停	发生并发症前，病情一般不重，也没有预兆，大半发生于患者咳嗽或进食时，也可在轻微活动后。大多在家中发生。	①家庭环境安静，衣着宽松，温、湿度适宜，避免刺激。 ②饮食规律，细嚼慢咽，少食多餐，避免过度。 ③指导咳嗽、咳痰的技巧。 ④指导家属心肺复苏的方法。

第六节　慢性阻塞性肺疾病

一　概　念

慢性阻塞性肺疾病（COPD）是一种可预防、可治疗的疾病，以不完全可逆性气流受限为特点。由于有害颗粒或气体（主要是烟雾）的影响，肺部形成异常炎症反应，从而出现气流受限，常呈进行性加重。COPD不仅影响肺，也可引起显著的全身反应。

二　主要护理问题

1. 清理呼吸道无效　与呼吸道炎症、阻塞、痰液过多有关。
2. 气体交换受损　与呼吸道阻塞、呼吸面积减少引起通气和换气功能受损有关。
3. 焦虑　与反复发作、喘息及呼吸困难等症状影响生活质量有关。
4. 潜在并发症　感染、呼吸衰竭、气胸。
5. 营养失调：低于机体需要量　与疾病消耗有关。

三　病情观察与护理措施

临床表现	病情观察	护理措施
咳嗽、咳痰、呼吸困难	慢性支气管炎	早期在气候寒冷或突变时发生咳嗽且轻微，病重则四季均咳嗽。晨间咳嗽较重，痰多为白色黏液或泡沫痰，感染时痰量增多，往往清晨起	**1.休息与环境：**保持病室空气流通，室内禁止吸烟。适宜温湿度，注意保暖。急性发作期伴有喘息时，应卧床休息，取舒适坐位或半卧位；恢复期应指导患者进行咳嗽训练。

临床表现	病情观察	护理措施
咳嗽、咳痰、呼吸困难		床或体位变动时较明显。喘息型慢性支气管炎有支气管痉挛，可有喘息。	**2. 病情观察：**观察患者咳嗽、咳痰，观察呼吸困难进行性加重的程度、全身症状、体征和并发症，观察痰液的颜色和量，监测动脉血气分析和水、电解质、酸碱平衡状况。 **3. 饮食护理：**指导患者高蛋白、高热量、高维生素饮食，避免冰冷食物诱发咳嗽。少食多餐，每餐不要吃太饱，少食可避免腹胀和呼吸急促。 **4. 用药护理：**遵医嘱应用抗炎、止咳、祛痰、解痉平喘药物，观察疗效和不良反应。 **5. 呼吸功能锻炼：**协助患者进行呼吸功能锻炼，指导患者缩唇呼吸和腹式呼吸的方法。病情缓解时要注意运动锻炼，结合呼吸功能训练。 **6. 氧疗护理：** Ⅰ 型呼吸衰竭患者可按需给氧，根据缺氧程度适当调节氧流量，但应避免长时间高浓度吸氧，以防氧中毒。Ⅱ 型呼吸衰竭患者宜给予持续低流量吸氧，以免抑制呼吸。用氧前向患者及家属讲解用氧的目的、注意事项，嘱患者及家属勿擅自调节氧流量或停止吸氧，以免加重病情。 **7. 心理护理：**做好心理护理，消除患者烦躁、焦虑、恐惧的情绪；主动与患者沟通，及时了解患者的心理变化。共同制订和实施护理计划，增强长期治疗的信心。
	慢性阻塞性肺气肿	除有慢性支气管炎症状外，同时伴有逐渐加重的呼吸困难，随病情的发展，甚至在静息时也感到呼吸困难。发生感染时胸闷、气急、发绀、呼吸困难明显加重，晚期可出现呼吸衰竭。全身症状有疲劳、食欲不振和体重减轻。	
	气胸	胸痛、呼吸困难、咳嗽。	**1. 休息与环境：**患者半坐卧位，避免屏气和用力。保持室内空气新鲜，温湿度适宜。 **2. 严密观察病情：**监测生命体征，及早识别休克，及时评估治疗效果，警惕胸膜腔活动性出血。

续表

临床表现		病情观察	护理措施
			3. 保持呼吸道通畅：湿化痰液，及时清除气道内分泌物，指导患者有效咳嗽、咳痰的方法，必要时吸痰。 **4. 饮食**：指导患者进食清淡、易消化、富含蛋白质和维生素的饮食。 **5. 心理及生活护理**：消除紧张情绪，及时满足需要。 **6. 胸腔闭式引流的护理**
并发症	肺部继发感染	观察痰液的量、颜色、性质、气味和与体位的关系，痰液静置后是否有分层现象，记录24h痰液排出量。观察患者缺氧情况，是否有发绀、气促等表现。注意观察患者有无发热、消瘦、贫血等全身症状。	**1. 休息和环境**：急性感染或病情严重者应卧床休息。保持室内空气流通，维持适宜的温湿度，注意保暖。 **2. 饮食护理**：提供高热量、高蛋白质、富含维生素饮食，避免冰冷食物诱发咳嗽，少量多餐。指导患者在咳痰后及进食前后用清水或漱口液漱口、保持口腔清洁，促进食欲。鼓励患者多饮水，每天1500ml以上，以利于痰液的排出。 **3. 用药护理**：遵医嘱使用抗生素、化痰和支气管扩张药，指导患者掌握药物的疗效、剂量、用法和不良反应。 **4. 卧位与休息**：采取舒适体位休息、喘息时取坐位或半卧位。 **5. 饮食护理**：给予高蛋白、高热量、高维生素、易消化、低盐饮食，多饮水，每日饮水量>1500ml，忌食辛辣、刺激、产气食物。
	呼吸衰竭	观察呼吸频率、节律和深度改变，观察口唇、甲床等处发绀。早期可出现表情淡漠、注意力不集中、反应迟钝或定向功能障碍，随后出现头痛、出汗、烦躁、白天嗜睡、夜间失眠，严重者有谵妄、昏迷、抽搐、扑翼样震颤、	**1. 休息与环境**：患者取半卧位或坐位。保持室内空气新鲜，温湿度适宜，定时消毒，预防感染。 **2. 病情观察**：监测生命体征，注意呼吸频率和节律，意识状态及瞳孔变化，了解动脉血气分析变化、尿常规、血电解质检查结果。如有异常及时报告。

续表

临床表现	病情观察	护理措施
	视盘水肿。重者可因脑水肿、脑疝死亡。	**3. 吸氧：**遵医嘱给予Ⅱ型呼吸衰竭患者持续低流量氧气吸入，必要时使用呼吸机辅助呼吸；Ⅰ型呼吸衰竭患者，可给予较高浓度的氧，时间不宜过长。 **4. 保持呼吸道通畅：**湿化痰液，及时清除气道内分泌物，指导患者有效咳嗽、咳痰的方法。必要时吸痰。必要时协助医生建立人工气道，使用机械通气。 **5. 饮食：**指导患者多饮水，进食高蛋白、高脂肪、高碳水化合物、富含多种维生素、微量元素饮食。必要时给予静脉高营养治疗。神志不清、昏迷、气管插管、呼吸机治疗患者给予鼻饲。 **6. 遵医嘱使用药物：**遵医嘱使用抗生素、肾上腺糖皮质激素等药物。注意用药的时间、方法，做好三查七对，观察药物的不良反应。 **7. 机械通气患者的护理** ①保持呼吸机的正常运转。 ②保持接口紧密。 ③密切观察患者用机后情况。 ④了解通气量是否合适。 ⑤及时防治机械通气并发症。 ⑥预防肺部感染。

第七节　慢性肺源性心脏病

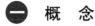 概　念

　　由于肺组织、胸廓或肺血管慢性病变导致肺血管阻力增加、肺动脉高压，进而

导致右心室增大或右心衰竭的一类心脏病。

二 主要护理问题

1. 气体交换受损　与低氧血症、二氧化碳潴留、肺血管阻力增高有关。
2. 活动无耐力　与缺氧和（或）二氧化碳潴留有关。
3. 清理呼吸道无效　与分泌物增多、黏稠、无力咳嗽、意识障碍或人工气道有关。
4. 体液过多　与缺氧和心排出量减少、肾血流灌注量减少有关。
5. 焦虑　与呼吸困难、病情危重、气管插管、担心预后有关。
6. 潜在并发症　肺性脑病、休克。
7. 有皮肤完整性受损的危险　与全身水肿、长期卧床有关。

三 病情观察与护理措施

临床表现	病情观察	护理措施
肺、心功能代偿期	患者常有慢性咳嗽、咳痰和喘息，活动时有呼气性呼吸困难或胸闷心悸。	**1. 休息与环境**　指导患者注意休息，劳逸结合。活动时以不引起疲劳为度，注意搀扶，保证患者活动安全。保持病房空气流通，适宜温湿度，注意保暖。急性发作期伴有喘息时，应卧床休息，取坐位（如无禁忌）或半卧位；定时翻身，使用床栏。对烦躁不安、精神失常者可约束肢体，嘱家属陪护，恢复期患者，指导和协助患者进行咳嗽训练。 **2. 保持呼吸道通畅**：及时协助患者清除呼吸道分泌物，有效实施胸部物理疗法，包括深呼吸和有效咳嗽、胸部叩击（手掌叩击和排痰机应用）、体位引流、雾化吸入疗法等。观察和记录痰液的颜色、性质和量。神志不清者予以机械吸痰。 **3. 氧疗**：Ⅰ型呼吸衰竭患者根据病情需要给予氧气吸入，Ⅱ型呼吸衰竭患者给予持续低流量吸氧 1~2L/min，保持吸氧管通畅，鼻腔黏膜干燥时可用棉签蘸水湿润鼻黏膜，及时更换湿化瓶和鼻导管。 **4. 饮食**：指导患者高蛋白、高热量、高维生素、高纤维素饮食，明显水肿、腹水、少尿者，
肺、心功能失代偿期	呼吸衰竭	患者呼吸困难加重，夜间为甚。发绀明显，常有头痛，严重时可出现嗜睡、昏迷、抽搐等肺性脑病表现。	

续表

临床表现	病情观察	护理措施
心力衰竭	患者以右心衰竭为主。表现为气急、发绀、心悸、尿少、全身水肿、常有颈静脉怒张，还可伴心律失常。	应限制水钠摄入，钠盐 3g/d，水 <1500ml/d，避免冰冷食物诱发咳嗽。 **5. 用药护理**：遵医嘱应用抗炎、止咳、祛痰、平喘等药物，控制心力衰竭，控制心律失常，观察疗效和不良反应。 **6. 呼吸功能锻炼**：急性症状控制后应尽早进行呼吸功能锻炼（腹式呼吸、缩唇呼吸法）。 **7. 人工气道与机械通气**：急性期经治疗后低氧及二氧化碳血症无缓解，且出现意识障碍，呼吸表浅或暂停等，应行气管插管，或气管切开，进行机械通气。气道湿化，及时清理呼吸道分泌物。重症呼吸衰竭患者经机械通气症状缓解后可行无创机械通气序贯疗法。 **8. 心理护理**：主动与患者沟通，耐心倾听，及时了解患者的心理变化。共同制订和实施护理计划，增强长期治疗的信心，同时做好家人及亲友工作，指导他们及时给予患者精神安慰，并介绍同类疾病治疗成功的病例，以取得配合。
并发症　肺性脑病	早期出现头痛，精神恍惚、淡漠，嗜睡或兴奋，晚期出现意识改变、谵妄、躁动、肌肉抽搐或语无伦次，对各种反应迟钝。严重者有昏迷、抽搐，扑翼样震颤、视盘水肿，重者可因脑水肿、脑疝死亡。	**1. 休息与环境**：绝对卧床休息，呼吸困难者取半卧位，保持室内空气新鲜，温湿度适宜，定时开窗，保持空气流通，定时消毒，预防感染。 **2. 病情观察**：监测生命体征，密切观察病情变化，了解动脉血气分析变化。出现头痛，烦躁不安、淡漠，嗜睡和昏迷等症状时及时报告，加强安全防护，去除病房内不必要的设备和危险物品，24h留陪护，抽搐发作时应保护患者，防止舌咬伤，按时翻身，做好口腔护理。 **3. 吸氧**：遵医嘱给予持续低流量氧气吸入，必要时使用呼吸机辅助呼吸。 **4. 保持呼吸道通畅**：湿化痰液，及时清除呼吸道内分泌物，指导患者有效咳嗽、咳痰的

续表

临床表现		病情观察	护理措施
并发症	休克	早期表现为面色、口唇苍白,皮肤湿冷,脉快,呼吸浅快,精神兴奋,烦躁不安。晚期出现口唇、肢端发绀,血压下降,脉搏细弱,呼吸深而慢,少尿或者无尿,表情淡漠,感觉迟钝。	方法;必要时吸痰;必要时协助医生建立人工气道及使用机械通气。 **5.饮食**:指导患者多饮水、低热量、高蛋白、低脂肪、高碳水化合物、高纤维素、富含多种维生素、微量元素饮食。心力衰竭合并水肿患者给予低盐饮食,应用排钾利尿药者鼓励多进含钾食物。 **6.遵医嘱使用药物**:遵医嘱使用呼吸兴奋剂,观察药物的不良反应,慎用镇静剂。 **1.病情观察**:密切观察生命体征,注意意识状态、瞳孔、皮肤温湿度、末梢循环状况、体温、脉搏、呼吸、血压、脉压及尿量的变化。 **2.体位与环境**:患者取中凹卧位,头偏向一侧。抬高头胸20°~30°有利于呼吸,抬高下肢15°~20°有利于静脉回流,增加回心血量。注意保暖,减少不必要的活动,保持室内空气新鲜,温湿度适宜。 **3.保持正常的体温**:注意为患者保暖。体温过低时,应增高室温,增加衣物、被服,不可随便体外加热。体温过高时,应降低室温,减少衣物、被服,不可使用低温疗法。 **4.保持呼吸道通畅**:湿化痰液,及时清除呼吸道内分泌物,指导患者有效咳嗽、咳痰的方法。给予机械吸痰,必要时协助医生建立人工气道及使用机械通气。 **5.建立静脉通路**:建立多条静脉通路,快速大量补液,遵医嘱用药,必要时输血。 **6.减轻疼痛**:疼痛会增加休克程度,应适当止痛。 **7.心理护理**:安慰患者,耐心解释病情变化,满足患者合理需求,稳定患者情绪,减轻痛苦,增强患者信心,做好陪护人员安慰工作。

第八节 肺 癌

一 概 念

肺癌是起源于支气管黏膜或腺体、常有区域性淋巴结转移和血行转移的肺部常见原发性恶性肿瘤,早期可出现刺激性咳嗽,痰中带血,以逐渐出现癌肿压迫和转移表现为特征。

二 主要护理问题

1. 气体交换障碍　与肺组织病变、手术、麻醉、肿瘤阻塞支气管、呼吸道分泌物潴留、肺换气功能降低等因素有关。

2. 清理呼吸道无效　与合并感染或体质消耗有关。

3. 舒适度的改变　与胸痛及肿瘤压迫神经有关。

4. 营养失调:低于机体需要量　与癌肿致机体过度消耗,压迫食管致吞咽困难、化疗反应致食欲下降、摄入量不足有关。

5. 焦虑恐惧　与担心手术疼痛、疾病的预后、机体功能的影响及生命受到威胁等因素有关。

6. 潜在并发症　肺部感染、大咯血、呼吸衰竭、放疗反应、化疗反应。

三 病情观察与护理措施

临床表现	病情观察	护理措施
咳嗽、咯血、气喘、发热体重下降	早期可出现刺激性干咳或咳少量黏液痰;肿瘤肿大引起支气管狭窄,咳嗽呈高金属音。部分患者以咯血为首发症状;部分患者在吸气时可闻及局限性喘鸣音。肿瘤坏死可引起发热,多数发热由继发感染引起。消瘦是常见症状,可致食欲减退或恶病质。	**1. 心理护理:** 根据患者的年龄、职业、文化程度及性格,心理承受能力等情况,给予不同的沟通方式,使患者感受到关爱,增强对治疗的信心。 **2. 饮食护理:** 良好的营养状况是保证治疗计划完成的前提,应给予高蛋白、高热量、高维生素、易消化饮食,调配好食物的色、香、味,以刺激食欲。以适口、清淡为原则,少量多餐。不能进食或吞咽困难者给予鼻饲,或静脉补充营养。

续表

临床表现	病情观察	护理措施
疼痛、呼吸困难、吞咽困难、声音嘶哑，上腔静脉压迫综合征	可出现持续、固定、剧烈的胸痛，压迫大气道可出现吸气性呼吸困难，压迫食管可引起吞咽困难，癌肿压迫或转移，压迫喉返神经，可出现声音嘶哑。头面部、颈部和上肢水肿，胸前部淤血和静脉曲张，可有头痛、头昏或眩晕，是癌肿压迫上腔静脉，上腔静脉回流受阻引起。	**3. 疼痛护理：**了解并倾听患者诉说对疼痛的感受、忍受程度，尽快缓解其躯体的不适。 非药物止痛：减少可诱发和加重疼痛的因素，采取舒适体位，帮助患者滚动式平缓地变换体位，保证患者充分休息，避免精神紧张，调整好患者情绪和行为，指导患者采用放松术，指导、协助胸痛患者用手或枕头护住胸部，以减轻深呼吸、咳嗽或变换体位所引起的胸痛。遵医嘱给予药物止痛，同时观察用药的效果及不良反应。
脑转移、骨转移、肝转移、皮下转移	头痛、呕吐、复视、眩晕、共济失调、半身不遂、颅内高压等。 常见肋骨、脊椎、骨盆转移等，表现为局部疼痛和压痛。 表现食欲减退、黄疸、肝大、肝区疼痛、腹水等。 可触及皮下结节。	**4. 呼吸困难护理：**给予患者高枕或半卧位，氧气吸入，根据病情鼓励患者下床活动，做好皮肤护理。 **5. 对症护理：**发热患者注意保暖，避免着凉，物理降温。对于刺激性咳嗽，可遵医嘱给予镇咳剂。有咯血者应用止血药，大咯血时，保持呼吸道通畅，并协助医生进行抢救。上腔静脉阻塞时下肢输液。 **6. 化疗期间护理** ①做好保护性隔离，预防感染。加强口腔护理，每天可用盐水或复方硼酸溶液漱口，预防细菌或真菌感染。应用软毛牙刷刷牙，以避免口腔黏膜损伤和牙龈出血。 ②化疗药物刺激性强，疗程长，要注意保护和合理使用静脉血管。不宜在下肢注射，因下肢易发生栓塞。静脉注射时应确定针头在静脉血管内再注射，如发现静脉出现红、肿、热痛时应停止滴注。注射后用生理盐水冲管减少药液对局部血管的刺激。一旦发现药物外渗，应立即停止注射，采取

临床表现	病情观察	护理措施
		局部封闭、冷敷等方法,以防组织坏死。对于出现皮肤干燥、色素沉着、脱发和甲床变形等药物毒副作用的患者,应做好解释安慰工作。 ③化疗前2h内避免进餐,避免不良气味等刺激,减轻恶心、呕吐症状,饮食宜少量多餐,避免过热、粗糙、酸辣、刺激性食物。恶心时,可做深而缓慢的呼吸,指导患者多饮水,合理应用止吐剂。 **7. 健康指导:** 戒烟,定期体检,养成良好的生活习惯,加强营养,保持良好的心态,树立战胜疾病的信心,保持室内空气清新,积极参加体育锻炼,增强机体抵抗力。指导患者在门诊随访,掌握下次放疗、化疗时间,及时就诊。
并发症　肺部感染	观察痰液的量、颜色、性质、气味。病情严重者需观察患者缺氧情况,是否有发绀、气促等表现。注意观察患者有无发热、消瘦、贫血等全身症状。	**1. 休息和环境:** 急性感染或病情严重者应卧床休息。保持室内空气流通,维持适宜的温湿度,注意保暖。 **2. 饮食护理:** 提供高热量、高蛋白质、富含维生素饮食,避免冰冷食物诱发咳嗽,少量多餐。指导患者在咳痰后及进食前后用清水或漱口液漱口、保持口腔清洁,促进食欲。鼓励患者多饮水,每天1500ml以上,以达到稀释痰液的目的,利于痰液的排出。 **3. 用药护理:** 遵医嘱使用抗生素、化痰和支气管舒张药,指导患者掌握药物的疗效、剂量、用法和不良反应。 **4. 卧位与休息:** 舒适卧位,根据病情适量活动。
大咯血	大咯血是支气管扩张最常见的并发症,大咯血是指一次咯血量 >300ml,或24h内咯血量	**1. 饮食护理:** 大量咯血者应禁饮食,小量咯血者宜进少量温凉流食(因过冷或过热食物均易诱发或加重咯血)。

续表

临床表现		病情观察	护理措施
并发症		>500ml。	多饮水，多食富含纤维素食物，以保持大便通畅，避免排便时腹压增加而引起再度咯血。禁用刺激性食物和饮料，保持口腔清洁，餐后及时漱口。 **2. 一般治疗** ①卧床休息，头偏向一侧，持续心电、血氧饱和度监测，吸氧，密切观察患者生命体征，咯血的量及颜色。 ②定期复查血常规。 ③禁饮食。 ④心理护理：耐心解释，安慰患者，消除紧张、恐惧心理。 ⑤保持病区安静，定时消毒病室，保持病室内空气新鲜，温湿度适宜。 **3. 止血措施** ①一般性止血，如氨甲苯酸、酚磺乙胺、卡络磺、尖吻蝮蛇血凝酶等。 ②垂体后叶素静脉输注。注意观察有无心悸、恶心、腹泻等不良反应，严格控制滴数。 ③气管镜下止血等。 **4. 补充血容量**：必要时急查血型及输血前四项，配血，迅速建立多条静脉通路，输注血液制品、乳酸林格液、羟甲淀粉等。 **5. 必要时行气管切开或气管插管**
	呼吸衰竭	观察呼吸频率、节律和深度改变，观察口唇、甲床等处发绀。早期可出现表情淡漠，注意力不集中，反应迟钝或定向功能障碍，随后出现头痛、出汗、烦躁、白天嗜睡、夜间失眠，严重者有谵妄、昏迷、抽搐、扑翼样震颤、视盘水肿。重者可因脑水肿、脑疝死亡。	**1. 休息与环境**：患者取半卧位，保持室内空气新鲜，温湿度适宜，定时消毒，预防感染。 **2. 病情观察**：监测生命体征，注意呼吸频率和节律、意识状态及瞳孔变化，了解动脉血气分析变化、尿常规、血电解质检查结果。如有异常及时报告。 **3. 吸氧**：给予Ⅱ型呼吸衰竭患者持续低流量氧气吸入，必要时使用呼吸机

续表

临床表现	病情观察	护理措施
		辅助呼吸；Ⅰ型呼吸衰竭根据血气分析结果选择吸氧浓度。 **4. 保持呼吸道通畅：**湿化痰液，及时清除呼吸道内分泌物，指导有效咳嗽、咳痰的方法。机械吸痰，必要时协助医生建立人工气道及使用机械通气。 **5. 饮食：**指导多饮水，进食高蛋白、高脂肪、高碳水化合物、高纤维素、富含多种维生素、微量元素饮食。必要时给予静脉高营养治疗。神志不清、昏迷、气管插管呼吸机治疗患者，给予鼻饲。 **6. 遵医嘱使用药物：**按医嘱使用抗生素、肾上腺糖皮质激素等药物。注意用药的时间、方法，做好三查七对，观察药物的不良反应。 **7. 机械通气患者的护理** ①保持呼吸机的正常运转。 ②保持接口紧密。 ③密切观察患者用呼吸机后的情况。 ④了解通气量是否合适 ⑤及时防治机械通气并发症。 ⑥防止肺部感染。

第九节　气　胸

一　概　念

气胸是指气体进入胸膜腔，造成积气状态，称为气胸。

二　主要护理问题

1. 气体交换受损　与胸膜腔内压力升高、肺萎陷以及通气 – 血流比例失调有关。

2. 心搏出量减少　与纵隔偏移影响静脉血液回流入心脏有关。

3. 疼痛　与胸膜腔内压力升高导致胸膜受牵拉、撕裂和引流管的刺激有关。

4. 有感染的危险　与胸壁的完整性受损有关。

5. 低效性呼吸型态　与气胸致肺扩张能力下降、疼痛、缺氧、焦虑有关。

6. 睡眠型态紊乱　与疼痛、胸腔闭式引流置管焦虑有关。

7. 知识缺乏　缺乏防治气胸的知识。

8. 焦虑　与呼吸困难、胸痛、胸腔穿刺、胸腔闭式引流、气胸复发有关。

9. 潜在并发症　纵隔气肿、皮下气肿、血气胸、液气胸。

三　病情观察与护理措施

临床表现	病情观察	护理措施
突感一侧胸痛、呼吸困难，伴咳嗽	闭合性气胸 胸膜破口较小，胸腔穿刺抽气后，胸腔内压力不会再升高。	**1. 休息:** 发生气胸后嘱患者绝对卧床休息，避免剧烈活动、用力排便、剧咳、打喷嚏等，以免使气道压力突然增高而造成肺与胸膜破裂。翻身时防止引流管脱落。 **2. 吸氧:** 遵医嘱给予氧气吸入治疗，氧流量 2 ~ 5L/min。 **3. 胸腔减压** ①闭合性气胸，肺压缩 <20% 者，单纯卧床休息气胸即可自行吸收；肺压缩 >20%，症状明显者应胸腔穿刺抽气，首次抽气不宜超过 600ml。 ②开放性气胸，应用胸腔闭式引流排气，肺仍不能复张者，可加用负压持续吸引。 ③张力性气胸，病情较危急须尽快排气减压，同时准备立即行胸腔闭式引流或负压持续吸引。 ④局限包裹性气胸，或有胸膜粘连者，应根据胸部 CT 定位置管。 **4. 饮食:** 注意调节饮食，鼓励患者多进食富有营养、易消化的食物，以保证营养供给，防止便秘。 **5. 遵医嘱用药:** 必要时遵医嘱给予止咳、镇痛药物，有感染时给予抗生素治疗。 **6. 手术治疗:** 对内科积极治疗肺仍不能复张、慢性气胸或有支气管胸膜瘘者可考虑手术治疗，对于气胸首次发作的患者建议手术治疗。目前一般行胸腔镜下肺大疱切
	开放性气胸 胸膜破口呈单向活瓣状，吸气时开放，呼气时关闭，胸腔内气体不能排出，呼吸困难进行性加重，短时间可发生明显发绀，抢救不及时可出现休克甚至昏迷。	
	张力性气胸 胸膜破口较大，气体随呼吸自由进出，吸气时为负，呼气时为正，经抽气后压力不变。	

续表

临床表现	病情观察	护理措施
		除术，反复发作性气胸可采用胸膜固定术治疗。 **6.心理护理：**自发性气胸的患者由于肺扩张能力下降、疼痛、缺氧等，容易产生焦虑、紧张心理，因此，应该多巡视，尽量陪伴在患者身边，尤其是在严重呼吸困难期间，耐心讲解有关疾病知识及治疗方法，所采取的措施是有效的，告诉其疼痛产生的原因，消除患者对治疗和疾病本身的恐惧、焦虑和紧张，增加信心，更好地配合治疗，满足患者合理需要。
并发症　血气胸	除胸闷、气促外，胸痛呈持续加重，同时伴有头晕、面色苍白、脉细速、低血压等，短时间内出现大量胸水体征，X线可见液气平面，胸腔穿刺为全血。	气胸发生后短时间内大量出血，常因壁层、脏层胸膜粘连部位的血管被撕裂所致，当有血性引流液时应严格记录引流量，注意观察患者的血压、心率变化，待肺复张后出血多能停止，如继续出血不止，要积极做好术前准备，以备手术治疗。
液气胸	呼吸困难最常见，胸痛多为单侧，伴有发热、咳嗽、液气胸时可闻及振水声。	需行胸腔穿刺或胸腔引流排气，引流积液，应注意观察引流液的颜色、气味、性状及引流量，注意患者体温和生命体征的变化，保持胸腔引流通畅，并给予控制感染和营养支持治疗。
纵隔气肿和皮下气肿	系由于肺泡破裂逸出的气体进入肺间质，形成间质性肺气肿。肺间质内的气体沿血管鞘进入纵隔，造成纵隔气肿。纵隔气体也会沿着筋膜进入颈部皮下组织，甚至进入胸部和腹部的皮下组织，导致皮下气肿。	纵隔气肿和皮下气肿随着胸膜腔内气体排出减压而自行吸收。

第十节 呼吸衰竭

一 概 念

指由于各种原因引起的肺通气和（或）换气功能的严重障碍，使机体不能进行有效的气体交换，导致缺氧（伴或不伴）二氧化碳潴留，从而产生一系列病理生理变化和相应临床表现的一组综合征。诊断标准：在海平面大气压下，在静息状态呼吸室内空气，动脉血氧分压（PaO_2）<8.0kPa（60mmHg）或伴有 CO_2 分压（$PaCO_2$）>6.67kPa（50mmHg）作为诊断呼吸衰竭的标准。

二 主要护理问题

1. 清理呼吸道无效　与分泌物增多、黏稠、无力咳嗽、意识障碍或人工气道有关。

2. 气体交换受损　与肺泡通气不足、弥散障碍、通气 – 换气比例失调、肺内分流增加和氧耗增多有关。

3. 营养失调：低于机体需要量　与长期慢性消耗增加而摄入不足有关。

4. 呼吸模式改变　与气体交换受影响，需建立人工气道机械通气有关。

5. 语言交流障碍　与呼吸困难、人工气道或持续机械通气有关。

6. 自理能力缺陷　与疾病导致的智力受损、肢体活动障碍有关。

7. 焦虑 / 恐惧　与呼吸困难、病情危重、气管插管、担心预后有关。

8. 潜在并发症　休克、肺性脑病、心力衰竭、上消化道出血。

9. 有受伤的危险　与意识障碍、气管插管及机械通气有关。

三 病情观察与护理措施

临床表现		病情观察	护理措施
呼吸窘迫	呼吸困难	早期呼吸困难、呼吸浅快，伴呼吸频率和节律的改变。病情严重时出现点头、提肩等辅助呼吸肌参与的呼吸活动，并出现三凹征。	**1. 休息与环境：**取半卧位或坐位，保持室内空气新鲜，温湿度适宜，定时消毒，预防感染。 **2. 病情观察：**监测生命体征，注意呼吸频率和节律，意识状态及瞳孔变化，了解动脉血气分析变化、尿常规、血电解质检查结果，如有异常及时报告。 **3. 吸氧：**遵医嘱吸氧，Ⅰ型呼吸衰竭给予

临床表现		病情观察	护理措施
	发绀	当动脉血氧饱和度 <90% 或氧分压 <50mmHg 时，出现口唇、甲床和舌发绀。红细胞增多患者发绀明显，贫血患者不明显。	高浓度（>50%）氧气吸入，使血氧分压 ≥ 60mmHg 或血氧饱和度 ≥ 90%。当血氧分压 ≥ 70mmHg 时，应逐渐降低氧浓度，防止发生氧中毒。Ⅱ型呼吸衰竭给予持续低流量吸氧。必要时使用呼吸机辅助呼吸。保持呼吸道通畅，湿化痰液，及时清除呼吸道内分泌物，指导患者有效咳嗽、咳痰的方法；给予机械吸痰，必要时协助医生建立人工气道及使用机械通气。 **4.饮食**：指导多饮水，进食高蛋白、低脂肪、高碳水化合物、高纤维素、富含多种维生素、微量元素饮食，少食多餐和鼻饲。必要时给予静脉高营养治疗。 **5.遵医嘱使用药物**：遵医嘱使用抗生素、肾上腺糖皮质激素等药物。注意用药的时间、方法，做好三查七对，观察药物的不良反应。 **6.机械通气患者的护理** ①保持呼吸机的正常运转。 ②保持接口紧密。 ③密切观察患者用呼吸机后的情况。 ④了解通气量是否合适。 ⑤及时防治机械通气并发症。 ⑥预防肺部感染。
并发症	休克	早期面色、口唇苍白，皮肤湿冷，脉快，呼吸浅快，精神兴奋，烦躁不安。晚期出现口唇、肢端发绀，血压下降，脉搏细弱，呼吸深而慢，少尿或无尿，表情淡漠，感觉迟钝。	**1.病情观察**：密切观察生命体征，注意意识状态、瞳孔、皮肤温湿度、末梢循环状况，并关注体温、脉搏、呼吸、血压、脉压及尿量的变化。 **2.体位与环境**：患者取中凹卧位，头偏向一侧，抬高头胸 20° ~ 30° 以利于呼吸，抬高下肢 15° ~ 20° 以利于静脉回流，增加回心血量，减少不必要的活动，保持室内光线充足，空气新鲜，温湿度适宜。 **3.保持正常的体温**：注意为患者保暖。体温过低时，应增高室温，增加衣物、被服，

续表

临床表现		病情观察	护理措施
并发症			不可随意体外加热。体温过高时，应降低室温，减少衣物、被服，不可使用低温疗法。 **4. 保持呼吸道通畅**：湿化痰液，及时清除呼吸道内分泌物，指导患者有效咳嗽、咳痰的方法；给予机械吸痰，必要时协助医生建立人工气道及使用机械通气。 **5. 建立静脉通路**：建立多条静脉通路，快速大量补液，遵医嘱用药，必要时输血。 **6. 减轻疼痛**：疼痛会增加休克程度，应适当止痛。 **7. 心理护理**：安慰患者、耐心解释病情变化，满足患者合理需要，稳定患者情绪，减轻痛苦，增强患者信心，做好陪护人员安慰工作。
	肺性脑病	早期出现头痛，精神恍惚、淡漠，嗜睡或兴奋，晚期出现意识改变、谵妄、躁动、肌肉抽搐或语无伦次，对各种反应迟钝。严重者有昏迷、抽搐，扑翼样震颤、视盘水肿，重者可因脑水肿、脑疝而死亡。	**1. 休息与环境**：患者绝对卧床休息，呼吸困难者取半卧位，保持室内空气新鲜，温湿度适宜，定时消毒，预防感染。定时开窗，保持空气流通。 **2. 病情观察**：监测生命体征，密切观察病情变化，了解动脉血气分析变化。出现头痛、烦躁不安、淡漠、嗜睡和昏迷等症状时及时报告。加强安全防护，去除室内不必要的设备和危险物品，24h留陪护。抽搐发作时应保护患者，防止舌咬伤，按时翻身做好口腔护理。 **3. 吸氧**：遵医嘱给予持续低流量氧气吸入，必要时使用呼吸机辅助呼吸。 **4. 保持呼吸道通畅**：湿化痰液，及时清除呼吸道内分泌物，指导有效咳嗽、咳痰的方法。必要时吸痰。必要时协助医生建立人工气道及使用机械通气。 **5. 饮食**：指导患者多饮水，进食高蛋白、低热量、低脂肪、高碳水化合物、高纤维素、富含多种维生素、微量元素饮食。 **6. 遵医嘱使用药物**：遵医嘱使用呼吸兴奋剂，观察药物的不良反应，慎用镇静剂。

续表

临床表现		病情观察	护理措施
并发症	心力衰竭	患者出现呼吸困难，劳力性、夜间阵发性呼吸困难，端坐呼吸，严重者出现急性肺水肿。	**1. 休息与环境**：患者卧床休息，保持室内空气新鲜，温湿度适宜。 **2. 饮食**：指导患者进食清淡、易消化、富含蛋白质和维生素的饮食。限制钠盐摄入，少食多餐，避免过饱。应用排钾利尿药者，鼓励患者多食含钾食物。 **3. 严密观察病情**：监测生命体征及出入量情况，观察患者的精神状态。 **4. 用药**：遵医嘱使用药物。注意用药的时间、方法，做好三查七对，观察药物的不良反应。 **5. 心理及生活护理**：消除紧张情绪，及时满足患者的需要。
	上消化道出血	观察患者出现贫血、呕血、便血等。	**1. 一般护理**：卧床休息，头偏向一侧，持续心电、血氧饱和度监测，吸氧。密切观察患者生命体征、意识状态、呕血及黑便的次数及量、尿量等。观察周围循环状况。除大量呕血外，不必禁食，可给予全流食。 **2. 止血措施**：静滴氨甲苯酸、酚磺乙胺等止血，去甲肾上腺素8mg 或白眉蛇毒血凝酶 4～6kU 加入冰盐水 100ml 口服或胃管注入。 **3. 补充血容量**：必要时急查血型等，配血，建立多条静脉通路，输注血制品、乳酸林格液、羟甲淀粉等。

第十一节　急性呼吸窘迫综合征

一　概　念

　　是由于支多种原发病和诱因作用下发生的急性进行性呼吸衰竭，以非心源性肺水肿和顽固性低氧血症为特征，表现为呼吸困难、呼吸窘迫，是全身炎症反应综合征、代偿性抗炎反应综合征在肺部的表现。

二 主要护理问题

1. 气体交换受损　与疾病致肺换气障碍有关。
2. 清理呼吸道无效　与分泌物增多、黏稠、无力咳嗽、意识障碍或人工气道有关。
3. 焦虑／恐惧　与呼吸窘迫、病情危重、对环境和事态失去自主控制有关、担心疾病预后有关。
4. 自理能力缺陷　与严重缺氧、呼吸困难有关、长期卧床或人工气道有关。
5. 语言交流障碍　与呼吸困难、极度衰弱,使用人工气道或持续机械通气有关。
6. 营养失调：低于机体需要量　与气管插管和代谢增高有关。
7. 有受伤的危险　与使用 PEEP 有关。
8. 潜在并发症　休克、肺性脑病、气胸等。

三 病情观察与护理措施

临床表现		病情观察	护理措施
呼吸窘迫	呼吸困难	早期呼吸费力、呼吸加快,并呈进行性加重的呼吸困难,有不同程度的咳嗽。晚期可咳出典型血水痰,早期无明显呼吸系统体征,以后可出现吸气"三凹征"。	**1. 休息与环境**:患者取半卧位,保持室内空气新鲜,温湿度适宜,定时消毒,预防感染。 **2. 病情观察**:监测生命体征,观察心率、血压、体温变化,注意呼吸频率、节律和深度。意识状态及瞳孔变化,了解动脉血气分析变化、尿常规、血电解质检查结果,如有异常及时报告。评估者意识状况,观察有无肺性脑病。 **3. 吸氧**:遵医嘱使用面罩,给予高浓度(>50%)氧气吸入,使血氧分压 ≥ 60mmHg 或血氧饱和度 ≥ 90%。当血氧分压 ≥ 70mmHg 时,应逐渐降低氧浓度,防止发生氧中毒。必要时使用呼吸机辅助呼吸,主张早期、短时、高浓度吸氧,监测血气分析,调节吸氧浓度。 **4. 保持呼吸道通畅**:湿化痰液,适当补液,及时清除呼吸道内分泌物,指导患者有效咳嗽、咳痰的方法。对咳痰无力者定时翻身拍背、对痰液黏稠者给予雾化吸入,对乏力咳嗽者或昏迷者可用机械吸痰。必要时协助医生建立人工气道及使用机械通气。 **5. 饮食**:指导患者多饮水,进食高蛋白、低脂肪、高碳水化合物、高纤维素、富含多种维生素、微量元素饮食,必要时给予静脉高营养治
	发绀	缺氧明显,出现口唇、甲床和舌发绀。红细胞增多患者发绀明显,贫血患者不明显。常伴有烦躁、焦虑、出汗等。	

续表

临床表现	病情观察	护理措施
		疗。神志不清、昏迷、气管插管、呼吸机治疗患者，给予鼻饲。 **6. 遵医嘱使用药物：**遵医嘱使用抗生素、肾上腺糖皮质激素等药物。注意用药的时间、方法，做好"三查七对"，观察药物的不良反应。 **7. 机械通气患者的护理** ①保持呼吸机的正常运转。 ②保持接口紧密。 ③密切观察患者用呼吸机后的情况。 ④了解通气量是否合适。 ⑤及时防治机械通气并发症。 ⑥预防肺部感染。
并发症	休克	早期为面色、口唇苍白，皮肤湿冷，脉快，呼吸浅快，精神兴奋，烦躁不安。晚期出现口唇、肢端发绀，血压下降，脉搏细弱，呼吸深而慢，少尿或者无尿，表情淡漠，感觉迟钝。	**1. 病情观察：**密切观察生命体征，注意意识状态、瞳孔、皮肤温湿度、末梢循环状况，并关注体温、脉搏、呼吸、血压、脉压及尿量的变化。 **2. 体位与环境：**患者取中凹卧位，头偏向一侧。抬高头胸20°~30°以利于呼吸，抬高下肢15°~20°以利于静脉回流，增加回心血量，减少不必要的活动，保持室内光线充足，空气新鲜，温湿度适宜。 **3. 保持正常的体温：**注意为患者保暖。体温过低时，应增高室温，增加衣物、被服，不可随便进行体外加热。体温过高时，应降低室温，减少衣物、被服，不可使用低温疗法。 **4. 保持呼吸道通畅：**湿化痰液，及时清除呼吸道内分泌物，指导患者有效咳嗽、咳痰的方法；给予机械吸痰，协助医生建立人工气道及使用机械通气。 **5. 建立静脉通路：**建立多条静脉通路，快速大量补液，遵医嘱用药，必要时输血。 **6. 心理护理：**多了解、关心患者心理状况，增强治疗信心，做好陪护人员安慰工作。
	肺性脑病	早期出现头痛、精神恍惚、淡漠、嗜睡或	**1. 休息与环境：**绝对卧床休息，呼吸困难者取半卧位，定时开窗，保持室内空气新鲜，温湿

续表

临床表现		病情观察	护理措施
并发症	肺性脑病	兴奋。晚期出现意识改变，谵妄、躁动、肌肉抽搐或语无伦次，对各种反应迟钝。严重者有昏迷、抽搐，扑翼样震颤、视盘水肿，重者可因脑水肿、脑疝死亡。	度适宜，定时消毒，预防感染。 **2.病情观察**：监测生命体征，密切观察病情变化，了解动脉血气分析变化。出现头痛、烦躁不安、淡漠、嗜睡和昏迷等症状时及时报告。加强安全防护、去除病室内不必要的设备和危险物品，24h留陪护，抽搐发作时保护患者，防止舌咬伤，按时翻身，做好口腔护理。 **3.吸氧**：遵医嘱给予持续低流量氧气吸入，必要时使用呼吸机辅助呼吸。 **4.保持呼吸道通畅**：湿化痰液，及时清除呼吸道内分泌物，指导患者有效咳嗽咳痰的方法，必要时吸痰，必要时协助医生建立人工气道及使用机械通气。 **5.饮食**：指导患者多饮水，进食低热量、高蛋白、低脂肪、高碳水化合物、高纤维素、富含多维生素、微量元素饮食。 **6.遵医嘱使用药物**：遵医嘱使用呼吸兴奋剂，观察药物不良反应，慎用镇静剂。
	气胸	胸痛，呼吸困难，咳嗽	**1.休息与环境**：绝对卧床休息，取半卧位、坐位或健侧卧位，避免屏气和用力。保持室内空气新鲜，温湿度适宜。 **2.严密观察病情**：监测生命体征，及早识别休克，及时评估治疗效果，警惕胸膜腔活动性出血。 **3.保持呼吸道通畅**：湿化痰液，及时清除呼吸道内分泌物，指导患者有效咳嗽、咳痰的方法，必要时吸痰。 **4.饮食**：指导患者进食清淡、易消化、富含蛋白质和维生素、适量纤维素的饮食。 **5.心理及生活护理**：消除恐惧紧张情绪，及时满足需要，多去安慰、鼓励患者，介绍疾病自我护理知识，树立战胜疾病的信心。 **6.胸腔闭式引流的护理**：术前向患者简单说明引流的目的、意义、注意事项，以取得患者配合。术中严格无菌操作，确保引流装置安全，引流

续表

临床表现	病情观察	护理措施
		瓶应低于引流管胸腔出口平面60cm，根据需要调整负压。术后观察引流管情况，密切观察引流管内的水柱是否随呼吸上下波动及有无气体自水封瓶液面逸出。防止意外，向患者讲解防脱管注意事项，讲解脱管的紧急处理，鼓励患者每2h进行一次深呼吸，避免剧烈咳嗽。

第十二节　肺间质纤维化

一　概　念

　　弥漫性肺间质纤维化（特发性肺间质纤维化）是由多种原因引起的肺间质广泛纤维性病变，使呼吸功能进行性减退。病变主要累及肺间质，也可累及肺泡上皮细胞及肺血管。部分病因不明，已明确的病因有吸入无机粉尘如石棉、煤，有机粉尘如霉草尘、棉尘；气体如烟尘、二氧化硫等，病毒、细菌、真菌、寄生虫感染，结缔组织病，药物及放射性损伤。临床可分为急性型和慢性型。

二　主要护理问题

　　1. 呼吸形态改变　与肺间隔疾病有关。

　　2. 气体交换受阻　与肺组织弹性降低、通气功能障碍有关。

　　3. 清理呼吸道无效　与痰液黏稠、咳嗽无力有关。

　　4. 体温过高　与炎症反应或肺部感染有关。

　　5. 有感染的危险　与免疫功能缺陷引起机体抵抗力低下，和（或）应用免疫抑制剂有关。

　　6. 焦虑/恐惧　与疾病影响生活质量有关。

　　7. 知识缺乏　与缺乏肺间质纤维化的预防保健知识有关。

　　8. 活动无耐力　与疾病致体力下降有关。

三　病情观察与护理措施

临床表现		病情观察	护理措施
呼吸困难	进行性加重的呼吸困难	①呼吸频率、节律、深浅度、呼吸音。 ②有无发绀、胸闷、气短。 ③血氧饱和度。	**常规护理** ①半卧位，指导患者深呼吸。 ②2h翻身、叩背一次，鼓励深咳，进行雾化吸入等，促进排痰；自主排痰不畅时，给予吸痰保持呼吸道通畅。 ③长期吸氧者，应选择鼻导管吸氧法，并每12h停吸5~10min，用棉签湿润鼻孔、口唇，以免鼻黏膜干燥；鼻导管每周更换一次；必要时换用面罩吸氧。 ④心电监测，患者出现胸闷憋气、呼吸困难等呼吸衰竭症状时观察血氧饱和度变化，血氧饱和度低时遵医嘱查血气分析，观察有无二氧化碳潴留，以调整用氧，对于重症呼吸衰竭患者可应用机械通气治疗。 ⑤遵医嘱进行痰液培养及药敏试验，及时使用有效抗生素。 ⑥饮食指导。饮食要清淡、易消化，以流质或半流质为主，并做到多样化、合理搭配、富有营养。避免辛辣、刺激的食物及蛋、鱼、虾等易诱发哮喘的食物；多饮水。 ⑦生活指导。保证足够的休息，注意保暖，避免受寒，预防各种感染；注意气候变化，特别是冬春季节，气温变化剧烈，要及时增减衣物，避免受凉后加重病情。 ⑧卧床期间进行被动活动，防止发生压疮及肌肉萎缩；呼吸困难缓解后适度下床活动，以不加重呼吸困难为宜，量力而行。对患者微小的进步要给予鼓励。指导患者有效呼吸及呼吸功能锻炼的方法。
	咳嗽、咳痰明显	①有无咳嗽、咳痰。 ②痰液性质、颜色、量。 ③是否能自主排痰。	
	发热	①体温变化。 ②排汗情况。	①高热时可遵医嘱使用降温药，给予物理降温。注意体温波型变化。 ②排汗较多时监测血压，鼓励多饮水，必要时补液治疗，防止休克。 ③监测电解质，鼓励多食水果、补充钾等，防止排汗过多引起低钾。 ④及时更换湿被服，注意保暖，避免受冻。

续表

临床表现		病情观察	护理措施
并发症	感染	与免疫功能缺陷引起机体抵抗力低下、应用免疫抑制剂有关。	①环境：光线适宜，室温22℃~24℃，湿度50%~60%；每天早晨开窗通风15~30min，保持空气新鲜；湿式清扫，避免扬起灰尘；每天用紫外线照射30min。 ②向患者讲解应用糖皮质激素及免疫抑制剂的注意事项，按时服药，预防感染。 ③定时留取痰培养标本，观察痰量、性状、颜色变化，使用敏感抗生素，积极控制。 ④严格无菌操作。 ⑤采取保护性隔离，限制探视人员。 ⑥心理护理：了解疾病发展不同时期的心理变化，及时予以心理疏导，鼓励患者配合治疗。

第二章
心血管内科

第一节　高血压病

一　概　念

　　高血压是以体循环动脉压增高为主要表现的临床综合征，根据病因是否明确分为原发性高血压和继发性高血压。诊断标准为，在非药物状态下收缩压≥140mmHg和（或）舒张压≥90mmHg。

二　主要护理问题

　　1.头痛　与血压升高有关。

　　2.有受伤的危险　与头晕、直立性低血压、视力模糊及意识改变有关。

　　3.潜在并发症　心力衰竭、脑出血、肾衰竭等。

　　4.焦虑　与血压控制不佳，已发生并发症有关。

　　5.知识缺乏　缺乏疾病预防、保健知识和高血压用药知识。

三　病情观察与护理措施

临床表现	病情观察	护理措施
头痛、头晕	①监测血压变化，做到"四定"，以观察用药效果及不良反应，并认真记录。②询问患者有无头痛、头晕等情况。③观察患者是否有呕吐、抽搐、昏迷等高血压危象表现。	**1. 心理护理**：讲解高血压病的发病机制，除躯体因素外，心理因素占主导地位，因此教会患者减轻精神压力，保持心态平衡。 **2. 症状护理** ①保持环境安静，尽量减少探视。 ②抬高床头，使患者保持舒适体位。 ③根据患者血压波动特点，遵医嘱按时服用降压药和镇静药。 ④用药期间应指导患者改变体位时动作宜缓慢，从卧位到站立应先坐一会。 ⑤监测血压，发现血压变化时立即与医生联系及时给予处理。 **3. 饮食护理**：限制钠盐（<6g/d）、补充钾和钙，减少脂肪摄入、避免刺激性食物，戒烟限酒，控制体重。 **4. 药物护理**：用药采取从小剂量开始、合理联合用药、个体化原则。指导患者按时按量服药，密切观察患者服药后疗效及药物不良反应。 **5. 活动指导**：高血压Ⅲ级卧床休息，以休息为主。根据高血压分期决定患者的活动量，但必须以循序渐进、动静结合为原则。高血压Ⅰ级不限制一般的体力活动，但必须避免重体力活动；高血压Ⅱ级适当休息，限制剧烈运动。
恶心、呕吐	观察患者生命体征、意识状态及呕吐物的量、性质、颜色等。	①协助患者采取坐位或侧卧位，头偏向一侧，避免呕吐物呛入呼吸道而窒息。 ②呕吐后协助患者清洁口腔。 ③遵医嘱使用止吐药物。 ④保持环境安静，减少精神、心理刺激。
意识障碍	密切观察患者神志、瞳孔变化情况。	①遵医嘱给药，降压。 ②建立静脉通道。 ③准备急救用物。 ④提供保护性措施，防止坠床等发生。
并发症　心衰竭	①观察心率、血压、血氧饱和度。②观察呼吸困难程度及变化。③监测电解质、血气分析。④准确记录尿量。	①鼓励患者取舒适体位。 ②给氧。 ③遵医嘱给药。 ④控制液体出入量。 ⑤按心功能分级指导患者休息与活动。 ⑥心理护理。

续表

临床表现	病情观察	护理措施
脑出血	①密切观察病情变化，若患者出现血压急剧升高、剧烈头痛、恶心呕吐、烦躁不安、视力模糊、眩晕、惊厥、昏迷等症状时立即报告医生。②观察瞳孔及意识变化，测量生命体征每15～30min一次并记录。	①绝对卧床休息，固定头部，床头抬头15～30°，减少搬动。②持续吸氧1～2L/min。③建立静脉通路，给予降压、镇静、降低颅内压等。④安全护理。患者意识不清时应加床栏，防止坠床；发生抽搐时用牙垫置于上、下牙间防止咬伤舌和唇，加强吸痰，保持呼吸道通畅，防止窒息。
肾衰竭	观察患者尿量、肾功能、电解质等。	①密切监测患者尿量及水肿变化情况。②遵医嘱抽血化验肾功能及电解质。③遵医嘱用药。④根据病情，采取血液透析。

第二节　冠状动脉粥样硬化性心脏病

一　概　念

　　冠状动脉粥样硬化性心脏病简称冠心病，是指冠状动脉粥样硬化使管腔狭窄或阻塞，和（或）因冠状动脉功能性改变（痉挛）导致心肌缺血缺氧或坏死而引起的心脏病，临床分型为：隐匿型、心绞痛型、心肌梗死型、缺血性心肌病型、猝死型冠心病。

二　主要护理问题

　　1. 疼痛　与心肌缺血、缺氧有关。

　　2. 自理能力下降　与疼痛不适、绝对卧床休息有关。

　　3. 有便秘的危险　与活动量少、进食少、止痛剂应用、床上排便习惯改变有关。

　　4. 恐惧　与疼痛、濒死感有关。

　　5. 知识缺乏　缺乏控制诱发因素及预防心绞痛发作的知识。

三　病情观察与护理措施

临床表现		病情观察	护理措施
胸痛	心绞痛	**1. 部位**：胸骨中段或上段之后。 **2. 性质**：压迫性或窒息性。 **3. 诱因**：劳累、情绪激动、饱食、寒冷等。 **4. 时限**：1 ~ 5min 或 15min 以内。 **5. 频率**：频繁发作。 **6. 硝酸甘油疗效**：显著缓解。 **7. 心肌损伤标记物**：无。 **8. 心电图**：无变化或暂时性 ST 段和 T 波变化。	**1. 观察胸痛的规律及特点** **2. 及时解除疼痛** ①心绞痛发作时卧床休息，舌下含服硝酸甘油；急性心肌梗死患者胸痛时给予止痛药物（吗啡或哌替啶）。 ②持续低流量吸氧，2 ~ 3L/min。 ③做好心理疏导，稳定患者的情绪。 ④冠脉介入治疗（PCI）：PTCA、支架植入术、补救性 PCI。 **3. 休息与活动** ①心绞痛发作频繁时需卧床休息，尽量减少体力活动，缓解期劳逸结合。 ②急性心肌梗死急性期 12h 内绝对卧床休息，若无并发症，24h 内床上活动肢体，若无低血压，第 3 天就可在病房内走动，梗死后第 4 ~ 5 天，逐步增加活动直至每天 3 次步行 100 ~ 150m。护士协助完成日常生活，限制探视。 **4. 饮　食** ①疼痛剧烈时禁食，最初 2 ~ 3d 以流质为主，以后逐渐过渡至半流质饮食、软食和普食。 ②给予高维生素、低热量、低脂肪、低胆固醇、易消化的清淡饮食。 ③宜少量多餐，避免暴饮暴食，禁食辛辣刺激性食物与饮料。 ④戒烟限酒，多吃蔬菜水果。 **5. 遵医嘱用药**：扩张血管（硝酸甘油、硝酸异山梨酯等），抗凝（阿司匹林、氯吡格雷、低分子肝素等），溶栓（尿激酶等），营养心肌（极化液、果糖等），调脂稳斑（辛伐他汀、阿托伐他汀）。
	急性心肌梗死	**1. 部位**：相同，但可在较低位置或上腹部。 **2. 性质**：相似，但程度更剧烈。 **3. 诱因**：不常有。 **4. 时限**：数小时或 1 ~ 2d。 **5. 频率**：不频繁。 **6. 硝酸甘油疗效**：作用较差或无效。 **7. 心肌损伤标记物**：有。 **8. 心电图**：ST 段抬高、病理性 Q 波、T 波倒置。	

续表

临床表现	病情观察	护理措施
		6. 用药护理：溶栓药物、抗凝药物的最常见副作用是组织或器官出血，使用前应详细询问患者有无出血病史及近期有无出血倾向。用药时遵医嘱准确调节滴速，如常用的尿激酶（UK），应用时需保证药物在30min内滴完。不同溶栓药物对滴注时间有不同要求，要严格遵医嘱执行。用药后注意观察溶栓效果、有无出血倾向及心电示波情况。 **7. 手术护理**：详见"PCI术后护理常规"。
心律失常	监测心率和心律，观察有无心律失常以及心律失常的类型，重点监测频繁、多源、成对的室性早搏、RonT现象等。	①评估心律失常的风险。 ②密切观察患者意识、心率、呼吸、血压、心电图变化。 ③备好抢救药品及器械。 ④室颤按"室颤的护理常规"进行。 ⑤心搏骤停的处理按"心搏骤停的护理常规"进行。 ⑥房室传导阻滞处理按"房室传导阻滞的护理常规"进行。
并发症 / 心功能不全	①观察心率、血压、血氧饱和度。 ②观察呼吸困难程度及变化。 ③监测电解质、血气分析变化。	**1. 缓解呼吸困难**：半卧位或坐位；低流量吸氧，2～3L/min；鼓励患者咳嗽，尽量做缓慢深呼吸。 **2. 嘱患者保持情绪稳定**：帮助患者缓解焦虑、抑郁。 **3. 精确记录液体出入量**：严格控制钠和水的摄入；控制液体速度，每分钟20～30滴左右为宜。 **4. 应用洋地黄类药物的护理** ①给药前评估心律和心率，若有心律失常或心率<60/min，报告医生决定是否给药。 ②用药中观察有无中毒症状，如头痛、抑郁、眩晕、幻觉、恶心、呕吐、乏力、黄绿视及各种心律失常等。 ③洋地黄个体差异很大，老年人、心肌缺血缺氧和冠心病、重度心力衰竭、低钾血症、低镁血症、肾功能减退等情况对洋地黄较敏感，使用时应严密观察。一旦发生中毒，应积极处理。

续表

临床表现	病情观察	护理措施
心源性休克	观察患者有无皮肤苍白、口唇发绀、出冷汗、脉搏细弱、表情淡漠及烦躁不安等休克症状，观察有无少尿或无尿。	①监测血压变化，15～30min测量一次。 ②补充血容量，应用升压药，保持液体输入通畅，根据心率、血压、呼吸调整滴速。 ③及时纠正酸中毒。 ④注意保暖，避免受凉。

第三节　心力衰竭

一　概　念

　　心力衰竭是由于各种结构或功能性心脏疾病导致心室充盈和（或）射血能力受损而引起的一组临床综合征。临床上以体循环淤血和（或）肺循环淤血及组织血液灌注不足为主要特征，其主要临床表现为呼吸困难、疲乏、体液潴留，是一种渐进性疾病，常见于各种心脏疾病的终末阶段。

　　心力衰竭按发生的速度可分为急性和慢性两种，以慢性居多；按发生的部位可分为左心衰、右心衰及全心衰竭。

二　主要护理问题

　　1. 心输出量减少　与心功能不全有关。

　　2. 气体交换受损　与左心功能不全致肺循环淤血有关。

　　3. 活动无耐力　与心输出量下降有关。

　　4. 体液过多　与右心衰致体循环淤血，水、钠潴留，低蛋白血症有关。

　　5. 有皮肤完整性受损的危险　与患者卧床、水肿有关。

　　6. 潜在并发症　洋地黄中毒、电解质紊乱。

　　7. 焦虑　与病程长、丧失劳动能力有关。

三　病情观察与护理措施

分型	临床表现	病情观察	护理措施
左心衰	呼吸困难、乏力、易疲倦、心悸	观察患者呼吸困难程度、发绀情况、血气分析监测结果、血氧饱和度、水电解质、肺部啰音的变化等。	**1. 一般护理** ①环境：保持环境安静、舒适、整洁、空气新鲜，室内保持在20℃～25℃，湿度50%～60%。 ②卧位：协助患者取舒适卧位，有呼吸困难时采取半卧位或坐位。 ③活动与休息：根据患者心功能分级及基本状况决定活动量。与患者及家属一起制订活动目标与计划，坚持动静结合、逐渐增减活动量。 **2. 饮食护理：** 给予低盐、低脂、易消化饮食，限制水分、少量多餐、忌饱餐。多食蔬菜和水果，保持大便通畅。 **3. 症状护理** ①呼吸困难：半卧位或坐位；低流量吸氧，流量为2～3L/min，肺源性心脏病为1～2L/min；鼓励患者咳嗽、多翻身，尽量做缓慢深呼吸。
右心衰	腹胀、水肿、肝脏肿大、颈静脉怒张	观察患者尿量、体重、水肿及电解质变化等。	②水肿：观察水肿变化情况、每日测量体重、使用利尿剂、注意保暖、做好皮肤护理。 **4. 用药护理：** 遵医嘱用药，控制静脉补液速度，以每分钟20～30滴为宜，控制液体量。 **5. 心理护理：** 向患者说明情绪与疾病的关系，帮助患者缓解焦虑、抑郁。
全心衰	合并左心衰及右心衰临床表现，但以右心衰临床表现为主	观察患者呼吸困难程度、发绀情况、血气分析监测结果、血氧饱和度、水及电解质、肺部啰音的变化等。观察患者尿量、体重、水肿及电解质变化等。	
并发症	洋地黄中毒	①神经系统症状。 ②心脏系统症状。 ③消化系统症状。 ④视觉障碍。	①给药前评估心律和心率，若有心律失常或心率低于60/min，报告医生决定是否给药。 ②毛花苷C用葡萄糖稀释后缓慢静脉推注，时间不少于10min。 ③用药中观察有无中毒症状，如头痛、抑郁、眩晕、幻觉、恶心、呕吐、乏力、黄绿视及各种心律失常等。 ④洋地黄个体差异很大，老年人、心肌缺血缺氧和冠心病、重度心衰、低钾血症、低镁血症、肾功能减退等情况对洋地黄较敏感，使用时应严密观察，一旦发生中毒，应积极处理。

续表

分型	临床表现	病情观察	护理措施
电解质紊乱	乏力、水肿、心电图改变、患者尿量变化。	①准确记录患者出入量。 ②遵医嘱抽血化验电解质及肾功能。 ③密切观察利尿药的不良反应，如低钠、低钾、低氯性碱中毒等。 ④指导患者进食含钾、钠高的食物，如橘子、香蕉、绿叶蔬菜等。

第四节　心律失常

一、心房颤动

① 概　念

心房颤动简称房颤，是指规则有序的心房电活动丧失，代之以快速无序的颤动波，是严重的心房电活动紊乱。

1. 心电图特点

①P波消失，代之以小而不规则的基线波动，形态与振幅均变化不定，称为f波；频率约 350 ~ 600/min。

②心室率极不规则，房颤未接受药物治疗、房室传导正常者，心室率通常为100 ~ 160/min，药物、运动、发热、甲状腺功能亢进等均可使心室率加速；相反，洋地黄可减慢心率。

③QRS波群形态通常正常，当心室率过快，发生室内差异性传导，或预激综合征时 QRS 波群增宽变形。

2. 听诊　心音强弱不等；心律绝对不齐；脉率与心率不等，心率大于脉率。

② 主要护理问题

1. 活动无耐力　与房颤导致心排血量减少有关。

2. 有受伤的危险　与房颤导致晕厥有关。

3. 潜在并发症　血管栓塞。

③ 病情观察与护理措施

临床表现	病情观察	护理措施
心悸	观察患者心悸有无缓解。 观察心电图变化。	指导患者卧床休息，以减轻心脏负担。 遵医嘱使用纠正心律失常药物及预防血栓药物。 必要时行同步电复律术、射频消融术的术前准备。
并发症 栓塞	观察栓塞征象：房颤时易引起左房内壁血栓形成，血栓脱落可引起体循环动脉栓塞、脑栓塞、肢体动脉栓塞、视网膜动脉栓塞。密切观察瞳孔变化、意识、观察肢体活动情况、偏瘫、失语等相关栓塞情况。	①密切观察有无栓塞征象。 ②遵医嘱使用抗凝药物，观察疗效及有无出血倾向。 ③根据病情指导患者正确体位及活动。 ④及时了解患者的实验室检查结果，动态观察患者病情变化。

二、Ⅲ度房室传导阻滞

一 概　念

房室传导阻滞是指房室交界区脱离了生理不应期后，心房冲动在房室交界区出现传导延迟或不能传导至心室。房室传导阻滞可以发生在房室结，希氏束及束支等不同部位。Ⅲ度房室传导阻滞指全部心房冲动均不能传导至心室，也称为完全性房室传导阻滞。

1. 症状　症状取决于心室率的快慢与伴随病变，当心率为 30 ~ 50/min 时，会出现脑供血不足表现，如头晕、乏力等；当心率 <20/min 时，可引起阿 – 斯综合征，甚至心搏骤停。

2. 心电图特征

①心房与心室活动各自独立，互不相关，P 波与 QRS 波群完全脱离关系，P–P 距离和 R–R 距离各自相等。

②心房率快于心室率。

③心室起搏点通常在阻滞部位稍下方。

二 主要护理问题

1. 焦虑　与严重心律失常导致躯体不适甚至出现阿 – 斯综合征有关。

2. 活动无耐力　与心室率缓慢引起的心输出量减少有关。

3. 有受伤的危险　与心室率缓慢引起的阿 – 斯综合征有关。

4. 潜在并发症　心源性猝死。

三 病情观察与护理措施

临床表现	病情观察	护理措施
头晕、乏力、晕厥、心绞痛	①密切观察患者心律、心率及血压变化。 ②观察患者有无头晕、晕厥。	①指导患者绝对卧床休息。 ②心电监护，观察患者心律、心率情况。 ③氧气吸入。 ④遵医嘱用药，观察药物疗效及不良反应。 ⑤对患者行风险评估，根据评估结果对患者及家属进行相关健康教育，以防发生跌倒、坠床。 ⑥必要时行术前准备工作。 ⑦帮助患者及家属调整心态，积极乐观战胜疾病。
并发症 心源性猝死	观察患者意识、大动脉搏动及呼吸情况。	立即进行心肺复苏（CPR）及进一步生命支持。

三、心室扑动与颤动

一 概　念

心室扑动（简称室扑）、心室颤动（简称室颤）为致死性心律失常。心室扑动心电图呈正弦波，振幅大而规则，频率 180 ~ 250/min；心室颤动的心电图波形呈振幅与频率极不规则、无法辨认的 QRS 波、ST 段及 T 波。

1. 临床表现　突然意识丧失、抽搐、皮肤苍白或发绀、尿失禁、呼吸停止甚至死亡。听诊心音消失，脉搏触不到，血压测不到。

2. 心电图特点

室扑：心室波形规则、快速、连续、振幅相等，P 波、QRS 波消失，代之以 180 ~ 250/min、间隔均匀、形态相似的正弦波。

室颤：QRS 波群与 T 波完全消失，代之以形态不同、大小各异、极不规则、时距完全不相同的颤动波，频率为 250 ~ 500/min。

二 主要护理问题

1. 有猝死的危险　与严重心律失常有关。

2. 恐惧　与预感有生命危险有关。

三 病情观察与护理措施

临床表现	病情观察	护理措施
意识丧失、抽搐、呼吸停顿甚至死亡、听诊心音消失、脉搏触不到，血压测不到	密切观察心电、意识、血压、呼吸、大动脉搏动。	立即行非同步直流电除颤，进行心肺复苏（CPR）及进一步生命支持。

四、室性心动过速

一 概 念

　　室性心动过速简称室速，指源于希氏束分支以下特殊传导系统或者心室肌的连续 3 个或 3 个以上的快速性异位心搏。

二 主要护理问题

　　1. 潜在并发症　晕厥 / 猝死。
　　2. 焦虑 / 恐惧　与患者对心律失常的恐惧、担心预后有关。

三 病情观察与护理措施

临床表现		病情观察	护理措施
气促、低血压、晕厥、心绞痛		密切观察患者症状及心率、心律、血压、呼吸等。	①指导患者卧床休息。 ②遵医嘱用药并观察疗效及不良反应。 ③若患者血流动力学不稳定时，行同步直流电复律术，根据病情备急救物品及药品，配合抢救。
并发症	晕厥猝死	观察患者意识、大动脉搏动、呼吸。	立即进行 CPR 及进一步生命支持。

第五节　心脏骤停

一　概　念

心脏骤停是指心脏射血功能的终止，大动脉搏动与心音消失，重要器官（如脑部）严重缺血、缺氧，最终导致生命终止。心脏骤停最常见的原因为快速型室性心律失常（室颤和室速）。

二　主要护理问题

1. 循环障碍　与心脏收缩障碍有关。
2. 清理呼吸道无效　与微循环障碍、缺氧和呼吸类型改变有关。
3. 潜在并发症　脑水肿、感染、肋骨骨折等。

三　病情观察与护理措施

临床表现	病情观察	护理措施
心搏骤停	**1. 先兆症状**：部分患者发病前有心绞痛、胸闷和极度疲乏感等非特异性症状，可无任何先兆症状，瞬即发生心脏骤停。 **2. 测不到血压**：大动脉搏动消失，血压测不到、心音消失。 **3. 意识突然丧失或伴有短阵抽搐** **4. 呼吸异常**：呼吸断续或呈叹息样，随后即停止，多发生在心脏骤停后30s内。 **5. 瞳孔散大**：对光反射减弱或消失。 **6. 面色苍白或青紫** **7. 心电图有以下三种表现** ①致死性快速心律失常，出现室颤和无脉性室速	**1. 基础生命支持** ①呼救：叫其他人前来协助抢救（通知医生，院外发生者拨打120急救电话）。 ②放置体位：迅速使患者仰卧于硬板床或地上，使头、颈、躯干成一直线。 ③人工循环：检查大动脉搏动是否存在，无搏动时立即行胸外心脏按压。 ④开放气道：保持呼吸道通畅是成功复苏的重要一步。 ⑤人工呼吸：施行口对口、口对鼻人工呼吸。 **2. 高级生命支持** ①纠正低氧血症：如患者自主呼吸没有恢复应立即行气管插管，用简易呼吸器或呼吸机辅助呼吸。 ②除颤和复律：体外非同步直流电除颤。 ③药物治疗：尽早建立静脉通道，以便快速给药。 **3. 复苏后处理** ①维持有效循环。 ②维持有效呼吸。

续表

临床表现	病情观察	护理措施
	②心电机械分离 ③心脏停搏	③脑复苏：防治脑缺氧和脑水肿。降温：以头部降温为主，体温以32℃~34℃为宜。脱水：使用渗透性利尿剂。防治抽搐：使用冬眠药物控制脑缺氧引起的四肢抽搐。高压氧治疗：改善缺氧，降低颅内压、促进脑血流灌注、抗凝、钙通道阻滞剂。 ④防治肾衰竭：应注意维持有效的心脏和循环功能，避免使用对肾脏有损害的药物，注意观察尿量，监测肾功能。 ⑤其他：及时纠正水电解质紊乱和酸碱度失衡，防治继发感染。 ⑥心理护理

第六节　先天性心脏病

一　概　念

　　先天性心脏病是由于胎儿的心脏在母体内发育有缺陷或部分发育停顿所造成的畸形，是先天性畸形中最常见的一种。常见的有心室间隔缺损、心房间隔缺损、主动脉缩窄、动脉导管未闭、大血管错位、肺动脉口狭窄、法洛四联症等。

二　主要护理问题

　　1. 活动无耐力　与心脏畸形导致的心输出量下降有关。
　　2. 营养失调：低于机体需要量　与疾病导致的生长发育迟缓有关。
　　3. 焦虑　与自幼患病，症状长期反复存在有关。
　　4. 知识缺乏　缺乏疾病相关知识。

三　病情观察与护理措施

临床表现	病情观察	护理措施
活动后心悸、气短,有发绀、蹲踞现象,发育障碍,胸痛、晕厥、猝死	①观察患者有无乏力、气短、发绀、心悸、胸痛、咳嗽、晕厥等症状及喜蹲踞现象。②了解患者发育情况,如是否经常有呼吸道感染,是否有头发枯黄、营养状况不佳及其他发育不良的特征等。	**1. 一般护理:** 无症状或症状较轻的患者可正常生活,但应避免参加剧烈运动,避免重体力劳动。有症状患者应多卧床休息,限制活动范围。先心病患儿应尽量保持安静,避免过分哭闹,保证充足的睡眠,保证生活规律,动静结合,以减轻心脏负担。 **2. 饮食护理:** 应给予高蛋白、高维生素、高热量、营养丰富的饮食。出现心力衰竭时应进食低盐饮食,限制入水量,指导进食含钾丰富的食物如香蕉、橘子等,并注意预防便秘。 **3. 药物护理:** 遵医嘱使用药物,观察药物的疗效及不良反应。 **4. 心理护理:** 先心病患者因自幼患病,导致心理发育不良,社会适应能力差,易产生依赖、焦虑、抑郁、自卑、恐惧等心理问题,应积极给予心理支持,帮助其形成良好的社会支持系统,并鼓励其参加力所能及的活动,提高自尊与自信;应注意关心、爱护患者,尽量满足患者的合理需要,帮助患者配合治疗。
术后并发症 **心脏并发症** 心律失常、心包填塞、主动脉瓣关闭不全、感染性心内膜炎	心悸、胸闷、胸痛、血压下降、呼吸困难、发热等症状。	①密切观察心律、心率及血压。②监测体温变化情况。③发现心律失常及时报告医师。④备好急救物品及药品。
血管并发症 穿刺口出血、穿刺口局部水肿、动静脉瘘、假性动脉瘤、血管栓塞	伤口渗血渗液、血肿、疼痛、肢体活动障碍等症状。	①密切观察穿刺口的情况。②指导患者床上正确卧位及被动运动。③观察栓塞征象。
封堵器并发症 封堵器脱落,残余分流与溶血	晕厥、呼吸困难、心律失常、溶血征象。	①限制患者活动,指导正确咳嗽。②密切观察患者尿量及尿液情况,有无腰痛等。

第七节　风湿性心脏病

一　概　念

　　风湿性心脏瓣膜病（简称风心病）是风湿性炎症过程所致的瓣膜损害而造成的心脏病变。主要表现为心瓣膜狭窄和（或）关闭不全，其中最常受累为二尖瓣，其次为主动脉瓣。

二　主要护理问题

　　1. 活动无耐力　与氧供需失调、久病所致虚弱无力有关。
　　2. 体温过高　与风湿活动、并发感染有关。
　　3. 潜在并发症　心衰、栓塞、心律失常。
　　4. 有感染的危险　与机体抵抗力下降有关。
　　5. 焦虑／恐惧　与患者担心疾病预后、对手术的恐惧有关。
　　6. 知识缺乏　对疾病缺乏认识。

三　病情观察与护理措施

临床表现	病情观察	护理措施
活动无耐力	观察患者心率、有无呼吸困难、胸闷、疲倦、脉搏异常增快等。	**1. 休息与卧位**：嘱患者卧床休息，减少心肌耗氧。 **2. 吸氧**：根据患者呼吸困难程度及血氧饱和度确定吸氧方式和流量，并观察患者缺氧改善情况。 **3. 活动**：根据心功能情况合理安排，协助患者取舒适卧位，以减轻呼吸困难。 **4. 用药护理**：严格遵医嘱按时给予改善心脏负荷的药物，注意观察用药后的疗效与不良反应。
体温过高	监测体温，每天4次。	**1. 病情观察**：测量体温每天4次，注意热型，协助诊断。体温超过38.5℃时给予物理降温或遵医嘱予药物降温，半小时后测量体温并记录。 **2. 饮食与休息**：给予高热量、高蛋白、高维生素、易消化饮食。卧床休息，以减少机体消耗。 **3. 用药护理**：遵医嘱给予抗生素及抗风湿药物治疗。

续表

临床表现	病情观察	护理措施
潜在并发症	**栓塞** 观察栓塞发生的征兆，如脑部栓塞可引起言语不清、肢体活动受限、偏瘫，四肢动脉栓塞可引起肢体剧烈疼痛、皮肤苍白及皮温降低，肾动脉栓塞可引起剧烈腰痛，肺动脉栓塞可引起突然剧烈胸痛和呼吸困难、发绀、咯血、休克等。	**1. 防止血栓形成及栓塞发生** ①腿部常活动以保持肌肉张力，防止下肢静脉血栓形成。 ②合并房颤者服用阿司匹林、华法林等，使 INR 达到 2.5 ~ 3.0。 ③避免剧烈运动和突然改变体位，避免附壁血栓脱落、动脉栓塞。 **2. 脑栓塞的护理** ①持续吸氧，取侧卧位，避免头部震动，保持安静。 ②保持呼吸道通畅，防止舌后坠或呕吐引起窒息。 ③心电监护，并同时建立静脉通道。 ④严密观察患者的意识、瞳孔、呼吸、心率、血压等变化。 ⑤做 CT 检查。 ⑥采用抗凝、血管扩张剂、降血脂、降低血黏度、对症治疗(脑水肿等)及合并症(感染等)的治疗。
	心力衰竭 密切观察患者意识、生命体征、尿量、皮肤黏膜颜色、注意有无呼吸困难、咳嗽、颈静脉怒张、水肿、奔马律、肺部湿啰音等表现。	**1. 避免诱因：** 积极预防和控制呼吸道感染及风湿活动，纠正心律失常。 **2. 保证患者充分休息，减少心肌耗氧量** **3. 吸氧流量为 2L/min** **4. 控制静脉补液速度** **5. 加强皮肤护理** **6. 做好口腔清洁与护理** **7. 保持大便通畅** **8. 加强心理护理，减轻焦虑，增加安全感**
	心律失常 以心房颤动最为常见。密切观察患者的心率、心律特点，及时发现心律失常并报告医生。	**1. 常规护理** ①一般不需要卧床休息，房颤发作频繁、心室率过快时，应绝对卧床休息。 ②建立静脉通路。 ③心电监护，必要时氧气吸入。 ④遵医嘱给予抗凝治疗。监测 INR 变化，观察有无出血倾向。

续表

临床表现	病情观察	护理措施
		⑤药物复律。观察患者心率、心电图 Q-T 间期。 ⑥必要时给予电复律和射频消融术。 **2. 病情观察** ①监测患者的心律及心率变化,如出现恶性心律失常立即报告医生处理。 ②观察栓塞征象。房颤时易引起左房内壁血栓形成,血栓脱落可以引起体循环动脉栓塞、脑栓塞、肢体动脉栓塞、视网膜动脉栓塞等。 ③观察有无出血征象。 ④观察患者有无电解质紊乱的表现。
有感染的危险	观察发热、心悸、皮肤黏膜瘀点、栓塞情况。	①改善居住环境如潮湿、阴暗等不良条件。 ②日常生活中适当锻炼,加强营养,提高机体抵抗力。 ③防寒保暖,预防感冒、扁桃体炎、牙龈炎等。保持口腔清洁,预防口腔感染。对反复发生扁桃体炎者应在风湿活动控制后 2 ~ 4 个月手术摘除扁桃体。 ④在拔牙、内镜检查、导尿术、分娩等侵入性操作时应告知医生风心病史,以预防性使用抗生素。
焦虑	观察患者的心理、情绪变化。	①向患者及家属告知本病的病因和病程进展特点、治疗与护理方法,鼓励患者树立信心。 ②及时巡视病房,主动了解患者需求,及时解决患者问题。 ③保持环境安静,减轻患者心理负担。 ④鼓励患者表达自己的感受,请家属及朋友给予关心及支持,教会患者自我放松的方法,针对个体情况进行针对性护理。 ⑤必要时给予抗焦虑药物。
知识缺乏	与疾病知识缺乏有关。	①向患者及家属告知本病的病因和病程进展特点、治疗与护理方法,以取得患者和家属的配合。 ②注意休息、睡眠充足,根据心功能情况合理安排活动量。保持乐观、稳定的情绪。 ③预防感冒、扁桃体炎、牙龈炎等,如果发生感染可选用青霉素治疗,对青霉素过敏者可选

续表

临床表现	病情观察	护理措施
		用红霉素或林可霉素治疗。 ④告知患者坚持长期服药的重要性并定期复查。有手术适应证者尽早择期手术,提高患者生活质量。 ⑤教会患者及家属识别药物的作用和副作用,特别是毒性反应表现。不得自行调整药物剂量。按时按量服用地高辛等,若有漏服,不能两次药同时服用,以免药物蓄积中毒。如出现洋地黄中毒时,应立即停用所有洋地黄类制剂及排钾利尿剂。 ⑥伴有房颤的患者不宜做剧烈活动。 ⑦应定期门诊随访。

第八节　心肌病

一　概　念

心肌病是指除心脏瓣膜病、冠状动脉粥样硬化、高血压、肺源性和先天性心脏病以外的以心肌病变为主要表现的一组疾病。心肌病是指伴有心肌功能障碍的心肌疾病,包括原发性心肌病(心肌病)和特异性心肌病两种。原发性心肌病主要指扩张型心肌病、肥厚型心肌病、限制型心肌病及致心律失常性右室心肌病。

扩张型心肌病(dilated cardiomyopathy,DCM):以左心室或双心室扩大伴收缩期功能障碍,以充血性心力衰竭为特征,临床表现为心脏扩大、心力衰竭、心律失常、血栓栓塞等。

肥厚型心肌病(hypertrophic cardiomyopathy,HCM):以左心室和(或)右室肥厚为特征,肥厚为非对称性,常侵入室间隔,以左心室血液充盈受阻、舒张期顺应性下降为基本特征的心肌病,是青少年运动猝死的最主要原因之一。临床根据左室流出道有无梗阻分为梗阻性肥厚型心肌病和非梗阻型肥厚型心肌。

二　主要护理问题

1.心输出量减少　与心肌损害、泵血功能下降有关。

2.气体交换受损　与心力衰竭致肺水肿有关。

3. 活动无耐力　与心肌疾病导致心脏功能下降有关。

4. 体液过多　与心肌疾病引起的心力衰竭有关。

5. 潜在并发症　心力衰竭、心律失常、猝死。

三　病情观察与护理措施

临床表现	病情观察	护理措施
心输出量减少	观察患者心率、血压、呼吸困难程度、尿色、水、电解质变化。	①嘱患者卧床休息，限制活动。 ②控制液体滴速每分钟20～30滴，限制液体入量。 ③准确记录24h出入量。 ④氧气吸入，1～2L/min。 ⑤遵医嘱给予强心剂、利尿剂、扩血管药物，观察药物疗效及副作用。 ⑥急查血常规、电解质、肾功能。 ⑦向患者及家属讲解卧床休息和限制探视对病情康复的重要性。 ⑧向患者讲解低盐饮食的重要性及控制方法。 ⑨指导患者少食多餐。
体液过多	观察患者尿量、体重、水肿及电解质变化。	**1. 休息与卧位：**休息有助于增加肾血流量，提高肾小球滤过率，促进水钠排出，减轻水肿。轻度水肿应限制活动；重度水肿应卧床休息，伴胸水或腹水宜采取半卧位。 **2. 饮食护理：**给予高蛋白、高维生素、低盐易消化饮食，少量多餐，限制钠盐摄入，每天食盐量控制在5g以下。告知患者低盐饮食的重要性以提高其依从性。 **3. 用药护理：**遵医嘱正确使用利尿剂，使用襻利尿剂和噻嗪类利尿剂主要的不良反应为低钾血症，易诱发心律失常，应监测血钾，同时补充含钾丰富的食物。指导患者了解低钾血症的早期表现，如乏力、嗜睡、腹胀异常、食欲缺乏等。 **4. 病情监测：**注意体重的监测，时间应在晨起排尿后、早餐前最适宜。准确记录24h出入量，若尿量<30ml/h，应报告医生。伴腹水患者应每天测量腹围。

续表

临床表现	病情观察	护理措施
活动无耐力	观察患者的心率，相同状态或活动量下，心率增快是心力衰竭病情加重的重要指标。观察患者有无呼吸困难、胸闷、疲倦、脉搏异常增快。	**1. 评估活动耐力**：了解患者过去和现在的活动形态，确定活动的类型、强度、持续时间和耐受力，判断患者恢复以往活动形态的潜力。 **2. 制订活动目标和计划**：与患者及家属确定活动量和持续时间。循序渐进地增加活动量。可遵循卧床休息→床边活动→病室内活动→病室外活动步骤。当患者活动耐力有所增加时，给予适当的鼓励，增强患者信心。心衰患者可根据心功能分级决定活动量。 **3. 活动监测**：若活动中出现心前区不适、呼吸困难、面色苍白时，应停止活动，就地休息。若休息后症状仍不缓解应及时报告医生给予处理。 **4. 协助和指导患者生活自理** ①卧床休息时加强生活护理，进行床上主动或被动的肢体活动，以保持肌张力，预防静脉血栓形成。 ②教育家属对患者生活自理给予理解和支持。 ③指导患者使用病房中的辅助设施如床栏杆、走廊、厕所的扶手等。 ④教会患者保存体力、减少氧耗的技巧，如以均衡的速度进行自理活动或在较长活动中穿插休息等。
潜在并发症　心力衰竭	密切观察患者意识、生命体征、尿量、皮肤黏膜颜色，注意有无呼吸困难、咳嗽、颈静脉怒张、水肿、奔马律、肺部湿啰音等表现。	①保证患者充分休息、减少心肌耗氧量。 ②摄取清淡、易消化、产气少、低热量饮食。心力衰竭患者应摄取低热量饮食，病情好转后可适当补充热量和高营养。 ③保持大便通畅。 ④吸氧，一般流量为2L/min。 ⑤加强皮肤、口腔护理。 ⑥控制静脉补液速度。 ⑦加强心理护理，减轻焦虑，增加安全感。
潜在并发症　心律失常	密切观察患者心率、心律、心电图的变化，有无心率突然减慢、频发房性或者室性期前收缩等一系列可致	**1. 观察**：密切观察患者的心率、心律、心电图变化，及时发现严重的心律失常。 **2. 房室传导阻滞**：禁用 β 受体阻断剂及钙离子拮抗剂，以免加重病情，严重时可行起搏器（临时或永久）植入术治疗。

续表

临床表现	病情观察	护理措施
	心脏血流动力学异常改变的情况。	**3.室性心律失常**：最常见者为室性期前收缩，使用相应的抗心律失常药物。 **4.心律失常和心脏性猝死防治**：除药物治疗外，可根据病情安置 CRT-D、DDD、ICD 等类型起搏器，必要时给予心脏移植。

第九节　病毒性心肌炎

一　概　念

　　心肌炎是指心肌实质或间质局限性或弥漫性的急性、亚急性或慢性的炎症病变，可原发于心肌，也可是全身疾病同时或先后累及心肌所致。病毒性心肌炎是指嗜心肌病毒感染引起，以心肌特异性、间质性炎症为主要病变的心肌炎。常见的感染病毒有柯萨奇病毒 B、人类肠道致细胞病变的孤儿（ECHO）病毒、脊髓灰质炎病毒；其次有流感病毒、风疹病毒、单纯疱疹、肝炎病毒、HIV。

二　主要护理问题

　　1.活动无耐力　与心肌炎症性病变、疲劳、虚弱有关。
　　2.潜在的并发症　心律失常、心力衰竭。
　　3.焦虑　与疾病持续存在，需要长期休息影响工作有关。
　　4.知识缺乏　缺乏配合治疗等方面的知识。

三　病情观察与护理措施

临床表现	病情观察	护理措施
活动无耐力	观察患者有无呼吸困难、胸闷、疲倦、气短、心率/脉搏异常增快。	**1.环境**：保持病室安静，空气新鲜，温湿度适宜，让患者充分休息。 **2.饮食**：加强营养，给予高蛋白、高维生素（尤其是富含维生素C的食物）、高热量、易消化饮食，少量多餐，以促进心肌细胞的恢复，戒烟酒及刺激性食物，心力衰竭患者应限制钠盐摄入。 **3.吸氧**：呼吸困难患者给予氧气吸入。

续表

临床表现		病情观察	护理措施
			4.休息与活动：向患者解释急性期卧床休息可减轻心脏负荷，减少心肌耗氧，有利于心功能的恢复。无并发症者急性期应卧床休息1个月。重症病毒性心肌炎应卧床休息3个月以上，直至患者症状消失，血液学指标恢复正常后逐渐增加活动量。
			5.活动监测：病情稳定后，根据自己的体力参加适当的锻炼。活动时若出现胸闷、气短、心律失常等应立即停止，以此作为限制最大活动量的指征。
			6.心理护理：向患者耐心解释病情，鼓励其克服焦虑积极配合治疗，使病情得到缓解。
潜在并发症	心力衰竭	密切观察患者意识、生命体征、尿量、皮肤黏膜颜色，注意有无呼吸困难、咳嗽、颈静脉怒张、水肿、奔马律、肺部湿啰音等表现。	①保证患者充分休息，减少心肌耗氧量。 ②摄取低热量饮食。心力衰竭患者应摄取低热量饮食，病情好转后可适当补充热量和营养。 ③吸氧一般流量为2L/min。 ④控制静脉补液速度。 ⑤加强皮肤护理。 ⑥口腔护理。 ⑦保持大便通畅。 ⑧加强心理护理，减轻焦虑，增加安全感。
	心律失常	密切观察患者心率、心律、血压的变化，发现心率突然变慢、血压偏低，严重心律失常时，应及时报告医生。	**1.房室传导阻滞**：禁用 β 受体阻断剂及钙离子拮抗剂，以免加重病情，严重时可行起搏器（临时或永久）植入术治疗。 **2.室性心律失常**：遵医嘱给药，必要时给予体外电复律。

第十节 急性心包炎

一 概 念

急性心包炎是指心包脏层和壁层的急性炎症，可由细菌、病毒、自身免疫、物理、化学因素引起，可分为纤维蛋白性心包炎和渗出性心包炎两种。

纤维蛋白性心包炎：心前区疼痛为主要症状（在胸部活动、咳嗽、呼吸时加重），心包摩擦音（搔抓样）为典型体征。

渗出性心包炎：呼吸困难是最突出的症状，心浊音界向两侧扩大，心尖搏动弱，心音低而遥远，脉压变小。心包积液征（Ewart征）是大量心包积液时在左肩胛骨下出现叩诊浊音及左肺受压迫所引起的支气管呼吸音。

心脏压塞：急性心包压塞表现为心动过速，血压下降，脉压小、静脉压升高等。亚急性或慢性心包压塞表现为体循环静脉淤血、颈静脉怒张、静脉压升高、奇脉等。

二 主要护理问题

1. 气体交换受损　与肺淤血、肺或支气管受压有关。
2. 心前区疼痛　与心包炎症有关。
3. 体温过高　与细菌、病毒等因素导致的急性炎症反应有关。
4. 活动无耐力　与心排血量减少有关。
5. 营养失调：低于机体需要量　与结核、肿瘤等病因有关。
6. 焦虑　与呼吸困难、病情严重有关。

三 病情观察与护理措施

临床表现	病情观察	护理措施
气体交换受损： 主要是指渗出性心包炎者。呼吸困难是最突出的症状，与支气管、肺受压及肺淤血有关。患者可出现端坐呼吸，伴身体前倾、呼吸浅快、面色苍白、发绀等。	重点观察患者呼吸困难程度、有无发绀及血气分析结果。	**1. 呼吸状况的监测：**观察患者呼吸困难的程度，有无呼吸浅快、发绀，血气分析结果如何。 **2. 体位：**协助患者取半坐卧位或坐位，使膈肌下降，利于呼吸。如出现心脏压塞的患者一般采取前倾卧位，应提供可以依靠的床上小桌。

临床表现	病情观察	护理措施
体征： ①心包积液征——在左肩胛下出现叩诊浊音及左肺受压迫引起的支气管呼吸音。 ②心音低而遥远，心界向两侧扩大。		**3. 一般护理** ①保持环境安静，限制探视，温湿度适宜。 ②遵医嘱用药，控制输液速度，减轻心脏负荷。 ③给予氧气吸入、心电监护，密切观察生命体征及患者的主诉。 **4. 心包穿刺术的护理** ①向患者做好解释工作，以减轻患者的不安情绪，更好地配合操作。 ②心电监护：严密观察患者心律、心率及血压变化，如有异常及时报告医师并协助处理。 ③保持静脉通道畅通，并准备好抢救器材及药物，必要时备血。 ④术中嘱患者勿剧烈咳嗽或深呼吸，抽液过程中注意随时夹闭胶管，防止空气进入心包腔。抽液应缓慢，每次抽液量300～500ml，以防急性右室扩张，第一次抽液量不超过100～200ml。若抽出新鲜血液应立即停止。 ⑤记录抽液量、性质，按要求留标本送检。 ⑥心包置管者需做好引流管护理。
心前区疼痛主要是指纤维蛋白性心包炎。心前区疼痛为主要症状，疼痛位于心前区，性质尖锐，与呼吸运动有关，常因咳嗽、变换体位或吞咽动作而加重。疼痛也可为压榨性，位于胸骨后，需注意与心肌梗死相鉴别。 体征：心包摩擦音是典型体征，以胸骨左缘第3、4肋间最明显。	观察患者疼痛的部位、性质、程度及特点。	**1. 评估疼痛情况：** 评估患者疼痛的部位、性质及其变化情况，是否可闻及心包摩擦音。 **2. 休息与卧位：** 指导患者卧床休息，注意防寒保暖，保持呼吸平稳，勿用力咳嗽或突然变换体位，以免疼痛加重。 **3. 用药护理：** 非类固醇抗炎药。若疼痛加重，可应用吗啡类药物。应用糖皮质激素、抗菌、抗结核、抗肿瘤等药物治疗时，做好相应的观察与护理。

续表

临床表现	病情观察	护理措施
体温过高	与细菌、病毒等因素导致的急性炎症反应有关。 监测体温变化每天4次。	①保持环境安静，温湿度适宜，限制探视，避免发生感染。 ②密切监测患者体温变化每天4次。 ③定时病房消毒，每日2次，每次30min。 ④保持心包穿刺处敷料干燥。 ⑤严格无菌操作，定期更换敷料。 ⑥必要时做细菌培养，遵医嘱使用抗生素。 ⑦发热护理。高热患者卧床休息，可予以物理降温，并记录降温后的体温变化，如体温持续升高，必要时给予解热镇痛药。 ⑧指导患者进食高热量、高维生素、高蛋白、易消化饮食。
活动无耐力与心排血量减少有关。	观察患者有无呼吸困难、胸闷、疲倦、心率或脉搏异常增快。	①休息与活动。让患者了解充分休息可减轻心肌耗氧，有助于心功能的恢复。协助患者取舒适卧位，如半坐卧位或坐位，使膈肌下降，利于呼吸，从而缓解呼吸困难。 ②给氧。伴呼吸困难、发绀时，给予2~4L/min氧气吸入。 ③做好心理护理，保持情绪稳定。 ④遵医嘱给予改善心功能药物，注意观察用药后的疗效与不良反应。 ⑤病情稳定后，鼓励患者进行适当的运动，若活动后出现心悸、呼吸困难等应停止活动。
营养失调与结核、肿瘤等病因有关。	监测体重变化，每周1次。	①评估患者的饮食习惯、营养状态和饮食摄入情况，以制订合理的饮食计划。 ②饮食护理。给予高蛋白、高热量、高维生素、易消化食物，避免进食易产气食物。 ③增进食欲。增加饮食的种类，采

续表

临床表现	病情观察	护理措施
		用患者喜欢的烹调方法。患者进食时心情愉悦、细嚼慢咽，可促进食物的消化和吸收。 ④对于进食不能满足机体需要的患者，可给予静脉营养治疗。 ⑤监测体重。每周测体重一次并记录，判断患者的营养状况是否改善。
焦虑与呼吸困难、病情严重有关。	观察患者心理、情绪变化。	①巡视病房，主动了解患者需求，及时解决患者问题。 ②保持环境安静，合理安排休息活动时间。 ③嘱亲人陪伴患者。 ④必要时使用抗焦虑药。 ⑤指导患者学会放松。

第十一节　经皮冠状动脉介入术

一　概　念

经皮冠状动脉介入术（PCI）是指用心导管技术疏通狭窄甚至闭塞的冠状动脉管腔，从而改善心肌血流灌注的方法，是心肌血流重建术中创伤最小的一种，包括经皮冠状动脉腔内成形术（PTCA）、冠状动脉内旋切术、旋磨术和激光成形术、冠状动脉内支架植入术。目前 PTCA 和支架植入术已成为治疗本病的重要手段。

二　主要护理问题

1. 局部并发症　穿刺局部出血、血肿、假性动脉瘤、腹膜后出血。
2. 系统并发症　急性冠状动脉闭塞，心律失常、栓塞、急性心脏压塞。
3. 其他并发症　拔管综合征。

三　病情观察与护理措施

阶段	病情观察与护理措施
术前护理	①术前有效沟通。向患者及家属介绍手术过程及预期效果，消除不良情绪。 ②备皮。使手术区域皮肤清洁，标记足背动脉。 ③如经桡动脉途径，需先行 allen 试验。 ④留置静脉套管针（常规于左上肢留置）。 ⑤术前禁食4h，术前一餐饮食以六成饱为宜，不宜进食产气食物、海鲜及油腻食物。 ⑥术前服用抗凝药物，如阿司匹林、氯吡格雷。 ⑦备齐抢救设备及药品。
术中护理	①导管室护士接患者入导管室，查对患者 ID 号、姓名、诊断、手术名称、血液检查结果，协助患者平卧于床上，腰部垫一铅垫。 ②准备手术器械，按手术程序向术者、助手传递器械，密切配合术者、助手完成手术。 ③巡视患者，倾听患者主诉，密切观察患者的面色、心率、呼吸、血压。 ④协助医师台下监护及抢救工作。
术后护理	**1. 常规护理** ①床旁心电监护，观察记录患者心率、心律、血压及 ST-T 变化。 ②观察穿刺伤口有无渗出、出血、血肿，有异常及时处理。 ③补充血容量，防止因禁食时间过长而引发低血糖、低血容量反应。 ④股动脉入路要求：术肢取伸直位严格制动12h，平卧24h，同时观察肢体远端的动脉搏动及血运情况，防止肢体活动引起伤口出血；局部渗血时，重新消毒，用无菌纱布覆盖伤口加压包扎。一般患者24h后可以逐步下床活动。桡动脉入路患者：不需要绝对卧床休息，建议卧床休息，术侧手腕抬高，术侧腕关节制动24h，避免在同侧测量血压。 ⑤建议患者多饮水，以利于造影剂排出。 ⑥遵医嘱使用抗凝药物，观察有无出血征象。 **2. 基础护理** ①指导患者进食易消化、避免油炸和易产生胀气的食物。 ②做好生活护理，协助患者进行口腔护理；避免引起动脉压、腹压增高的各种因素，如用力排便、打喷嚏、咳嗽。 ③限制探视，避免交叉感染；提供整洁、舒适的病房环境；注意保暖。 ④心理支持，护士多与患者交流，必要时家属陪伴，解除焦虑。

续表

临床表现	病情观察	护理措施
血管并发症：穿刺局部出血、血肿、假性动脉瘤、腹膜后出血。	观察伤口敷料有无渗血、局部能否触及血肿。	①应立即通知医生。 ②进行指压止血、沙袋加压或再次加压包扎等。
急性冠状动脉闭塞	监测血压；观察患者有无剧烈胸痛，心电图 ST-T 有无变化，血清肌钙蛋白 T 有无变化。	①重视患者主诉，密切观察心电图变化。 ②如出现以上变化，及时报告医生，急诊行 PCI 术。
急性心脏压塞：表现为突发的胸闷、呼吸困难、心悸。	观察患者有无面色苍白、出冷汗、血压下降、颈静脉怒张、听诊心音遥远等。	①密切观察患者面色、意识、心率、心律、血压、呼吸、尿量的变化，及时发现心脏压塞先兆。 ②对于有明确心脏压塞的患者，应立即行心包穿刺引流。 ③确保静脉通畅，快速输液、输血，停用抗凝药物。
心律失常	及时询问患者有无心慌、头晕等症状，同时观察心率、心律变化。	①重视患者的每一个主诉，密切观察心率、心律变化，发现异常，及时报告医生处理。 ②心律失常处理：按"心律失常护理常规"进行。
栓塞	临床表现为肢体疼痛、苍白、无脉、麻木和运动障碍，严重者可造成肢体坏疽。	①严密监测足背动脉搏动情况及肢体的颜色，温度，感觉（发凉感、麻木感、疼痛）等。 ②确定栓塞者，应立即进行溶栓和抗凝治疗，必要时行外科治疗。
拔管综合征：疼痛诱发迷走神经反射导致低血压、心动过缓、恶心、呕吐、心悸、胸闷、出汗、面色苍白、四肢发冷等，严重者可发生晕厥、休克、心跳停止。	重点监测患者的心率、血压、面色、出汗等情况。	①拔管前做好解释，说明拔管的方法，消除患者焦虑心理，取得积极配合。 ②密切观察患者血压、心率及心电图的变化，询问患者有无头晕、恶心等症状。 ③建立静脉通路，备好急救药品及抢救仪器。 ④拔管时动作轻柔，减少疼痛，在拔除鞘管后压迫过程中，主动与患者交谈，转移注意力。 ⑤出现迷走神经反射，应保证患者处于平卧位，头偏向一侧，防止误吸呕吐物。并给予氧气吸入，0.9% 氯化钠快速补液，静脉注射阿托品、多巴胺等药物。

（第一列左侧竖排合并单元格：**并发症**）

第十二节　射频消融术

一、二维标测射频消融术

一　概　念

　　二维标测射频消融术是通过射频导管将射频电能转化为热能，使特定的局部心肌细胞脱水、变性、坏死，自律性和传导性发生改变，从而根治心律失常的方法。

二　主要护理问题

　　1.潜在并发症　心律失常(如房室传导阻滞等)、栓塞、拔管综合征、心包填塞、血气胸。

　　2.局部并发症　局部有无渗血、出血、血肿、假性动脉瘤、腹膜后出血等。

三　病情观察与护理措施

阶段	病情观察与护理措施
术前护理	**1.一般检查**：协助患者完善各项检查。 **2.皮肤准备**：剃除双侧腹股沟、会阴部及双侧颈胸部毛发，并清洁皮肤。 **3.药物准备**：在医生的指导下停用抗心律失常药物。 **4.其他准备**：①术前有效沟通：向患者及家属介绍手术流程及预期效果，消除不良情绪。②留置静脉套管针(常规于右上肢留置)。③双侧足背动脉标记。④术前1d，指导患者练习床上平卧位解大、小便，预防术后被迫体位引起排便排尿困难。⑤术晨协助患者更换清洁病员服，排空大小便。⑥术前禁食、禁水6h，摘除义齿。 **5.备好抢救设备**
术中护理	①导管室护士接患者入导管室，查对患者ID号、姓名、诊断、手术名称、血液检查结果，协助患者平卧于床上，给其腰部垫一铅垫。 ②准备手术器械，按手术程序向术者、助手传递器械，密切配合术者、助手完成手术。 ③巡视患者，倾听患者主诉，密切观察患者的面色、心率、呼吸、血压。 ④协助医师进行台下监护及抢救工作。
术后护理	**1.常规护理** ①床旁心电监护，观察记录患者心率、心律、血压变化。 ②观察穿刺伤口有无渗出、出血、血肿，有异常及时处理。 ③预防性静滴乳酸钠林格注射液以补充血容量，防止因禁食时间过长而引发低血糖、低血容量反应。

阶段	病情观察与护理措施	
	④术肢取伸直位，穿刺动脉者严格制动12h，穿刺静脉者严格制动6h，同时观察肢体远端的动脉搏动及血运情况，防止肢体活动引起伤口出血；局部渗血时，重新消毒，以无菌纱布覆盖伤口加压包扎。一般患者24h后患者可以逐步下床活动。 **2.基础护理** ①指导患者进食易消化、避免油炸和易产生胀气的食物。 ②做好生活护理，协助患者正确使用便器。 ③限制探视，避免交叉感染；提供整洁、舒适的病房环境；注意保暖。	

阶段	临床表现	病情观察	护理措施
并发症	血管并发症	观察穿刺局部有无渗血、出血、血肿、假性动脉瘤、腹膜后出血等。	①如有这些情况，应立即通知医生。 ②进行指压止血、沙袋加压或再次加压包扎等。 ③密切观察血压。
	血气胸	观察患者胸痛、呼吸困难程度，观察意识、血压变化。	①重视患者主诉，密切观察血压、呼吸等变化。 ②少量血/气胸者，卧床、吸氧、继续临床观察。 ③血/气胸症状明显者，应立即行胸腔闭式引流，按"胸腔闭式引流护理常规"处理。
	心包填塞	观察患者的心率、血压及神志，如患者出现胸闷、呼吸困难、顽固性低血压、心率过快、心音遥远、心音低钝、烦躁不安时需警惕。	①密切观察患者意识、心率、心律、血压、呼吸的变化，备好抢救药品、器材。 ②如有以上情况，立即通知医生，行床旁超声确诊，并在超声指引下行心包穿刺引流，以及输液、输血治疗。升压药不能改善患者血压时，可行主动脉球囊反搏。
	心律失常	及时询问患者有无心慌、头晕等症状，同时观察心率、心律变化。	①重视患者的每一个主诉，密切观察心率、心律变化。 ②心律失常处理，按"心律失常护理常规"进行。
	栓塞	密切观察患者的神志、意识、呼吸、足背动脉的搏动情况及术肢皮肤温度、颜色的改变。如患者出现	①如有以上情况，应立即通知医生并备好抢救器材及药品。 ②遵医嘱用药等。

续表

临床表现	病情观察	护理措施
并发症	头痛、恶心呕吐、嘴角歪斜、言语不清时应警惕脑栓塞的发生。	
	拔管综合征 疼痛诱发迷走神经反射导致低血压、心动过缓、恶心、呕吐、大汗淋漓、面色苍白、胸部不适等。	①拔管中监测血压、心率，5min 一次，静滴乳酸林格液补充血容量。 ②恶心、呕吐时嘱患者头偏向一侧，防止窒息。 ③必要时使用利多卡因局部麻醉，减少患者疼痛。 ④备好多巴胺、阿托品等抢救药物，必要时遵医嘱使用。

二、三维标测射频消融术

一 概 念

三维射频消融术，是指经左侧锁骨下静脉及右侧股静脉放置导管，在 EnSite 3000 电生理标测系统指导下构建肺静脉及左心房的三维图像，选定消融路径，进行左右侧肺静脉环形、线形消融。

二 主要护理问题

1. 局部并发症　穿刺局部渗血、出血、血肿、假性动脉瘤、腹膜后出血等。
2. 系统并发症　血气胸、心包填塞、心律失常、栓塞、拔管综合征、心房 - 食管瘘、肺静脉狭窄。

三 病情观察与护理措施

阶段	病情观察与护理措施
术前护理	**1. 一般检查**：协助患者完善各项检查，如心电图、胸部 X 线、超声心动图、食管超声心动图（明确左右心房和静脉内有无血栓、瓣膜有无赘生物，防止手术时赘生物脱落形成栓塞），CT 或 MRI（了解左房及肺静脉结构变化）及手术相关的实验室检查（血常规、出凝血、肝肾功等）。 **2. 皮肤准备**：剃除双侧腹股沟、会阴部及双侧颈胸部毛发，并清洁皮肤。

阶段	病情观察与护理措施
	3. 药物准备： 行房颤消融术者术前 1 周服用华法林维持 INR 为 2.0 ~ 3.0，术前 3d 停用华法林，改用低分子肝素注射。 **4. 其他准备** ①术前有效沟通：向患者及家属介绍手术过程及预期效果，消除不良情绪。 ②留置静脉套管针（常规于右上肢留置）。 ③双侧足背动脉标记。 ④术前 1d，指导患者练习床上平卧位解大、小便，预防术后被迫体位引起的排便排尿困难。术晨协助患者更换清洁病员服，术前排空膀胱（必要时给予留置导尿）。 ⑤术前禁食、禁水 6h，摘除假牙。 **5. 备好抢救设备**
术中护理	①导管室护士接患者入导管室，查对患者 ID 号、姓名、诊断、手术名称、血液检查结果，协助患者平卧于床上，给其腰部垫一铅垫，连接氧气、心电监护、输液泵。 ②准备手术器械、药物，并按手术程序向术者、助手传递，密切配合医生完成手术。 ③巡视患者，倾听患者主诉，及时给予处理。嘱患者手术期间不能移动，避免咳嗽。密切观察患者的面色、心率、呼吸、血压，必要时给予补液治疗。 ④协助医师台下监护及抢救工作。
术后护理	**1. 常规护理** ①床旁心电监护 24h，观察记录患者心率、心律、血压变化。 ②观察穿刺伤口有无渗出、出血、血肿，有异常及时处理。 ③预防性静滴乳酸钠林格注射液以补充血容量，防止因禁食时间过长而引发低血糖、低血容量反应。 ④向患者反复宣教术侧肢体制动的重要性，切忌过早活动。一般术肢取伸直位，穿刺静脉者术侧肢体制动 4 ~ 6h，12h 后可以逐步下床活动，穿刺动脉者局部弹性绷带加压包扎 12h，术侧肢体制动 24h，24h 后可以逐步下床活动，同时观察肢体远端的动脉搏动及血运情况，防止肢体活动引起伤口出血；局部渗血时，重新消毒，以无菌纱布覆盖伤口加压包扎。一般患者 48h 后即可正常活动。 **2. 基础护理** ①术后 6h 后进食，1 个月内进温凉流食或软食如粥、面条等，应少食多餐，指导患者进食高蛋白、高维生素、易消化富于营养的饮食，禁忌进食热、辣、硬、刺激性强的食物，以防引起心房－食管瘘。1 个月后无异常可逐渐过渡至正常饮食。 ②做好生活护理，协助患者进行口腔护理。 ③限制探视，避免交叉感染；提供整洁、舒适的病房环境；注意保暖。

续表

阶段	病情观察与护理措施
术后护理	**3.用药护理** ①术后皮下注射低分子肝素3～5h，同时服用达比加群酯或华法林3个月。注意观察有无皮下瘀斑、牙龈出血及消化道出血，如有应及时调整达比加群酯或华法林的用量，严重时及时就医。 ②如果2个月的观察期内再次出现持续时间超过48h的房颤，应尽快用药物或电复律转复。 **4.健康指导** ①教会患者及家属监测心率、心律、脉搏的方法，了解房颤发生时的主要症状。 ②术后服用达比加群酯或华法林抗凝治疗3个月，服用华法林者需监测INR，出现异常及时就医。 ③术后无须长期卧床休息，可做适当的活动（如短时间散步），避免剧烈活动。 ④术后5d内保持穿刺点清洁和干燥。 ⑤术后1～3个月，每月检查心电图、动态心电图一次，如有不适随时检查；术后3个月时复查超声心动图；术后半年后，每半年复查心电图、动态心电图一次。 ⑥术后3个月内可能发生房颤或不典型的房扑，其原因为术后心房肌存在顿抑，当心脏功能完全恢复，就有可能转复。手术是否成功的标准是以手术3个月以后的结果为准。

临床表现		病情观察	护理措施
并发症	血管并发症	观察穿刺局部有无渗血、出血、血肿、假性动脉瘤、腹膜后出血等。	①如有这些情况，应立即通知医生。 ②进行手法加压、沙袋加压或再次加压包扎等。
	血/气胸	胸痛、呼吸困难、大汗淋漓、发绀、烦躁不安、面色苍白、血压下降、休克或窒息，危及生命。	①重视患者主诉，密切观察患者血压、呼吸等变化。 ②少量血/气胸者，卧床、吸氧、继续临床观察。 ③血/气胸症状明显者，应立即行胸腔闭式引流，按"胸腔闭式引流护理常规"处理。
	心包填塞	观察患者的心率、血压及神志，如患者出现胸闷、呼吸困难、顽固性低血	①密切观察患者意识、心率、心律、血压、呼吸的变化，备好抢救药品、器材。 ②如有这些情况，立即通知医生，行

续表

临床表现	病情观察	护理措施
	压、心率过快、心音遥远、心音低钝、烦躁不安需要警惕。	床旁超声确诊，并在超声指引下行心包穿刺引流，以及输液、输血治疗。升压药不能改善患者的血压时，可行主动脉球囊反搏。
心律失常	及时询问患者有无心慌、头晕等症状，同时观察心率、心律变化。	①重视患者的每一个主诉，进行心电、血压监护，密切观察心率、心律变化。②心律失常处理，按"心律失常护理常规"进行。
栓塞	密切观察患者的神志、意识、呼吸、足背动脉的搏动情况及术肢皮肤温度颜色的改变。如患者出现头痛、恶心呕吐、嘴角歪斜、言语不清时，应警惕脑栓塞的发生。	①如有这些情况，应立即通知医生并备好抢救器材及药品。②遵医嘱用药等。
拔管综合征：疼痛诱发迷走神经反射导致低血压、心动过缓、恶心、呕吐、大汗淋漓、面色苍白、胸部不适等。	重点监测患者心率、血压变化、观察患者面色、出汗及有无恶心、呕吐等情况。	①拔管时使用利多卡因局部麻醉，减轻患者疼痛。②拔管中监测血压、心率，5min一次。静滴乳酸林格液补充血容量。③恶心、呕吐时嘱患者头偏向一侧，防止窒息。④备好多巴胺、阿托品等抢救药物，必要时遵医嘱使用。
心房-食管瘘：高热、惊厥、不明原因的低血压、心悸、面色苍白、呕吐、呕血、血压进行性下降，甚至休克、猝死等。	监测患者体温、心率、血压。	①重视患者主诉，密切观察血压、心率、体温等变化。②恶心、呕吐时嘱患者头偏向一侧，防止窒息。③一旦确诊心房-食管瘘，应立即进行外科手术治疗。

并发症（左侧跨行）

续表

临床表现	病情观察	护理措施
并发症	**肺静脉狭窄：**呼吸困难、胸痛、咯血、发绀等。	观察患者心率、血压、呼吸等变化。	①重视患者主诉，密切观察血压、心率、呼吸等变化。 ②咯血时嘱患者头偏向一侧，防止窒息。 ③轻度肺静脉狭窄无须治疗，重度首选介入治疗，包括单纯球囊扩张、裸金属/药物涂层支架置入术。

第十三节　心脏起搏器植入术

一　概　念

　　人工心脏起搏器是指心脏起搏器发出一定频率的脉冲电流通过导线电极刺激心房或心室的局部，使之激动和收缩，以辅助不能正常起搏或者有传导障碍的心脏保持稳定有效排血功能的一种治疗方法。心脏起搏器分为临时起搏器和永久起搏器。

二　主要护理问题

　　1. 局部并发症　囊袋血肿感染。
　　2. 系统并发症　心包填塞，心律失常、起搏器综合征。
　　3. 其他并发症　血胸、气胸。

三　病情观察与护理措施

阶段	病情观察与护理措施
术前护理	①术前有效沟通：向患者及家属介绍手术过程及预期效果，消除不良情绪。 ②停用抗凝药物。停用阿司匹林7d、波立维5d、华法林5d，低分子肝素12h、肝素4h，以免引起术中或术后伤口出血。 ③备皮。永久起搏器备皮范围为左侧肩颈部，左腋下及前胸部。临时起搏器备皮范围为患者双侧腹股沟区，同时标记足背动脉。 ④留置静脉套管针（常规于右上肢留置）。 ⑤嘱患者预防感冒，避免咳嗽、咳痰。

续表

阶段	病情观察与护理措施
	⑥练习床上使用便器、仰卧位进餐。 ⑦术前禁食 4h。 ⑧备齐抢救设备及药品。
术中护理	①导管室护士接患者入导管室，查对患者 ID 号、姓名、诊断、手术名称、血液检查结果，协助患者平卧于床上。 ②准备手术器械，检查起搏器及导管的消毒日期，按手术程序向术者、助手传递器械，密切配合术者完成手术。 ③巡视患者，倾听患者主诉，密切观察患者的面色、心率、呼吸、血压。 ④协助医师台下监护及抢救工作。
术后护理	**1. 常规护理** ①床旁心电监护 24 ~ 48h，观察记录患者心率、心律、血压变化，观察心率与起搏频率是否一致。 ②股静脉穿刺处沙袋压迫 4 ~ 8h，起搏器伤口局部压迫 6 ~ 8h。观察伤口有无渗血、渗液、血肿，有异常及时处理。 ③预防性静滴抗生素，监测体温每天 4 次，连测 7d 或直至体温正常连续 3d。 ④卧床 3 ~ 5d，取平卧位或左侧卧位。术侧上肢避免上举、外展，术侧肩关节制动 3d，一般 72h 后患者可以逐步下床活动。 ⑤避免增加腹压的动作，咳嗽、排便时压迫穿刺处（植入临时起搏器患者）。 ⑥伤口护理：沙袋压迫 6 ~ 8h，观察囊袋有无出血、血肿。 **2. 基础护理** ①指导患者进食易消化、高蛋白、高维生素食物，避免油炸、产生胀气的食物。 ②做好生活护理，协助患者进行口腔护理。 ③限制探视，避免交叉感染；提供整洁、舒适的病房环境；注意保暖。

临床表现	病情观察	护理措施
并发症 — 囊袋血肿	观察伤口敷料有无渗血，囊袋处皮肤有无肿胀、饱满、触之有波动感。	①如有以上情况，应立即通知医生。 ②加强局部压迫，无菌状态下穿刺抽出积血，对局部不能有效止血的患者，尽早打开囊袋，直视下止血，必要时放置引流条，同时预防性使用抗生素。
囊袋感染	观察体温变化每天 4 次，连测 7d，观察伤口局部有无红、肿、热、痛及败血症。	①如出现以上变化，及时报告医生。 ②有积血淤滞者，先抽去积血。将抽出液做细菌培养，然后注入抗菌药。局部脓肿形成者安置临时起搏器后将起搏器移除，囊袋清创，起搏器严格消毒后，

续表

临床表现		病情观察	护理措施
并发症			更换电极将原起搏器植入对侧胸壁,同时抗感染治疗。
	血胸、气胸	观察患者有无胸闷、呼吸困难或难以解释的低血压。	①一旦发现应立即行胸部透视明确诊断。 ②少量血/气胸者,卧床、吸氧、继续临床观察。 ③血/气胸症状明显者,应立即行胸腔闭式引流,按"胸腔闭式引流护理常规"处理。
	电极固定不良、移位、损坏	心电图或监护仪上起搏信号时有时无或完全消失。	①应立即通知医生。 ②必要时重新放置电极或更换新电极。
	心包填塞	观察患者有无血压下降、心率加快、面色苍白、出冷汗、烦躁不安、呼吸急促等表现。	①密切观察患者意识、心率、心律、血压、呼吸的变化。 ②备好抢救药品、器材,发现问题及时处理。
	心律失常	应严密观察心率、心律的变化,及时询问患者有无心慌、头晕等症状。	①重视患者的每一个主诉,密切观察心率、心律变化。备好抢救药品及器材。 ②心律失常以术中最常见,发现时及时停止操作,按"心律失常护理常规"处理。
	起搏器综合征	观察是否出现不同程度的呼吸困难、肺动脉压增高。血压下降、脉搏减慢、心悸、头晕、头胀痛、血管搏动等不适。	①重视患者的每一个主诉,尤其观察心率、心律、血压变化。 ②必要时通过调整起搏器工作状态及适当的药物治疗缓解症状。

第十四节　先天性心血管病介入封堵术

一　概　念

　　先天性心血管病介入封堵术是近年来新兴的一种治疗先心病的方法,具有不开胸、创伤小、可根治性等优点,已成为适应证患者的首选治疗方法。它是通过穿刺股动脉或股静脉,插入特制的导管,将特制的封堵器由外周血管送入达到需要治疗的病变部位，将封堵器释放并固定在病变部位，以达到治愈的目的。

二　主要护理问题

1.**局部并发症**　穿刺局部有无渗血、出血、血肿、假性动脉瘤、腹膜后出血等。
2.**系统并发症**　心包填塞、心律失常、感染性心内膜炎。
3.**其他并发症**　栓塞、机械性溶血、封堵器脱落。

三　病情观察与护理措施

阶段	病情观察与护理措施
术前护理	**1.一般检查**：协助患者完善各项检查如超声心动图、心电图、胸片及血液实验室检查。 **2.皮肤准备**：剃除双侧腹股沟、会阴部毛发，并清洁皮肤。 **3.其他准备**：①术前有效沟通：向患者及家属介绍手术流程及预期效果，消除不良情绪。②留置静脉套管针（常规于左上肢留置）。③双侧足背动脉标记。④术前1d，指导患者练习床上平卧位解大、小便，预防术后被迫体位引起的排便排尿困难。⑤术晨协助患者更换清洁病员服，排空大、小便。 **4.饮食指导**：①采用全麻的患儿，术前禁饮禁食4～6h，同时要避免因禁食引起的脱水、低血糖发生，禁食当天遵医嘱适当给患儿静滴葡萄糖注射液。②采用局麻患儿，术前一餐饮食以六成饱为宜，可进食米饭、面条等，不宜进食牛奶、海鲜和油腻食物，以免术后出现腹胀或腹泻。 **5.备好抢救设备**
术中护理	①导管室护士接患者入导管室，查对患者ID号、姓名、诊断、手术名称、血液检查结果，协助患者平卧于床上，给其腰部垫一铅垫。 ②准备手术器械，按手术程序向术者、助手传递器械，密切配合术者完成手术。 ③巡视患者，倾听患者主诉，密切观察患者的面色、心率、呼吸、血压。 ④协助医生进行台下监护及抢救工作。
术后护理	**1.常规护理** ①心电监护，观察记录患者心率、心律、血压、SPO$_2$变化；全麻患儿还应进行血氧饱和度监测，遵医嘱给予氧气吸入，保持血氧饱和度在95%以上，直至患儿清醒。 ②全麻患儿采取平卧位，头偏向一侧，保持呼吸道通畅，以防呕吐引起误吸。 ③观察穿刺伤口有无渗出、出血、血肿，有异常及时处理。 ④预防性静滴乳酸钠林格注射液以补充血容量，防止因禁食时间过长而引发低血糖、低血容量反应。

续表

阶段	病情观察与护理措施	
	⑤术肢取伸直位严格制动12h，平卧24h，同时观察肢体远端的动脉搏动及血运情况，防止肢体活动引起伤口出血；局部渗血时，重新消毒，用无菌纱布覆盖伤口加压包扎。一般患者24h后可以逐步下床活动。 ⑥遵医嘱使用抗凝药物。 **2. 饮食护理** ①全麻术后患儿，待患儿完全清醒4～6h后开始进水、进食，饮食以高蛋白、富含维生素、清淡易消化为主，少量多餐。 ②局麻术后即可进食，给予高蛋白、高热量、富含维生素、易消化饮食，避免油炸、产生胀气的食物，保持大便通畅。 ③术后应指导患者多饮水，以利于造影剂排出。 **3. 基础护理** ①做好生活护理，协助患者进行口腔护理；避免引起动脉压、腹压增高的各种因素，如用力排便、打喷嚏、咳嗽。 ②限制探视，避免交叉感染；提供整洁、舒适的病房环境；注意保暖。 ③保证患儿安全，防止发生意外，如烫伤、坠床等。	
临床表现	**病情观察**	**护理措施**
并发症	血管并发症：观察穿刺局部有无渗血、出血、血肿、假性动脉瘤、腹膜后出血等。	①如有以上情况，应立即通知医生。 ②进行手法加压、沙袋加压或再次加压包扎等。
	心包填塞：观察患者的心率、血压及神志，如患者出现胸闷、呼吸困难、顽固性低血压、心率过快、心音遥远、心音低钝、患者烦躁不安需警惕。	①密切观察患者面色、意识、心率、心律、血压、呼吸的变化，备好抢救药品、器材。 ②如有这些情况，立即通知医生，行床旁超声确诊，并在超声指引下行心包穿刺引流，以及输液、输血治疗。升压药不能改善患者血压时，可行主动脉球囊反搏。
	心律失常：及时询问患者有无心慌、头晕等症状，同时观察心率、心律变化。	①重视患者的每一个主诉，密切观察心率、心律变化。 ②心律失常处理，按"心律失常护理常规"进行。
	栓塞：密切观察患者的神志、意识、呼吸、足背动脉的搏动情况及术肢皮肤温度、颜色的改变。如患者出现	①如有以上情况，应立即通知医生并备好抢救器材及药品。 ②遵医嘱用药等。

续表

阶段		措施	
并发症		头痛、恶心呕吐、嘴角歪斜、言语不清时应警惕脑栓塞的发生。	
	机械性溶血：溶血发生于术后24h内，与残余漏有关，患者可出现腰痛，尿液颜色呈酱油色。	监测患者生命体征、心脏杂音淡化，观察患者精神状态，有无贫血貌、皮肤有无黄染、有无血红蛋白尿。	①严密观察尿量、尿色变化,监测血象、肾功的变化，备好抢救药品和器材。②一旦发生溶血，嘱患者多饮水，立即通知医生，及时热敷双侧肾区并遵医嘱给予补液、碱化尿液等处理。
	感染性心内膜炎	观察患者有无发热、全身不适、乏力、关节痛、肌肉痛，血常规白细胞计数是否增高，血培养是否阳性。	①严密监测患者体温，术后3d 5岁以下的患儿测体温每4h一次，5岁以上患儿测量体温每天4次。②一旦发现异常及时报告医生，及时处理，遵医嘱给予抗生素治疗。
	封堵器脱落	术后24～48h内密切观察有无封堵器脱落的症状，如胸痛、咳嗽、咯血等肺栓塞或头晕、抽搐等三尖瓣口栓塞的表现。	①凡术后出现不明原因晕厥、呼吸困难、胸痛、咳嗽等，应及时通知医生，做心脏超声、心电图或胸部X线检查以鉴别原因。②如确实为封堵器脱落，必须立即取出。

第十五节　心脏电复律

一　概　念

　　心脏电复律是利用高能量电流，在瞬间经胸壁或直接通过心脏，使所有的心肌纤维在瞬间同时除极，从而消除异位性快速心律失常，使心脏起搏传导系统中具有最高自律性的窦房结发放冲动，控制心律，转复为窦性心律。

二 主要护理问题

1. 系统并发症　心律失常、心肌损伤、肺水肿及心力衰竭。
2. 其他并发症　低血压、栓塞、皮肤灼伤。

三 病情观察与护理措施

阶段	病情观察与护理措施
术前护理	**1. 患者准备** ①向患者解释电复律的目的、必要性、操作过程及如何配合，消除焦虑。 ②术前 24～48h 停用洋地黄制剂，心房颤动者抗凝治疗 2 周。 ③更衣，清洁皮肤，去除金属饰物、假牙、眼镜。 ④吸氧。 ⑤建立静脉通道。 ⑥术前禁食 4h，排空大小便。 **2. 物品准备** ①检查除颤器地线是否接妥。 ②检查除颤器同步放电性能。 ③备好电极板及导联线。
术中护理	①在患者身下垫硬木板。 ②建立静脉通路，以便随时给予抢救药物。 ③松解患者衣服、腰带、复律前测血压，予以吸氧。 ④连接好心电导联以监测患者心电、血压信息，贴放电极片时注意避开除颤部位。 ⑤同步直流电复律时，配合麻醉。咪达唑仑 5～10mg 缓慢静脉注射，至患者出现朦胧或嗜睡状态，睫毛反射开始消失时，即可进行电复律。 ⑥两电极板表面涂以导电糊或包上盐水纱布，导电糊涂均匀，盐水纱布湿度适中。 ⑦选择合适能量，参考剂量（适用于单向波除颤器）：心室颤动或心室扑动 200～360J，心房颤动或室上性心动过速 100～150J，心房扑动 50～100J，室性心动过速 100～200J。 ⑧分别置于心底部即胸骨右缘第 2、3 肋间和心尖部即左锁骨中线与第 5 肋的交点，电极板应紧贴皮肤，两个电极板之间的距离≥10cm。 ⑨充电。 ⑩操作者及工作人员避免与患者或病床接触，以免误击。 ⑪按下放电按钮放电。

续表

阶段	病情观察与护理措施		
	⑫判断是否转复成功，如成功则拿开电极板并关除颤仪电源；如不成功可充电或加大能量再次转复。 ⑬记录心电图。		
术后护理	①患者卧床休息24h。 ②清醒后2h内避免进食，之后给予易消化饮食，保持大便通畅。 ③持续心电监测24h，注意心率、心律的变化。 ④密切观察病情变化（患者的神志，生命体征尤其是呼吸、血压）。 ⑤继续服用抗心律失常药物，指导患者坚持用药物来维持疗效。 ⑥及时发现有无因电击而导致的并发症，及时报告医生给予处理。 ⑦做好心理安抚。		

临床表现		病情观察	护理措施
并发症	心律失常	常见为房室期前收缩、窦性心动过缓和房室交界区逸搏，多为暂时性。窦性停搏、房室传导阻滞，多见于原有窦房结功能低下或房室传导系统有病变者。	房室期前收缩、窦性心动过缓和房室交界区逸搏，多为暂时性，一般不需处理。窦性停搏、房室传导阻滞，遵医嘱静脉滴注异丙肾上腺素或阿托品有助于提高心室率。
	心肌损伤	高能量电击后血清CK、LDH、AST升高，大多可在5~7d恢复正常。少数患者ECG可见ST-T改变，偶见异常Q波和高钾性T波改变。	密切观察心电图的变化，发现异常及时报告医生。
	低血压	多见于高能量电击后，可持续数小时，也可自行恢复。	如血压下降明显可使用多巴胺等血管活性药物。
	皮肤灼伤	几乎所有患者在电复律后电极接触部位均有皮肤灼伤，可见局部红斑、水疱，多见于电极板按压不紧、导电糊过少或涂抹不均。	导电糊涂抹要均匀，不能过少也不能过多。电极板应紧贴皮肤，施加5kg的压力。皮肤轻度灼伤，一般无须处理。
	栓塞：多为心房栓子脱落所致。		①过去曾有反复栓塞史者，复律前应给予抗凝治疗。 ②如有以上情况，立即通知医生，并备好抢救器材及药品。 ③遵医嘱用药。

续表

临床表现	病情观察	护理措施
肺水肿及心力衰竭	由于电复律后左心房机械性功能受到抑制，或受到肺栓塞的影响而出现肺水肿及心力衰竭。	心力衰竭处理，按"心力衰竭护理常规"进行，必要时给予机械通气治疗。

第十六节　主动脉内球囊反搏术

一　概　念

　　主动脉内球囊反搏术（IABP）是通过主动脉内球囊与心动周期同步充气、放气，提高主动脉内舒张压，增加冠状动脉灌注、心肌供氧，减轻心脏后负荷，增加心排血量，从而达到反搏辅助循环的作用。对冠心病患者术前、术中及术后的低排综合征救治起到了积极作用。

二　主要护理问题

　　潜在并发症　下肢缺血、动脉栓塞、主动脉破裂、气囊破裂、出血、血肿及感染。

三　病情观察与护理措施

阶段	病情观察与护理措施
术前护理	**1. 术前有效沟通**：向患者及家属介绍手术流程及预期效果，消除不良情绪。 **2. 备皮**：使手术区域皮肤清洁。标记足背动脉。 **3. 遵医嘱完善血常规、血型、凝血功能检查，必要时备血** **4. 留置静脉套管针（常规于左上肢留置）** **5. 术前禁食 4h** **6. 术前服用抗凝药物**：如阿司匹林、氯吡格雷。 **7. 备齐抢救设备及药品**
术中配合	①导管室护士接患者入导管室，查对患者 ID 号、姓名、诊断、手术名称、血液检查结果，协助患者平卧于床上，给其腰部垫一铅垫。 ②准备手术器械，按手术程序向术者、助手传递器械，密切配合术者、助手完成手术。

续表

阶段	病情观察与护理措施
术中配合	③巡视患者，倾听患者主诉，密切观察患者的面色、心率、呼吸、血压。 ④协助医师台下监护及抢救工作。
术后护理	**1. 常规护理** ①床旁心电监护，观察记录患者心率、心律、血压、有创动脉压、反搏压及 ST-T 变化，观察反搏波形。 ②观察穿刺伤口有无渗出、出血、血肿，有异常及时处理。 ③每小时观察患者足背动脉搏动情况，注意观察术侧肢体皮肤温度和患者自我感觉。 ④补充血容量，防止因禁食时间过长而引发低血糖、低血容量反应。 ⑤严格卧床休息，限制术侧肢体活动。取平卧位或床头抬高 30°，穿刺侧下肢伸直，避免屈膝、屈髋、踝关节处用约束带固定，避免导管弯折，同时观察肢体远端的动脉搏动及血运情况，防止肢体活动引起伤口出血；局部渗血时，重新消毒，用无菌纱布覆盖伤口加压包扎。 ⑥建议患者多饮水，以利于造影剂排出。 ⑦遵医嘱使用抗凝药物。 ⑧预防压疮，定时翻身，可 30° 轴线翻身，下肢与躯体成一直线，避免穿刺侧屈曲受压。 **2. 基础护理** ①指导患者进食易消化食物避免油炸、产生胀气的食物。 ②做好生活护理，协助患者进行口腔护理；避免引起动脉压、腹压增高的各种因素，如用力排便、打喷嚏、咳嗽。 ③限制探视，避免交叉感染；提供整洁、舒适的病房环境；注意保暖。 **3. 导管护理** ①注意导管各连接处有无松动、脱开及血液反流等情况，妥善固定导管并保持其通畅。 ②每小时用肝素盐水（NS 500ml＋肝素 12 500U）冲管，每次连续冲管 10s，以免形成血栓。 ③保证压力换能器位置始终处于心脏水平，注意定时调零，确保测压值正确反映患者情况及 IABP 使用效果。 ④如果氧气管道内出现血液，提示球囊破裂，应立即拔除球囊导管。 ⑤注意保护导管，严禁经导管抽血或进行其他治疗，以免损伤球囊导管。 **4. 拔管的护理** ①血流动力学稳定后，根据病情逐渐减少主动脉球囊反搏比率，最后停止反搏，进行观察。每次变换频率间隔应在 1h 左右，停止反搏带管观察时间不可超过 2～3h，以免发生 IABP 球囊导管血栓形成。

续表

阶段	病情观察与护理措施	
	②拔管时应让少量血液从穿刺口处喷出，以冲出可能存在的血栓栓子，然后压迫穿刺部位30min，加压包扎12h，观察局部有无出血、渗血情况，观察下肢血运情况，保持术侧肢体伸直制动24h。	

临床表现		病情观察	护理措施
并发症	下肢缺血	观察双下肢有无疼痛、麻木、苍白或水肿、足背动脉搏动消失等缺血或坏死的表现。	采取有效的抗凝治疗，严密观察下肢血运情况。缺血较轻者应使用无鞘的 IABP 球囊导管或插入 IABP 球囊导管后撤出血管鞘管，严重者应立即撤出 IABP 球囊导管。
	动脉栓塞	观察患者同射频消融术栓塞	检查置管一侧下肢的动脉搏动，观察下肢皮肤的色、温及感觉等变化并与健侧比较；每2h行下肢功能锻炼一次；IABP 患者的半卧位应小于45°，避免屈膝、屈髋引起的球囊导管打折；保持球囊在体内持续工作和有效的抗凝；避免停搏交替或停搏因素造成血栓。
	球囊破裂	表现为插入球囊导管时，锐物或粥样硬化斑块划伤球囊所致。顽固性低反搏压，观察患者有无充氦气的管腔内出现血液、反搏波形消失。	立即停止反搏，并将球囊内气体抽出，更换气囊导管，以免短时间内大量氦气进入血液形成气栓及拔管延迟引起球囊内血液凝固，造成球囊导管不能拔除。
	感染	观察穿刺局部有无皮肤红、肿、化脓，全身表现为发热、菌血症，严重者出现败血症。	注意局部每日消毒更换敷料一次，严格无菌操作和预防性应用抗生素预防感染发生。
	出血与血肿	与穿刺引起的血管损伤、气囊的机械刺激引起血小板减少和抗凝治疗有关。观察穿刺点有无出血和血肿，皮肤、黏膜有无瘀斑、瘀点。	经常监测血小板数量和凝血酶原激活时间，可压迫止血后加压包扎。
	主动脉破裂	突然发生的持续性撕裂样胸痛、血压和脉搏不稳定，甚至休克、死亡。	立即停止主动脉球囊反搏，撤出 IABP 球囊导管。

第三章
消化内科

第一节　胃食管反流病

一　概　念

　　胃食管反流病是指胃、十二指肠内容物反流入食管引起的不适症状和（或）食管炎症的一种疾病。反流物主要是胃酸、胃蛋白酶，此外尚有十二指肠液、胆酸、胰液等。

二　主要护理问题

　　1.*疼痛*　与胃酸、胆汁等酸碱的刺激引起炎症有关。

　　2.*潜在并发症*　食管狭窄、出血与穿孔等。

　　3.*知识缺乏*　缺乏疾病相关知识。

　　4.*焦虑*　与担心疾病转归有关。

三　病情观察与护理措施

临床表现	病情观察	护理措施
胃灼热	指胸骨后或剑突下烧灼感和不适，常从胸骨下段向上延伸，在餐后 1h 出现，特别进食辛辣食物和饱食后。	**1. 饮食护理** ①少食多餐，改变饱餐习惯，睡前 2～3h 避免进食，减少胃膨胀及食物残留。 ②饮食以高蛋白、低脂肪、高纤维为主；宜多食新鲜蔬菜、水果、瘦肉、鱼等，避免食用过冷、过热、坚硬及过甜食物。 ③减少刺激性食物的摄入，如辛辣、胡椒粉、巧克力、薄荷等，少饮刺激性饮料，如咖啡、浓茶等。 ④餐后及反流后及时饮适量温开水漱口，以减少对食管黏膜的刺激。 ⑤戒烟、戒酒。
反酸	如同胃灼热症状，与呕吐不同，反酸不伴有恶心、干呕，也无腹部和膈肌的强力收缩，但可伴有胃灼热的感觉。反流物若纯为胃内容物，则为酸味液体；如混有胆汁，则为苦味液体。空腹时反流物多为酸性，故称为反酸。	**2. 用药护理** ①予抑酸（如奥美拉唑、埃索美拉唑）和促进胃动力（多潘立酮）等。 ②黏膜保护剂应在餐前半小时和睡前服用。
胸痛	反流物刺激食管痉挛导致，发生在胸骨后或剑突下。严重者出现剧烈刺痛，类似心绞痛。	**3. 活动指导**：按时作息，睡眠时将床头抬高 20～30cm；积极锻炼身体，体重超标者减轻体重；进食后不宜立即平卧，平时保持大便通畅，避免过度弯腰、举重物等增加腹内压力的动作，不穿紧身衣裤，不扎紧腰带。
吞咽困难	食管痉挛或功能紊乱导致，症状呈间歇性，进食固体或液体食物均可发生。	**4. 心理护理**：向患者讲解焦虑、抑郁与胃灼热等消化道症状之间存在强烈的正相关，鼓励其坚持合理治疗，消除恐惧心理和悲观情绪。
潜在并发症 / 食管狭窄	常见于食管远端，长度 2～4cm。炎症反复发作致使纤维组织增生，导致瘢痕狭窄，是严重食管炎的表现。	可内镜下行食管狭窄扩张术。

续表

临床表现		病情观察	护理措施
潜在并发症	Barrett食管	Barrett食管是一种癌前病变，即食管下段复层鳞状上皮被异常的柱状上皮所取代，是长期胃食管反流所造成的结果，胃酸和十二指肠内容物对Barrett食管的发生、发展起着重要的作用。	可内镜下行氩离子凝固治疗术，并按其护理常规护理。
	出血	食管黏膜炎症、糜烂、溃疡可导致上消化道出血，患者可出现呕血、黑便及不同程度的缺铁性贫血。	同上消化道出血护理。
	穿孔	偶见食管穿孔。	①半卧位，禁食、水并行胃肠减压。②行心电及血氧饱和度监测、吸氧并迅速建立静脉通路。③观察呼吸、皮下气肿等，配合X线检查。④做好术前各项准备。如内科治疗无效，应急诊行外科手术。

第二节　消化性溃疡

一　概　念

　　消化性溃疡是指发生在胃和十二指肠黏膜的慢性溃疡，因溃疡的形成与胃酸和胃蛋白酶的消化作用有关，故称消化性溃疡。

二　主要护理问题

　　1.疼痛　与胃酸、食物刺激溃疡面有关。
　　2.营养不良　与腹痛导致摄入量减少、消化吸收障碍有关。
　　3.焦虑　与疼痛症状反复出现，病程迁延不愈有关。

4. **知识缺乏** 缺乏溃疡病防治知识。

5. **潜在并发症** 出血、穿孔、梗阻、癌变。

三 病情观察与护理措施

临床表现	病情观察	护理措施
腹痛	**胃溃疡** **1.疼痛性质：**多为烧灼或痉挛痛。 **2.疼痛部位：**多为上腹部，剑突下正中或偏左。 **3.疼痛时间：**餐后0.5~1h出现。 **4.疼痛规律：**为进食—疼痛—缓解。	**1.观察腹痛的规律及特点** **2.按疼痛特点指导有效缓解疼痛的方法：**如胃溃疡表现为空腹痛或午夜痛，指导患者在疼痛前或疼痛时或睡前进食碱性食物（苏打饼干等）或服用抗酸剂（铝碳酸镁片、铝镁加混悬液等），也可采用局部热敷或针灸止痛。 **3.休息与活动：**溃疡活动期且症状较重者，嘱其卧床休息几天至1~2周，可使疼痛等症状缓解。疼痛轻者则应鼓励其适当活动，以分散注意力。 **4.饮食：**遵循清淡、易消化、营养丰富的饮食原则，以面食为主，避免进粗糙、过冷过热、刺激性食物或饮料，进食规律，少量多餐，细嚼慢咽。遵循从温热全流食—半流食—软食—普食的饮食顺序。 **5.用药护理** ①抗酸剂（铝碳酸镁片、铝镁加混悬液等）：应在饭后1h或饭前服用，并避免与牛奶、酸性食物及饮料同时服用。 ②抑酸药（奥美拉唑、泮托拉唑、埃索美拉唑等）：应在餐中或餐后即刻服用，也可睡前服用，但不能与抗酸药同时服用，如需同时服用，需间隔1h以上。静脉输注时注意控制速度，以免引起低血压及心律失常。服用奥美拉唑可引起头晕，尤其在用药初期，应嘱其避免开车或做其他注意力高度集中的工作。 ③胃黏膜保护剂（枸橼酸铋钾等）：应在餐前半小时和睡前服用，并告知服药期间粪便可呈黑色。
	十二指肠溃疡 **1.疼痛性质：**多为烧灼或饥饿痛。 **2.疼痛部位：**在上腹正中或偏右。 **3.疼痛时间：**进食3~4h出现，至下次进食后缓解，时有午夜痛。 **4.疼痛规律：**为疼痛—进食—缓解。	

临床表现		病情观察	护理措施
并发症	出血	出血是消化性溃疡最常见的并发症。 当患者出现贫血、呕血、黑便，甚至低血容量休克时，应警惕溃疡出血的发生。	**1.一般治疗** ①卧床休息，头偏向一侧，持续心电、血氧饱和度监测，吸氧，密切观察患者生命体征，呕血及黑便的颜色、性状、量和次数等。 ②定期复查血红蛋白、血红细胞计数、血尿素氮等。 ③除大量呕血外，不必禁食，可给全流食，以中和胃酸，减轻胃饥饿性收缩，以利止血。 **2.止血措施** ①一般性止血：如氨甲苯酸、酚磺乙胺等。 ②口服止血：去甲肾上腺素8mg或白眉蛇毒血凝酶4～6kU加入冰盐水100ml中口服或胃管注入。 ③质子泵抑制剂或H_2受体阻断剂静脉输注。 ④内镜下喷洒止血及高频电凝或氩等离子止血、钛夹止血等。 **3.补充血容量**：必要时立即急查血型及输血前四项，配血，迅速建立多条静脉通路，输注乳酸林格液、羟甲淀粉及血制品等。 **4.外科手术**：如内科治疗无效，应急诊手术。
	穿孔	突发上腹部剧烈疼痛，大汗淋漓，烦躁不安，服制酸剂不能缓解，提示溃疡并发穿孔。是最严重的并发症。	①卧位与饮食。取半卧位，禁食、水并行胃肠减压。 ②迅速建立静脉通路，输液、备血。 ③心电、血氧饱和度监测及吸氧。 ④严密观察病情。监测生命体征及注意腹痛、腹肌紧张及肠鸣音变化；若出现烦躁不安、面色苍白、皮肤湿冷、脉搏细速，应加快液体滴速纠正休克。 ⑤心理及生活护理。消除紧张情绪，及时满足需要。 ⑥做好术前各项准备。

续表

临床表现		病情观察	护理措施
并发症	幽门梗阻	是十二指肠球部溃疡最常见的并发症。观察有无恶心、呕吐，呕吐物为酸酵性宿食，大量呕吐后腹痛缓解；严重者可引起水、电解质及酸碱失衡，常可发生营养不良或体重减轻。临床体征可见胃型、胃蠕动波、振水音。	轻者可进少量流食、抑酸。重者禁食、胃肠减压、抑酸、静脉维持营养，纠正水、电解质和酸碱失衡。密切观察和记录呕吐物的量及性状等；必要时遵医嘱行洗胃治疗，并观察和准确记录胃内潴留物的量、颜色、性质、气味等。
	癌变	长期胃溃疡，内科治疗无效，并发现营养状况下降，出现贫血症状，大便潜血阳性者应重点排查。	加强观察，警惕癌变的发生；发现症状立即做胃镜检查及活组织病理检查。确诊后手术治疗或化疗等。

第三节 胃 癌

一 概 念

　　胃癌是指胃黏膜上皮细胞的恶性肿瘤，可发生于胃的各个部位（胃窦幽门区最多、胃底贲门区次之、胃体部略少），可侵犯胃壁的不同深度和广度。

二 主要护理问题

　　1. 疼痛　与癌细胞浸润有关。
　　2. 营养失调：低于机体需要量　与胃癌造成吞咽困难、消化吸收障碍等有关。
　　3. 有体液不足的危险　与幽门梗阻致严重恶心、呕吐有关。
　　4. 潜在并发症　出血、穿孔、贲门或幽门梗阻。
　　5. 预感性悲哀　与患者预感疾病的预后有关。

三 病情观察与护理措施

临床表现	病情观察	护理措施
腹痛	观察疼痛性质、部位、程度及时间	**1. 休息与活动** ①保持安静、整洁和舒适的环境，有利于睡眠和休息。早期患者经过治疗后可从事一些轻工作和锻炼，应注意劳逸结合；中晚期患者需卧床休息，以减少体力消耗。 ②长期卧床患者，需定期翻身，指导或协助进行肢体活动，以预防压疮及下肢静脉血栓的发生。 **2. 饮食** ①遵循清淡、易消化、高热量、高蛋白、高维生素的饮食原则，避免进粗糙、过冷过热、刺激性食物或饮料、进食规律，少量多餐，细嚼慢咽。 ②营养较差者，遵医嘱补充液体、电解质及高价营养液，或经空肠造瘘管进食，改善全身营养状况。 ③低蛋白血症的患者，应输血或血浆、蛋白给予纠正。 **3. 疼痛护理** ①注意评估疼痛的性质、部位及程度，如出现剧烈腹痛和腹膜刺激征，应考虑发生穿孔的可能，及时报告医生并协助处理。 ②遵医嘱及时给予止痛药，并观察、记录用药效果及不良反应。 ③指导采取深呼吸、音乐疗法、放松术等方法缓解疼痛。 **4. 心理护理**：指导患者保持乐观情绪，以积极的心态面对疾病。
并发症 出血	出血是胃癌最常见的并发症。 当患者出现贫血、呕血、黑便，甚至低血容量休克时，应警惕胃癌的发生。	**1. 一般治疗** ①卧床休息，头偏向一侧，持续心电、血氧饱和度监测，吸氧，密切观察患者生命体征，呕血及黑便的次数、性质及量等。 ②定期复查血红蛋白、红细胞计数、尿素氮等。 ③除大量呕血外，一般不必禁食，可给全流食，以中和胃酸，减轻胃饥饿性收缩以利止血。 **2. 止血措施** ①一般性止血：如氨甲苯酸、酚磺乙胺等。 ②口服止血：去甲肾上腺素8mg或白眉蛇毒血凝酶4～6kU加入冰盐水100ml中分次口服或胃管注入。 ③质子泵抑制剂或H_2受体阻断剂静脉输注。

续表

临床表现	病情观察	护理措施
并发症		④内镜下喷洒止血剂及高频电凝或氩等离子止血等。 **3.补充血容量:** 必要时急查血型及输血前四项,配血,迅速建立多条静脉通路,输注乳酸林格液、羧甲淀粉及血制品等。 **4.外科手术:** 如内科治疗无效,应急诊手术。
并发症 / 穿孔	患者突发上腹部剧烈疼痛,大汗淋漓,烦躁不安,服制酸剂不能缓解,提示胃癌并发穿孔。	①卧位与饮食。取半卧位,禁食、水并行胃肠减压。 ②迅速建立静脉通路,输液、备血。 ③心电、血氧饱和度监测及吸氧。 ④严密观察病情。监测生命体征及注意腹痛、腹肌紧张及肠鸣音变化;若出现烦躁不安、面色苍白、皮肤湿冷、脉搏细速,应加快液体滴速纠正休克。 ⑤心理及生活护理。消除紧张情绪,及时满足需要。 ⑥做好术前各项准备。
并发症 / 幽门梗阻	观察有无恶心、呕吐,呕吐物为酸酵性宿食,大量呕吐后腹痛缓解;严重者可引起水、电解质及酸碱失衡,常可发生营养不良或体重减轻。临床体征可见胃型、胃蠕动波、振水音。	①轻者可进少量流食、抑酸。 ②重者禁食、胃肠减压、抑酸、静脉维持营养,纠正水、电解质和酸碱失衡。 ③密切观察和记录呕吐物的量及性状等;必要时遵医嘱行洗胃治疗,并观察和准确记录胃内潴留量、颜色、性质、气味等。

第四节　结核性腹膜炎

一　概　念

结核性腹膜炎是由结核杆菌引起的慢性弥漫性腹膜炎症。

二　主要护理问题

1.体温过高　与结核菌血症有关。
2.腹痛　与腹膜炎、不完全性肠梗阻、肠结核急性穿孔有关。

3. 腹泻　与腹膜炎致肠功能紊乱有关。

4. 体液过多（腹水）　与腹膜充血、水肿、浆液纤维蛋白渗出有关。

5. 营养失调：低于机体需要量　与慢性消耗性疾病、食欲差、腹泻有关。

6. 潜在并发症　肠梗阻、肠穿孔、肠瘘等。

7. 焦虑　与疼痛、腹泻反复出现，病程迁延不愈有关。

三　病情观察与护理措施

临床表现	病情观察	护理措施
发热盗汗	观察体温变化情况，患者衣物及床单位是否清洁、干燥。	①密切观察体温变化，体温过高者，嘱卧床休息，减少活动，以保持体力。 ②根据病情、年龄等选择适宜的降温方式，或小剂量药物降温。 ③出汗较多时及时更换衣物、被服，注意保暖，协助翻身，注意皮肤和口腔的清洁与护理。 ④遵医嘱给予补充热量、水分及电解质。
腹痛	观察腹痛的部位、性质及持续时间。	**1. 休息与活动**：为患者提供安静、舒适的环境，让患者卧床休息，保证充足的睡眠。 **2. 协助患者减轻疼痛**：耐心听取患者对疼痛的诉说，并表示关心和理解，教会患者放松技巧及分散注意力的方法。 **3. 用药**：必要时遵医嘱应用解痉剂。 **4. 急症处理**：对骤起急腹痛要考虑腹腔内其他结核病灶破溃或并发肠梗阻和肠穿孔等，应及时报告医生做紧急处理。 **5. 用药护理**：遵医嘱应用抗结核药物，注意药物的效果和不良反应，长期应用抗结核药物可引起恶心、呕吐等胃肠道反应及听力、肝肾功能损害，故应定期监测患者的听力及肝肾功能，如有异常及时报告。
腹泻	观察大便的次数、颜色、性状。	腹泻严重时，暂予禁食，排便频繁者，每次便后肛周用温水清洗干净后涂抹保护剂，如氧化锌油、护臀膏等，以防肛周皮肤黏膜破溃、糜烂。

续表

临床表现		病情观察	护理措施
腹水		观察患者有无腹胀,有无气促、呼吸困难等。	①大量腹水者取半坐卧位,必要时遵医嘱放腹水。大量腹水者限制钠盐的摄入,每日3~5g。 ②全身抗结核药物治疗或腹腔内注药时,注意观察药物对肝脏的损害,如皮肤巩膜黄染、厌油、食欲减退等。 ③准确记录24h出入量。 ④监测有无电解质紊乱及酸碱平衡失调的表现。
并发症	肠梗阻	以肠梗阻常见,多为粘连型肠梗阻。临床表现有腹胀、腹痛呈阵发性加剧或急性腹痛。	①吸氧、心电及血氧饱和度监测,密切观察患者生命体征的变化情况。 ②立即给予禁食、水。 ③遵医嘱给予胃肠减压。 ④建立有效的静脉通路。 ⑤遵医嘱给予补液。 ⑥做好急诊手术的准备。
	肠穿孔	梗阻近端的肠段可发生急性穿孔。临床表现有腹部剧烈疼痛、大汗淋漓、烦躁不安。	
	肠瘘	多见于干酪型,往往同时有腹腔脓肿形成。	予禁食、水,加强观察,经抗结核化疗与加强营养而未能闭合者做好外科手术治疗的准备。

第五节 炎症性肠病

一 概 念

炎症性肠病专指病因未明的炎症性肠病,包括克罗恩病和溃疡性结肠炎。克罗恩病是一种病因尚不十分清楚的胃肠道慢性炎性肉芽肿性疾病。溃疡性结肠炎是一种病因尚不十分清楚的直肠和结肠慢性非特异性炎症性疾病。

二 主要护理问题

1. 腹痛 与肠道炎症、溃疡、痉挛等有关。
2. 腹泻 与肠内炎症致肠道运动功能失调及对水、钠吸收障碍有关。
3. 营养失调:低于机体需要量 与长期腹泻有关。

4.潜在并发症 出血、穿孔、肠梗阻等。

三 病情观察与护理措施

临床表现		病情观察	护理措施
腹痛	溃疡性结肠炎	多为左下腹或下腹的阵痛，也可涉及全腹；有疼痛便意、便后缓解的规律，常有里急后重；若并发中毒性巨结肠或炎症波及腹膜，可出现持续性剧烈腹痛。	①观察腹痛的部位、性质、程度及进展情况。 ②用药护理。遵医嘱给予柳氮磺吡啶（SASP）和（或）糖皮质激素，以减轻炎症，使腹痛缓解。注意药物的疗效及不良反应，如应用SASP时，应嘱患者餐后服药，服药期间定期复查血象；应用糖皮质激素者，不可随意停药，防止病情反弹。应用解痉剂时注意观察有无诱发结肠扩张。 ③腹痛剧烈者应注意是否合并大出血、肠梗阻、肠穿孔等并发症，一旦发现，立即配合医生进行抢救。 ④心理护理。腹痛明显者向患者解释疼痛原因，并教会患者缓解疼痛的方法，如调整体位、分散注意力等。
	克罗恩病	多位于右下腹或脐周，间歇性发作，常于进餐后加重，排便或肛门排气后缓解；出现持续性腹痛提示炎症波及腹膜或腹腔内脓肿形成；全腹痛和腹肌紧张提示病变肠段急性穿孔。	
腹泻	溃疡性结肠炎	呈黏液或黏液脓血便，大多伴有里急后重。	①观察并记录粪便的颜色、性状、量、排便次数。 ②休息。嘱患者减少活动，防止劳累，重症者卧床休息；腹泻严重者注意体液和电解质平衡，尤其是钾的补充。 ③合理饮食。急性发作期给予高热量、高蛋白、高维生素、少纤维流质饮食。病情好转后改为营养丰富的低渣饮食。避免辛辣刺激和富含纤维素的食物，如辣椒、韭菜、芹菜等，腹泻时不宜多吃油炸食品，宜少量多餐。 ④注意观察生命体征，水、电解质及营养不良的表现，如体重、血红蛋白、血清白蛋白等变化。 ⑤肛周皮肤的护理。腹泻频繁时指导患者和家属做好肛周皮肤清洁，必要时涂护臀膏、氧化锌油等以防皮肤破溃。 ⑥药物保留灌肠。应尽量在临睡前进行，
	克罗恩病	粪便多为糊状，一般无脓血和黏液。	

续表

临床表现		病情观察	护理措施
			灌肠前先排空大便，灌肠后嘱患者抬高臀部，放松腹部，根据病变部位适当转换体位，使药液充分到达病变部位并尽可能延长保留时间，以增强疗效。
全身表现	溃疡性结肠炎	中、重型患者会有低至中度发热，高热提示有并发症或见于急性暴发型。重症患者可有衰弱，贫血，低蛋白血症，水、电解质紊乱。	**对症护理** ①腹痛、腹泻处理同上。 ②发现脱水、电解质紊乱时及时报告。 ③观察体温变化，高热时采用头置冰袋、酒精擦浴等方法物理降温，并观察效果。
	克罗恩病	少数患者发热为主要症状，营养障碍 表现为消瘦、贫血、低蛋白血症、维生素缺乏、杵状指、结节性红斑、口腔溃疡。	
并发症	溃疡性结肠炎	中毒性巨结肠	①立即予禁食、水，持续胃肠减压，或肛管排气；②遵医嘱静脉输液纠正水、电解质及酸碱平衡紊乱；③经内科处理2～3d病情无改善者，应立即手术治疗。
		直肠结肠癌变	加强观察，警惕癌变的发生，确诊后手术治疗或化疗。
		出血	按消化道出血护理常规。
		肠梗阻	予禁食、水并行胃肠减压，遵医嘱静脉输注营养药物，纠正水、电解质和酸碱失衡，准确记录出入量，观察患者有无排气排便。
	克罗恩病	穿孔	予禁食、水并行胃肠减压；监测患者生命体征及注意腹痛、腹肌紧张及肠鸣音变化，做好术前各项准备。
		出血	按消化道出血护理常规。

第六节　肝硬化

一　概　念

肝硬化是一种或者多种致病因素长期或反复作用于肝细胞，造成肝组织的慢性、进行性、弥漫性损害，引起以门静脉高压和肝功能障碍为主要表现的一种常见慢性肝病。

二　主要护理问题

1. 营养失调：低于机体需要量　与肝功能减退、胆汁分泌不足引起的食欲减退、消化和吸收障碍有关。
2. 体液过多　与门静脉高压、低蛋白血症有关。
3. 活动无耐力　与肝功能减退、大量腹水有关。
4. 气体交换受阻　与大量腹水、肺部感染有关。
5. 有皮肤完整性受损的危险　与营养不良、水肿、皮肤瘙痒、长期卧床有关。

三　病情观察与护理措施

临床表现		病情观察	护理措施
代偿期	以乏力、食欲不振、低热为主要表现。	观察有无乏力、食欲减退、恶心、厌油、腹胀、上腹隐痛等症状。	**1. 休息与活动：**代偿期患者可适当活动，注意劳逸结合，避免劳累。 **2. 饮食护理：**给高热量、高蛋白、高维生素、易消化饮食，戒烟酒，忌食粗糙、刺激性食物。 **3. 药物：**避免应用对肝脏有损害的药物。 **4. 心理护理：**嘱患者保持情绪乐观，关心体贴患者，及时了解患者情绪变化，鼓励其树立信心配合治疗。
失代偿期	肝功能减退	①观察全身情况，精神、面色、是否消瘦、皮肤干燥及有无低热、水肿。 ②观察消化道症状有无上腹饱胀不适、恶心、呕吐、腹泻、腹胀、黄疸等。	**1. 休息与活动：**卧床休息，避免劳累，大量腹水影响呼吸时协助取舒适半卧位。 **2. 饮食护理：**给高热量、高蛋白、高维生素、易消化或少渣饮食。肝功能显著损害或有肝性脑病前兆时，应限制或禁食蛋白质；腹水患者进低盐（2g/d）或无盐饮食，禁食粗

续表

临床表现	病情观察	护理措施
失代偿期 肝功能减退	③观察出血和贫血倾向。观察鼻出血、牙龈出血、皮肤瘀斑、胃肠道出血倾向及贫血程度。④观察内分泌功能失调。男性患者性欲减退、毛发脱落；女性患者月经失调，闭经，不孕及面、颈、胸、背部等处出现蜘蛛痣和肝掌。	糙、坚硬、刺激性食物，戒烟酒。食管胃底静脉曲张破裂出血患者给予禁食、水。食欲不振、消瘦者，给予营养支持，静脉补充营养，如高渗葡萄糖、氨基酸等。 **3. 用药：** 根据病情应用降门脉压、止血、保肝、退黄、利尿、白蛋白、抗肝性脑病药物，注意药物不良反应。有出血倾向者，予肌内注射维生素 K_1。 **4. 腹水患者必要时给予腹腔穿刺放腹水** **5. 皮肤护理：** 皮肤干燥、水肿、黄疸、出现皮肤瘙痒及长期卧床患者，易发生皮肤破损和继发感染，应保持床单位、衣物清洁、干燥，着柔软、宽松的衣服，勿用肥皂等碱性洗涤剂擦浴，勤修剪指甲，勿用手抓挠，按时翻身，预防皮肤损伤；下肢水肿予抬高双下肢，利于水肿消退。阴囊水肿者可用托带托起阴囊以利水肿消退。 **6. 内镜下治疗：** 食管胃底静脉曲张者给予静脉套扎或组织胶、硬化剂注射治疗。 **7. 止血：** 出血难以控制者可用三腔二囊管压迫止血。 **8. 手术治疗：** 脾功能亢进者可行分流及脾脏切除术。失代偿期应尽早予以肝移植。 **9. 心理护理：** 告知患者随着肝硬化的治疗，病情逐渐好转后，内分泌失调的症状也会逐渐减退，鼓励患者树立战胜疾病的信心。
门静脉高压	**1. 脾大：** 监测血常规、电解质和凝血功能。 **2. 侧支循环建立和开放：** ①监测患者血压、脉搏变化；②有食管－胃底静脉曲张、痔形成的患者密切观察呕吐物及大便的颜色、性质、量。 **3. 腹水：** 观察患者体重、腹围、四肢水肿消退情况及呼吸、24h尿量，准确记录出入量。 **4. 观察意识：** 有无性格、行为的改变、嗜睡、扑翼样震颤等肝性脑病先兆。	

第七节 肝性脑病

一 概念

肝性脑病是指严重肝病引起的以代谢紊乱为基础的中枢神经系统功能失调的综合征，其主要临床表现是意识障碍、行为失常和昏迷。

二 主要护理问题

1.感知改变 与血氨增高干扰脑细胞能量代谢和神经传导有关。
2.营养失调：低于机体需要量 与肝功能减退、消化吸收不良及控制蛋白摄入有关。
3.潜在并发症 上消化道出血、感染、肝肾综合征、脑水肿等。

三 病情观察与护理措施

临床表现	病情观察	护理措施
一期前驱期	轻度性格改变和行为失常，如欣快、激动或淡漠少言，衣冠不整或随地便溺。应答尚准确，但吐词不清且缓慢。可有扑翼样震颤，脑电图多数正常。此期历时数日或数周。有时症状不明显，易被忽视。	1.安全护理：有专人陪护，加护床栏，必要时用约束带，防止发生意外。 2.病情监测：严密观察患者思维、认知的变化，尽早发现先兆症状如冷漠、理解力和记忆力减退等，以判断意识障碍的程度；监测患者生命体征、瞳孔并做记录；定期抽血复查肝、肾功能、血氨、电解质变化，如有异常及时报告并协助处理。 3.迅速去除和避免各种诱发因素 ①上消化道出血停止后应灌肠和导泻，以清除肠道内积血，减少氨的吸收；输血应输新鲜血。 ②避免快速利尿和大量放腹水。 ③防止大量输液而加重肝性脑病。 ④防治感染。遵医嘱及时应用抗生素，控制感染。
二期昏迷前期	以意识错乱、睡眠障碍、行为失常为主。定向力和理解力均减退，对时间、地点、人物的概念混乱，不能完成简单的计算和智力构图，言语不清，书写障碍，举止反常，昼睡夜醒，甚至有幻觉、恐惧、狂躁而易被误认为一般的精神病。有明显的神经系统体征，如腱反射亢进、踝痉挛、Babinski征	

续表

临床表现	病情观察	护理措施
	阳性等。扑翼样震颤存在，脑电图异常。患者可出现不随意运动及运动失调。	⑤保持大便通畅，禁用肥皂水灌肠，可用生理盐水或3%食醋等弱酸性溶液灌肠。 ⑥避免应用镇静安眠药、麻醉药等。 ⑦禁食或限食者避免发生低血糖。 **4.预防并发症：**保持呼吸道通畅，防止吸入性肺炎；加强皮肤护理，定时变换体位；加强口腔和泌尿系护理，预防口腔和泌尿系感染。
三期昏睡期	以昏睡和精神错乱为主，大部分时间呈昏睡状态，可以唤醒，醒时尚可应答，但常有神志不清和幻觉。扑翼样震颤仍可引出，肌张力增加，神经系统体征持续或加重。锥体束征常呈阳性，脑电图有异常波形。	**5.合理饮食：**以糖类为主（糖类能促使氨转化为谷氨酰胺，有利于降低血氨），昏迷者可用鼻饲或静脉滴注25%葡萄糖溶液（大量滴注葡萄糖液的过程中应警惕低钾血症、心衰、脑水肿发生）；在补液中补足各种维生素，如维生素B、C、K；开始数日暂停蛋白质饮食，待病情好转，神志清醒后可逐渐恢复，宜从小量开始。
四期昏迷期 浅昏迷	疼痛等强刺激有反应，腱反射和肌张力仍亢进；由于患者不能合作，扑翼样震颤无法引出，脑电图明显异常。	**6.心理护理：**安慰患者，提供情感支持，切忌伤害其人格，更不能嘲笑其异常行为。训练患者对人、地点和时间的认知，定向力等，可用电视、收音机等提供环境刺激。
四期昏迷期 深昏迷	各种反射消失，肌张力降低，瞳孔常散大，可出现阵发性惊厥、踝阵挛和换气过度，脑电图明显异常。	

第八节 上消化道出血

一 概 念

上消化道出血是指屈氏韧带以上的消化道，包括食管、胃、十二指肠和胰腺、胆管病变引起的出血，以及胃-空肠吻合口术后的空肠病变所致的出血。

二 主要护理问题

1.有窒息的危险 与呕血反流入气管、三腔二囊管脱出阻塞气道有关。

2. 有效循环血容量不足　与上消化道大量出血有关。

3. 活动无耐力　与失血性周围循环衰竭有关。

4. 恐惧　与上消化道出血对生命及自身健康受到威胁有关。

三　病情观察与护理措施

临床表现	病情观察	护理措施
呕血黑便	①密切观察呕吐物及大便的颜色、性状、次数及量，并准确估计出血量。下消化道出血者均有黑便，但不一定有呕血。 ②大便潜血试验阳性，提示出血量5ml以上。 ③出现黑便表明出血量在50～70ml。 ④胃内容物血量达250～300ml时可引起呕血。 ⑤一次性出血在400ml以下时，可因组织液与脾储存补充血容量而不出现全身症状。	1. 休息与体位：大出血时绝对卧床休息，嘱患者呕吐时头偏向一侧。床旁备负压吸引器，保持呼吸道通畅，防止窒息或误吸；持续吸氧。 2. 治疗护理：迅速建立两条以上静脉通路，抽血、约血、备血；给予抑酸、止血等药物，根据病情合理应用各种止血措施：①药物止血。②三腔二囊管（食管静脉曲张）压迫止血。③内镜下治疗止血。④手术治疗。⑤介入治疗。 3. 心理护理：关心、安慰患者；及时清理血迹污物以减少对患者的不良刺激。 4. 严密观察病情变化：持续心电及血氧饱和度监测，密切观察患者生命体征变化、意识、末梢循环情况；观察呕吐物及大便的颜色、性质及量；准确记录出入量；定期复查血象变化情况。 5. 饮食护理：急性期应禁食水；少量出血无呕吐者，可进温凉、清淡流质，出血停止后改为营养丰富、易消化、无刺激性半流食及软食，并少量多餐，逐渐过渡到正常饮食。食管胃底静脉曲张破裂出血的患者应避免粗糙、坚硬、刺激性食物，且细嚼慢咽。
失血性周围循环衰竭	①出血量超过400～500ml，可出现脉搏细数、脉压减小、头晕、心悸、乏力等表现，血压可因机体代偿而正常甚至一时增高，此时应特别注意心率变化及血压波动，并予以及时抢救。 ②短期内出血量超过1000ml或循环血容量的20%时，即可出现周围循环衰竭表现：面色苍白、口唇发绀、呼吸急促、皮肤湿冷、精神萎靡、烦躁不安、少尿或无尿，严重者引起失血性休克。 ③周围循环衰竭的临床表现对估计出血量有重要价值，关键是动态观察患者的心率、血压。每15～30min测量一次生命体征并仔细记录，观察患者尿量和皮肤色泽、四肢末端温度等情况，有无烦躁不安、血压下降、心率增快，甚至昏迷等休克的征象。	

续表

临床表现	病情观察	护理措施
发热	大量出血后，多数患者在24h内出现低热，但一般不超过38.5℃，可持续3～5d。注意寻找有无并发肺炎或其他感染引起发热的原因。	①减少陪护探视，避免交叉感染；严格无菌操作。 ②低热者，暂不予处理，密切观察体温变化。 ③持续发热者，物理降温，效果不佳者，遵医嘱予药物降温。 ④发热患者要勤换衣物及床单，经常更换体位。
氮质血症	血尿素氮一般在出血后数小时上升，约24～48h达到高峰，一般不超过14.3mmol/L，3～4d恢复正常。	①定期监测肾功能，如血尿素氮持续增高超过3～4d，血容量已基本纠正且出血前肾功能正常，则提示有上消化道急性出血或再次出血。 ②如无活动性出血的证据，且血容量已基本补充而尿量仍少，血尿素氮不能降至正常，则考虑是否发生肾衰竭。
血象变化	①出血早期血象检查变化可能不明显，经3～4h后，因组织液渗入血管内，使血液稀释，才出现失血性贫血的血象改变。 ②出血24h内网织红细胞即见增高，出血停止后逐渐降至正常，如出血不止则可持续升高。 ③白细胞计数在出血后2～5h升高，可达(10～20)×10⁹/L，血止后2～3d恢复正常。	①定期复查红细胞计数、血细胞比容、血红蛋白含量、网织红细胞计数，以了解贫血程度和出血是否停止。 ②红细胞计数、血细胞比容、血红蛋白计数测定不断下降，网织红细胞计数持续升高，提示有活动性出血或再次出血。

第九节 急性胰腺炎

一 概　念

急性胰腺炎指多种病因导致胰酶在胰腺内被激活，从而引起胰腺组织自身消化、水肿、出血甚至坏死的炎症反应。

二　主要护理问题

1. 疼痛：腹痛　与胰腺及其周围组织炎症、水肿或出血坏死有关。
2. 有体液不足的危险　与大量腹腔胰性渗出液、呕吐、禁食、胃肠减压、发热有关。
3. 体温过高　与胰腺坏死、继发感染有关。
4. 恐惧　与腹痛剧烈及病情急剧进展有关。
5. 知识缺乏　缺乏有关本病的病因及防治知识。

三　病情观察与护理措施

临床表现	病情观察	护理措施
腹痛	①疼痛多呈突发性，与暴饮暴食或酗酒有关。常位于中上腹，其次为右上腹或左上腹，可向腰背部放射，取抱膝位可减轻。②疼痛剧烈而持续，呈钝痛、钻痛、绞痛或刀割样痛，阵发性加剧。③如疼痛剧烈，腹肌紧张、压痛、反跳痛明显（提示并发腹膜炎）。④如疼痛持续存在（提示并发胰腺脓肿、假性囊肿）。⑤少数年老体弱者有时疼痛轻微或无腹痛。	①观察腹痛的性质、部位、程度及持续时间，与体位及进食的关系。②使用疼痛评估量表对疼痛进行评估，对不同程度疼痛的患者给予相应的处理，半小时后再次评估疼痛程度：轻度疼痛，取舒适体位，放松；中度疼痛，遵医嘱给予解痉止痛剂，如阿托品；重度疼痛，遵医嘱给予哌替啶等，禁用吗啡。③用药。遵医嘱静滴生长抑素或醋酸奥曲肽，抑制胰酶的分泌。④心理护理。给予心理安慰及适度人文关怀。
恶心、呕吐、腹胀	①多数患者出现恶心、呕吐。观察呕吐物的性质、颜色、量及发生时间。②多数患者呕吐频繁而持久，吐出食物和胆汁，呕吐后腹痛并不减轻。频繁呕吐者应观察有无烦躁、神志不清、昏迷、软弱无力、口渴、皮肤黏膜干燥、尿量减少等脱水表现。	①呕吐时嘱患者立即头偏向一侧，以免引起呛咳。②呕吐后协助患者漱口，做好生活护理和口腔护理。③轻微呕吐者给予对症处理、心理支持和健康教育，消除紧张情绪。④剧烈、频繁呕吐者及时报告医生，给予紧急处理：禁食、胃肠减压、止吐、营养支持等治疗，

续表

临床表现	病情观察	护理措施
	③多同时伴有腹胀，甚至出现麻痹性肠梗阻。	同时观察记录引流量及其性状，做好出入量的记录；按医嘱根据脱水程度、年龄大小、心肺功能、调节输液速度，及时补充因呕吐、禁食、减压引流所丢失的液体和电解质。
发热	①水肿型胰腺炎可有中度发热，少数为高热，多持续3～5d。②重症胰腺炎多高热（≥39.0℃），且持续不退。③若持续发热一周以上并伴有白细胞升高，应考虑有胰腺脓肿或胆管炎症等继发感染。	**1. 监测体温的变化**：注意热型及升高的程度，监测血象中白细胞的变化。**2. 物理降温**：根据体温情况采取对应的降温措施。**3. 用药护理**：遵医嘱使用抗生素、补液等处理。
水电解质紊乱	①伴有轻重不等的脱水，呕吐频繁者可有代谢性碱中毒。②重症者可有显著脱水和代谢性酸中毒，伴血钾、血镁、血钙降低，部分可有血糖增高，偶可发生糖尿病酮症酸中毒或高渗性昏迷。③血钙程度与临床病情严重程度平行，若低于1.75mmol/L提示预后不良。④持续空腹血糖高于10mmol/L反映胰腺坏死。	①监测血钾、血镁、血钙、血糖的变化。如：重症胰腺炎常有代谢性酸中毒、低钾、低钙、低镁和高血糖等表现。②轻中度低钾（2.5mmol/L<K^+<3.5mmol/L）。病情允许者可多食橘子、香蕉、咖啡等富含钾的食物，也可口服或静脉补钾，每日3～6g；完全禁食或严重低钾（K^+<2.5mmol/L），给予静脉补钾，补钾过程中需心电监测，注意尿量，并积极复查电解质情况。③低钙（Ca^{2+}<2.2mmol/L）。缓慢静注10%葡萄糖10ml加葡萄糖酸钙10ml，每日静脉补钙1～2g，后期可进食时，口服补钙。④血糖升高者可给予小剂量胰岛素治疗。

第四章
血液内科

第一节　缺铁性贫血

一　概　念

指因体内储存铁缺乏，影响血红蛋白的合成所引发的一种小细胞低色素性贫血，是最常见的贫血类型。

二　主要护理问题

1. 营养失调：低于机体需要量　与偏食、厌食、食欲下降有关。
2. 活动无耐力　与缺铁而引起血红蛋白减少、运氧能力受损有关。
3. 知识缺乏　缺乏营养需要和药物疗法的知识。
4. 有感染的危险　与免疫力低有关。
5. 跌倒的危险　与贫血和下肢无力有关。

三　病情观察与护理措施

临床表现	病情观察	护理措施
1.一般症状及体征：缺铁性贫血具有一般贫血症状及体征，表现为面色苍白、疲乏无力、头晕、心悸气短、踝部可出现水肿，严重时可发生贫血性心脏病。 **2.舌炎、口角炎及胃炎**：表现为舌乳头萎缩、舌痛、舌质淡而无光，口角皲裂，慢性萎缩性胃炎、胃酸缺乏等。由于咽部、食管黏膜萎缩、变性可引起吞咽困难。 **3.缺铁所致营养障碍**：表现为皮肤干燥、皱缩、毛发干枯、易脱落、指甲平、指甲条纹隆起，严重时呈"反甲"，薄脆易裂。 **4.神经精神系统**：易激动、烦躁、兴奋、头痛，多见于小儿；少数患者有异食癖，喜欢吃泥土、生米、冰块、石子等，以上表现与脑组织中铁依赖酶活性降低有关。	注意观察患者贫血发生的速度和程度，观察皮肤黏膜苍白及活动无力的程度，重度贫血者，应密切观察其心率和脉搏变化，警惕左心衰的发生。	**1.休息与活动**：卧床休息，也可根据贫血程度、发生速度及原有身体状况，决定患者可耐受的活动量，帮助患者制订活动计划。 **2.饮食护理**：应进高蛋白、高维生素、高铁食物，如猪肝、瘦肉、豆类、紫菜、木耳、海带、芹菜等，动物食品中的铁更易吸收。长期不吃肉食者，帮助患者改变偏食习惯。食用含维生素C的食品，有利于铁的吸收。另外，餐后即刻饮浓茶会影响铁的吸收，应在餐后2h后饮茶。 **3.口服铁剂**：首先向患者解释口服铁剂易引起胃肠道反应，一般硫酸亚铁、维铁控释片胃肠道反应较轻，该类药物宜在饭后用，从小剂量开始。嘱患者按时服药，若有胃肠道反应及时告诉医护人员，以便于调整药量或更换制剂。口服铁剂时大便可呈黑色，停药后可逐渐恢复，向患者说明以消除顾虑。同时强调服药期间需忌饮茶。 **4.注射铁剂需要深层肌内注射**：可促进吸收，减轻疼痛。其副作用有：头晕、荨麻疹等，重者可发生过敏性休克。注射铁剂后10min至6h之内要观察副作用，最好备肾上腺素。 **5.生活注意**：注意预防感冒，根据天气变化添加衣物，保持口腔清洁卫生，防止口腔感染。

第二节　营养性巨幼细胞性贫血

一　概　念

营养性巨幼细胞性贫血是由于维生素 B_{12} 或（和）叶酸缺乏或其他原因引起细胞核 DNA 合成障碍所致的一种大细胞性贫血。

二　主要护理问题

1. 活动无耐力　与贫血所致的组织缺氧有关。

2. 营养失调：低于机体需要量　与摄入不足、吸收不良、丢失过多或消耗增加有关。

3. 感知觉紊乱　与维生素 B_{12} 缺乏引起神经系统损害有关。

4. 有跌倒的危险　与贫血和下肢无力有关。

5. 有感染和出血的危险　与白细胞和血小板低有关。

三　病情观察与护理措施

临床表现		病情观察	护理措施
贫血	起病缓慢，常有面色苍白、乏力、耐力下降、眩晕、头晕、心悸等贫血症状。重者全血细胞减少、反复感染和出血，少数患者可出现轻度黄疸。	详细询问患者病情，如有无乏力、气短、心悸。严密观察患者有无消化道症状及神经系统症状。	**1. 一般护理**：保持病室内空气清新、物品清洁，定时开窗通风，预防感染，做好隔离工作，观察有无出血倾向，并记录。 **2. 休息与活动**：根据贫血的程度制订相应的活动计划。轻度贫血者可下床活动；中度贫血者休息与活动交替进行；重度贫血者卧床休息，生活需协助；极重度贫血者绝对卧床休息，卧床解大小便。 **3. 改善膳食结构**：饮食品种应多样化，防止偏食；婴幼儿应合理喂养，及时添加辅助食品；妊娠妇女应加强营养，增加新鲜蔬菜和水果，可补充口服叶酸5mg/d；改变生活习惯，纠正不良的烹饪方法，避免食物中的维生素遭到破坏。
消化系统	口腔黏膜、舌乳头萎缩，舌面呈"牛肉"样，可伴舌痛，胃肠道黏膜萎缩可引起食欲不振、恶心、腹胀、腹泻或便秘。		**4. 提高护士对易患人群预防意识**，是护

续表

临床表现	病情观察	护理措施
神经系统及精神症状	对称性远端肢体麻木，深感觉障碍，共济失调或步态不稳，味觉、嗅觉降低，锥体束征阳性，肌张力增加、腱反射亢进、视力下降及黑蒙征。叶酸缺乏者有易怒、妄想等精神症状。老年患者可出现精神异常、抑郁、嗜睡等。维生素 B_{12} 缺乏者有抑郁、失眠、记忆力下降、谵妄、妄想，甚至精神错乱、人格改变等。		理营养性巨幼细胞性贫血的重点：国际卫生组织推荐的每日叶酸需要量可做参考：6个月婴儿 40～50μg，7～12月龄 120μg，1～12 岁 200μg，13 岁以上 400μg，孕妇 800μg，哺乳期 600μg。 **5. 易患人群**：营养性巨幼细胞性贫血易患人群为胃切除术后、胃炎、小肠切除术后等；婴幼儿、儿童、孕妇、长期不吃肉和蔬菜者；用氨甲蝶呤、异烟肼、青霉素等药物的患者。 **6. 预防感染和出血**：同白血病。

第三节　再生障碍性贫血

一　概　念

　　再生障碍性贫血（简称再障，AA）是一组由化学、物理、生物因素及不明原因引起的骨髓造血功能衰竭，以造血干细胞损伤、外周全血细胞减少为特征的疾病。

二　主要护理问题

　　1. 活动无耐力　与红细胞减少引起的氧供不足有关。
　　2. 有感染的危险　与粒细胞减少引起的机体易感染性有关。
　　3. 有受伤的危险：出血　与血小板减少有关。
　　4. 知识缺乏　缺乏有关再障治疗及预防感染和出血的知识。

三　病情观察与护理措施

	临床表现	病情观察	护理措施
贫血	**重型再障:** 起病急、进展快,贫血进行性加重。患者皮肤苍白、乏力、头晕、心悸和气短等症状明显。贫血可分为轻度:男 Hb<120g/L,女 Hb<110g/L,贫血症状可不明显。中度:Hb<90g/L,轻度活动后有心悸、气短。重度:Hb 60g/L,不活动也有心悸、气短、心绞痛。极重度:Hb <30g/L。可危及生命。 **慢性再障:** 起病缓、进展相对缓慢。贫血为主要表现,常见乏力、苍白、头晕、心悸、活动后气短等。输血后症状改善,但不持久。	密切观察患者的贫血症状、体征,评估其活动的耐受能力,监测血常规,及时了解患者贫血程度。	①饮食。给予高热量、高蛋白、富含维生素、易消化的饮食,多食含叶酸和铁丰富的食物。注意饮食卫生,不食辛辣刺激、凉拌、隔夜及不新鲜食物。 ②根据患者贫血程度和活动耐受能力制订相应的活动计划。轻、中度贫血患者可进行适当活动,如:散步、生活自理。重度贫血患者要卧床休息,护理人员做好生活护理。若活动中脉搏≥100/min,应停止活动,必要时由专人陪护,防止跌倒。 ③严重贫血伴有呼吸困难的患者应绝对卧床休息,可抬高床头,减少心脏负荷。必要时给予氧气吸入,2~4L/min,改善组织缺氧症状,指导患者正确的活动方法,如避免骤起、骤立,以免出现一过性脑缺血、缺氧而晕厥。大便时使用大便椅,如出现心慌、气短症状,立即原地休息,呼叫护士,勿直立或行走,以免发生晕倒。
感染	**重型再障** ①多数患者有发热,体温在39℃以上,个别患者自发病到死亡均处于难以控制的高热之中。 ②感染以呼吸道感染最常见,其次有消化道、泌尿生殖系统及皮肤、黏膜感染等。	观察患者生命体征,注意皮肤黏膜、呼吸系统、泌尿系统有无感染征象,注意观察发热时有无寒战,警惕脓毒症的发生,必要时抽血送培养。	①保持病室环境清洁,定时开窗通风,每日进行紫外线空气消毒,向患者及家属讲解减少陪住、探视及戴口罩的重要性。WBC<0.5×10⁹/L时,给予保护性隔离,入住层流病房,病室的地面、物体表面每日用消毒液进行擦拭。

续表

		临床表现	病情观察	护理措施
感染		③感染菌种以革兰阴性杆菌、金黄色葡萄球菌和真菌为主，常合并脓毒症。 **慢性再障** ①高热较少，感染相对易于控制，很少持续1周以上。 ②上呼吸道感染常见，其次为牙龈炎、支气管炎，而肺炎、败血症等重症感染少见。 ③细菌常为革兰阴性杆菌和各类球菌。		②给予高营养、高蛋白、高维生素、易消化饮食，注意食品卫生，不吃生冷食物，水果应去皮后食用。 ③加强口腔清洁卫生，用软毛牙刷刷牙；每日三餐前后、睡前用1∶5000呋喃西林漱口，霉菌感染者加用制霉菌素液漱口，牙龈炎加甲硝唑溶液漱口，口腔出血者用1%双氧水溶液漱口，考虑链球菌感染者加1∶2000氯己定溶液漱口。口腔溃疡者加金因肽和洁新稀释液漱口，疼痛者用0.5%丁卡因喷雾。 ④保持大便通畅、肛周清洁、干燥。每日便后、睡前用1∶5000高锰酸钾溶液坐浴。当WBC < $1.0×10^9$/L、大便后出血、痔疮和肛周疼痛者用1∶2000氯己定溶液坐浴2次/日，氯己定栓纳肛2次/日；无法坐浴者应湿敷，肛周脓肿者除定时清洁创面外，须用抗生素治疗。 ⑤医务人员应严格无菌操作，避免医源性感染，保护性隔离。 ⑥患者出现高热时，给予物理降温，及时更换清洁干燥的衣物，保持皮肤清洁，协助患者多饮水，促进代谢产物的排泄，遵医嘱使用抗生素。

	临床表现	病情观察	护理措施
出血	**重型再障**：患者均有不同程度的皮肤、黏膜及内脏出血。皮肤表现为出血点和大片瘀斑，口腔黏膜有血疱，有鼻腔、牙龈、眼结膜等出血。深部脏器出血时可见咯血、呕血、便血、血尿、阴道出血、眼底出血和颅内出血，颅内出血常危及生命。 **慢性再障**：出血倾向较轻，有效率90%，以皮肤黏膜出血为主，内脏出血少见，多表现为皮肤出血点、牙龈出血，女性患者有阴道出血，出血易控制。久治无效者可发生颅内出血。	注意观察皮肤黏膜有无出血点或瘀斑出现，观察出现的部位、范围、数量和时间，有无消化道、内脏、颅内出血的迹象，监测血小板，出、凝血时间及神志等生命体征。	①创造安静舒适的休息环境，床单位清洁、平整、干燥。耐心安抚患者，缓解其紧张情绪。 ②给予高营养、高蛋白、易消化、少渣和无渣饮食。避免刺激性食物，防止胃肠道黏膜损伤，预防出血。进行各项医疗、护理操作时，动作要轻柔，避免过多的针刺操作和皮肤摩擦，避免磕碰。 ③不同部位出血的护理 a.口腔、牙龈出血：注意口腔清洁，每日三餐前后用呋喃西林液和碳酸氢钠溶液交替漱口。使用软毛牙刷刷牙，忌用牙签剔牙，牙龈渗血时可用冰盐水漱口，或使用肾上腺素棉球或明胶海绵贴敷止血，及时清除口腔内陈旧出血，加强口腔护理。 b.皮肤出血：嘱患者行动小心，勿使身体受挤压或碰撞，保持皮肤清洁。洗浴时不可用力，防止抓伤皮肤，尽量减少针刺操作，尽量缩短止血带的使用时间。拔针后要延时加压，防止局部血肿形成。如有较大血肿形成，应抽出积血，局部轻轻加压包扎。 c.鼻腔出血：使用复方薄荷油滴鼻剂，保持鼻腔黏膜湿润。一旦出血，少量时可用肾上腺素棉球填塞鼻腔止血，

续表

	临床表现	病情观察	护理措施
			并局部冷敷；如出血不止，请耳鼻喉科会诊，可用碘附棉条填塞止血，填塞后定时使用无菌液状石蜡湿润，48～72h拔除棉条。 d.消化道出血：大量呕血便血时患者表现为烦躁不安，头晕、口渴、出冷汗，脉搏细弱、血压下降，应及时通知医生。每15～30min测脉搏、呼吸、血压一次，观察记录呕血及便血的量及性质。少量出血可进食温凉饮食，大量出血时应禁食，建立静脉通路，遵医嘱使用止血药，血制品输入、输血时观察有无输血（液）反应。 e.颅内、眼底出血：眼底出血时应减少活动，绝对卧床休息，不要揉擦眼睛，以免加重出血。若出现视力模糊、头晕、头痛、呕吐、意识不清时，警惕颅内出血。
脑出血	剧烈头痛、呕吐、烦躁、出血后血压升高、偏瘫、瞳孔不等大、深大呼吸、抽搐、昏迷。	密切观察患者意识状态，瞳孔大小、血压、脉搏、呼吸频率和节律，记录24h出入量。	①若发生颅内出血，患者取平卧位，头偏向一侧，随时清理呕吐物或分泌物，头枕冰袋或冰帽。 ②调节吸氧流量，保持呼吸道通畅。 ③迅速建立静脉通道，按医嘱用药，输注血小板、止血药、脱水剂等。 ④昏迷者加床栏、备开口器、留置导尿，做好基础护理。

续表

临床表现	病情观察	护理措施
感染性休克 **重型再障：**由于白细胞低、感染率高，如不能有效抗感染治疗易发生感染性休克甚至死亡。文献报道革兰阴性细菌感染性休克的死亡率>90%。临床表现为口干、四肢湿冷、表情淡漠、尿量少或无尿、脉搏快、血压下降。	观察有无口干、四肢湿冷、意识、尿量、脉搏、血压变化，如血压>90/60mmHg，但患者有四肢湿冷、口干、尿量少或无尿、脉搏快、表情淡漠等表现，应立即通知医生按休克处理。	立即建立双路静脉通道，行心电监测以测血压、心率、呼吸，立即给予升压药、补充血容量、查找潜在的感染灶，同时采取积极有效的抗感染治疗措施，并注意保暖。

第四节　溶血性贫血

一　概　念

溶血性贫血是指红细胞破坏速度超过骨髓造血代偿功能时所致贫血，与先天性红细胞内在缺陷及免疫物理化学生物感染等因素有关。

二　主要护理问题

1. 疼痛　与急性溶血及慢性溶血引起肝脾肿大不适有关。
2. 活动无耐力　与贫血引起全身组织缺氧有关。
3. 有体温改变的危险　与被破坏组织再吸收有关。
4. 潜在并发症　肾衰竭与溶血性贫血有关。

三　病情观察与护理措施

		临床表现	病情观察	护理措施
溶血		**急性溶血** ①起病急，突然寒战、高热、头痛、腰背四肢酸痛及呕吐、腹痛等。 ②有血红蛋白尿，患者多有明显贫血、黄疸，严重者可发生昏迷、休克。	观察患者有无高热、寒战、乏力、四肢及腰背痛、恶心、呕吐等。急性溶血患者多有明显贫血、黄疸，由于贫血缺氧，严重者可发生昏迷休克，甚至导致急性肾衰竭，密切观察患者尿液颜色、性状及量，观察患者是否出现糖皮质激素所引发的不良反应。	①溶血患者需绝对卧床休息并给予生活照顾，以减少体内氧的消耗；密切观察患者生命体征变化，出现寒战者注意保暖，出现高热者注意降温，严重者应给予吸氧，以改善组织缺氧症状。 ②溶血性黄疸者，嘱其勿搔抓皮肤，定时温水擦浴。 ③用糖皮质激素期间应注意预防感染。 ④对缺氧症状重者给予吸氧，以缓解组织缺氧症状。遵医嘱静脉输液，以稀释血液，促进破坏的红细胞、血红蛋白碎片迅速排出体外，避免血液循环障碍、组织坏死以及肾衰竭。 ⑤输血的护理。重度贫血，酌情输注洗涤红细胞是最迅速的治疗方法，但应密切观察有无突然寒战、高热、头痛、腰背四肢酸痛及呕吐、腹痛等反应。输血时，护士必须严格三查八对。血液取回后30min内输注，4h输完，勿放置过久或加温输入。按时巡视，一旦发生溶血，立即停止，并立即抢救。
		慢性溶血 ①起病慢，症状轻。 ②有贫血、黄疸、脾大三大特征。 ③可并发胆石症和肝功能损害。		
并发症		**肾衰竭：** 溶血产物可引起肾小管细胞坏死和管腔阻塞，导致急性肾衰。主要表现少尿<400ml/d，伴有恶心、呕吐、呼吸困难、咳嗽、高钾血症、酸中毒，甚至出现昏迷。	密切观察尿量、颜色、性质，有无意识障碍，监测生命体征。	①给予患者高热量、高维生素、低蛋白、低钾、易消化的饮食。 ②纠正可逆的病因，碱化、水化尿液，促进尿酸排泄。

第五节　特发性血小板减少性紫癜

一　概　念

特发性血小板减少性紫癜（ITP）是指血小板免疫性破坏，外周血中血小板减少的出血性疾病。

二　主要护理问题

1. 有受伤的危险：出血　与血小板减少有关。
2. 有感染的危险　与长期应用激素有关。
3. 有出血的危险　与血小板减少、外伤有关。

三　病情观察与护理措施

	临床表现	病情观察	和护理措施
出血	**急性型**：多见于儿童，发病前1～2周常有上呼吸道及其他病毒感染史。起病急，出血严重，突发广泛的皮肤黏膜血点或成片瘀斑，甚至皮下血肿。常伴有鼻衄、牙龈出血等，胃肠和泌尿道出血可见便血及尿血。偶见结膜下、视网膜出血。少数患者同时伴有内脏或颅内出血而出现严重的不良后果。	血小板计数＜（20～30）×10^9/L者，应卧床休息，做好预防出血的护理措施，及时观察患者的出血部位及出血量，警惕脑出血。	**1. 饮食**：给予高蛋白、高维生素、无渣饮食，禁止进食坚硬带刺食物；有消化道出血时禁食，出血停止后给予凉流质饮食。 **2. 皮肤黏膜出血**：患者行动应小心，防止外力碰撞，以防发生皮下出血及血肿；有严重出血倾向的患者，在注射后压迫＞5min，直至不出血为止。 **3. 鼻出血**：鼻出血是常见症状之一，患者勿用手指抠鼻痂、捏鼻、用力打喷嚏等，平时鼻腔内用薄荷油滴鼻。一旦鼻出血，立即将棉球用肾上腺素、麻黄素液浸湿，填塞鼻腔，或冷敷鼻部。效

续表

	临床表现	病情观察	和护理措施
出血	**慢性型**：以中青年女性多见，起病缓慢，常反复发生皮肤瘀点、瘀斑。女性患者月经过多可引起失血性贫血。		果不佳者，请耳鼻喉科医生填塞。 **4.牙龈出血**：患者勿用牙签剔牙，避免吃过硬的食物，避免吃带骨渣、鱼刺的食物，一旦出血，要清洁口腔，可用凝血酶针剂稀释液或冷水含漱，也可将肾上腺素棉片、凝血酶粉或云南白药粉敷于牙龈出血处，同时应用止血药、输血小板。 **5.消化道出血**：分为上消化道和下消化道出血。临床主要表现为呕血和便血。应安慰患者，消除紧张、恐惧心理，同时镇静，绝对卧床休息，头偏向一侧，保持呼吸道的通畅，建立静脉通路，通知医生，监测生命体征。随时观察呕血或便血的性质、颜色及出血量，准确记录。 **6.眼底出血**：眼底出血是脑出血的先兆，故护士应高度重视。患者会视物模糊、可看见黑点，如白色物体上看见有红点，表明出血多，此时应绝对卧床休息，床上大小便，同时立即通知医生，给予镇定、止血、输血小板等对症处理。 **7.脑出血**：脑出血是最严重的出血，故脑出血重在预防。提高护士识别高危因素的能力，并有效预防。对有白细

续表

临床表现		病情观察	护理措施
			胞升高（100×10⁹/L）、血小板 <20×10⁹/L、DIC 者应密切观察有无脑出血的先兆，如有头痛、视力障碍、烦躁、呕吐时，应考虑颅内出血，立即予以平卧位，保持呼吸道通畅，高流量吸氧。遵医嘱使用止血药、脱水剂，做好抢救准备。
并发症	脑出血	脑出血是特发性血小板减少性紫癜最严重的并发症，临床表现为剧烈头痛、烦躁、意识障碍、瘫痪、抽搐，是本病致死的主要原因。	密切观察病情变化：若出现头痛、烦躁、呕吐、视物模糊等症状时应立即报告医生，注意观察意识及瞳孔的变化，监测生命体征。	①若发生颅内出血，患者取平卧位，头偏向一侧，随时清理呕吐物或分泌物，头枕冰袋或冰帽。②调节吸氧流量，保持呼吸道通畅。③迅速建立静脉通道，按医嘱用药，输注血小板、止血药、脱水剂等。④昏迷者加床栏、备开口器、留置导尿，做好基础护理。

$$\text{胞升高（}100\times10^9\text{/L）、血小板} <20\times10^9\text{/L}$$

第六节 过敏性紫癜

一 概 念

　　过敏性紫癜是由于机体对某些致敏物质发生变态反应，导致毛细血管通透性增加，血液外渗，产生皮肤、黏膜及某些器官出血。

二 主要护理问题

　　1. 有受伤的危险：出血 与血管壁通透性和脆性增加有关。

　　2. 腹痛、关节痛 与腹型或关节型过敏性紫癜有关。

　　3. 知识缺乏 缺乏有关病因预防的知识。

4.潜在并发症　消化道出血。

三　病情观察与护理措施

临床表现	病情观察	护理措施
皮肤型	最常见，主要表现为皮肤紫癜，紫癜大小不一，呈紫红色，压之不褪色，可融合成片形成瘀斑。紫癜主要局限于四肢尤其是下肢及臀部。	**1.心理护理：** 向患者讲解疾病的相关知识，调整心态。 **2.避免食用异体蛋白食物：** 如鱼、虾、乳类等。 **3.活动：** 急性期卧床休息，伴关节痛者可将关节置于合适位置，减少活动。肾型患者需卧床休息，以减轻肾脏负担。
腹型	以腹痛最为常见，常为阵发性绞痛，多位于脐周、下腹或全腹，常误诊为急腹症。幼儿可致肠套叠。	**4.腹型：** 便血出血者应定时测量血压，记录便血量，禁食和饮水。注意观察腹痛，如腹痛加重则有活动性出血。注意有无肠鸣音减弱或增强，要警惕肠穿孔的发生。 **5.关节型：** 注意观察关节局部有无热、肿、痛，如有关节痛，可将关节保持功能位，必要时用止痛剂，避免外伤。 **6.肾型：** 注意观察尿色和量，定期做尿常规检查，低盐、低蛋白饮食。
关节型	多发生于膝、踝、腕、肘等大关节，呈游走性，并伴有关节肿胀、疼痛及功能障碍，但无畸形。	**7.皮肤型：** 保持皮肤清洁、干燥，勤剪指甲，勿抓、挠，避免引起感染，禁止使用化学性物质清洁皮肤，必要时可用温水擦洗皮肤，穿棉质宽松内衣。 **8.找出过敏因素：** 仔细询问病史，必要时进行过敏源筛查，避免再次接受过敏源或感染因素。 **9.注意保暖：** 及时添加衣物，预防感冒，避免与有感染病灶的人接触。
肾型	病情最为严重，发生率高达12%～40%。除皮肤紫癜外，因肾小球毛细血管炎性反应而出现血尿、蛋白尿及管型尿。肾脏症状可出现于疾病的任何时期，但以紫癜发生后1周多见。一般认为尿变化出现愈早，肾炎的病情愈严重，少数病例因反复发作而演变为慢性肾	

临床表现		病情观察	护理措施
		炎（血尿、蛋白尿、水肿、高血压），肾病综合征（尿蛋白 >3.5g/d、低血浆白蛋白血症 <30g/L、水肿、血脂升高），甚至肾衰竭。过敏性紫癜所引起的这些肾脏损害称为过敏性紫癜性肾炎。	
混合型		皮肤紫癜合并以上两种临床表现。	
并发症	消化道出血	消化道出血是过敏性紫癜腹型最常见的并发症，当患者出现腹痛、口干、心慌，应测量血压、脉搏，警惕消化道出血的发生。	①注意观察腹痛，如腹痛持续加重则有活动性出血，应测量血压、脉搏，同时观察有无口干、心慌、四肢冰凉，警惕失血性休克发生。同时观察有无肠鸣音减弱或增强，要警惕肠穿孔的发生。 ②补充血容量。立即建立双路静脉通路，急查血型及输血前四项，配血，输注红细胞、乳酸林格液、羟甲淀粉等。 ③应用止血、糖皮质激素及抗组胺药物。 ④卧床休息，禁食。出血停止后，开始进流食、半流食。 ⑤定期复查血红蛋白、红细胞计数等。

第七节　急性白血病

一　概　念

　　急性白血病是起源于造血干细胞的克隆性恶性疾病，发病时骨髓中异常的原始细胞及幼稚细胞（白血病细胞）大量增殖并浸润各种脏器、组织，使正常造血机制受抑制。

二　主要护理问题

　　1.活动无耐力　与大量、长期的持续化疗，白血病引起代谢增高及贫血有关。

2. 有感染的危险　与正常粒细胞减少、化疗使机体免疫力低下有关。

3. 有出血的危险　与血小板减少、白血病细胞的浸润等有关。

4. 口腔黏膜改变　与化疗药物的副作用、机体免疫力低下有关。

5. 知识缺乏　缺乏急性白血病化疗期及间歇期预防出血、感染、药物作用与不良反应的相关知识。

三　病情观察与护理措施

临床表现	病情观察	护理措施
贫血	①常为首发症状，表现为头晕、乏力、食欲缺乏、活动后心慌气短，并呈进行性发展。②轻度：（男）Hb<120g/L（女）Hb<110g/L，贫血症状可不明显。中度：Hb<90g/L，轻度活动后有心悸、气短。重度：Hb<60g/L，卧床休息有心悸、气短、心绞痛。极重度：Hb<30g/L，危及生命。	1. **了解患者病情**：有无心悸、头痛、恶心，进食情况及活动量的耐受程度。观察脉率、呼吸、血常规。2. **保证休息和睡眠**：应根据患者的体力、贫血程度、目前活动耐力，决定患者活动量。极重度贫血（血红蛋白 <30g/L）或血小板 ≤ 20×10^9/L 时绝对卧床休息，床上大小便；重度贫血（血红蛋白 <60g/L），以卧床休息为主，床下大小便需人扶；中轻度贫血应休息与活动交替进行，大小便需坐大便椅，如出现心慌、气短症状，立即原地休息，呼叫护士，勿直立或行走，以免发生晕倒。
感染	1. **发热**：是本病常见的症状之一。最常见感染是上呼吸道、泌尿系统、肛周。肺部感染进展速度较快，常导致脓毒症，甚至死亡。常见致病菌为革兰阴性菌、绿脓杆菌、大肠杆菌、白色念珠菌、带状疱疹病毒。2. **感染原因**：机体免疫力下降，营养不良，粒细胞功能异常或缺乏，白血病细胞浸润。3. **感染特点**：炎症反应不明显，缺乏相应体征和症状，感染局限能力差易扩散，革兰阴性菌多，绿脓杆菌占首位，内源性感染多。4. **高危人群**：大剂量化疗者，长期多次化疗者，初次治疗者，白血病复发者，化疗前有感染者，有糖尿病史者，有不良饮食习惯者，卫生习惯不良者，遵医行为差者。	3. **饮食护理**：给予高蛋白、高维生素、高热量、清淡易消化饮食，多食新鲜蔬菜和水果。食欲差者可少量多餐，保证每日充足的饮水量，口苦者可吃话梅糖、薄荷糖，改变口感。注意饮食卫生，不食凉拌菜、剩菜和不洁食物。4. **心理支持**：对患者保密，告知家属患者病情及预后。缓解期知晓病情的患者，为其讲解疾病相关知识，介绍治愈患者，使家属和患者树立信心。治疗早期知晓的患者，请医生协助共同做好患者工作，必要时隐瞒病情及预防患者自杀。5. **预防、控制和治疗感染**①病情观察：观察体温、口腔黏膜、肛周皮肤和血常规。要严密观察患者有无感染灶，如口腔黏膜炎、咳嗽咳痰、

续表

临床表现	病情观察	护理措施
出血	此病均有不同程度的出血，急性白血病患者40%伴有出血，发生部位以皮肤瘀点、瘀斑、鼻出血、牙龈出血、月经多较常见，眼底出血是脑出血的先兆。有资料表明急性白血病死于出血者占62.2%，其中87%为脑出血，白血病出血的原因：血小板 $<20×10^9$/L 时发生自发性出血，血小板功能异常，凝血障碍或纤溶亢进，白血病细胞浸润血管导致毛细血管受损；感染、高热致血管扩张出血。	老年女性患者尿频、尿急，男性患者有肛周疼痛、出血，做到早期发现，及时控制感染，考虑革兰阴性杆菌感染者需测血压。 ②加强口腔清洁卫生，每日三餐前后、睡前呋喃西林漱口，真菌感染者加用制霉菌素液漱口，牙龈炎加甲硝唑溶液漱口，口腔出血者用1%双氧水溶液漱口，考虑链球菌感染者加1:2000氯己定溶液漱口。口腔溃疡者加金因肽和粒细胞刺激因子稀释液漱口，疼痛者用0.5%丁卡因喷雾。 ③保持大便通畅、肛周清洁、干燥。每日便后、睡前用1:5000高锰酸钾溶液坐浴。当白细胞 $< 1.0×10^9$/L、大便后出血、痔疮病史和肛周疼痛者用1:2000氯己定溶液坐浴，2次/日；氯己定栓纳肛，2次/日。由于疼痛或体力差而无法坐浴者用1:2000氯己定液肛周湿敷。肛周脓肿者除定时清洁创面外，须应用抗生素治疗。
器官和组织浸润的表现	白血病细胞多发生于肝脾，淋巴结肿大。骨髓和关节伴有明显疼痛，胸骨下段局部压痛多见。皮肤和黏膜浸润，可使牙龈增生、肿胀，皮肤出现粒细胞肉瘤、皮下结节、多形红斑等；还可累及心、肺、胃肠道、眼等部位，但不一定出现相应症状。	④预防感冒，避免受凉，根据天气变化添加衣服。外出戴口罩，传染病流行季节尽量减少外出次数，保持室内空气新鲜，每日用紫外线照射空气消毒，限制探视。 ⑤护士要熟悉感染特点，对高危人群采取预防，当发热时积极配合医生寻找感染灶，同时遵医嘱应用抗生素，现配现用，及时治疗。护士严格执行无菌操作技术规程，避免医源性感染。 **6. 预防、控制和治疗出血**：血小板 $<50×10^9$/L 或呈进行性下降时，应警惕患者有出血倾向。 ①皮肤黏膜出血：患者行动应小心，防止外力碰撞，以防发生皮下出血及血肿；有严重出血倾向的患者，在注射后压迫>5min，直至不出血。

续表

临床表现	病情观察	护理措施
		②鼻出血：鼻出血是常见症状之一，患者勿用手指抠鼻痂、捏鼻，用力打喷嚏等，平时鼻腔内用薄荷油滴鼻。一旦鼻出血，立即将棉球用肾上腺素、麻黄素或垂体后叶素浸湿，填塞鼻腔，并用冷水敷鼻部。效果不佳者，请耳鼻喉科医生鼻腔内填塞，并嘱患者及时将咽部后鼻腔出血吐出，避免咽下，以免误诊为消化道出血而影响对病情的判断。 ③牙龈出血：患者勿用牙签剔牙，避免吃过硬的食物，避免吃带骨渣、鱼刺的食物，一旦出血，要清洁口腔可用凝血酶针剂稀释液或冷水含漱，也可将肾上腺素棉片、凝血酶粉或云南白药粉敷于牙龈出血处，同时立即通知医生，给予镇定、止血、输血小板等对症处理。 ④消化道出血：分为上消化道出血和下消化道出血，临床主要表现为呕血和便血。应安慰患者，消除紧张、恐惧心理，同时镇静，绝对卧床休息，头偏向一侧，防止呕吐物阻塞呼吸道，保持呼吸道的通畅，建立静脉通路，通知医生，测血压和脉搏。随时观察呕血或便血的性质、颜色及出血量，准确记录。 ⑤眼底出血：眼底出血是脑出血的先兆，故护士应高度重视。若视物模糊，应绝对卧床休息，卧床解大小便，同时立即通知医生，给予镇定、止血、输血小板等对症处理。 ⑥脑出血：脑出血是最严重的出血，故脑出血重在预防。提高护士识别高危因素的能力，并有效预防。对有白细胞升高（100×10^9/L）、血小板 $<20 \times 10^9$/L 的DIC者，应密切观察有无脑出血的先兆，如有，立即按脑出血观察和处理。 **7.化疗不良反应观察与护理** ①尿酸性肾病预防同"淋巴瘤尿酸性肾病护理"。

临床表现		病情观察	护理措施
			②长春新碱可引起末梢神经炎、手足麻木感，停药后可逐渐消失。柔红霉素、三尖杉碱类药物可引起心肌及心脏传导损害，注意观察心率、心律，复查心电图。 **8.鞘内注射护理：**鞘内注射后去枕平卧6h，同时观察有无头痛、恶心、发热等并发症。
并发症	脑出血	有资料表明急性白血病死于出血者占62.2%，其中87%为脑出血，是急性白血病死亡的主要原因之一。白细胞升高（$100×10^9$/L）、血小板 $<20×10^9$/L、凝血异常、感染是脑出血主要原因。	①密切观察病情变化。若出现头痛、烦躁、呕吐、视物模糊等症状时应立即报告医生，注意观察意识及瞳孔的变化，监测生命体征。 ②一旦发生脑出血。立即镇静，卧床休息，吸氧 $2 \sim 4$L/min；头偏向一侧，保持呼吸道通畅。 ③建立静脉通路，备血小板，遵医嘱给予脱水剂、止血药物，做好急救工作。 ④昏迷者加床栏、备开口器、留置导尿，做好基础护理。
	肛周感染	①肛周感染最常见症状是肛周红、肿、疼痛，伴有发热。重者可发生感染性休克。肛周感染高危因素：白细胞常低于 $1.0×10^9$/L；有肛周疾病史如痔疮、肛裂；各种原因便秘，便秘后引起的出血；各种原因引起的腹泻。 ②熟悉肛周感染高危因素，重视高危人群的护理，提高防治肛周感染能力，是预防肛周感染的关键。	①每日询问患者是否便秘，便后有无出血，观察白细胞数量。 ②养成良好的饮食习惯，食品种类要多样化，粗细搭配，多食蔬菜和粗纤维食物，同时多饮水，注意饮食卫生。 ③预防便秘：养成良好的排便习惯，卧床者可每日进行腹部按摩促进肠蠕动。 ④讲解坐浴和氯己定栓纳肛对预防肛周感染的意义和重要性。 ⑤注意调整情绪，保持精神愉快，避免紧张。

续表

临床表现		病情观察	护理措施
并发症	化疗药物渗漏性损伤	①美国静脉输液协会1998年制定，将皮肤颜色、水肿范围、皮肤温度和主观感觉分为四级，任何剂量的血制品、刺激性或腐蚀性液体的渗漏都属于第4级。 1级：皮肤颜色发白，水肿范围<1英寸（1英寸=2.54cm），皮肤温度降低，伴或不伴疼痛；2级：皮肤颜色发白，水肿范围1～6英寸，皮肤温度降低，伴或不伴疼痛；3级：皮肤颜色发白、透明状，水肿范围>6英寸，发凉，轻到中度疼痛，麻木感；4级：皮肤颜色发白、透明状，变色、青肿，水肿范围>6英寸、凹陷性水肿；皮肤发凉、紧绷、肿胀，中重度疼痛。 ②对于存在药物渗漏性损伤高危因素的患者应加强巡视，是护理的重点，更是预防药物渗漏性损伤的关键，尤其要重视患者主诉。仔细观察液体速度是否减慢，有无红肿、疼痛等不典型外渗。	①掌握药物的性能、特点及使用的注意事项。 ②根据化疗药物刺激性、pH值、渗透压选择中心静脉导管。无条件使用中心静脉导管者，选择留置针，但须告知患者，并签署知情同意书。对需长期化疗、小儿、外周血管差的患者一并签署知情同意书。宜早实施PICC置管术。使用MST技术，同时提高一次穿刺成功率，局部使用扩血管药物如硝酸甘油贴剂或热敷。 ③掌握药物渗漏性损伤的高危因素。液体速度与针头大小不成正比；小血管输等渗液局部疼痛；有回血，但有不典型外渗；未能一针穿刺成功；液体速度明显减慢，输注表柔比星、柔红霉素时或输注后液体减慢；输注化疗药物在穿刺点周围有红斑，外周静脉输注、穿刺点上方24h内有采血或静脉注射针眼等。 ④对于外输注化疗药物超过24h，即使无渗漏，次日也要更换注射部位。 ⑤做好患者的宣教，指导患者及家属自我观察，发现红斑、疼痛、液体速度减慢立即告知。 ⑥渗漏后处理。立即更换输液部位，并积极采取治疗措施，即冷敷24h。冷敷可使局部血管收缩，是抗肿瘤药物的首选方法。 a.三尖杉碱引起的静脉炎，尤其是条索状红线，使用红花醇局部湿敷效果好。 b.对先出现静脉炎而后渗漏肿痛，渗漏24h后使用50%硫酸镁湿热敷效果不佳者，使用六神丸研末加适量蜂蜜调成糊状局部涂抹，每日2次。 c.吡柔比星等药物用50%酒精加云南白

续表

临床表现	病情观察	护理措施
并发症		药调成糊状敷于渗漏处,用50%酒精湿敷,2次/日。 d.以上效果不佳时使用喜疗妥涂抹或理疗。局部有水疱者,碘附消毒后用无菌注射器抽去水疱里的渗出液,保持干燥直至愈合。 e.治疗期间禁止患肢接触热蒸汽以免加重。 f.一周后恢复期无红肿有压痛可理疗促进恢复。
皮肤感染	①皮肤感染表现红、肿、热、痛,尤其是穿刺点。 ②高危因素。中性粒细胞≤0.5×10⁹/L,卫生习惯不良者,发热、出汗多者,免疫力低者,患有糖尿病、MM者,夏季。	①皮肤感染高危因素者用爱护佳皮肤擦洗每天一次。 ②各种穿刺先用酒精再用安尔碘。 ③拔针后需每天消毒,直到穿刺点愈合后,才能清洗。 ④每天观察皮肤有无红、肿、热、痛,如有立即抗生素治疗。
口腔黏膜炎	口腔黏膜炎是指口腔黏膜上皮组织的一类炎症和溃疡反应,表现为局部疼痛、黏膜红斑、糜烂、溃疡等,是化疗过程中常见的并发症。据报道,化疗患者中口腔黏膜炎的发病率为15%～40%,大剂量的冲击化疗患者中其发生率为75%～100%。 世界卫生组织标准,将口腔溃疡分为0～4级共5个级别: 0级:口腔黏膜无异常;1级:口腔黏膜有1～2个<1.0cm及以下的溃疡,出现红斑疼痛。 2级:口腔黏膜有1个1.0cm以上的溃疡和数个小溃疡,但患者能进食。	①首先要教会正确的漱口方法,方法是漱口液在口中流动、震荡、冲击、充分和口腔黏膜接触,并同时用舌在齿、颊、腭各个方面搅动。 ②饮食应高蛋白、高维生素、高热量,多食绿色蔬菜和水果。忌食辛辣、硬及带刺的食物,以免刺激口腔黏膜。 ③提高护士识别和防治黏膜炎的能力,做到早发现、早治疗。 ④加强口腔黏膜炎高危因素的防治,方法是首先每天早晚各观察口腔黏膜一次,根据不同时间、不同情况,采用不同漱口液。 a.化疗前、中、后血常规白细胞≥4.0×10⁹/L、口腔黏膜无异常时,选择预防性的常规口腔护理液,0.5%呋喃西林漱口3～5次/日;当白细胞≤4.0×10⁹/L、咽部发红、舌苔发黑时,加用制霉菌素溶液(制霉菌素10片研成

续表

临床表现	病情观察	护理措施
口腔黏膜炎	3级：口腔黏膜有两个 1.0cm 以上的溃疡和数个小溃疡，能进流质饮食。4级：有两个 1.0cm 以上的溃疡或融合溃疡，不能进食。 **高危因素** ①食欲缺乏，进食、饮水少，恶心呕吐。 ②口腔溃疡病史。 ③大剂量 MTX 化疗。 ④漱口依从性差。 ⑤重度骨髓抑制期。	粉状加入 5% 碳酸氢钠 250ml 及生理盐水 250ml 中），氯己定液漱口，6～8 次/日，交替使用。 b. 患者出现牙龈肿痛、口臭时加甲硝唑漱口或 1% 双氧水溶液漱口。大剂量氨甲蝶呤化疗的患者，加 0.5% 四氢叶酸钙含漱 6～8 次/日。 ⑤口腔黏膜炎，用 0.5% 丁卡因餐前含漱缓解疼痛，促进饮食，用粒细胞刺激因子稀释液（洁欣 150μg 加入生理盐水 100ml 中），用表皮细胞生长因子（金因肽）喷溃疡局部 1 次/日，可缩短溃疡周期。 ⑥教育患者养成良好的卫生习惯，指导正确的漱口及刷牙方法。教会患者观察口腔黏膜变化的方法，如有异常及时报告与处理。

第八节　慢性粒细胞白血病

一　概　念

　　慢性粒细胞白血病（简称慢粒）是指以粒细胞系尤其是中性粒细胞过度增生并导致明显脾大和白细胞升高的疾病。

二　主要护理问题

　　1. 活动无耐力　与大量、长期的持续化疗，白血病引起代谢增高及贫血有关。

　　2. 有感染的危险　与正常粒细胞减少，化疗使机体免疫力低下有关。

　　3. 有出血危险　与血小板减少、白血病细胞浸润等有关。

　　4. 知识缺乏　缺乏急性白血病化疗间歇期预防出血、感染的知识。

三　病情观察与护理措施

临床表现	病情观察	护理措施
慢性期：慢性期起病缓，早期常无自觉症状，随着病情的发展，可出现乏力、消瘦、低热、纳差、左上腹胀痛、多汗或盗汗等表现。脾大为最突出体征，可达脐平面甚至伸入盆腔。若发生脾梗死时，压痛明显。可有胸骨压痛，为重要体征。当白细胞越高，脾脏越大，则症状越多。	每日测量患者腹围，并做好记录。注意脾区有无压痛，观察有无脾栓塞或脾破裂的表现。脾栓塞或脾破裂时，患者突感脾区疼痛，伴发热、多汗，甚至休克，脾区拒按，有明显触痛，脾可进行性肿大。脾区可闻及摩擦音，甚至产生血性腹水。	**1. 休息与活动：**注意休息，尽量卧床休息，并取左侧卧位，以减轻不适感，尤其是重度贫血者(Hb<60g/L)，以休息为主，不可过劳。 **2. 饮食：**原则是高蛋白、高维生素，如瘦肉、鸡、新鲜蔬菜及水果，每日饮水1500ml，宜少量多次进食、进水，以减轻腹胀。 **3. 缓解脾胀痛：**减少活动，尽量避免弯腰和碰撞腹部，以避免脾破裂。 **4. 观察用药效果及不良反应** ①格列卫治疗的缓解率为90%，是慢性粒细胞白血病的一线治疗药物。不良反应主要是骨髓抑制、胃肠道反应，极少数患者可有皮疹。
加速期：起病后1～4年，约70%慢粒患者可进入加速期。加速期主要表现为不明原因的发热、骨关节痛、贫血、出血加重、脾脏迅速肿大。加速期从几个月至1～2年即进入急变期。		②羟基脲：作用迅速、持续时间短，无条件用格列卫者选用。 ③干扰素：用干扰素－α治疗慢粒慢性期患者效果较好，约70%患者可缓解。起效慢，需使用数月。
急变期：急变期表现与急性白血病相似。		④异基因干细胞移植：慢性期移植成功者可获得长期生存或治愈。 ⑤慢粒急变期和加速期的治疗按急性白血病治疗。 **5. 干细胞移植：**同干细胞移植护理。

第九节 淋巴瘤

一 概 念

淋巴瘤是指一组源于淋巴结或其他淋巴组织的恶性肿瘤。临床以无痛性淋巴结肿大最为典型。

二 主要护理问题

1. 体温过高 与淋巴瘤本身或感染有关。
2. 有皮肤完整性受损的危险 与放疗引起局部皮肤烧伤有关。
3. 潜在并发症 化疗药物不良反应。
4. 营养失调：低于机体需要量 与肿瘤对机体的消耗或放、化疗有关。
5. 酒精痛 与饮酒后淋巴结疼痛有关。

三 病情观察与护理措施

临床表现		病情观察	护理措施
局部症状	淋巴结肿大	**1.局部淋巴结无痛性进行性肿大** **2.深部淋巴结肿大可出现压迫症状：**压迫纵隔可有咳嗽、胸闷、肺不张等；腹膜后淋巴结肿大可压迫输尿管，引起肾盂积水。	①观察化疗或放疗后局部包块减小、压迫症状缓解的情况。 ②放、化疗期间食谱应多样化，避免进食不易消化的油炸食品和容易产气的食物，忌食油腻和生冷食物，以免引起或加重胃肠道反应。 ③有压迫引起的咳嗽、胸闷、呼吸困难者，应协助患者取半坐卧位，可遵医嘱给予吸氧。如患者有痰液可给予叩背，雾化吸入稀释痰液，鼓励患者多饮水。 ④如出现肾盂积水，应向患者讲解肾盂积水是由于输尿管压迫造成，病变缓解后症状即可减轻甚至消失，缓解患者紧张情绪，必要时可做B超观察压迫程度。
	组织器官受累	**1.肝受累：**可出现肝大、肝区疼痛。 **2.胃肠受累：**可出现食欲不振、腹痛、腹泻、出血等。	
	皮肤瘙痒	①皮肤瘙痒是淋巴瘤较特殊的表现。 ②全身瘙痒大多发生于纵隔或腹部有病变的患者。多见于年轻人,特别是女性。	①注意个人卫生，剪短指甲，穿棉质衬衣。 ②瘙痒者禁用指甲搔抓，以免皮肤破溃。 ③沐浴时避免水温过高,宜选用温和的沐浴液。

续表

临床表现		病情观察	护理措施
全身症状	发热	热型多不规则，可呈持续性高热，也可呈间歇性低热，少数有周期热。热退时大汗淋漓为本病特征之一。	**1. 休息**：卧床休息，采取舒适卧位，减少机体消耗，必要时可吸氧。 **2. 补充营养及水分**：鼓励患者进食高热量、高维生素的半流质或软食，指导患者摄取足够的水分防止脱水，必要时遵医嘱静脉补液,维持水、电解质平衡。 **3. 降温**：高热患者可给予冰敷物理降温，伴出血者禁用酒精擦浴，必要时遵医嘱给予药物降温。
	骨关节疼痛	与淋巴结肿大压迫组织有关，可表现为全身骨、关节疼痛以及压痛和叩击痛。	**1. 疼痛评估**：评估患者疼痛的程度、性质及患者对疼痛的体验和反应。 **2. 缓解疼痛**：协助患者采取舒适体位，适当按摩病变部位，降低肌肉张力，增加舒适度，指导患者采用放松、音乐疗法等转移对疼痛的注意力，遵医嘱用药物止痛。 **3. 心理－社会支持**：鼓励患者与家属、病友沟通交流意见，关心、体贴患者。
并发症	化疗药物渗漏性损伤	淋巴瘤化疗药物渗漏性损伤的临床表现、病情观察及护理措施同急性白血病。	
	尿酸性肾病	**1. 肾外表现**：关节炎、痛风石、痛风结节、高脂血症、高血压及心力衰竭等。 **2. 肾脏损害表现**：水肿、蛋白尿、高血压、夜尿，有肾结石者表现为腰痛、血尿或尿频、尿急、尿痛和发热。 **3. 急性尿酸性肾病**：临床表现为少尿甚至无尿，以及肾功能急剧恶化（即急性肾衰竭）。尿中可见大量尿酸结晶和红细胞。如不及时治疗，则病情继续恶化，患者最终死于肾衰竭。	①宜进食清淡易消化食物,忌海鲜、牛肉、羊肉、辛辣刺激性食物、酒或五香大料、咖啡、香菜等。进食新鲜蔬菜和适量水果，适当饮水；忌食一切补品、补药及易上火食品如辣椒、荔枝、巧克力等，忌进低嘌呤饮食（少食心、肝、肾脏、沙丁鱼及酒类等）。 ②每日观察尿量，定期查肾功观察尿酸量。 ③大量饮水。保持尿量每日 >2000 ~ 3000ml。 ④碱化尿液。口服或静滴碳酸氢钠。 ⑤避免使用抑制尿酸排泄的药物如呋塞米或噻嗪类利尿剂。 ⑥可应用抑制尿酸生成和增加尿酸排泄的药物。 ⑦急性肾衰竭及终末期肾衰患者行透析治疗。

第十节　多发性骨髓瘤

一　概　念

多发性骨髓瘤是浆细胞恶性克隆性疾病，指骨髓内有浆细胞的克隆性增殖，其产生大量单克隆免疫球蛋白，使正常的多克隆免疫球蛋白合成受抑及靶脏器损害。

二　主要护理问题

1. 疼痛　与骨髓瘤细胞侵犯骨骼和骨膜有关。
2. 活动无耐力　与贫血有关。
3. 有受伤的危险　与高黏滞综合征有关。
4. 皮肤完整性受损　与带状疱疹有关。
5. 排尿异常　与肾功能损害有关。
6. 有感染的危险　与机体免疫防御功能下降有关。
7. 有出血的危险　与血小板功能异常有关。

三　病情观察与护理措施

临床表现		病情观察	护理措施
骨痛	骨骼破坏	①骨痛为早期症状，随病情进展而加重。②疼痛部位多为骶部，其次是胸廓和肢体。③骨质疏松甚至溶骨性破坏，可发生自发性骨折。④瘤细胞浸润骨骼时可引起局部肿块，多见于肋骨、锁骨、胸骨及胸骨与肋骨、锁骨连接处发生串珠样结节，是本病的特征。	①患者睡硬板床，保持身体生理弯曲，减少体重对骨骼的压力；忌用弹性床，以免引起病理性骨折，加重疼痛。根据情况使用弹力腰围或支架。②观察疼痛部位、强度、性质、持续时间。评估疼痛的等级并做好记录。③取舒适卧位，防止因姿势不当造成的肌肉、韧带或关节牵拉而引起疼痛，尽量减少疼痛的刺激。④护士应耐心倾听患者对疼痛的主诉，用抚摸、安慰等方式使患者情绪稳定。与患者及家属建立相互信任关系。⑤教会患者使用疼痛转移法，转移对疼痛的关注，以减轻疼痛感，如按摩、针灸、音乐疗法、松弛技巧、自我暗示等。

续表

临床表现		病情观察	护理措施
骨痛	髓外浸润	①可有肝、脾、淋巴结及肾脏等受累器官肿大。 ②胸腰椎破坏压迫脊髓致截瘫多见。 ③瘤细胞浸润脑膜可出现脑神经截瘫，但较少见。	⑥遵医嘱使用止痛剂，选择合适的镇痛剂及给药途径，了解止痛剂的有效剂量、作用时间及不良反应。由于患者及家属担心吗啡、哌替啶的成瘾性而尽量忍耐疼痛，应向患者及家属做好解释，让患者享受到无痛生活的权利。 ⑦长期卧床会加重骨质脱钙及软化，适当活动则有助于减轻骨质脱钙并恢复肌肉功能，所以只要骨痛症状减轻，就应鼓励患者尽可能地增加活动。 ⑧骨质疏松的患者不宜久站、久坐或较长时间固定于一个姿势，以免脊柱负重引起压缩变形。 ⑨不做剧烈活动和扭腰、转体等动作，翻动患者时，动作要轻柔，防止推、拖、拉、拽。
感染		①多见于细菌，亦可见真菌、病毒。 ②最常见的是细菌性肺炎和尿路感染，甚至败血症。 ③病毒感染以带状疱疹最为多见。	**1.呼吸道感染**：保持病室内空气清新、物品清洁，定时开窗通风，使用消毒液擦拭病房内物体表面、地面，每日2次，并用紫外线照射、臭氧消毒机消毒。秋冬季节要注意保暖，防止受凉。限制探视人数及次数，并且探视人员必须戴口罩。中性粒细胞绝对值≤$0.5×10^9$/L时，可给予层流罩保护性隔离，并向患者及家属解释其必要性，使其自觉配合，告知层流罩的使用方法及注意事项。医护人员严格执行无菌操作，接触患者前认真洗手，防止院内感染及交叉感染。 **2.口腔感染**：督促患者每日使用呋喃西林、复方氯己定含漱液、生理盐水交替漱口。若口腔已发生溃疡，可增加漱口次数，并局部用药，若发生真菌感染，宜加用制霉菌素漱口液含漱。 **3.皮肤感染**：保持皮肤清洁、干燥，勤沐浴、更衣和更换床上用品，勤剪指甲，蚊虫叮咬时应正确处理，避免抓伤皮肤。医护人员在进行各种损伤性护理操作时要严格消毒。女性患者尤其要注意会阴部的清洁卫生，适当增加局部皮肤的清洁度。 **4.肛周感染**：睡前、便后用1∶5000的高锰酸钾坐浴，每次15~20min。护士应每天询问患者大便的情况，嘱患者保持大便通畅，避免用力大便而诱发肛裂，从而减少局部感染的概率。

续表

临床表现	病情观察	护理措施
		5.带状疱疹的护理：发生带状疱疹时，应采取健侧卧位，避免受累部位受压，以减轻疼痛。疱疹局部可外涂炉甘石洗剂；疱疹破裂时，可用干扰素湿敷。 **6.防止发生压疮**：长期卧床者，要勤翻身，加强皮肤护理，保持床单的干燥、平整。 **7.其他**：保持局部皮肤清洁干燥，勤换内衣，瘙痒时禁止抓挠皮肤。遵医嘱使用抗病毒的药物，如阿昔洛韦。向患者讲解有关疱疹的相关知识，让患者了解病情，配合治疗。
出血	出血症状以鼻出血及牙龈出血多见，也可以出现皮肤紫癜；严重者可见内脏及颅内出血、消化道出血或呼吸道出血，危及生命。	①保持病室环境安静，避免噪音；保证患者休息，避免情绪激动，防止头部震荡和局部阳光强烈照射。 ②告诉患者引起出血的危险因素及预防出血的措施。 ③不要用手抓外耳道、鼻孔，不用硬毛牙刷刷牙，不用牙签剔牙，不用手搔抓皮肤，不用力咳嗽和用力排便。 ④禁食辛辣刺激性食物，保持大便通畅。 ⑤禁止热敷，高热时降温，禁用酒精。 ⑥进行各项操作时，如口腔护理、皮肤护理时，动作应轻柔，各种穿刺术后要延长按压时间，每次按压不少于10min。 ⑦避免进行损伤性的操作，如导尿、胃肠镜等，以免刺激黏膜；避免损伤性动作，如削苹果等。 ⑧女性患者月经量过多应报告医生及时进行雄性激素治疗以减少出血。男性患者应尽量减少刮胡须的次数，可使用电动剃须刀。 ⑨鼻干燥可增加出血的发生率，经常在鼻腔内滴入油性液体，如复方薄荷油滴鼻液。 ⑩有呕血、黑便、头晕、心悸、脉速、冷汗、血压下降时，应考虑消化道出血，立即通知医生进行抢救。 ⑪如有头痛、视力障碍、烦躁、呕吐时，应考虑颅内出血，立即予以平卧位，保持呼吸道通畅，高流量吸氧，遵医嘱使用止血药、脱水剂，做好抢救准备。
贫血	贫血较为常见，为首发症状，早期贫血轻，后期贫血严重，不同程度的活动无耐力、	①评估患者贫血的程度，口唇、黏膜有无苍白，活动无耐力的程度；观察患者呼吸状态，有无气促、呼吸困难。 ②轻、中度贫血患者可进行适当活动，但应避免劳

临床表现	病情观察	护理措施
	疲乏和无力。	累；指导患者正确的活动方法，如避免骤起、骤立，起床时应稍坐片刻再下床活动。避免蹲位，防止晕厥。 ③重度贫血的患者应卧床休息，以减少机体耗氧量。限制探视人员打扰，各项护理操作应集中进行，保证患者能得到充分休息。 ④对于极度虚弱者，应协助患者完成生活护理。 ⑤严重贫血伴呼吸困难的患者应绝对卧床，抬高床头，给予氧气吸入，以减少心脏负荷，改善组织缺氧症状。协助患者翻身、洗漱、沐浴、进食等床上活动，以减少机体耗氧量。 ⑥根据患者体力情况及病情允许情况，制订适宜的活动计划，以不劳累为原则，循序渐进。
高黏滞综合征	①由于血中异常免疫球蛋白的大量增加使血液黏滞性增高，导致血液循环障碍。出现头昏、眩晕、眼花、耳鸣，并可突然发生意识障碍、手指麻木、冠状动脉供血不足及慢性心力衰竭等症状。 ②血液黏稠性增高导致血流缓慢，组织缺血缺氧，在视网膜、中枢神经系统尤为显著，表现为头晕、眩晕、眼花、耳鸣、视力障碍，可有手指麻木、冠状动脉供血不足、慢性心力衰竭。	①确保环境安全，走廊内安装扶手，保持地面干燥，浴室地面使用防滑垫，以免发生跌倒。 ②当患者出现手指麻木时，嘱患者不要拿尖锐、过硬或其他危险物品，以防烫伤、割伤。 ③患者进行活动时要有人陪伴，一旦出现头昏症状，立即停止活动，可呼叫旁人帮助。 ④夜间应保持病室内仍有弱光照射，防止光线过暗。 ⑤向患者讲解饮水的重要性，协助患者每日摄入水量在2000~3000ml。 ⑥可行血浆分离。
肾功能损害	为本病的重要表现之一。有蛋白尿、管型尿甚至急性肾衰竭，是仅次于感染的致	①肾功能不全的患者应低盐饮食，鼓励患者多饮水，减少或避免高钙血症和高尿酸血症。 ②密切观察尿量、颜色、性质，出现异常时及时通知医生。

续表

临床表现		病情观察	护理措施
肾功能损害		死原因。	③遵医嘱使用碱性药物，促进尿酸排泄。 ④给予患者高热量、高维生素、低蛋白、易消化的饮食，适量补充氨基酸，以减轻体内蛋白分解，最大限度地防止酸性代谢产物在体内蓄积，减少尿素氮的产生。 ⑤积极处理少尿，遵医嘱给予简化、利尿等措施，促进尿酸排泄。
并发症	骨骼损害	为常见并发症，表现为骨骼疼痛、骨骼肿物。 **X线表现** ①溶骨性病变。 ②弥漫性骨质疏松。 ③病理性骨折致硬化	①睡硬板床，忌用弹性床。 ②观察疼痛强度、性质、持续时间，评估疼痛等级并做好记录。 ③耐心倾听患者对疼痛的主诉，用抚摸、安慰等方式使患者情绪稳定。 ④采取舒适卧位，防止因姿势不当造成肌肉、韧带或关节牵拉而引起疼痛，尽量减少疼痛和刺激。 ⑤选择合适的镇痛剂和途径。 ⑥骨痛症状减轻时应鼓励患者尽可能地增加活动，适当活动有助于减轻骨质脱钙并恢复肌肉功能。
	肾脏损害	过多的免疫球蛋白在肾小管重吸收时造成损害，高钙血症、高尿酸血症、高黏滞综合征加重肾功能损害而发生贫血，肾功能损害为多发性骨髓瘤患者重要的死亡原因。	①肾功能不全的患者应低盐饮食，鼓励患者多饮水，减少或避免高钙血症和高尿酸血症。 ②密切观察尿量、颜色、性质，积极处理少尿，给予碱化、利尿等措施促进尿酸排泄。 ③给予高热量、高维生素、低蛋白、易消化的饮食，适量补充氨基酸。
	高钙血症	**主要是非离子化钙增高，主要原因** ①异常免疫球蛋白与钙离子结合。 ②远端肾小球对钙离子的重吸收。 ③骨质破坏后钙离子的释放。	**一般治疗：** 可给生理盐水1000ml静脉滴注，泼尼松20mg每日两次口服或氢化可的松每日200~300mg静脉注射。

第十一节　造血干细胞移植

一　概　念

造血干细胞移植是经大剂量放疗、化疗或其他免疫抑制预处理，清除受体体内肿瘤细胞、异常克隆细胞，阻断发病机制，将自体或异体造血干细胞移植给受体，使受体重建正常的造血和免疫功能，从而达到治疗目的的一种治疗手段。

二　主要护理问题

1. 体温过高　与药物使用、输血、感染有关。
2. 口腔黏膜的改变　与化疗药物使用、感染有关。
3. 腹泻　与化疗药物使用、感染、肠道移植物抗宿主病有关。
4. 潜在并发症　感染、出血。
5. 营养失调：低于机体需要量　与患者行造血干细胞移植过程中能量消耗、化疗所致的消化道反应有关。
6. 知识缺乏　缺乏移植相关知识。
7. 焦虑　与预处理期及移植中后期不适和期望值有关。

三　病情观察与护理措施

临床表现		病情观察	护理措施
预处理期间护理	消化道症状	恶心、呕吐、食欲不振、腹泻等。	①遵医嘱于化疗前给予止吐剂，指导患者以深吸气、分散注意力的方法减轻恶心症状。②安慰并告知患者摄取足够营养的重要性。③指导患者进食清淡易消化无刺激性饮食，以免损伤口腔和消化道黏膜。④如感恶心可少量进食，注意少食多餐，两餐之间可进食不易引起恶心的辅助食物，细嚼慢咽，以免刺伤口腔黏膜。⑤密切监测血清电解质情况及电解质失衡征象，及时纠正电解质紊乱。

续表

临床表现		病情观察	护理措施
预处理期间护理	出血性膀胱炎	早期（30d内）多由药物或其代谢产物损害膀胱黏膜所致，如环磷酰胺代谢产物——丙烯醛对膀胱黏膜产生毒性作用，与膀胱黏膜上皮结合，损伤泌尿系上皮细胞，出现膀胱刺激症状：尿急、尿频、尿痛，轻者镜下血尿，重者肉眼血尿；全身照射（TBI）、白舒非均可致HC。晚期（30d后）HC与GVHD、腺病毒有关。	①在用药前后给予大剂量的静脉补液，每日液体摄入量6000～8000ml，保持24h匀速输入。②化疗前后分别滴注5%碳酸氢钠100～200ml，碱化尿液，使pH值维持在7～8，减少降解产物对肾脏、膀胱的毒性损害，每次小便后测尿pH值，使pH值保持在7以上。③同时鼓励患者多饮水（2000～3000ml），保持24h尿量在6000ml左右，以保证较多的尿量，稀释尿液中的代谢产物。④严格记录24h出入液量，发现异常及时通知医生给予处理。⑤每日查尿常规，观察有无血尿发生。
	神经系统毒性反应	大剂量白舒非可以通过血-脑屏障作用于中枢神经系统，诱发癫痫。其症状是突然意识丧失，继之先强直后阵挛性痉挛，常伴尖叫、面色青紫、尿失禁、舌咬伤、口吐白沫或血沫、瞳孔散大等。	①用药时，应准时准量给予预防性药物苯妥英钠口服，必须送药入口。②密切观察患者生命体征和意识状态，注意有无肌肉纤颤发生先兆。③仔细听取患者主诉，及早发现异常并通知医生给予相应处理，可控制癫痫发作。④在癫痫发作时，应采取以下措施，避免患者自伤：a.去枕仰卧，将压舌板垫于白齿间，防咬伤。b.平卧，松开衣领，头偏向一侧，保持呼吸通畅，利于分泌物排出，防窒息，避免强行按压肢体。c.即刻通知医生，遵医嘱必要时给予镇静剂。d.抚慰患者情绪。
	肝静脉闭塞综合征	移植前患肝炎及大剂量的化疗是引起的直接和最重要的原因。临床症状有黄疸、肝区疼痛、肝大、进行性体重增加、腹水（非心源性体重增加≥5%）、转氨酶增高等。	①观察患者生命体征、神志及黄疸变化。②监测转氨酶及胆红素的变化。③对血氨偏高或脑瘫患者应限制蛋白摄入量或禁食蛋白质。④每日清晨早餐前定时测量体重和腹围，准确记录24h出入量。

续表

临床表现	病情观察	护理措施
		⑤对 VOD 伴腹水患者应加强局部保护，防止皮肤擦伤、破裂；下肢和阴囊水肿时，可用气圈和棉垫将其托起，减少患处受压。 ⑥对 VOD 伴脑病患者，应监测血氨值，加用床档，防止坠床。 ⑦遵医嘱给予利尿剂，减少腹水，维持适宜的肾脏灌注。 ⑧与患者进行言语和非言语沟通，为患者提供舒适体位。
白细胞零期护理	恶心、呕吐 与预处理时进行了大剂量的化疗或放疗及移植后免疫抑制剂应用的不良反应有关，使患者的味觉或嗅觉缺失、食欲差、进食困难，不能满足机体所需的营养。	护理措施同上消化道症状。
	发热 表现为怕冷、寒战，体温在 37.5℃ ~ 39℃，甚至 40℃。	**1. 休息**：高热患者绝对卧床休息，降低体力消耗，保证足够睡眠。 **2. 饮食**：高热量、高蛋白、高维生素、易消化饮食，鼓励多进食、多饮水，促进血液循环，促进皮肤与肾脏的排泄，加强口腔护理。 **3. 密切监测生命体征**：体温升高，脉搏、呼吸增快时即可给予吸氧。 **4. 寒战高热**：遵医嘱抽取血培养。 **5. 物理降温**：予以记录。 **6. 护士要熟悉感染特点**：当发热时积极寻找感染灶，同时遵医嘱应用抗生素，现配现用，治疗感染。 **7. 护士严格执行无菌操作技术规程**：避免医源性感染。
	1. 感染：患者排便次数每天几次到十几次，为黄色稀水便，量为 500 ~ 1000ml/d。	①密切观察排便情况，记录排便量、次数及形状，观察有无腹痛、腹胀。 ②留取粪便标本，做粪便常规+潜血及细菌

续表

临床表现		病情观察	护理措施
白细胞零期护理	腹泻	**2. 超/急性肠道 GVHD:** 排便为黄绿色稀水便，量可达 1500～2000ml/d，严重者可为血便，伴有肠黏膜的脱落。	和真菌培养。 ③遵医嘱给予止泻药、解痉药，以缓解症状。 ④遵医嘱给予肠外营养治疗，保证营养。 ⑤便后碘附水坐浴，保持肛周皮肤清洁干燥，观察肛周皮肤变化。
	口腔黏膜炎	患者口腔黏膜表面出现红、白斑，并有肿痛、分泌物增加的表现。	①增加漱口及口腔护理的次数。 ②应用甲氨蝶呤免疫抑制剂时，使用亚叶酸钙漱口液漱口。 ③使用金因肽喷口咽部，促进溃疡愈合。 ④遵医嘱使用紫外线照射治疗。 ⑤患者疼痛时，遵医嘱可使用生理盐水加利多卡因含漱缓解疼痛。
	便秘	3～5d 内没有排便，严重者粪便在直肠处结成硬块，形成粪便的嵌塞。	①向患者介绍多种富含纤维素的食物（白细胞零期禁食水果）。 ②鼓励患者每天饮水 2000～3000ml。 ③每日顺肠蠕动方向（顺时针）按摩数次，增加肠蠕动，促进排便。 ④排便不可太用力，可在排便时呼气，预防生命体征的改变及出血。 ⑤必要时遵医嘱使用缓泻剂并观察疗效。
	出血	出血部位可为全身各部，轻者表现为皮肤黏膜针尖样出血点，重者则表现为颅内出血，甚至死亡。	①血小板计数 < 50×10^9/L，避免过度活动，穿刺处局部按压时间 3～5min，保持口腔和鼻腔清洁、湿润，勿用手抠鼻痂或用牙签剔牙。 ②血小板计数 < 20×10^9/L，要卧床限制活动。 ③遵医嘱输注辐射后的血小板、红细胞等（约血前注意血型是否相合）。 ④密切观察有无出血症状，若发现出血： a. 鼻腔出血，明胶海绵棉球或带有止血药物的棉球或纱布填塞压迫止血。 b. 消化道、泌尿道出血，观察并记录粪便和尿的颜色、量及性状，定时测量血压、脉搏及呼吸。 c. 牙龈出血，可用冷水漱口或止血纱布压迫止血。

续表

临床表现	病情观察	护理措施
白细胞零期护理		d.眼底出血应限制卧床,限制活动,加强生活护理。 e.女性患者出现阴道出血时,应注意会阴部卫生,同时遵医嘱服用雌激素,不得间断,直至出血停止。 f.有颅内出血症状(剧烈头痛、恶心、呕吐,进而意识障碍、颈项强直、肢体瘫痪),应立即取平卧位,吸氧,保持呼吸道通畅,头置冰袋,同时密切观察患者生命体征、瞳孔及神志变化。
移植后护理	卫生	移植后个人卫生非常重要,应做到经常洗手;皮肤易过敏及干燥,可涂护肤霜改善肤质;毛巾及贴身衣物应每日更换清洗,阳光下晒干;避免到人多拥挤的场所等;保持室内空气新鲜,每日开窗通风早晚各30min;减少家庭聚会;外出戴口罩;不养宠物;避免细菌繁殖。
	营养支持	患者行造血干细胞移植过程中,因能量消耗,大部分患者均存在营养不良、体质下降,故需补充营养,可进高热量、高蛋白、高维生素饮食,以清淡半流质或面食为主,如排骨汤、鸡汤、鱼汤(此类饮食易消化)、蔬菜等,可食少量水果。
	适当锻炼	移植后患者不但免疫力低下且大部分患者双下肢肌肉略有萎缩,因此应先室内后室外、循序渐进地进行活动,以恢复体力,增强抵抗力。
	预防感染	注意卫生,尽量不吃生冷食物;外出活动或接触外界人群时应戴口罩,注意保暖,以免感冒或感染其他传染病。
	定时复查	为了随时掌握自己的病情,做到心中有数,应每周来院复查血象及生化指标,关键记住白细胞、血小板、血红蛋白的检查结果,同时如有不适(如皮疹、感冒、发热、腹泻),随时就诊,必须在医生指导下进行用药治

续表

临床表现	病情观察	护理措施
		疗；病情稳定后可回当地医院定期复查，半年、一年、两年回院进行全面复查，听取主治医师意见。
并发症	急性移植物抗宿主病（aGVHD）	发生在移植后100d内，尤其是移植后的第1～2周，又称超急性GVHD。主要表现突发广泛性斑丘疹（最早出现在手掌、足掌、耳后、面部与颈部），持续性厌食，腹泻（每天数次甚至数十次的水样便），黄疸与肝功能异常等。

（病情观察列实际内容）
发生在移植后100d内，尤其是移植后的第1～2周，又称超急性GVHD。主要表现突发广泛性斑丘疹（最早出现在手掌、足掌、耳后、面部与颈部），持续性厌食，腹泻（每天数次甚至数十次的水样便），黄疸与肝功能异常等。

（护理措施列实际内容）
1. 做到每日评估
①皮肤一般情况：注意颜色、湿度、温度及特征的改变。
②有无腹痛、痉挛、里急后重感及肠鸣音亢进；记录粪便次数、颜色、形状及量。
③是否有肝功能障碍症状，如体重突然增加、肝大、右侧季肋部胀痛、腹水、黄疸、茶色尿、呼吸缓慢或表浅、呼吸困难、意识模糊、嗜睡和疲乏；监测生化指标及肝功能阳性指标及患者体重变化。
2. 护理措施
（1）皮肤
①观察皮疹颜色和皮疹出现时间及面积。
②皮肤瘙痒时，勿搔抓，以免抓破造成感染，保护原有及新生皮肤。
③皮肤剥脱时，应使用无菌剪刀剪去脱落、坏死皮肤。
④皮肤水疱处，使用无菌注射器抽吸疱内液体，甲紫药水涂抹。
⑤皮肤破溃有渗液时用溃疡粉涂抹。
⑥尽量使用透气、脱敏胶布，预防皮肤过敏。
⑦提供清洁、舒适环境，及时清理床铺剥脱皮屑，更换床单位。
⑧使用床架支起盖被，减少被服与皮肤的摩擦；使用防止褥疮的气垫床；使用消毒温水或温水擦浴；穿棉质柔软衣物。
⑨每日观察皮肤情况，详细记录皮肤创面愈合情况。
⑩选用适合的油膏、软膏保护破损皮肤。
（2）肝脏
①根据患者情况限制水、钠摄入。
②遵医嘱静脉输注白蛋白，维持血浆渗透压。

临床表现	病情观察	护理措施
急性移植物抗宿主病（aGVHD）		③遵医嘱给予利尿剂，减少腹水，维持肾脏灌注。 ④限制蛋白摄入量。 ⑤观察全身皮肤、巩膜黄染程度。 ⑥监测血转氨酶、胆红素指标。 ⑦输注对肝脏有损害的药物时，速度不宜过快，时间不能少于2h。 （3）肠道 ①遵医嘱给予止泻、解痉、止痛药。 ②遵医嘱留取粪便标本，水样便做潜血检查。 ③观察并准确记录腹痛性质、腹泻次数及粪便形状、量及颜色。 a. 大量腹泻患者臀下使用一次性看护垫。 b. 记录腹泻量的方法（使用弹簧秤）:腹泻量＝患者腹泻后看护垫重量－看护垫重量。 c. 腹泻后碘附溶液冲洗肛周，保持皮肤清洁、干燥，注意保暖。 d. 加强饮食管理，根据病情轻重给予流食或禁食。 e. 准确记录24h出入量,密切监测电解质情况,为治疗提供动态信息。 f. 遵医嘱给予肠外营养,调节液体滴速,保护心功能。
慢性移植物抗宿主病（cGVHD）	临床表现类似自身免疫性表现，如局限性或全身性硬皮病、皮肌炎、面部皮疹、干燥综合征、关节炎、闭塞性支气管炎、胆管变性和胆汁淤积等。	①观察患者口腔黏膜有无渗血、溃疡、疼痛、口唇干燥。 ②告知患者出现口腔GVHD，避免食用辛辣刺激、过硬、过热食物。 ③可用紫外线照射仪照射口腔溃疡患处5～10s。 ④指导患者每日用多种漱口水交替漱口。 ⑤告知患者用牙签剔牙，勿食用带刺的食物，以免刺伤口腔黏膜。 ⑥告知患者口腔黏膜的改变是暂时现象，鼓励患者进食、饮水及进药。

续表

临床表现	病情观察	护理措施
		⑦出现角膜−结膜炎时，嘱患者卧床休息，禁止看书、电视及电脑，每日用氯霉素及利福平交替滴眼。 ⑧有畏光、流泪者给予眼罩遮盖，将室内光线调暗，拉好窗帘，为患者提供适当光源。 ⑨注意患者肝功及皮肤变化，如转氨酶、胆红素有无升高及有无皮疹出现。 ⑩向患者讲述长期卧床的危害，教会患者床上运动方法，帮助患者翻身，为患者拍背。 ⑪多与患者交谈，体会患者感受，向患者讲解 cGVHD 相关知识及防治方法。

第五章
内分泌科

第一节　垂体功能低下

一　概　念

　　垂体功能低下症是由任何原因引起的垂体前叶激素分泌不足，造成垂体功能低下的症状。常见病因有产后大出血、垂体肿瘤、蝶鞍区手术、放疗、创伤、感染和炎症等。

二　主要护理问题

　　1. 自我形象紊乱　与甲状腺功能减退、性腺功能减退有关。
　　2. 活动无耐力　与基础代谢率低、血钠低有关。
　　3. 便秘　与甲状腺功能减退有关。
　　4. 社交障碍　与患者外形改变有关。

三　病情观察与护理措施

临床表现	病情观察	护理措施
性腺功能减退	常最早出现，女性产后无乳、乳房萎缩、月经不再来潮、性欲减退、不孕、性交痛等；阴毛、腋毛脱落，头发、眉毛稀疏。成年男性性欲减退、勃起功能障碍、阳痿、睾丸	**1. 常规护理** ①心理护理：关心体贴患者，解除顾虑，避免各种不良刺激。 ②活动指导：保证患者充足的休息和睡眠时间。

续表

临床表现		病情观察	护理措施
		萎缩，胡须少甚至无。	③饮食：提供高热量、高蛋白、高维生素饮食；提高食物中纤维素的含量，三餐定时，避免低血糖的发生。
甲状腺功能减退		怕冷、嗜睡、思维迟钝、精神淡漠。皮肤干燥变粗糙、苍白、少汗、弹性差，严重者可呈黏液性水肿样。食欲减退、便秘、抑郁、精神失常、心率缓慢等。	**2. 病因治疗**：肿瘤可通过手术、化疗或放疗等治疗。由于出血、休克引起的缺血性垂体坏死，关键在于预防，加强产妇围生期的监护。 **3. 激素替代治疗**：多采用靶腺激素，需长期，甚至终身维持治疗。治疗过程中应先补给糖皮质激素，然后再补充甲状腺激素，以防肾上腺危象发生。
肾上腺皮质功能减退		常最晚出现，表现为疲乏、软弱无力、无食欲、恶心、呕吐、体重减轻、血压偏低、心率缓慢等。	①肾上腺糖皮质激素：多选用氢化可的松，生理剂量为 20～30mg/d，应激状态下需适当增加用量。 ②甲状腺激素：生理剂量为左甲状腺素钠 50～150μg/d，老年人、冠心病患者、骨密度低者，宜从最小剂量开始。
生长激素不足		成人一般无特殊症状，儿童可造成侏儒症。	③病情较轻的育龄女性需采用人工月经周期治疗，可维持第二性征和性功能，促进排卵和生育。男性用丙酸睾酮治疗。
并发症	垂体危象	①高热型（体温 >40℃），由各种应激因素引起。 ②低温型（体温 <35℃）。 ③低血糖型。 ④低血压、循环虚脱型。 ⑤水中毒型。 ⑥混合型。突出表现为循环系统、消化系统和神经精神方面的症状，如高热、循环衰竭、休克、恶心、呕吐、头痛、神志不清、谵妄、抽搐、昏迷等严重垂体危象。	**1. 避免诱因**：感染、失水、饥饿、寒冷、外伤、手术、不恰当用药等。 **2. 病情监测**：密切观察意识状态、生命体征的变化，注意有无低血糖、低血压、低体温等情况。评估神经系统如瞳孔大小、对光反射的变化及意识状况等。 **3. 紧急处理配合**：一旦发现垂体危象，立即报告医师并协助抢救。主要护理措施有： ①迅速建立静脉通路，补充适当的

临床表现	病情观察	护理措施
		水分，保证激素类药物的及时准确使用。 ②保持呼吸道通畅，给予氧气吸入。 ③低温者应保暖，高热型者给予降温处理。 ④做好口腔、皮肤护理，保持排尿通畅，防止尿路感染。

第二节　甲状腺功能减退症

一　概　念

　　甲状腺功能减退症是由多种原因引起的甲状腺激素合成、分泌或生物效应不足引起的一组内分泌疾病。分为：①原发性甲减；②继发性（下丘脑性、垂体性等，多肿瘤）甲减；③外周靶组织细胞核内相应受体功能障碍或缺如，对甲状腺激素反应差所致甲减（多为遗传性缺陷）。

二　主要护理问题

　　1. 便秘　与肠蠕动减弱有关。
　　2. 体温过低　与新陈代谢降低有关。
　　3. 社交障碍　与反应迟钝、记忆力下降有关。
　　4. 活动无耐力　与甲状腺激素分泌减少致体能下降有关。
　　5. 潜在并发症　黏液性水肿、昏迷。

三　病情观察与护理措施

临床表现	病情观察	护理措施
一般表现	畏寒、少汗、乏力、少言懒动、动作缓慢、体温偏低、食欲减退、黏液性水肿。	**1. 常规护理** ①给予心电监测，注意心电图波形变化；密切观察生命体征和意识，有变化及时通知医生。 ②保持室温在 22℃～23℃，若体温偏低，应给予保温如加盖棉被等。

续表

临床表现	病情观察	护理措施
精神神经系统	记忆力减退、智力下降、反应迟钝、嗜睡、精神抑郁、神经质表现。	③准确记录24h出入量。昏迷者留置导尿并按昏迷患者常规护理。 ④若出现意识障碍，应保持呼吸道通畅，按时翻身，做好皮肤护理，预防压疮。 **2. 饮食与休息：** 宜进食高蛋白、高维生素、低碘、富含粗纤维的饮食；保证每天饮水2000～3000ml。适当活动，防便秘，每天定时排便，必要时给导泻药。
心血管系统	血压低、心动过缓、心音减弱、心脏扩大、心包积液。	**3. 用药护理** ①应用甲状腺激素时，严格按医嘱执行，正确给药，严密观察疗效和不良反应。 ②甲状腺片如用量适当可无任何不良反应；使用过量可引起类似甲状腺功能亢进症的症状。心绞痛、冠心病和快速型心律失常者禁用。 ③一旦诊断为甲减则需终身用甲状腺激素替代治疗。
消化系统	少食、腹胀、便秘。	
内分泌系统	表现为性欲减退、男性阳痿、女性不育。	**4. 心理护理：** 讲解疾病相关知识，做好相关健康教育，鼓励患者主动与他人交往，保持心情舒畅。
黏液性水肿昏迷	①黏液性水肿、昏迷是甲减最严重的临床症状。 ②一般见于老年人，长期未正规治疗者。 ③感染和受凉及使用镇静剂是常见诱因。 ④皮下组织出现非凹陷性水肿。 ⑤呼吸功能衰竭，表现为呼吸浅慢、低通气状态、CO_2潴留。	**1. 早期发现：** 最早的症状为出汗减少、怕冷、动作迟缓、智力减退、食少纳差、大便秘结。 **2. 药物治疗** ①左甲状腺素替代治疗。 ②使用激素：氢化可的松静滴200～300mg/d。持续静滴，患者清醒后逐渐减量。 ③抗感染：合理、及时使用抗生素。 **3. 护理** ①保持体温，注意保暖，提高室温，加盖棉被等，但不宜加热。 ②吸氧2～4L/min，心电监护，密切监测生命体征，警惕呼吸衰竭、休克等。 ③保持呼吸道通畅，必要时行机械通气；测定血糖和电解质后适当补液，注意观察水潴留情况。 ④监测水、电解质、酸碱平衡及尿量和血压，昏迷者按昏迷常规护理。 ⑤做好皮肤护理，密切观察水肿部位皮肤，防止压伤。

第三节　原发性慢性肾上腺皮质功能减退症

一　概　念

　　原发性慢性肾上腺皮质功能减退症（又称 Addison 病），是由于双侧肾上腺皮质萎缩或因自身免疫、结核、真菌等感染或肿瘤、白血病等原因破坏双侧肾上腺，或双侧肾上腺切除，造成肾上腺皮质激素分泌不足、功能减退引起的症候群。

二　主要护理问题

　　1.体液不足　与恶心呕吐、腹泻致消化道出血有关。
　　2.有受伤的危险　与乏力、低血压有关。
　　3.自我形象紊乱　与皮肤色素沉着、毛发脱落有关。
　　4.潜在并发症　肾上腺危象。

三　病情观察与护理措施

临床表现	病情观察	护理措施
神经精神系统	乏力、嗜睡。重者意识模糊，可出现精神失常。	乏力程度随病情进展逐渐加重。	**1. 常规护理** ①心理护理：关心理解患者，了解患者的需要，使心情愉悦，主动配合治疗。 ②活动指导：保证充足的睡眠和休息时间，肾上腺危象时绝对卧床休息，昏迷患者加床档。 ③饮食指导：给予高糖、高蛋白、高维生素饮食，及时补充盐水以维持水、电解质平衡，防止低血糖的发生。 ④指导患者摄入含盐饮料，特别是大量出汗后更要注意补充盐分，三餐按时按量进食，不能饥饿，防止发生低血糖。 **2. 专科护理** ①恶心、呕吐频繁时，注意水、
消化系统	食欲不振，恶心、呕吐、腹痛、腹泻、胃酸过少。	患者进食减少，体重下降，水盐代谢紊乱，患者往往喜吃咸食。
皮肤黏膜改变	色素沉着	全身皮肤呈弥漫性棕黑、棕黄、青铜或日晒色。
心血管系统	低血压和直立性低血压	观察有无低钠、脱水、血容量不足、皮质激素不足，警惕发生直立性昏厥。

续表

临床表现		病情观察	护理措施
代谢障碍	空腹低血糖	观察患者有无心率加快、手抖、出虚汗等低血糖症状。	电解质平衡，遵医嘱静脉补液，特别注意钠的补充。 ②准确记录24h出入量。
生殖系统	毛发脱落、月经紊乱	女性阴毛、腋毛减少或脱落、稀疏，月经失调或闭经，但病情轻者仍可生育；男性常有性功能减退。	③告知患者由卧位改为坐位或立位时，要缓慢起身，以免发生体位性低血压。 ④在发热、劳动强度增强时，适当增加糖皮质激素的用量。 ⑤预防感染、创伤的发生。 ⑥外出时打伞或戴遮阳帽，以遮挡太阳对皮肤的辐射。
肾脏系统	低钠血症	排水能力减弱，大量饮水易致稀释性低钠血症。	
并发症	**肾上腺危象** 表现为恶心、呕吐、腹痛或腹泻，严重脱水、血压降低、心率快、脉细弱，常有高热、低血糖、低血钠，血钾可高可低，如不及时抢救可发展至休克、昏迷、死亡。	①患者的生命体征。 ②皮肤黏膜弹性，眼眶下陷程度，尿量。 ③血糖。 ④意识。	①在发热、劳动强度增强时，适当增加糖皮质激素的量。 ②预防感染、创伤的发生。 ③食盐摄入量应充分，大量出汗时适当增加盐的摄入。 ④恶心、呕吐频繁时，注意水、电解质平衡，遵医嘱静脉补液，特别注意钠的补充。

第五节　嗜铬细胞瘤

一　概　念

　　是指起源于肾上腺髓质、交感神经节或腹腔内其他部位的嗜铬组织的肿瘤。瘤细胞阵发性或持续性分泌大量儿茶酚胺，引起阵发性或持续性高血压和多个器官功能及代谢紊乱。

二　主要护理问题

1. 高血压　与大量儿茶酚胺的分泌有关。
2. 焦虑/恐惧　与对癌症的恐惧、害怕手术、担心高血压病状及疾病预后有关。
3. 自理能力缺陷　与疾病手术、如厕自理缺陷、视力、听力下降有关。
4. 潜在并发症　心血管意外、脑血管意外、高血压危象、出血、腹胀、低血容量性休克。

三　病情观察与护理措施

临床表现	病情观察	护理措施
心血管系统	①高血压：血压呈阵发性或持续性升高，也可有阵发性血压突然急剧升高，达200～300/130～180mmHg，伴剧烈头痛、大汗、面色苍白、视物模糊、心前区不适等症状，一般发作历时数秒、数分、1～2h或半日至一日。早期发作次数较少，间隔时间较长，以后发作次数逐渐增加，甚至每日十余次。多为阵发性，也可呈持续性阵发加重。②可发生低血压或直立性低血压，甚至休克或高血压、低血压交替出现。③儿茶酚胺性心脏病：大量儿茶酚胺分泌所致，表现为心律失常、心肌损害甚至心力衰竭。	**1. 一般护理** ①密切监测血压变化。 ②排尿时膀胱排空可刺激儿茶酚胺大量分泌，使血压急剧上升，故需专人陪护。 ③加强巡视，及时发现血压变化情况，观察有无高血压危象及高血压脑病征象。 **2. 治疗** ①一旦确诊，立即药物控制血压，警惕高血压危象，主要用药为长效α受体阻断剂，包括酚苄明和哌唑嗪。 ②合并高血压危象时，可静脉用酚妥拉明。如疗效差可静脉滴注硝普钠。 ③可能时手术切除肿瘤。 **3. 避免诱因**：如剧烈运动、体位改变、情绪波动、挤压或按摩腹部、灌肠、排尿等。 **4. 休息与活动**：避免长期过度的紧张工作和劳累，保证充足的睡眠。 **5. 饮食**：应低盐、低脂，少食含胆固醇高的食物，如动物内脏、蛋黄等，食盐不超过 5g/d；戒烟酒。 **6. 心理护理**：讲解疾病的相关知识，消除患者对疾病的恐惧心理。 **7. 遵医嘱用药**：正确遵医嘱用降压药，注意观察药物的不良反应。使用硝普钠时严格计算药物剂量及浓度配比，微量泵泵入，注意避光，密切监测血压变化，做好相关用药的护理。
代谢紊乱	①基础代谢率增高可致发热、消瘦。②糖耐量减退：肝糖原分解加速及胰岛素分泌受抑制而使糖耐量减退，肝糖异生增加。③少数可出现低钾血症、高钙血症。	

续表

临床表现		病情观察	护理措施
潜在并发症	心血管意外	心脏后负荷增加，心排血量明显降低致肺淤血，血管内液体渗入到肺间质和肺泡内，形成急性肺水肿。表现为严重的呼吸困难、不能平卧，大汗淋漓、烦躁不安、口唇发绀、咳粉红色泡沫痰，如不及时抢救可导致心源性休克，甚至死亡。	**1.体位**：取坐位或半卧位，两腿下垂，以减少静脉回流。 **2.吸氧**：高流量（6～8L/min），35%酒精湿化吸氧。 **3.镇静**：皮下或肌内注射吗啡5～10mg或哌替啶50mg，昏迷、休克、严重肺部疾病患者禁用。 **4.利尿剂**：快速静注利尿剂，减少回心血量。 **5.强心剂**：缓慢静注毛花苷C 0.2～0.4mg。 **6.血管扩张剂**：降低前后负荷。 **7.氨茶碱**：解除支气管痉挛，稀释后缓慢静注。 **8.糖皮质激素**：地塞米松，减少毛细血管通透性，降低周围血管阻力。 **9.观察**：密切观察神志、面色、心率、心律、呼吸、血压、尿量、液体滴速、用药反应等。 **10.记录指标**：及时、准确、详细记录各项观测指标。
	脑血管意外	**1.高血压脑病**：血压突然升高超过脑血流自动调节的阈值，导致脑水肿及颅内高压，可危及生命。 **2.脑卒中**：表现为言语不清、半身感觉和（或）运动障碍、偏盲、意识障碍、抽搐发作、眩晕等。 ①脑梗死多在休息状态下起病，进展相对缓慢。 ②脑出血常进行性加重，脑疝时可有瞳孔不等大，出现头痛、呕吐等颅内高压症状；蛛网膜下腔出血时则脑膜刺激征阳性。	**1.早期发现**：密切观察病情变化，若出现血压急剧升高，剧烈头痛、恶心、呕吐、烦躁不安、视物模糊、眩晕、惊厥、昏迷等症状时，立即报告医生。 **2.紧急处理** ①绝对卧床休息。 ②持续吸氧4～5L/min。 ③立即建立静脉通路，遵医嘱予速效降压药、镇静药及脱水剂等。 ④提供保护性护理，意识不清时加床栏，防止坠床；发生抽搐时用牙垫置于上下磨牙间防止咬伤唇舌。 ⑤需手术治疗时，做好手术准备。

第五节　糖尿病酮症酸中毒

一　概　念

糖尿病酮症酸中毒指糖尿病患者在各种诱因（如中断或减少胰岛素治疗、饮食不当或感染等应激状态）的作用下，胰岛素分泌明显不足，高血糖不能刺激胰岛素进一步分泌，对抗胰岛素的生糖激素分泌过多，三大代谢紊乱，造成高血糖、高血酮、酮尿、脱水、电解质紊乱、代谢性酸中毒等病理生理改变的症候群，系内科常见急症之一。

二　主要护理问题

1. 高血糖　与胰岛素分泌缺陷和（或）其生物作用受损有关。
2. 循环血容量不足　与高糖、高酮、呕吐引起失水有关。
3. 电解质及酸碱平衡紊乱　与代谢紊乱、不完全代谢产物积聚有关。
4. 知识缺乏　缺乏糖尿病防治相关知识。
5. 焦虑　与疾病的危重、主观不舒适直接相关。

三　病情观察与护理措施

临床表现	病情观察	护理措施
高血糖	血糖常高达 16.7～33.3mmol/L，有时可高达 55.5mmol/L。	**1. 降糖** ①诺和灵 R20～50U 加入生理盐水 500ml 静滴，或用生理盐水稀释至 50ml 微量泵泵入。 ②给药速度按每小时 4～6U 胰岛素计。 ③每半小时测血糖一次，据血糖值调整液体速度，使血糖按每小时 3.9～5.5mmol/L 的速度平稳下降，直至 13.9mmol/L。 **2. 病情观察**：保持静脉通路的畅通，降糖速度不可过快，以防发生脑细胞水肿。
循环血容量不足	尿量减少、眼窝下陷、皮肤黏膜干燥，进而出现血压下降、心率加快、四肢厥冷，尿量	**1. 一般护理** ①监测生命体征，特别是心率、血压、呼吸。 ②准确记录 24h 出入量，观察尿量变化。尿失禁者留置导尿。准确记录呕吐量，体温高者准确估计并记录汗液量。

续表

临床表现	病情观察	护理措施
	进一步减少直至无尿。晚期出现不同程度的意识障碍。	③常规建立2～3条静脉通路并保持通畅。 **2.补液** ①补液量：准确估计失水量。重症者失水量可达体重的10%。24h补液量应包括已失水量和继续失水量，一般为4000～6000ml，严重失水者可达6000～8000ml。 ②补液种类：先给予晶体液迅速扩容，之后用羧甲淀粉等维持血浆胶体渗透压。 ③补液速度：如无心衰，前两小时补液量1000～2000ml，前8h输入24h液体总量的1/2加尿量，其余液体匀速输入。 ④有条件时监测中心静脉压（CVP）指导补液。 ⑤密切观察补液的效果，做好补液期间的护理。
电解质紊乱	K^+、Na^+、Cl^-等电解质离子紊乱。 严重的高钾或低钾血症可诱发心律失常甚至心脏骤停。	**1.监测：**严密监测电解质及心电图的变化，如有异常及时报告医生。 **2.补钾** ①补钾时机：除血钾>6mmol/L或无尿时暂缓补钾外，一般情况输液后，见尿即可补钾。 ②补钾量：24h补钾总量不超过6～8g，补钾浓度<0.3%。具体补钾量参考值如下：血钾4～5mmol/L，给予氯化钾1g/h；血钾3～4mmol/L，给予氯化钾1～1.5g/h；血钾小于3mmol/L，给予氯化钾2g/h。
酸碱平衡失调	①酸中毒可使胰岛素敏感性降低，抑制组织氧利用和能量代谢。 ②严重酸中毒可使微循环功能恶化，降低心肌收缩力，导致低体温和低血压。 ③当pH<7.2时，刺激呼吸中枢，使呼吸加深加快；低至7.1～7.0	**1.注意观察呼吸：**酸中毒时典型的表现为呼吸深大，有烂苹果味；随着酸中毒的纠正，呼吸逐渐正常，警惕出现呼吸抑制。 **2.补碱：**一般经输液和胰岛素治疗后，酸中毒可自行纠正，不必补碱。当pH<7.1，HCO_3^-<5mmol/L时，应给予5% $NaHCO_3$ 50～100ml，一般仅给1～2次。

临床表现		病情观察	护理措施
		时可抑制呼吸中枢和中枢神经功能，诱发心律失常甚至心脏骤停。	
并发症	脑水肿	病死率高，与脑缺氧、补碱不当、血糖下降过快有关。	**1. 密切监测病情**：如患者昏迷加重或虽然一度清醒但烦躁、心率快、血压偏高、肌张力增高，应警惕脑水肿的发生。 **2. 治疗**：可给予地塞米松、呋塞米脱水治疗。在血浆渗透压下降过程中出现的可给予白蛋白，慎用甘露醇，以免损害肾功能。
	肾衰竭	为本病主要死亡原因，治疗过程中密切观察尿量变化。	①准确记录24h出入量，密切观察尿量的变化，注意预防肾衰竭。 ②与原来有无肾脏病变，失水、休克的程度，以及有无延误治疗有关。

第六节　低血糖症

一　概　念

　　低血糖症是指各种原因所致血糖过低的综合征。其标准为非糖尿病患者血糖水平 <2.8mmol/L，糖尿病患者 <3.9mmol/L。

二　主要护理问题

　　1.肾上腺素能症状　与交感神经活动增强和肾上腺素释放增多有关。

　　2.跌倒　与低血糖所致的头晕、眼花、四肢无力有关。

　　3.潜在并发症　昏迷、脑血管意外、心律失常和心肌梗死。

　　4.知识缺乏　缺乏低血糖防治知识。

　　5.焦虑　与低血糖时强烈的主观不适感（肾上腺素能症状）有关。

三　病情观察与护理措施

临床表现	病情观察	护理措施
自主（交感）神经过度兴奋表现：肌肉颤抖、心悸、出汗、饥饿感，软弱无力，紧张、焦虑、流涎、面色苍白、心率加快，四肢冰冷等。	**糖尿病患者** ①使用降糖药物如胰岛素、磺脲类药物过量引起。 ②降糖药使用不规范，如胰岛素注射到肌肉层引起吸收过快，口服药未按规定时间服用等。 ③使用降糖药但未按时进餐、进餐过少或运动量过大等。	**1. 立即用快速血糖仪为患者测血糖** **2. 根据患者的血糖数值及一般状况给予急救措施** ①血糖低于 2.8mmol/L，遵医嘱给予 50% 葡萄糖注射液 40～60ml 静脉推注，同时给予 10% 葡萄糖注射液静脉滴注，15min 后复测血糖，必要时可重复推注，直到症状缓解且血糖 ≥ 3.9mmol/L（年龄大于 65 岁者血糖 ≥ 6.1mmol/L），可暂停葡萄糖输注，并注意严密监测血糖变化。 ②血糖处于 2.8～3.9mmol/L，不能经口或胃管进食者，急救方法同上。可以进食者先给予糖水、蜂蜜水或含糖饮料 200ml 口服，半小时后复测血糖，如血糖 ≥ 3.9mmol/L（年龄大于 65 岁者血糖 ≥ 6.1mmol/L）且症状缓解后，则停止进食；如血糖 ≥ 3.9mmol/L 但症状仍未消失，可继续给予适量面包、饼干、馒头等碳水化合物，监测血糖变化，直至血糖升至正常，患者自觉症状消失。
脑功能障碍表现：精神不集中，思维和语言迟钝，头晕、嗜睡、视物不清、步态不稳，后可有幻觉、躁动、易怒、性格改变，认知障碍，严重时发生抽搐、昏迷。	**非糖尿病患者** **1. 特发性功能性低血糖症：**主因自主神经功能失调，迷走神经兴奋性升高所致。 **2. 肝源性低血糖症：**晚期肝硬化、广泛性肝坏死、严重病毒性肝炎、重度脂肪肝等均可导致。 **3. 胰岛素瘤：**病情呈进行性加重，常于清晨或半夜及空腹 5h 后发作。 **4. 胰岛素自身免疫综合征：**与饮食无关的低血糖症，常较严重。	③如低血糖症状明显，但测血糖 ≥ 3.9mmol/L，多是由于平时基础血糖较高，降糖过程中出现的低血糖反应，而非真正低血糖，可嘱患者适量进食含糖量较低的水果或进食几块咸饼干、小半个馒头、一杯牛奶，缓解症状。 **3. 休息与活动：**低血糖时患者面色苍白、大汗淋漓、浑身无力、手足发抖等症状较为明显，需严格卧床休息，避免跌倒。 **4. 饮食：**严格糖尿病饮食。非糖尿病患者保证碳水化合物的摄入。 **5. 糖尿病用药护理** （1）口服降糖药 ①糖苷酶抑制剂如阿卡波糖片同第一口主食嚼服。 ②双胍类如二甲双胍餐前半小时服用。 ③格列奈类如瑞格列奈餐前口服。 ④磺脲类如格列美脲饭前半小时口服，此药由于半衰期较长，老年患者应警惕低血糖，一般不常选择。 （2）胰岛素 ①胰岛素类似物，以及含类似物的混合胰岛素，餐前注射。 ②生物合成人胰岛素，餐前半小时注射。 **6. 非糖尿病患者积极治疗原发病**

第七节　肥胖症

一　概　念

　　肥胖是指能量摄入超过消耗，体内脂肪堆积过多，体重指数（BMI）>28kg/m^2 或体重超过标准体重的 20%。与饮食及生活方式、遗传、基因、内分泌失调有关。

二　主要护理问题

　　1. 营养失调：高于机体需要量　与遗传、体内激素分泌调节紊乱，饮食习惯不良，活动量少，代谢需要量降低有关。

　　2. 潜在并发症　高脂血症、动脉粥样硬化、高血压病、冠心病、脑血管病、糖尿病等。

　　3. 自我形象紊乱　与身体外形改变等因素有关。

　　4. 活动无耐力　与肥胖有关。

　　5. 焦虑　与家庭生活、社交活动受影响有关。

三　病情观察与护理措施

临床表现	病情观察	护理措施
单纯性肥胖	**脂肪分布均匀** 幼年：脂肪细胞数增多，常伴终身性肥胖，可有外生殖器发育迟缓。 成年：脂肪细胞数不变，但胞体肥大。	**1. 心理护理：**根据年龄、性别、肥胖程度和情绪状态，与患者进行个别交谈，给予恰当的分析、解释和指导，使其积极配合检查和治疗。 **2. 饮食调节** ①评估病情：询问发病原因，体重增加情况，饮食习惯，有无伴随症状如气短、乏力、多汗、头晕、怕热等及其程度。 ②制订计划和目标：帮助制订饮食行为干预计划和减轻体重的具体目标，包括进食行为（选购、烹饪），摄食行为（时间、地点、用具、菜单），使患者在少吃一点的同时感觉良好。护士监督落实情况，使每周体重下降 0.5 ~ 1.0kg。

续表

临床表现	病情观察	护理措施
继发性肥胖	**脂肪分布有显著特征性** ①男性脂肪分布主要在腰部，以颈躯干为主（又称苹果型）。 ②女性脂肪分布主要在腰部以下，以下腹、臀部、大腿为主（又称梨形）。	③改变不良饮食习惯：使用小容量餐具、饭前饮水 250 ~ 300ml，先吃菜再吃少量主食，细嚼慢咽。有明显饥饿感时可给予低热量的蔬菜，如芹菜、冬瓜、黄瓜、南瓜、卷心菜等，以增加饱腹感。避免油煎食品、快餐、零食、巧克力等食物。 ④饮食中供给的蛋白质为 $1g/(kg \cdot d)$，并有足够的维生素和其他营养素。 **3. 合理运动：**鼓励积极参加体力活动，增加热量的消耗。选择适合的有氧运动方式，运动量要逐渐增加，避免用力过度过猛，并要循序渐进、长期坚持。 **4. 用药护理：**遵医嘱使用减肥药。经饮食调整、运动锻炼未能奏效时，遵医嘱指导患者短期应用减肥药。 **5. 继发性肥胖者积极治疗原发疾病** **6. 必要时采取手术治疗**

第八节 骨质疏松症

一 概　念

　　骨质疏松症是一种以低骨量和骨组织微细结构破坏为特征的，导致骨骼脆性增加，易发生骨折和周身疼痛的全身性疾病。此时骨破坏大于骨形成，骨量减少。骨质疏松症的原因有：①生理性：绝经后、老年性、失用性；②药物：长期激素及肝素治疗；③内分泌异常（甲亢等）；④营养性：肿瘤；⑤特发性。

二 主要护理问题

　　1. 有受伤的危险　与骨质疏松导致骨骼脆性增加易骨折有关。

　　2. 疼痛：骨痛　与骨质疏松有关。

　　3. 营养失调：低于机体需要量　与饮食中钙、蛋白质、维生素 D 的摄入不足有关。

4.躯体移动障碍　与骨骼变化引起的疼痛及活动障碍有关。

5.知识缺乏　缺乏疾病相关知识和功能锻炼知识。

6.潜在并发症　骨折。

三　病情观察与护理措施

临床表现	病情观察	护理措施
骨痛和肌无力	早期无症状，被称为"寂静之病"。多在严重的骨痛或骨折后才发现骨质疏松症。较重者常诉腰背痛或全身骨痛。骨痛通常为弥散性，无固定部位，劳累或活动后加重，不能负重或负重能力下降。	**1.休息**：为减轻疼痛，可卧床休息。应睡硬板床，取仰卧位或侧卧位。 **2.对症处理** ①使用骨科辅助支具：背架、紧身衣等，以限制脊椎活动度并给予支撑，从而减轻疼痛。 ②物理疗法：疼痛部位给予湿热敷或局部肌肉按摩，可促进血液循环，减轻痉挛，缓解疼痛。减少因肌肉僵直所引发的疼痛。也可用超声波、微波或分米波、低频及中频电疗法、磁疗和激光等达到消炎和止痛的效果。 **3.用药护理**：包括止痛药、肌肉松弛剂或抗炎药物，要正确评估疼痛的程度，按医嘱给药。
身高变矮	由椎体骨折和驼背引起腰椎压缩性骨折可导致胸廓畸形，并引起胸闷、气短、呼吸困难等，严重畸形者还可引起心排出量下降，心血管功能障碍。	**1.疾病预防指导**：随年龄增长，均会有不同程度的骨量丢失。合理的生活方式和饮食习惯可以在一定程度上降低骨量的丢失速度和程度，延缓和减轻骨质疏松的发生及其病情。其中运动、充足的钙摄入较为可行有效。对绝经后骨质疏松，可早期适当补充雌激素或孕激素合剂。 **2.合理膳食**：应摄入充足的富钙食物，如乳制品、海产品等。蛋白质、维生素的摄入也要保证。 **3.适当运动**：机械负荷可以提高骨转换率，刺激成骨细胞的活性，增加骨量，有利于骨质疏松的防治。老年人规律的户外活动有助于锻炼全身肌肉和关节的协调性和平衡性，有利于预防跌倒、减少骨折的发生。应指导患者进行步行、游泳、慢跑、骑自行车等运动，并避免剧烈运动。循序渐进、持之以恒。 **4.骨折引起其他并发症**：应严密观察病情，积极配合医生进行处理。

续表

临床表现	病情观察	护理措施
骨折	当骨量丢失超过20%时易发生骨折。轻微活动或创伤如弯腰、负重、挤压或跌倒均可引起。多见于脊柱、髋部和前臂。其中髋部骨折（股骨颈骨折）最常见，危害也最大。	**1. 预防跌倒** ①保证住院环境的安全，如楼梯有扶手、台阶有防滑边缘，浴室地面防滑，照明合适，家具位置固定，过道无障碍物等。 ②加强生活护理，日常用品尽量放在可顺手取用处。 ③指导患者维持良好的姿势，变换姿势时动作缓慢，必要时使用手杖或助行器，以增加稳定性。衣服、鞋子要合适，且有利于活动。 ④加强巡视，在洗漱及用餐时，应加强对意外的预防。使用利尿剂或镇静剂时，要注意防止其因频繁如厕及精神恍惚而发生意外。 **2. 饮食护理**：增加富含钙质和维生素D的食物，补充足够的维生素A、C及铁，以利于钙的吸收。适度摄取蛋白质及脂肪。戒烟酒，避免咖啡因的摄入。 **3. 心理护理**：由于疼痛及害怕骨折，常不敢运动而影响日常活动；当发生骨折又须限制活动时，不仅患者自身需要适应，家属也要面对。因此，护士要协助患者及家属适应其角色转变，尽量减少对康复治疗的不利因素。 **4. 药物护理** ①服用钙剂时要增加饮水量，以增加尿量，减少泌尿系结石形成的机会；空腹服药效果最好。 ②服用维生素D时，不可与绿叶蔬菜一起服用，以免形成钙盐沉积而妨碍钙的吸收。 ③雌激素必须在医生指导下服用，剂量要准确，与钙剂、维生素D同服效果会更好。服药期间要定期进行妇科及乳腺检查，反复阴道出血者应减少激素剂量，甚至停用。 ④定期检测肝功能等。

第六章

风湿免疫科

第一节　系统性红斑狼疮

一　概　念

系统性红斑狼疮是由多种致病因素引起的自身免疫性结缔组织病。由于体内有大量致病性自身抗体和免疫复合物，造成组织损伤，临床可出现多系统和脏器损害的症状。本病以育龄妇女多见。

二　主要护理问题

1.发热　与炎症及免疫反应有关。

2.疼痛　与炎症和免疫反应所致的关节病变有关。

3.外周组织灌注量改变　与雷诺现象（血管痉挛、结构变化）有关。

4.皮肤完整性受损的危险　与炎症反应，血管收缩有关。

5.潜在并发症　肾脏、心脏、神经、血液系统等多脏器受累。

三　病情观察与护理措施

临床表现	病情观察	护理措施
发热	①体温、热型及伴随症状。 ②物理降温的效果。 ③口服药物后排汗情况。 ④监测血压。	**1.常规护理** ①保持环境温暖、不潮湿、清洁、安静。不宜晒太阳,室内阳光过强时,应挂窗帘。禁用紫外线等光疗,避免服用感光药物及食品,避免使用刺激性化妆品,外出应做好皮肤的保护。 ②发热时,按发热常规护理;避免受凉,积极防治感冒。 ③注意关节保暖,避免潮湿、寒冷加重关节症状。
疼痛	关节炎症反应情况,疼痛是否缓解。	**2.饮食护理:** 给予优质高蛋白、低脂肪、低盐、低糖、富含维生素和钙的饮食。忌食海鲜、辛辣食品、热性食物、补品及感光蔬菜;戒除烟酒。
外周组织灌注量改变	四肢末端颜色、温度是否正常。	**3.心理护理:** 体贴患者疾苦,做好思想开导工作,解除恐惧心理和思想压力,正确对待疾病,增强战胜疾病的信心。向患者普及本病知识,了解相关防治方法,积极配合治疗。
皮肤完整性受损的危险	①面部盘状或蝶形红斑的变化。 ②末梢循环,指端颜色、温度及疼痛程度。	**4.休息与活动:** 重症者应卧床休息,病情稳定后可适当活动,增强抵抗力。保持房间通风,注意个人卫生,避免去人群聚集的场合。 **5.用药护理:** 激素在晨起8~9点进食后服用。密切观察有无副作用并及时处理。

第二节　强直性脊柱炎

一　概　念

强直性脊柱炎是一种原因不明的、以中轴关节慢性进行性炎症为主的全身性疾病,主要累及骶髂关节、脊柱关节及韧带,造成强直和纤维化,导致患者活动障碍。同时伴有眼、肺、心、肾的损害。本病属血清阴性关节炎(类风湿因子一般为阴性）难以根治，有缓解和复发的特点。诱发的病因极可能与感染、外伤、遗传和自身免疫功能障碍有关。

二 主要护理问题

1. 疼痛　与炎症、关节肿胀有关。
2. 躯体移动障碍　与椎间组织炎症，椎体小关节纤维化，骨质改变有关。
3. 自理缺陷　与椎体活动受限有关。
4. 知识缺乏　与对疾病了解不足有关。
5. 潜在并发症　眼炎。

三 病情观察与护理措施

临床表现		病情观察	护理措施
疼痛	腰背痛	①疼痛性质、部位、持续时间。②生活自理程度。③心理及情绪状态。	**1. 预防感染：** 鼓励患者每日进行扩胸运动及深呼吸。对不能自理者，给予翻身拍背，鼓励咳嗽；同时注意补充营养，增强机体抵抗力。 **2. 疼痛：** 协助患者取舒适卧位，低枕并睡硬板床。指导热敷或理疗减轻疼痛，必要时提供辅助工具。 **3. 运动：** 早期进行适当的活动，以减缓脊柱及关节畸形。活动前先按摩松解椎旁肌肉，以减轻疼痛并防止肌肉损伤。疼痛缓解时，可进行亚急性期功能锻炼，床上伸展运动、转体运动。活动量以不引起第二天症状加重为限。
	胸痛	①有无呼吸困难、咳嗽、胸闷、气短症状。②呼吸频率、节律、深浅度、呼吸音。	**4. 用药：** 指导患者按时服药，不可擅自停药、减药、加药或改药；并了解药物毒副作用。应用柳氮磺吡啶期间，定期查血象，对粒细胞降低者采取保护性隔离措施；定期检查肝肾功能，加强对肝肾功能的保护。 **5. 心理指导：** 多方面帮助和鼓励患者，使其保持良好心态；讲解疾病相关知识，积极与医护人员配合。 **6. 饮食指导：** 适当多食用富含蛋白质、维生素和热量的食物，多吃水果和蔬菜，以防治便秘；戒烟酒。 **7. 生活指导：** 注意防寒保暖，避免穿紧身的胸衣和背带裤。

续表

临床表现	病情观察	护理措施
		8.功能锻炼: 常用的锻炼方法有床上伸展运动、膝胸运动、猫背运动、飞燕式运动、转颈运动、扩胸运动等;睡硬板床,以仰卧或俯卧为宜,忌用高枕;坐直角硬木椅,腰背挺直,疲惫时可将臀部后靠,使腰背紧贴在椅背上休息。用以上方法,尽量保持脊椎灵活性。
并发症	眼炎	急性前葡萄膜炎或虹膜睫状体炎是强直性脊柱炎最常见的关节外表现,主要症状包括眼痛、畏光、流泪和视物模糊。	①遵医嘱用药:在滴眼药前先用消毒棉签清除眼分泌物,再用生理盐水冲洗后,滴眼药水,每天 1 次,睡前涂眼膏;必要时用 1% 阿托品散瞳,以防虹膜粘连影响视力。操作时保持双手清洁,冲洗动作要轻,以防损伤角膜。并注意避免角膜变薄发生穿孔。②指导患者注意休息,避免强光刺激双眼;不宜长时间看电视、看电脑;外出戴护镜,以防强光和风沙刺激。③注意用眼卫生,勿用双手揉搓双眼。④并发眼色素膜炎者,定时冲洗眼分泌物,保持结膜囊清洁;眼部不宜遮盖,以免发生感染。

第三节 痛 风

一 概 念

痛风为一种异质性疾病,是由遗传性和(或)获得性病因引起的尿酸排泄减少和(或)嘌呤代谢紊乱导致血尿酸增高(>416.5μmol/L 即 7.0mg/dl)引起的一组疾病。以痛风性关节炎及痛风石、泌尿系结石、痛风性肾病为主要症状。

二 主要护理问题

1. 疼痛 与关节炎急性发作有关。
2. 自理能力不足 与疼痛限制关节活动、负重有关。
3. 潜在并发症 急性尿酸肾病、肾结石。
4. 焦虑/烦躁 与疼痛、病情反复发作和担心致残有关。
5. 知识缺乏 缺乏指导,对疾病认识不足。

三　病情观察与护理措施

临床表现		病情观察	护理措施
疼痛	急性发作	①观察疼痛持续时间、性质，服用药物是否缓解，局部有无红肿。 ②生活自理程度。 ③患者心理及情绪状态。 ④对疾病的认知程度。	**1.一般护理** ①急性发作时绝对卧床休息，抬高患肢，关节制动，避免负重，卧床至疼痛缓解72h后。 ②向患者讲解疾病的诱发因素（暴饮暴食，吃海鲜、啤酒、烤肉、火锅），发生，发展及预后。给予正确的饮食指导，取得配合。 ③炎症关节处用50%硫酸镁湿冷敷或红外线照射，用明矾水泡脚，以减轻疼痛。 ④缓解期协助患者进行功能锻炼。 **2.饮食指导：**遵循三低一高的饮食原则：低嘌呤、低脂肪、低盐，多饮水。
	关节畸形	①观察受累关节有无肿胀、压痛、畸形。 ②观察自主活动的能力。	①避免进食高嘌呤食物，以低嘌呤为主；限制总热量的摄入，防止肥胖。主食类：米、面、淀粉、马铃薯等；奶类：牛奶、冰淇淋等；荤类：蛋类或羊肉、鸡肉等去汤的精瘦肉，避免食海鲜类；蔬菜及水果：除菠菜、菇类、菌类、海带外均可食用；饮料：少饮含糖果汁、禁饮浓茶、咖啡、酒类；其他：核桃、瓜子等干果类及蜂蜜可正常食用。 ②食物宜采用蒸、煮等烹调办法，忌用煎、炸、烧烤。 ③多饮水，2000～3000ml/d，以增加尿量，促进尿酸排泄。 **2.治疗方法** ①一般治疗：采用低嘌呤、低脂肪饮食，少食动物内脏，多饮水，戒除烟酒；坚持适当的体育锻炼，控制体重，避免肥胖；定期检查。防治伴发疾病，如高脂血症、糖尿病、高血压、冠心病等。 ②急性痛风性关节炎的治疗：卧床休息，抬高患肢，避免负重；暂缓使用降尿酸药物，以免引起血尿酸波动，延长发作时间或引起转移性痛风；可用非类固醇抗炎药缓解疼痛。 ③间歇期和慢性期的治疗：控制血尿酸在正常水平。降尿酸药物分两类，一类是促尿酸排泄

续表

临床表现	病情观察	护理措施
		药物（如苯溴马龙）；一类是抑制尿酸生成的药物（如别嘌呤醇、非布司他），二者均有肯定的疗效。 ④手术剔除痛风石：对毁损关节进行矫形手术，提高生活质量。一般小的痛风石，不建议剔除，避免伤口难愈或感染。
并发症 急性尿酸性肾病	①密切观察尿量、颜色、性状。 ②监测肾功变化。	①使用别嘌醇，积极降低血尿酸。 ②如有少尿或无尿，按急性肾衰竭处理。
肾结石	观察有无肾区不适，急剧疼痛。	**1. 对症治疗**：解痉、止痛、补液、抗炎、中药治疗。 **2. 溶石治疗**：服用药物，大量饮水，调节尿液 pH 值，控制饮食种类等。 **3. 手术治疗**

第四节　硬　皮　病

一　概　念

　　硬皮病（scleroderma）是一种以皮肤变硬为特征的结缔组织病。一般分为局限性硬皮病（仅限于皮肤，内脏不受累）和继发性硬皮病（内脏受累）。临床表现为局限性或弥漫性皮肤、内脏、血管纤维化和硬化，继之发生萎缩。

二　主要护理问题

　　1. 疼痛　与皮肤增厚、紧绷、肿胀有关。
　　2. 吞咽障碍　与疾病累及口周皮肤及消化道有关。
　　3. 外周组织灌注量改变　与雷诺现象（血管痉挛）有关。
　　4. 皮肤完整性受损的危险　与病情进展导致肢端溃烂和特发性坏疽有关。
　　5. 自理缺陷　与骨、关节受累，体力不足或肢体活动受限有关。

三　病情观察与护理措施

临床表现		病情观察	护理措施
皮肤改变	雷诺现象	①在寒冷或激动时出现双手变白、变紫，遇暖转为红色。 ②肢端溃烂后局部是否有感染。	**1. 观察皮肤改变的特点及规律** **2. 按皮肤改变特点指导有效缓解症状的方法：** 双手遇冷出现变白或变紫，指导患者在天气变化或者气温不稳情况下注意保暖，戴手套、穿厚袜子和多穿衣服加以预防。 **3. 预防皮肤感染：** 由于末梢循环差，故肢端易溃烂并发感染，应指导患者注意个人卫生，保持皮肤清洁，修剪指甲不可过短，不要抠鼻子，防止抓破皮肤，穿宽松棉质衣物。 **4. 饮食：** 遵循清淡、易消化、营养丰富的饮食原则，以面食为主，避免进粗糙、过冷、过热、刺激性食物，进食规律，少量多餐，细嚼慢咽。 **5. 遵医嘱用药：** 给予活血，改善循环（丹参酮、灯盏花素等）。 **6. 用药护理** ①活血、改善循环药：遵医嘱使用，监测血压变化，观察尿量。 ②温和润滑剂：肢端皮肤干燥可适量涂抹3%水杨酸软膏、维生素 B_6 软膏、辣椒素软膏等，避免抓挠皮肤，皮损处避免长期受压，强阳光暴晒及寒冷刺激，防止外伤。
胃肠道反应	反流性食管炎	①腹部有无胀满感。 ②进食完毕后有无不适。 ③服药后胃肠道反应情况。	**1. 观察胃肠道反应特点及规律** **2. 按胃肠道反应特点采取有效缓解方法：** 少食多餐，进食后半小时取立位或半卧位，吞咽困难者可给予鼻饲流质、半流质或静脉营养。 **3. 饮食：** 遵循清淡、易消化、营养丰富的原则，避免进粗糙、过冷过热、刺激性食物，进食规律，少量多餐，细嚼慢咽，多食水果、蔬菜。 **4. 遵医嘱用药：** 给予组胺受体阻断剂（西咪替丁、雷尼替丁等），增强胃蠕动剂（多潘立酮等）。 **5. 用药护理** ①组胺受体阻断剂：观察胃肠道反应情况，有无特殊不适。 ②增强胃蠕动剂：用药后有无腹泻及胃肠痉挛症状或其他不适。

续表

临床表现		病情观察	护理措施
	吞咽困难	①观察进食有无哽咽感及呛咳感。②对于难以下咽的患者加强饮食指导。	①嘱患者取半卧位，用温水冲服。②吞咽困难严重者予以鼻饲饮食。
并发症	皮肤溃烂及特发性坏疽	当出现肢端皮肤溃烂或溃烂后脓肿，疼痛加剧时，应警惕特发性坏疽的发生。	**1. 一般治疗** ①及时清理溃烂处皮肤，定期换药，做好消毒及卫生工作，如有大量脓肿应及时告知医生，遵医嘱进行处理，必要时外科处理。②定期复查白细胞及红细胞计数等。 **2. 护理措施** ①遵医嘱使用血管活化剂，洗澡水温度适宜，皮肤干燥者，洗浴后用滋润皮肤、温和的润滑剂。②有脓肿时及时与医生配合进行清创，保持破溃处皮肤清洁，预防感染。 **3. 外科手术**：如清创无效，应联系相关外科进一步处理。
	肢体活动受限	患者活动不能自理，已有关节强直及肌肉萎缩。	①及时巡视病房，帮助患者进食、服药等。②保持适度活动以防止关节变形、强直及肌肉萎缩，并指导活动方法；已有关节强直及肌肉萎缩者，给予按摩等物理疗法，促进组织软化，协助患者进行功能锻炼。

第七章

肾脏内科

第一节　无症状蛋白尿和（或）血尿

一　概　念

无症状性血尿和（或）蛋白尿是指患者无任何临床症状，在常规尿液检查中发现蛋白尿或镜下血尿，往往是早期发现肾小球疾病的依据。

二　主要护理问题

1. 知识缺乏　患者自我感觉很轻或无自觉症状，不愿接受基础治疗及肾活检术。
2. 潜在并发症　血尿、肾周血肿、感染。

三　病情观察与护理措施

临床表现	病情观察	护理措施
蛋白尿	仅以少量蛋白尿为主，尿蛋白定量多数 <1.0g/24h，少数尿蛋白略多。多见于青年人，在剧烈运动、发热、高温、受冷、精神紧张等要素影响下可出现。	①疾病知识宣教，向患者讲解本病相关知识，包括预防知识。②讲解早期确诊的重要性，肾活检的必要性及术前、术后注意事项。a. 术前教会患者憋气的方法，让患者练习床上排尿、排便。b. 术后回病房按肾脏穿刺活检术后常规，

续表

临床表现		病情观察	护理措施
血尿		反复发作血尿，尿检可无异常或仅有镜下血尿，无特殊症状及体征，在一定诱因（如发热、咽炎、劳累、受凉）影响下，经数小时或数天，出现肉眼血尿，短期内血尿消失或恢复到原来水平。	测血压，并认真做好记录。 c.嘱患者绝对卧床6h后可翻身，但应卧床休息24h，2周内避免剧烈活动（如弯腰、下蹲等动作）。 d.嘱患者多饮水。 e.注意观察首次小便颜色，如有肉眼血尿或尿中有血块，应延长患者平卧时间及应用止血药物时间。 ③定期检查尿常规（至少每3～6个月一次），尿沉渣、尿蛋白、24h尿蛋白定量、肾功能和血压变化，女性在妊娠前及其过程中更需加强监测。 ④协助患者更换体位以减轻腰部酸困不适。 ⑤单纯性血尿者，不伴蛋白尿，均以休息为主，勿劳累，防感冒，及时治疗感染病灶，尽量不用肾损害药物。 ⑥如有扁桃体炎反复发作者，应在急性期过后，行扁桃体摘除术，减少肾脏损害。 ⑦定时通风，保持室内空气新鲜，减少探视，防止医院感染。
并发症	血尿	观察术后尿液的颜色，如有肉眼血尿，偶有血块堵塞输尿管引起肾绞痛，甚至堵塞尿道导致急性膀胱尿潴留。	适当延长患者卧床时间，血尿即可消失，可热敷双肾或应用解痉药物，并鼓励少量多次饮水，以促使血块排出。
	肾周血肿	肾穿刺后局部可有小血肿发生，并无临床症状，有明显腰痛或腹痛，并偶可触及肿块或有大血肿形成。	如不继发感染，血肿多能在卧床、输血等保守治疗后完全吸收。
	感染	肾穿刺后感染发生率并不高，但严重感染可造成肾周脓肿或败血症。	应予以预防感染，术后两周内不洗澡，注意保护穿刺部位的清洁、干燥。

第二节　肾病综合征

一　概　念

　　肾病综合征是指多种肾脏疾病引起的具有大量蛋白尿、低白蛋白血症、水肿、高脂血症等共同临床表现的一种综合征。

二　主要护理问题

　　1. 体液过多　与血浆白蛋白降低有关。
　　2. 营养失调：低于机体需要量　与大量蛋白丢失，食欲下降有关。
　　3. 有感染的危险　与机体抵抗力下降有关。
　　4. 皮肤完整性受损的危险　与高度水肿有关。
　　5. 潜在并发症　感染、血栓形成。

三　病情观察与护理措施

临床表现	病情观察	护理措施
大量蛋白尿	是肾病综合征最主要的诊断依据。大量蛋白尿是指每日从尿液中丢失蛋白质多达 3.0～3.5g，儿童为 50mg/kg，即可认为大量蛋白尿。	**1. 一般护理：** 提供舒适的环境，卧床休息，病室通风、消毒 2 次 / 周，限制探视，注意预防感冒，防止医院感染，注意口腔、饮食卫生。 **2. 休息与活动：** 全身严重水肿，合并胸腹水，应绝对卧床休息，必要时吸氧。病情缓解后逐渐增加活动量，防止血栓的发生。
低白蛋白血症	低白蛋白血症见于绝大部分肾病综合征患者，即血清白蛋白水平在 30g/L 以下。	**3. 饮食：** 高热量、高蛋白、高维生素饮食，限制水、钠、钾的摄入。尿少时应限制钾的摄入。 **4. 皮肤护理：** 指导穿宽松棉质内衣，松口软布鞋，做好皮肤护理，避免皮肤损伤。高度水肿应卧床休息，水肿消退，一般情况好转可起床活动。 **5. 用药护理：** 按医嘱正确使用糖皮质激素（口服泼尼松）、改善微循环药物（丹

续表

临床表现		病情观察	护理措施
水肿		水肿往往是肾病综合征患者最明显的体征，严重水肿的患者还可出现胸膜腔、腹腔、心包积液。	红注射液）、利尿剂（口服速尿片）、抗凝剂（尿激酶）、白蛋白等，观察药效及副作用。
高脂血症		低蛋白血症刺激肝脏合成脂蛋白代偿性增加，加之脂蛋白分解减少使得血中胆固醇、甘油三酯升高，低密度及假低密度脂蛋白增高。	**6.病情观察：**密切观察体温、脉搏、血压变化，根据医嘱按时测量，并记录。有恶心、头晕、腰痛、肢体麻木、疼痛、少尿或无尿等病情变化，及时通知医师处理。
并发症	感染	糖皮质激素治疗时，机体免疫力低下易引发感染。	通常在糖皮质激素治疗时，无须应用抗生素预防感染，否则不但达不到预防目的，反而可能诱发真菌双重感染。一旦发生感染，应选用对致病菌敏感，强效且无肾毒性的抗生素积极治疗。有明确感染灶者应尽快去除，严重感染难控制时，应考虑减少或停用糖皮质激素，但需视患者具体情况而定。嘱患者注意天气变化，及时添加衣物，避免感冒。根据病情，适当参加体育锻炼，提高免疫力。
	静脉血栓形成	肾病综合征存在高凝状态，主要是由于血中凝血因子的改变。当血浆白蛋白<20g/L时，肾静脉血栓形成的风险增加。表现为突发的腰痛、血尿、尿蛋白增加和肾功能减退。	肝素1875～3750U皮下注射，每6h一次，对已发生血栓者应给予尿激酶全身或局部溶栓，抗凝药一般应按疗程使用。对应用肝素或尿激酶的患者，应注意观察患者有无出血倾向。
急性肾衰竭		因水肿导致有效循环血容量减少，肾血流量下降、诱发肾前性氮质血症，经扩容、利尿治疗可恢复，少数可出现急性肾衰竭，表现为无明显诱因出现少尿、无尿，扩容利尿无效。	利尿无效且达到透析指征时应进行透析治疗。
其他		长期高脂血症易引起动脉硬化、冠心病等心血管并发症；长期大量蛋白尿可致严重蛋白质、营养不良、儿童发育迟缓，金属结合蛋白及维生素D结合蛋白丢失可致体内铁、锌、铜缺乏及钙磷代谢障碍。	在肾病综合征缓解前难以完全纠正代谢紊乱，但应调整饮食中蛋白和脂肪的量的结构，力争将代谢紊乱的影响减少到最低限度，需用降脂药物，常用有羟甲戊二酰辅酶A还原酶抑制剂等。

第三节　糖尿病肾病

一　概　念

糖尿病肾病又称糖尿病肾小球硬化症，是由糖尿病代谢异常引起的肾小球硬化症，是全身微血管病的组成部分。

二　主要护理问题

1. 营养失调　与糖代谢紊乱、蛋白丢失、低蛋白血症有关。
2. 活动无耐力　与贫血、水肿、血压高等因素有关。
3. 有感染的危险　与皮肤水肿、蛋白丢失致机体营养不良、透析等因素有关。
4. 潜在并发症　糖尿病足、酮症酸中毒。

三　病情观察与护理措施

临床表现	病情观察	护理措施
蛋白尿	正常尿液中24h尿蛋白<0.15g，超过3.5g为大量蛋白尿。	**1. 饮食护理：**以低脂、低优质蛋白、高热量、糖尿病饮食为主。低脂、高热量：脂肪可提供的热量较多，但由于能促进肾衰竭的进展，所以仍要求低脂饮食，不宜食用动物脂肪及高胆固醇食物。低优质蛋白：每日蛋白摄入量1.2g/kg，肌酐升高的患者每日蛋白控制在0.8g/kg。植物蛋白应尽量减少摄入。牛奶、鸡蛋、鱼、瘦肉等动物蛋白，属于优质蛋白可适当食用。糖尿病饮食：患者需将每日主食总量保持在250～300g，蔬菜可以多吃，禁食含糖高的甜食，如水果、甜饮料、甜的辅食。合理的饮食有利于减轻肾脏负担，控制高血糖和减轻低血糖。对于有水肿、高血压或少尿的患者，应限制水钠的摄入，同时注意补充各种维生素和微量元素，保持排毒通畅。**2. 休息与运动：**适当的有氧运动有利于控制体重，改善血糖和血脂代谢紊乱。可指导患者根据自身的身体状况，适当进行散步、慢跑、打
水肿	一般早期没有浮肿，少数患者在血浆蛋白降低前，可有轻度浮肿。	
血糖异常	空腹血糖正常值：3.9～6.0mmol/L，随机血糖≤10.0mmol/L。发生低血糖时会出现大汗、颤抖、心悸、心率加快、紧张、	

续表

临床表现	病情观察	护理措施
血糖异常	焦虑、软弱无力、面色苍白、饥饿、肢凉震颤、收缩压轻度升高等。当血糖升高发生酮症酸中毒时，出现疲乏、软弱、四肢无力、轻度口渴、呼吸深快、有烂苹果味。	太极拳等力所能及的运动。要注意避免活动量过大，过度劳累，加重心、肾等脏器负担。运动的注意事项： ①准备宽松合适的运动服和有弹性的运动鞋，吸水性较好的棉袜。 ②随身携带一些如饼干、糖块、巧克力或含糖的饮料和水，尤其是运动量相对较大时，一定要及时补充糖和水分。 ③在运动前最好进行血糖自我监测，进一步了解自己病情与体内代谢情况，血糖过高或过低，有特殊病情变化者都不能进行运动，否则会引起代谢紊乱。 ④在运动前要补充一定数量的水分，以保证身体运动需要，然后再做5～10min的准备活动或热身运动，以免运动中拉伤肌肉，扭伤关节和韧带，同时可使心跳、呼吸的次数逐渐加快，以适应下一步将要进行的运动。 ⑤为保证安全，糖尿病患者最好结伴运动，应告诉同伴自己是糖尿病患者，血糖不正常时的表现有哪些，出现意外情况及时处理和救治。
血压升高	糖尿病肾病理想的血压控制标准应在130/80mmHg以下。	
贫血	有明显氮质血症的糖尿病肾病患者，可有轻度至中度贫血。	**3. 药物护理** ①控制血糖药（皮下注射胰岛素、口服降糖药如二甲双胍），观察患者血糖、尿糖、尿量和体重变化，评价药物疗效，指导患者按时进餐，切勿提前或推后进餐时间。 ②控制血压药（硝苯地平、盐酸阿罗洛尔），严格控制血压在130/80mmHg以下。指导患者按时、按量服药，监测血压变化。 ③改善微循环药物（丹红注射液、参芎注射液），滴数控制在40～50滴/分，观察有无不良反应。 ④纠正贫血（重组人促红素）皮下注射。
肾功能不全	肾功能正常值：肌酐37～71μmol/L，尿素氮2.86～8.20mmol/L，若糖尿病长期控制不当，就会出现氮质血症、肾小球损害和肾功能不全。	**4. 加强皮肤护理：** 指导患者穿棉质宽松的衣物和宽松的鞋子，做好水肿部位皮肤保护，口腔和会阴部位皮肤的清洁卫生。

续表

临床表现		病情观察	护理措施
			5.健康宣教：糖尿病肾病患者抵抗力低，长期疾病导致合并心、肺、眼、皮肤等多种并发症，严重影响患者生活质量。对糖尿病肾病患者进行有效的健康教育是做好三级预防措施的基础和保证。
并发症	糖尿病足	糖尿病患者由于合并神经病变及不同程度的血管病变而导致下肢感染，溃疡形成和（或）深部组织的损伤。糖尿病足造成的截肢是非糖尿病患者的15倍。	**1.减压**：通过限制站立及行走可以有效地对足部溃疡减压，此外可通过器械协助减压，包括拐杖、完全接触支具或其他及个体化鞋垫等。 **2.清创**：是糖尿病足治疗的重要手段。 **3.伤口敷料**：临床诊治糖尿病足过程中应根据足溃疡愈合过程的不同阶段选择合适的敷料。 **4.血管重建**：主要通过外科手术及介入对阻塞血管进行血管重建。 **5.控制感染**：抗感染治疗一定应考虑病原学情况，此外糖尿病足溃疡者合理采集标本，进行细菌培养及药敏培养可有效地指导抗感染治疗。 **6.截肢**：常见的截肢手术指征包括：无法控制的感染，无法控制的静息疼痛及足部大面积坏疽。
	酮症酸中毒	糖尿病急性并发症之一，是由于胰岛素活性重度缺乏及升糖激素不适当升高，引起糖、脂肪和蛋白质代谢紊乱，以致水、电解质和酸碱平衡失调，出现高血糖、酮症代谢性酸中毒和脱水为主要症状的临床综合征。	**1.胰岛素治疗**：采用小剂量胰岛素治疗方案简便、有效安全。血糖下降速度一般以每小时约降低 3.9～6.1mmol/L 为宜。胰岛素治疗过程中，需每 1～2h 监测血糖、血钾、血钠和尿糖、尿酮等。 **2.补液**：常用生理盐水，如无心力衰竭，开始时补液速度应较快，在 2h 内输入 1000～2000ml，以便较快补充血容量，改善周围循环和肾功能。 **3.纠正电解质紊乱**：轻症患者经输液和注射胰岛素后，酸中毒可逐渐纠正，不必补碱。 **4.补碱** **5.诱因和并发症处理** ①休克：如休克严重且经快速输液后仍不能纠正，应详细检查并分析原因，给予相应措施。 ②感染：是常见的诱因，应积极处理。

续表

临床表现	病情观察	护理措施
		③肺水肿，呼吸窘迫。 ④心力衰竭、心律失常：血钾过低或过高，均可引起严重心律失常，宜用心电监护，及时治疗。 ⑤肾衰竭：是本病的死亡原因之一，注意预防。 ⑥脑水肿：死亡率甚高，应重点预防，早期发现和治疗。 ⑦因酸中毒引起呕吐，或伴有急性胃扩张，可用 1.25% 碳酸氢钠溶液洗胃，预防吸入性肺炎。

第四节 急性肾损伤

一 概　念

急性肾损伤是指各种原因引起肾功能在短时间（几小时至几天）内，突发下降而出现的临床综合征。

二 主要护理问题

1. 体液过多　与肾小球滤过率降低、摄入过多有关。
2. 营养失调：低于机体需要量　与食欲下降、蛋白质摄入限制及透析的影响有关。
3. 潜在并发症　感染、高钾血症、急性肺水肿、代谢性酸中毒、心力衰竭。
4. 恐惧　与肾功能急骤恶化、病情加重等有关。
5. 皮肤完整性受损　与体液过多、抵抗力下降有关。

三 病情观察与护理措施

临床表现	病情观察	护理措施
起始期	此期患者常遭受缺血或中毒等已知急性肾小管坏死的病因，但尚未发生明显肾实质损伤。在此阶段，如能及时	1. 休息：绝对卧床休息，可减少代谢产物生成。 2. 饮食：给予高热量、高维生素、低盐、优质低蛋白、易消化饮食，维持期应给无钾、低蛋白、高热量饮食。及时监测血钾、高血

续表

临床表现	病情观察	护理措施
起始期	采取有效措施，可阻止病情进展。一般持续数小时到数天，患者常无明显临床症状。	钾时，禁食含钾高的食物，如橘子、香蕉、动物内脏等，并密切观察心率，恢复期根据尿素氮下降情况，增加蛋白质的摄入量。 **3. 预防感染：**病室环境每天定时通风换气，空气消毒2次/周，温湿度适宜，保持病室安静，提供舒适的休息环境。
维持期	又称少尿或无尿期，典型的时间为7~14d，但也可短至几天，长至4~6周。许多患者可出现少尿（<400ml/d）和无尿（<100ml/d），但也有些患者可没有少尿，尿量在400ml/d以上，称非少尿型急性肾损伤，其病情较轻，预后较好。然而，不论尿量是否减少，随着肾功能减退，临床上均可出现一系列尿毒症表现。	**4. 指导患者正确留取尿标本：**准确记录24h尿量，监测体重。 **5. 遵医嘱使用药物：**观察药物疗效及副作用。 **6. 注意观察：**如体温变化，咳嗽、咳痰、尿量变化。保持皮肤清洁，勤换被服，避免交叉感染。 **7. 血液透析置管的患者应避免置管部位感染：**勿自行将胶布撕开及用手碰触患部。股静脉置管后应注意会阴部的清洁干燥，并避免导管松脱与脱出。 ①穿脱衣服的动作幅度不要过大过猛，防止牵拉或拔出置管。
恢复期	肾小管细胞再生、修复，肾小管完整性恢复，肾小球滤过率逐渐恢复正常或接近正常范围，少尿型患者开始出现利尿，可有多尿现象，在使用利尿剂的情况下，每日尿量可达3000~5000ml或更多，通常维持1~3周，继而逐渐恢复。与肾小球滤过率相比，肾小管上皮细胞功能的恢复相对延迟，常需3~6个月恢复正常，部分患者最终遗留不同程度的肾脏结构和功能损伤。进行性尿量增多是肾功恢复的标志。	②尽量减少管侧肢体屈曲的活动度，颈内静脉置管的患者颈部可自由活动，但勿过度活动。 ③注意固定缝线有无脱落，导管有无滑脱，如有导管少量脱出，如回抽有回血，应进行严格消毒固定，禁止将脱出导管再次送入血管，以防感染。 ④导管处有渗血时，应及时更换敷料。
并发症 感染	是常见并发症，也是死亡的主要原因之一。	根据细菌培养和药物敏感试验选用对肾无毒性或毒性低的药物。

续表

临床表现		病情观察	护理措施
并发症	代谢性酸中毒	高分解代谢患者代谢性药物中毒发生早，程度严重。	可选用 5% 碳酸氢钠 100~250ml 静滴，严重酸中毒患者，立即行血液透析治疗。
	高钾血症	血钾超过 6.5mmol/L，心电图表现为 QRS 波增宽等异常，给予紧急处理。	①用 10% 葡萄糖酸钙 10~20ml，稀释后缓慢静推（不少于 5min）。②11.2% 乳酸钠或 5% 碳酸氢钠 100~200ml 静滴。③50% 葡萄糖 50ml+ 胰岛素 10U 缓慢静滴。以上措施无效时行血液透析治疗。
	心力衰竭	急性肾衰竭并发心力衰竭时，利尿剂和洋地黄制剂疗效差，加之合并电解质紊乱和肾脏排泄减少，治疗量与极量更接近，易发生洋地黄中毒。	应尽早进行肾脏替代治疗，通过透析清除水分，治疗容量负荷过重所致心力衰竭最为有效，药物治疗以扩血管为主，使用减轻心脏后负荷的药物。

第五节　慢性肾衰竭

一　概　念

指各种原发性或继发性慢性肾脏病进行性进展，引起的肾小球滤过率 (GFR) 下降和肾功能损害，出现以代谢产物和毒物潴留、水电解质和酸碱平衡紊乱及内分泌失调为特征的临床综合征。

二　主要护理问题

1. 营养失调　与消化吸收功能紊乱、长期蛋白摄入限制、贫血等有关。
2. 活动无耐力　与并发高血压、心力衰竭、贫血有关。
3. 有感染的危险　与机体免疫功能降低、白细胞异常、透析有关。
4. 潜在并发症　感染、肾性骨病、心功能衰竭。

三　病情观察与护理措施

临床表现	病情观察	护理措施
消化系统	是最早、最常出现的症状，初期表现为食欲不振，以后出现恶心、呕吐、腹胀、腹泻、晚期口腔有尿臭味。	**1. 观察患者各系统是否出现异常症状** **2. 休息与活动**：急性期严格卧床休息，病情平稳后，可适当活动，避免过度劳累，晚间睡眠保持8h以上，注意休息。 **3. 饮食**：合理饮食，少量多餐，应以高热量［126~147kJ/（kg·d）］、高维生素、高钙、低磷、优质低蛋白饮食为原则。适当限制钠盐和钾盐，蛋白质量不可过多［0.5～0.8g/（kg·d）］，以减轻肾脏负担。慢性肾衰竭行血液透析治疗者，原则上不必限制蛋白质的摄入，含钾食物应根据体内血钾水平调节。 **4. 遵医嘱用药**：根据患者各系统表现给予适当对症治疗，并予以改善微循环药物（丹红注射液、参芎注射液），抗凝溶栓药（尿激酶），抗氧化剂（注射用还原性谷胱甘肽）等保护残余肾功能。 **5. 用药护理** ①纠正贫血：皮下注射重组人促红细胞生成素。 ②控制血压：观察有无高血压、头痛、血管通路栓塞等。 ③改善微循环：应调整为40～50滴/分。 ④抗凝溶栓药：透析当天患者不能使用尿激酶以免引起血液肝素化，出血不止。 **6. 皮肤护理**：患者由于尿素霜的刺激，常感皮肤瘙痒，勿用力搔抓，可每日用中药水或茶叶水擦洗以止痒，保持皮肤清洁、干燥，防止感染。如有水肿按水肿护理方法护理。 **7. 透析通路的护理** ①血透导管的护理：保持局部皮肤清洁、干燥；注意观察有无感染征象，如发热、置管部位红肿等；避免剧烈活动、牵拉致导管脱出；不可用于输液、抽血等。 ②动静脉内瘘的护理：嘱患者避免造瘘侧肢体受压、提重物、避免在患侧做一些操作，如抽血、测血压等。
心血管系统	80%以上的患者有高血压。高血压可引起左心室肥厚、心力衰竭、动脉粥样硬化。	
血液系统	**1. 贫血**：几乎所有患者均有轻至中度贫血。 **2. 出血倾向**	
呼吸系统	常表现为气促，若发生酸中毒可表现为深而长的呼吸，心功能不全时可发生肺水肿，部分患者发生尿毒症性胸膜炎或胸腔积液。	
精神神经症状	早期常精神萎靡、疲乏、失眠，后期可出现记忆力下降、谵妄、幻觉、昏迷等。	
肾性骨营养不良症	可出现纤维化骨炎、尿毒症骨软化症、骨质疏松症和骨硬化症患者可有骨酸痛、行走不便等。	
皮肤表现	常见皮肤瘙痒、面色较深而萎黄。	
代谢紊乱	尿毒症时毒素可干扰胰岛素作用，出现空腹血糖升高、糖耐量异常。	
水电解质紊乱	水潴留、高血钾、代谢性酸中毒、低钙血症和高磷血症是水、电解质紊乱的主要症状。	

续表

临床表现	病情观察	护理措施
		8. 血液透析的护理 (1)透析前的护理 ①向患者讲解透析的相关知识，消除患者恐惧心理。 ②评估患者一般情况，包括生命体征。 ③了解患者透析方法及频次。 (2)透析后的护理 ①透析结束时，应缓慢回血，测血压后，如血压正常，嘱患者躺 10min、坐 10min 后缓慢起床，防止发生体位性低血压。 ②注意观察穿刺部位出血情况。 ③如有置管，保持局部清洁、干燥，每日更换敷料，防止感染的发生。 ④如有人工动静脉内瘘，应注意保持局部皮肤清洁、干燥，防感染。 ⑤称体重。 ⑥向患者讲解规律血液透析的必要性。
感染	极易并发感染，特别是肺部感染和尿路感染。	①应及时使用适合的抗生素，禁用或慎用肾毒性药物。 ②注意保暖，病室温湿度适宜，定时通风，每日消毒病房。
肾性骨病	患者可有四肢酸痛，行走不便。部分患者表现为腰、臀、膝及其他部位的疼痛，晚期骨病患者中，轻微外伤可能导致骨折。	①嘱患者进食含钙高、含磷低的食物。 ②注意休息，避免剧烈活动，多晒太阳。 ③遵医嘱给予补充钙剂。
心力衰竭	可表现为急性左心衰竭，慢性全心衰竭是常见死亡原因之一。	①给予适当卧位，吸氧减轻患者症状。 ②遵医嘱行血液透析清除毒素，多余体液。 ③液体滴速控制在 30 滴 / 分以内。
贫血	贫血是肾衰竭最常见、最普遍的并发症之一，贫血程度与原发病有一定关系，随肾功能的减退，贫血会逐渐加重。	①患者进食含铁丰富的食物，避免生，冷，硬食物，以免损伤消化道黏膜。 ②给予叶酸、多糖铁复合物，皮下注射重组人促红细胞生长素纠正贫血。

第八章

肿瘤内科

第一节　胃　癌

一　概　念

　　胃癌是人体最常见的恶性肿瘤之一，占消化道肿瘤的第一位。不同人种、不同国家和地区胃癌的发病率有明显区别。我国胃癌死亡率居恶性肿瘤死亡率的首位。胃癌发病男性多于女性，男女之比为（2.2～3.6）∶1，好发年龄为41～60岁。其多发生于胃窦部，其次为胃小弯和贲门部。

二　主要护理问题

　　1.疼痛：腹痛　与肿瘤压迫、术后伤口疼痛、炎症有关。

　　2.焦虑、恐惧　与对肿瘤有惧怕的心理、担心预后及效果、住院环境陌生等有关。

　　3.营养失调：低于机体需要量　与胃功能降低、营养摄入不足、肿瘤生长消耗大量能量等有关。

　　4.有体液不足的危险　与幽门梗阻致严重呕吐有关。

　　5.活动无耐力　与疼痛及患者机体消耗有关。

　　6.有感染的危险　与手术伤口有关。

　　7.有出血的危险　与术中损伤、术中缝合有关。

　　8.潜在并发症　出血、肺部感染倾倒综合征、低血糖综合征等。

三 病情观察与护理措施

临床表现	病情观察	护理措施
上腹不适，胀痛、恶心、呕吐、消瘦、食欲不振、呕血、黑便、进行性贫血	观察患者进食后的腹部情况，是否出现胀痛、恶心、呕吐等。观察患者大便情况，是否有黑便。观察患者皮肤黏膜颜色及血常规报告，是否有贫血。	①观察患者上腹痛症状，帮助分散注意力，缓解疼痛，必要时给予止痛药。②观察患者恶心、呕吐及呕吐物的颜色、性质及量，给予止吐剂及保护胃黏膜药物。③观察患者呕血、便血量及性质，及时给予止血、补充血容量对症处理。④保持口腔、皮肤的清洁。恶心、呕吐、禁食、胃肠减压的患者，进行口腔护理。⑤长期卧床患者，要定时翻身、按摩受压部位，指导并协助进行肢体活动，以预防压疮及血栓性静脉炎的发生。⑥保持环境安静、整洁、舒适的环境，有利于睡眠和休息。⑦恶病质患者做好皮肤护理，定时翻身并按摩受压部位。⑧饮食：少量多餐，高热量、高蛋白、丰富维生素与易消化的食物，禁食霉变、腌制、熏制食品。⑨心理护理：根据患者的性格、人生观及心理承受能力来决定是否告知事实真相。耐心做好解释工作，了解患者各方面的要求并予以满足，调动患者的主观能动性，使之能积极配合治疗。对晚期患者，应予以临终关怀。
并发症 倾倒综合征	表现为进甜流食后10～20min，出现剑突下不适、心悸、乏力、出汗、头晕、恶心、呕吐甚至虚脱，常伴有肠鸣及腹泻。	①餐后平卧十几分钟，症状多可缓解。②告诫患者术后早期应少量多餐，避免进甜的过热流食，进餐后平卧10～20min。多数患者在半年到1年内逐渐自愈。
低血糖综合征	患者进食2～4h，出现心慌、无力、眩晕、出汗、手颤、嗜睡，也可导致虚脱。	应稍进饮食，尤其是糖类即可缓解。少食多餐可防止其发生。

第二节　食管癌

一　概　念

食管癌系指由食管鳞状上皮的异常增生所形成的恶性病变。

二　主要护理问题

1. 营养失调：低于机体需要量　与进食减少或不能进食、消耗增加等有关。
2. 知识缺乏　缺乏疾病有关知识、康复知识。
3. 清理呼吸道无效　与术后疼痛有关。
4. 疼痛　与病情进展有关。
5. 焦虑　与对癌症的恐惧和担心疾病预后等有关。
6. 潜在并发症　吻合口瘘、乳糜胸、肺不张、肺内感染。

三　病情观察与护理措施

临床表现		病 情 观 察	护 理 措 施
局部症状	吞咽时哽噎感	为本病的常见症状，进食偶有哽噎感，食管内异物感，症状呈进行性加重。先是较硬的食物咽下缓慢，继则半流食，最后水和唾液也难以下咽。	遵循少食多餐原则，指导患者进食高热量、高蛋白和维生素丰富的流食或半流食，纠正低蛋白血症。对不能进流食而营养状况差的患者，采取静脉高营养疗法，或空肠造瘘进食，以改善全身状况。
	胸痛、背痛	胸骨后针刺样、烧灼样或牵拉摩擦样痛感，因肿瘤侵犯食管外组织、器官导致疼痛加剧，一般患者难以忍受，严重影响患者的生活质量。	①倾听患者主诉，评估疼痛程度。②协助患者采取舒适的卧位。③为患者创造安静、舒适的环境，先采用非药物措施减轻疼痛，如听音乐、分散注意力、松弛疗法等。④必要时使用止痛剂。
	声嘶	由于癌肿侵犯喉返神经，导致患者声音嘶哑。	①安慰患者，缓解其焦虑情绪。②严重者用手语、文字等方式与患者沟通。③增加患者社会支持系统。

续表

临床表现		病情观察	护理措施
	呛咳	侵犯气管、支气管，可形成食管或支气管瘘，出现吞咽水或食物时剧烈呛咳，并发生呼吸系统感染。	①给予镇咳药，口服咳喘宁合剂止咳。②教会和指导患者做腹式深呼吸和有效咳嗽排痰方法，保持呼吸道通畅。③有合并呼吸道感染者，给予抗生素治疗，控制感染。
全身症状	消瘦、营养不良	由于热能严重不足引起，皮下脂肪消失，皮肤缺乏弹性，头发干燥易脱落，体弱乏力、萎靡不振。	遵循少食多餐原则，指导患者进食高热量、高蛋白和维生素丰富的流食或半流食，纠正低蛋白血症。对不能进流食而营养状况差的患者，采取静脉高营养疗法，或空肠造瘘进食，以改善全身状况。
并发症	吻合口瘘	主要表现为呼吸困难、胸腔积气、积液、恶寒、高热，严重时发生休克。吻合口瘘多发生在术后5~10d。	①纠正低蛋白血症。②保证胃管通畅，避免胃排空不畅增加吻合口张力。③加强患者饮食的护理与监控。吻合口瘘发生后，应立即禁食，行胸腔闭式引流、抗感染治疗及营养支持疗法。
	乳糜胸	主要表现为胸闷、气急、心悸，甚至血压下降。	置胸腔闭式引流，及时排除胸腔内乳糜液，促使肺膨胀。可用2.5KPa负压持续吸引，有利于胸膜形成粘连，同时采用静脉营养支持治疗，一般行胸导管结扎术。
	肺不张、肺内感染	胸闷、气短、呼吸困难、干咳等，合并感染时可引起患侧胸痛，突发呼吸困难和发绀、咳嗽、喘鸣、咯血、咳浓痰、畏寒和发热、心动过速、体温升高、血压下降，有时出现休克。胸部听诊可正常或闻及捻发音、干啰音、哮鸣音。	术前戒烟、术后加强呼吸道管理、叩背、协助患者有效咳痰。

第三节　直肠癌

一　概　念

直肠癌是指从齿状线至直肠乙状结肠交界处之间的癌，是消化道最常见的恶性肿瘤之一。

二　主要护理问题

1. *疼痛*　与肿瘤压迫、术后伤口疼痛、炎症有关。
2. *焦虑／恐惧*　与对肿瘤有惧怕的心理，担心预后及效果、住院环境陌生等有关。
3. *营养失调：低于机体需要量*　与癌肿慢性消耗、手术创伤、放化疗反应等有关。
4. *排便异常*　与癌肿侵及肠腔有关。
5. *尿潴留*　与肿瘤增大压迫周围脏器有关。
6. *潜在并发症*　造瘘口黏膜组织灌注异常肠梗阻、肠穿孔等。

三　病情观察与护理措施

临床表现	病情观察	护理措施
大便习惯改变	肠造瘘口的观察	①术后 3d 开放结肠造瘘口，先用生理盐水棉球洗净造瘘口周围皮肤，涂上氧化锌软膏，以防止排出的大便浸渍皮肤而出现皮炎。待粪便成形有规律时，可只用清水洗净皮肤，保持干燥。②方法：由于人工肛门无正常肛门的收缩功能，初期排便无感觉，不能控制，故使用人工肛门袋。换袋时，宜取坐位，袋内积粪要及时倾倒清洗，避免感染，减少臭气；取肛袋时，应从上环轻掀起，防止损伤皮肤。③粪便成形及养成定时排便的习惯后，患者就可以在每天排便后用棉垫将造瘘口盖好，用绷带固定。

续表

临床表现		病情观察	护理措施
			④护理方法：人工肛门开放1周后，应开始扩肛，以松弛肛周肌肉，保持人工肛门通畅，避免因腹肌收缩及肠管回缩引起肛门狭窄，致排便困难。其方法为：戴手套用食指伸入肛门内4cm左右，每次1～2min，1次/日，插入手指时，切勿粗暴过深，防止肠穿孔；扩肛时，可张口呵气，防止增加腹压。
疼痛		骶尾部和腰部疼痛，多为钝痛。	①分散注意力，缓解疼痛。 ②评估患者疼痛程度，必要时给予癌痛规范化治疗。
排尿困难、尿频、尿痛		因肿瘤增大压迫周围脏器。	①诱导排尿。 ②热敷膀胱区，促进排尿。 ③必要时给予留置导尿。
食欲不振、体重减轻		多发生于晚期患者，由于化疗引起。	①以清淡饮食为主，多食豆制品、蛋、鱼类等，使大便干燥，便于清洁处理。 ②监测体重变化。 ③保证营养供给。 ④必要时给予肠外营养。
并发症	肠梗阻	腹胀	给予胃肠减压，按胃肠减压护理常规护理。
	肠穿孔	突然刀割样腹痛伴腹胀、发热、寒战、血压下降。	①一旦确诊，明确穿孔部位，积极给予手术治疗。 ②给予抗感染治疗。
	造瘘口黏膜组织异常	造口充血、水肿。	①应密切观察有无发热。 ②每日观察造瘘口血运情况，有无坏死、充血、回缩现象，并及时处理。 ③结肠造口换药时动作轻柔，观察造瘘口有无水肿、出血。 ④发生造瘘口充血水肿时应在肠黏膜上覆盖凡士林纱布加以保护。 ⑤为患者做好行造瘘修复的准备。

第五节　肝　癌

一　概　念

　　肝癌是指发生于肝脏的恶性肿瘤，包括原发性肝癌和转移性肝癌两种。原发性肝癌是临床上最常见的恶性肿瘤之一，居恶性肿瘤的第五位。原发性肝癌按细胞分型可分为肝细胞型肝癌、胆管细胞型肝癌及混合型肝癌。

二　主要护理问题

　　1. 疼痛：肝区痛　与肿瘤迅速生长，使肝包膜张力增加有关。

　　2. 潜在并发症　急性腹膜炎、上消化道出血、休克、癌肿破裂出血、肝性脑病。

　　3. 营养不良：低于机体需要量　与急、慢性肝炎疾病的代谢性消耗、肝功能不良及营养摄入不足等因素有关。

　　4. 焦虑、恐惧或绝望　与担心疾病的预后有关。

三　病情观察与护理措施

临床表现	病情观察	护理措施
肝区疼痛	半数以上患者肝区疼痛为首发症状，多为持续性钝痛、刺痛或胀痛。位于肝右叶顶部的癌肿累及横膈，则疼痛可牵涉至右肩背部。当肝癌结节发生坏死、破裂，可引起腹腔内出血，出现腹膜刺激征等急腹症表现。	**1. 一般护理** ①视病情卧床休息。 ②病重时进行特殊口腔护理。 ③保持床单位整洁，避免某一局部长期受压，鼓励患者在床上活动或协助患者变换体位，定时翻身。 ④进高热量、高维生素饮食。保证蛋白质摄入，有肝性脑病者应禁蛋白饮食，清醒后恢复期给予低蛋白饮食30g/d，没有肝性脑病者可正常饮食。 ⑤鼓励患者树立战胜疾病的信心，使患者保持心情愉快。对家属给予精神安慰，说明病情变化的可能性，加强与家属的联系。
全身和消化道症状	主要表现为乏力、消瘦、食欲减退、腹胀等。部分患者可伴有恶心、呕吐、发热、腹泻等症状。晚期则出现贫血、黄疸、	**2. 症状护理** ①疼痛的护理：遵医嘱给予适量止痛药。提供安静环境及舒适体位，进行心理疏导。 ②出现意识障碍按照昏迷护理常规执行。

续表

临床表现		病情观察	护理措施
肝大		腹水、下肢水肿、皮下出血及恶病质等。肝大呈进行性加重，质地坚硬，边缘不规则，表面凹凸不平呈大小结节或巨块。	③出血的护理：动态观察血压变化及大便颜色、性状，肠鸣音、便潜血、血红蛋白的变化。 ④腹水的护理：大量腹水患者取半卧位，以减轻呼吸困难。每日液体摄入量不超过 1000ml，并给予低盐饮食。应用利尿剂时遵医嘱记录 24h 出入量，定期测量腹围和体重。 ⑤营养失调的护理：与营养师和患者商量制订患者的食谱，成年休息者给予热量 25 ～ 30kcal/(kg·d)，轻体力劳动者给予热量 30 ～ 35kcal/(kg·d)。调整饮食色、香、味，增进患者食欲。重症患者协助进食。
肝癌转移症状		肝癌如发生肺、骨、脑等处转移，可产生相应症状。少数患者可有低血糖症、红细胞增多症、高血钙和高胆固醇血症等特殊表现。	**3. 病情观察** ①有无腹痛、腹胀、腹泻情况，肝区疼痛的性质、部位、程度、持续时间，有无恶心、呕吐症状及强迫体位。 ②意识状态有无烦躁不安或嗜睡。 ③有无门脉高压所致的出血现象，如肠鸣音情况，有无黑便、呕血、便潜血。 ④皮肤的完整性和患者躯体活动能力。 ⑤进食情况及营养状态。
并发症	癌肿破裂出血	是原发性肝癌常见的并发症，少数出血可自行停止，多数患者需手术止血。	早发现、早治疗；避免做腹内压增加的剧烈活动，如剧烈咳嗽、用力排便等；密切监测生命体征。若患者主诉腹痛，并伴有腹膜刺激征，应高度怀疑癌肿破裂的可能，及时通知医生，配合抢救。
	上消化道出血	肝癌常因合并肝硬化或门静脉、肝静脉癌致门静脉高压，致食管－胃底静脉曲张破裂出血。	饮食避免刺激、辛辣、粗糙食物，加强肝功监测，及时纠正凝血功能障碍。出血量少，给予禁食、休息，应用止血药物。出血量多，使用双囊三腔管压迫止血，输血，必要时手术止血。
	肝性脑病	常发生于肝功能失代偿期或濒临失代偿的原发性肝癌。	避免疾病加重的诱因，禁用肥皂水灌肠，使用降血氨药物，肝性脑病者限制蛋白质摄入，便秘者可口服果糖。

第六节　乳腺癌

一　概　念

　　乳腺癌是女性常见的恶性肿瘤，占全身各种恶性肿瘤病例的7% ~ 10%。多发于女性，其中以更年期和绝经期前后的女性尤为多见，男性很少见。

二　主要护理问题

　　1. 焦虑　与担心手术造成身体外观改变和预后有关。
　　2. 皮肤完整性受损　与手术和放射治疗有关。
　　3. 躯体活动障碍　与手术影响手臂和肩关节的活动有关。
　　4. 自我形象紊乱　与乳房切除及化疗致脱发等有关。
　　5. 知识缺乏　与缺乏乳腺癌自我检查、预防知识有关。
　　6. 潜在并发症　皮下积液、皮瓣坏死和上肢水肿。

三　病情观察与护理措施

临床表现	病情观察	护理措施
乳房肿块	无痛性单发乳房肿块是最常见的症状，小的肿块边界清楚，活动度良好。进一步增大时，表面不光滑，质硬且与周围组织分界不清，活动度差。癌肿增长速度加快，晚期可破溃呈菜花状。	**1. 一般护理：**护理人员耐心对初次治疗的患者及家属进行健康教育，使其了解具体治疗的计划、可能发生的不良反应及预防措施和处理方法，以减轻思想负担，树立战胜疾病的信心，积极配合治疗。 **2. 饮食：**加强营养，宜进食高蛋白、高热量、高维生素类食物，如牛奶、鱼、虾、蛋、瘦肉类，多食芹菜、菠菜、胡萝卜，多吃生菜，忌食高脂饮食如肥肉、动物内脏等。 **3. 症状护理：**抬高患者上臂，避免患者提重物，勿在患侧注射、输液、采血、测血压等治疗。严重者可给予按摩患肢，让患者抬高患肢，按摩者用双手扣成环形自远侧向近侧用一定压力推移，每次15min以上，每天3次；还可以对腋区及上肢热疗，用物理加温法或微波、红外线等治疗。 如术后应保持血液回流通畅。 **4. 心理护理：**消除患者恐惧心理；消除患者的焦虑情绪。

续表

临床表现	病情观察	护理措施
乳房外形改变	癌肿较大时局部凸起。癌肿侵及 Cooper 韧带，表面皮肤凹陷，呈"酒窝征"。癌肿表面皮肤因内皮和皮下淋巴管被癌组织细胞阻塞，皮肤出现"橘皮样"改变。乳头深部癌肿侵及乳管可使乳头内陷。	**5.皮肤护理**：乳腺癌术后皮肤愈合不良者应进行相应治疗，应注意保护周围皮肤。 **6.患肢护理** ①乳腺癌术后 1 ~ 3d 可锻炼握拳、屈腕、屈伸肘关节，每天数次。 ②术后 4 ~ 5d，可牵拉固定在高处的松紧带，每天数次。 ③患者先训练将患侧手指经头扣及对侧耳廓，以后逐渐过渡到患侧手梳头，每天数次。
乳头溢乳	少数患者出现乳头溢乳，液体以血性分泌物多见。	④患者面对墙壁做摸高动作，同时在墙上画线记录摸高的进展，每天练习。 ⑤练习划旱船的转动、绕环训练。
乳房疼痛	疼痛部位、性质、疼痛程度以及与月经周期的关系，疼痛是否可自行消退、是否伴有局部红肿或全身症状，更应注意与炎症性疾病相鉴别。	⑥出院后，在家里、工作单位要努力去做常规的生活活动，如洗脸、梳头、扫地、提轻物等。要求在术后 1 ~ 2 个月即完全恢复肩部运动，基本上达到抬举自如的程度。乳腺癌患者经治疗出院后第 1 ~ 5 年期间，每半年来医院随诊复查，术后 5 年内避免妊娠。5 年后，每年随诊复查 1 次。 **7.乳房自我检查的步骤**
淋巴结肿大	乳腺癌淋巴结转移最初见多见于同侧腋窝，早期为散在、质硬、无痛、活动的结节，后期互相粘连、融合。	①视诊：褪去上衣面对穿衣镜，两臂下垂，可观察两侧乳房大小和轮廓是否对称，有无局限性隆起、凹陷，或皮肤"橘皮样"改变；注意有无乳头回缩或抬高，乳晕区有无湿疹。然后，两臂高举过头，再看乳房外形有无改变。
腋窝情况	腋下有无肿块及其出现的时间，是否伴有疼痛。腋前是否有异常隆起，经期或妊娠、哺乳期有无局部增大。注意腋窝肿块或淋巴结与乳房的关系，腋窝淋巴结的肿大可为肿瘤转移或炎症引起。	②触诊：仰卧，肩下垫一薄枕，左前臂枕于头下，尽量放松肌肉使左乳平铺在胸壁。右手各指并拢，用手指掌面轻柔平按，扪摸左侧乳房，切忌重按或抓捏。一般检查从乳房内上象限开始，依次为内下、外下、外上限，最后扪摸乳晕区，要注意乳头有无溢液。然后左臂放下，用右手再摸左腋窝有无淋巴结肿大。用同样的方法检查另一侧。
皮下积液	乳腺癌术后皮下积液较为常见，发生率在 10% ~ 20%，除手术因素	积液要早发现，及时报告医生穿刺或引流排出。

续表

临床表现	病情观察	护理措施
	外，术后要特别注意保持引流畅通，包扎胸带松紧度适宜，避免过早外展术侧上肢。	
皮瓣坏死	乳腺癌切除术后皮瓣坏死率为 10% ~ 30%。皮瓣缝合张力大是坏死的主要原因。	术后注意观察胸带勿加压包扎过紧，及时处理皮瓣下积液。
患肢水肿	主要原因是上臂淋巴回流不畅，皮瓣坏死后感染、腋部无效腔积液等。	术后避免在术侧上肢静脉穿刺，测量血压，及时处理皮瓣下积液。卧床时抬高术侧手臂能够预防或减轻肿胀。出现明显水肿时，可采用按摩术侧上肢、进行适当的手臂活动、腋区及上肢热敷等措施。

第七节　胰腺癌

一　概　述

　　胰腺癌是消化系统常见的恶性肿瘤之一。胰腺癌起病隐匿，较少有特异性症状和体征，仅有 10% 的胰腺癌患者在确诊时有手术切除机会，术后复发率和转移率极高。胰腺癌具有较早侵犯血管与淋巴管，播散至肝脏、腹膜、肺和局部淋巴结的特征。

二　主要护理问题

　　1.急性疼痛　与胰管梗阻、癌肿侵犯腹膜后神经丛及手术创伤有关。

　　2.潜在并发症　胰瘘、胆瘘、胆道感染、出血。

　　3.营养失调:低于机体需要量　与胰腺癌及癌旁胰岛细胞因子干扰糖原代谢，机体不能有效利用葡萄糖、厌食、食欲减退、腹泻有关。

　　4.知识缺乏　缺乏胰腺癌防治知识。

　　5.焦虑　与诊断为癌症，对手术治疗缺乏信心及担心预后有关。

三　病情观察与护理措施

临床表现		病情观察	护理措施
上腹疼痛和饱胀不适		肿瘤浸润引起的胰管梗阻并管内压升高，尤其进餐后，胰腺分泌增多，管内压力增高，促发上腹部持续或间断钝痛，餐后1~2h加重，而后减轻。易与胃肠、肝胆疾病相混淆。腹痛为隐痛、胀痛或钝痛。后期可呈持续性疼痛并且加重。	①建立良好的相互信任的护患关系。②及时评价并记录疼痛缓解的程度。③评价药物不良反应的程度及耐受情况。④心理护理：给予心理治疗，如放松、分散注意力和调整心境等，使患者的注意力和心境从疼痛及伴有的恶劣情绪中转移。放松练习的方法包括慢节奏呼吸、简单抚摸、按摩或保暖及主动听音乐等。⑤精神安慰及社会支持。⑥实施非药物止痛技巧辅助药物止痛，根据疼痛的部位、性质、伴随症状、诱发因素等不同，采用热敷、冷敷、按摩、针灸等非药物止痛方法辅助药物止痛。⑦进行适当活动，如低强度体育活动、沐浴、松弛肌肉、做腹式呼吸等。
消化道症状		消瘦、乏力是胰腺癌的常见症状。食欲下降、腹胀、消化不良、腹泻或便秘，部分患者可有恶心、呕吐，晚期癌肿累及十二指肠可出现消化道梗阻或消化道出血。	给予易消化、低脂、高蛋白饮食。少食多餐，忌油腻及饱餐，进行适量的运动和锻炼，如散步。
发热		表现为低热、高热、间歇热或不规则热等，可伴畏寒，黄疸也随之加深。	遵医嘱使用抗生素治疗，并观察药物疗效，及时检测患者体温变化，如出现高热，应及时降体温。
血栓性静脉炎		局部红、肿、热、痛等，并可扪及条索状硬块；偶可发生门静脉血栓性静脉炎，出现门静脉高压。	密切观察患者静脉情况，按静脉血栓预防措施护理。
并发症	出血	术后24~48h内的出血常因术中止血不彻底，或者是凝血功能异常引起。腹腔的严重感染、胰液腐蚀血管引起的出血发生在手术后1~2周，甚至更晚；手术创伤、胃潴留、因子，必要时行介入治疗。	患者出现神志改变、面色苍白、四肢湿冷、脉速、血压下降、呕血、黑便、腹痛等，胃管或是腹腔引流管内出现大量的血性液体，应马上通知医生查明原因，按大出血进行处理，是严重感染所引起的，应积极控制感染。补充凝血胃黏膜屏障受损可导致胃黏膜糜烂引起的

续表

临床表现		病情观察	护理措施
并发症		上消化道大出血一般在术后 3 ~ 7d。	
	胰瘘、胆瘘	可致腹腔感染和腹内腐蚀性出血，危害大，是术后死亡的主要原因之一。表现为腹痛、发热、胰肠吻合口附近的引流液多，液体无黏性，色浅淡，引流液淀粉酶水平增高。是否与其他的脏器相通。并使用生长抑制减少胰液量，必要时使用手术治疗。	①胆瘘一经证实要积极进行治疗。②术后应保持 T 管引流通畅，妥善固定，防止管道扭曲、受压、阻塞或脱出等。每日观察并记录引流量并准确记录胆汁的量、颜色、性质、气味等。③给予营养支持和抗感染治疗。④对于胰瘘对皮肤的腐蚀，可以用氧化锌软膏对皮肤进行保护。对迁延不愈的患者应做好心理护理，鼓励患者树立战胜疾病的信心。
	胆道感染	多发生于术后5~7d，表现为腹痛、发热、T管引流液突然减少，沿腹腔引流管或伤口溢出大量胆汁样的液体，每日数百毫升至 1000ml 以上不等。	①进食后宜维持坐位 15 ~ 30min，有利于胃内容物的引流。②合理使用抗生素和利胆药物。③保持大便通畅，预防便秘。

第九章

神经内科

第一节　中枢神经系统感染

一　概　念

中枢神经系统感染指由某种微生物（病毒、细菌、立克次体、螺旋体、寄生虫等）引起的脑部炎症性疾病。脑部炎症性疾病可分为两大类：①凡感染或炎症反应仅累及软脑膜者称为软脑膜炎或脑膜炎。②病原体侵犯脑实质因其炎性反应者称为脑炎。无论是脑炎或脑膜炎，在疾病过程中脑膜和脑实质往往都不同程度地受到侵犯，因此常有脑膜脑炎之称。

二　主要护理问题

1. *头痛*　与颅内压增高有关。
2. *有脑疝的危险*　与颅内压增高有关。
3. *知识缺乏*　缺乏中枢神经系统感染防治知识。
4. *发热*　与中枢神经系统感染有关。
5. *有吸入性肺炎的危险*　与抽搐有关。

三　病情观察与护理措施

临床表现	病情观察	护理措施
脑膜刺激征	为中枢神经系统感染的常见症状，时轻时重，表现为头痛、恶心、呕吐，视盘水肿，颈项强直。	**1. 常规护理** ①心理护理：关心患者，了解患者的思想、生活情况，消除患者对疾病的恐惧心理和悲观情绪，耐心解释用药目的，使患者能够积极配合治疗。 ②活动指导：根据患者情况决定活动量，烦躁不安的患者要加强防护措施，防止意外发生。保持肢体功能位，进行肢体康复训练，降低致残率。 ③饮食：进高热量、高维生素、高蛋白饮食，必要时给予营养支持疗法。 **2. 高热的护理** ①头置冰袋，物理降温。 ②体温超过39℃给予温水擦浴或水毯持续降温。 **3. 抽搐的护理** ①加床档，防止坠床。 ②防止呼吸道阻塞。 ③平卧位，头侧向一方，利于口腔分泌物和呕吐物排出，防止吸入性肺炎。 ④保护患者，四肢大关节处用约束带，防止骨折。 **4. 治疗**：针对病因合理用药，防止感染性休克，维持血压，降低颅内压，防止脑疝。
发热	为中枢神经系统感染的常见症状，通常表现为持续性的发热，偶有高热。	
意识障碍	多数患者有意识障碍，表现为意识模糊或谵妄，随病情加重可出现嗜睡、昏睡、昏迷或去皮质状态。	
抽搐	中枢神经系统感染的患者颅内压增高、脑细胞水肿、持续高热、极易出现抽搐。	
并发症	吸入性肺炎：患者意识障碍，极易出现吸入性肺炎。密切观察患者的吞咽功能、咀嚼功能及进食情况。	①卧床患者进食时，将枕头抬高，头偏向一侧。 ②对流涎的患者可使用吸管或让患者细嚼慢咽，如有吞咽困难可给予留置胃管。 ③定时翻身、拍背、吸痰，保持呼吸道通畅。
	电解质紊乱：高热患者极易出现电解质紊乱。	①平时多注意水、电解质平衡。 ②定期复查电解质。

第二节 头 痛

一 概 念

头痛是临床上最常见的症状之一。通常指局限于头颅上半部，包括眉弓、耳轮上缘及枕外隆突连线以上部位的疼痛。

二 主要护理问题

1. 疼痛 与疾病本身有关。
2. 潜在并发症 脑疝、高血压、低血压。
3. 营养不良：低于机体需要量 与头痛导致营养摄入量减少有关。
4. 知识缺乏 缺乏头痛相关知识。
5. 焦虑 与头痛症状反复出现、病程迁延不愈有关。

三 病情观察与护理措施

临床表现		病情观察	护理措施
血管性头痛	偏头痛	常为一侧或双侧颞部搏动性头痛，反复发作伴恶心呕吐、视物模糊、眼前闪光等。	**1. 常规护理** ①心理护理：关心患者，多与患者交流，了解患者需要并使其了解病情，消除恐惧，积极配合治疗。 ②饮食指导：宜高蛋白、高热量、高维生素、高纤维素、易消化饮食，忌辛辣刺激，限制钠盐摄入，忌烟酒。 ③环境要安静：室内光线要柔和。
	丛集性头痛	常在夜间睡眠中突然发作痛醒，为剧烈的尖锐爆炸样，非搏动剧痛，发作时常伴有流泪，结膜充血、鼻塞、流涕、颜面潮红、多汗、颈动脉怒张，患者面部皮肤温度升高等。	**2. 专科护理** ①观察头痛的规律及特点。 ②遵医嘱用药：轻度头痛，一般不用休息，可服用止痛药，如去痛片等；如有剧烈头痛，必须卧床休息。有头痛、眩晕、心烦易怒、夜眠不佳、面红、口苦症状的患者，应加强其精神护理，消除患者易怒、紧张等不良情绪，以避免诱

续表

临床表现	病情观察	护理措施
		发其他疾病。 ③偏头痛发作时：应注意保持周围环境安静，必要时配合应用镇静剂以减轻疼痛，药物治疗过程中应密切注意药物的副作用，如各种不同的止痛药物所致尿潴留、嗜睡、头晕等，给予相应的防范措施，如应用具有嗜睡作用的苯噻啶后，应注意不能驾驶或高空作业，以免发生危险。
其他血管性头痛	由血管收缩功能障碍而引起的头痛 如月经期头痛、夏季头痛病因未明，疼痛部位不定，性质多样。	**1. 常规护理** ①心理护理：关心患者，多与患者交流，了解患者需要并使其了解病情，消除恐惧，积极配合治疗。 ②饮食指导：宜进高蛋白、高热量、高维生素、高纤维素、易消化饮食，忌辛辣刺激，限制钠盐摄入，忌烟酒。 ③环境要安静，室内光线要柔和。 **2. 专科护理** ①观察头痛的规律及特点。 ②对一些明确疾病引起的头痛，应先控制病情，以缓解疼痛。 ③发热、感染中毒性脑病，均有必要行物理降温，可降低脑代谢水平，防止或减轻脑水肿。 ④高血压患者，应注意休息，保持安静，按时服降压药。 ⑤头痛型癫痫，应注意环境安静、避光，并重视可能伴发其他类型癫痫发作而发生意外。 ⑥颅内压减低者头痛，应低枕或去枕平卧，避免迅速转变体位。必要时静脉补液数天，可使头痛减轻或消失。
	各种原因致颅内动脉持续扩张所致的血管性头痛 属于症状性，原因有发热、高血压、脑供血不足、癫痫大发作后、CO中毒。	
颅内高压性头痛	颅内肿瘤、血肿、囊肿、脓肿等占位性病变使颅 常为整个头部的持续性胀痛，阵发性加剧，并伴有喷射性呕吐及视力障碍。	**1. 常规护理** ①心理护理：关心患者，多与患者交流，了解患者需要并使其了解病情，消除恐惧，积极配合治疗。

续表

临床表现		病情观察	护理措施
颅内高压性头痛	内压增高		②饮食指导:宜进高蛋白、高热量、高维生素、高纤维素、易消化饮食,忌辛辣刺激,限制钠盐摄入,忌烟酒。 ③环境要安静,室内光线要柔和。 **2. 专科护理** ①体位:头高位,抬高床头15° ~ 30°、呼吸通畅、吸氧、控制输液量。 ②观察:严密观察瞳孔、意识、体温、脉搏、呼吸、血压等生命体征的变化。 ③高热患者应降温。 ④肢体活动障碍及昏迷患者肢体应保持功能位,定时翻身。 ⑤脑疝患者保持呼吸道通畅,静脉快滴20% 甘露醇 250ml。 ⑥蛛网膜下腔出血及脑炎所致头痛,应注意患者呼吸道、皮肤、二便等基础护理,同时应注意观察患者头痛的变化情况,特别是前者,头痛加剧,频发可能是再出血或脑血管痉挛,给予镇静、止痛、通便等可以明显降低死亡率。 ⑦任何原因所致的颅内压增高性头痛,均应避免可增高颅内压的因素,如咳嗽、头部位置改变、屈身、负重、过度屈颈等。腰穿检查应慎重,以防止脑疝发生。
颅外局部因素所致头痛	眼源性头痛	因青光眼、虹膜炎、眶内肿瘤等眼部疾患以及屈光不正而引起头痛,常位于眼眶周围及前额,一旦眼部疾患治愈,头痛也将缓解。	**1. 常规护理** ①心理护理:关心患者,多与患者交流,了解患者需要并使其了解病情,消除恐惧,积极配合治疗。 ②饮食指导:宜高蛋白、高热量、高维生素、高纤维素、易消化饮食,忌辛辣刺激,限制钠盐摄入,忌烟酒。 ③环境要安静,室内光线要柔和。 **2. 专科护理** ①观察头痛的规律及特点。 ②对一些病因明确疾病引起的头痛,应
	耳源性头痛	因急性中耳炎、外耳道炎、外耳道疖肿、乳突炎等引起。表现为单侧颞部持续性或搏动性头痛,常伴有乳突压痛。	

续表

临床表现		病情观察	护理措施
并发症	鼻源性头痛	鼻窦炎常引起前额部头痛，可伴有发热，鼻腔脓性分泌物等。	先控制病情，以缓解疼痛。 ③功能性头痛者，应给予精神治疗和心理护理，安排一些体育活动，配合镇静、抗抑郁药物，完善的食谱、适当的休息、合理的生活习惯，均有利于头痛的治疗。 ④对症护理。
	神经性疼痛	亦称精神性疼痛，其部位不固定，表现为持续性闷痛，常伴有心悸、多梦、多虑、紧张、失眠等症状。	
	脑疝	严密观察瞳孔、意识、体温、脉搏、呼吸、血压等生命体征的变化。颅内肿瘤、血肿、囊肿、脓肿等占位性病变使颅内压增高，常为整个头部的持续性胀痛，阵发性加剧，并伴有喷射性呕吐及视力障碍。	①保证病室环境的安静舒适，安慰患者，解除其思想顾虑，保持其情绪稳定； ②根据需要快速静脉滴注脱水剂，降低颅内压，抬高床头 $15° \sim 30°$，以利脑部血液回流。 ③保持呼吸道通畅，防止呕吐物误吸，充分供给患者氧气，改善脑部缺氧现象。 ④准确记录出入量，控制液体摄入量，每日总输入量不可超过 2000ml 并注意滴速放慢；维持尿量每日不可少于 600ml。 ⑤高热的患者，头部敷冰袋，可行全身物理降温，防虚脱。

第三节　眩　晕

一　概　念

眩晕是因机体空间定向和平衡功能失调所产生的自我感觉，是一种运动错觉。眩晕以头晕眼花、恶心呕吐、耳鸣等为特征，可见于高血压病、脑动脉硬化、贫血、内耳性眩晕、神经衰弱等多种疾病。

二 主要护理问题

1. 有外伤的危险　与视物旋转有关。
2. 头晕　与视物旋转有关。
3. 恶心、呕吐　与眩晕有关。
4. 焦虑　与生活状态改变有关。
5. 睡眠型态紊乱　与焦虑有关。

三 病情观察与护理措施

临床表现		病情观察	护理措施
眩晕	周围性眩晕	以发作性眩晕伴耳鸣、听力减退及眼球震颤为主要特点，严重时可伴有恶心、呕吐、面色苍白和出汗，发作多短暂，很少超过2周。具有复发性的特点。	**1. 心理护理：**向患者及家属讲解疾病发生的原因、治疗、护理要点及预后，鼓励患者积极配合治疗及护理。留陪护，提供必要的心理、社会支持，减少忧郁情绪。 **2. 病情观察及护理** ①观察眩晕发作的形式、发作时间、过程、发作的次数及发作时的伴发症状，为选择有效的治疗方案提供依据。 ②抗眩晕药物有多种，在保证及时、正确用药的同时，应观察用药后的反应及效果，便于医生根据个体差异反应调整药物。 **3. 一般护理休息与活动** ①嘱患者绝对卧床休息，变换体位时动作应缓慢，避免下床活动；保持病室安静，减少干扰，避免声、光刺激；在床上解大小便，加床档保护，防止跌伤。 ②药物护理：遵医嘱给予镇静、扩血管药物治疗；协助完成相关检查，对因治疗；观察用药后的效果及反应。 ③饮食指导：鼓励患者进流食或软食，少量多餐；呕吐剧烈或拒绝进食的患者，应遵医嘱补液，保持水、电解质平衡。
	中枢性眩晕	可由颅内血管性疾病、颅内占位性病变、颅内感染性疾病、颅内脱髓鞘疾病、变性疾病及癫痫引起，以上疾病可有不同程度的眩晕和原发病的其他表现。	

临床表现	病情观察	护理措施
其他原因引起的眩晕	可由心血管疾病、血液病、中毒性、眼源性、头部或颈椎损伤后、神经症、椎动脉型颈椎病等引起，且以上病症可有不同程度的眩晕，但常无真正旋转感，一般不伴听力减退、眼球震颤，少有耳鸣，有原发病的其他表现，眼前发黑、复视、视物模糊。	**1. 注意休息起居**：过度疲劳或睡眠不足为眩晕症的诱发因素之一。眩晕症患者保证充足的睡眠甚为重要。在充足睡眠后，其症状可减轻或消失。 **2. 进行精神调养**：忧郁、恼怒等精神刺激可诱发眩晕。因此，眩晕患者应胸怀宽广、精神乐观、心情舒畅、情绪稳定，这对预防眩晕症发作和减轻发作次数十分重要。 **3. 进行饮食调养**：饮食应以富有营养和新鲜清淡为原则。要多食蛋类、瘦肉、青菜及水果。忌食肥甘辛辣之物，应适当控制水和盐的摄入量。
并发症 耳鸣耳聋	耳鸣是指患者自觉耳内鸣响，如闻蝉声，或如潮声。耳聋是指不同程度的听觉减退，甚至消失。	①戒烟限酒、合理饮食、合理用药。 ②戒除掏耳朵的习惯，洗头、洗澡时防止水流入耳内。 ③远离噪音和爆炸现场（包括燃放爆竹），远离烟酒和耳毒性药物（如链霉素、庆大霉素、卡那霉素等）。 ④避免打击头部，更不可掌击耳部。 ⑤老年人应定期检测听力。老年性耳聋是人类机体老化过程在听觉器官的表现，出现的年龄与发展速度因人而异，其与遗传及整个生命过程中所经历的各种有害因素（包括疾病）有关。
共济失调	通过患者的日常生活动作来观察，如穿衣、系扣、端水、书写、进食、言语、步态等。表现：步态不稳，步态蹒跚，动作不灵活，行走时两腿分得很宽；步行时不能走直线。忽左忽右呈曲线前进，表现为剪刀步伐，呈"Z"形前进偏斜，并努力用双上肢协助维持身体的平稳。	**1. 集中训练**：患者在正常支持基础上（即站立时两足距离正常，而不是患者由于害怕不稳定而使两足的距离加大）和对抗重力的位置上训练平衡。改善站立和走时的稳定性。 **2. 必要时应用辅助器具**

第四节　运动神经元病

一　概　念

运动神经元病是一组主要侵犯上、下两级运动神经元的慢性进行性变性疾病。

二　主要护理问题

1. 窒息的危险　与延髓和脑桥神经核变性引起的吞咽困难，咀嚼和呼吸无力，上颚低垂、咽反射消失、咽部唾液积存有关。

2. 清理呼吸道无效　与疾病晚期出现呼吸衰竭有关。

3. 自理能力受限　与肢体不同程度出现运动神经元损害有关。

4. 活动受限　与肢体迟缓性瘫痪、肌张力增高有关。

5. 语言交流障碍　与延髓麻痹出现的构音障碍讲话含混不清有关。

6. 营养不良：低于机体需要量　与延髓麻痹出现的吞咽、咀嚼困难，舌肌萎缩伴震颤有关。

7. 自我形象紊乱　与肢体迟缓性瘫痪，肌张力增高，构音障碍和言语含混不清有关。

8. 知识缺乏　缺乏疾病、药物及护理等相关知识。

9. 焦虑　与担心疾病的进展及预后有关。

10. 潜在并发症　肺部感染、皮肤完整性受损、深静脉血栓形成及肢体挛缩。

三　病情观察与护理措施

临床表现	病情观察	护理措施
肌无力 肌肉萎缩 肌肉纤颤 锥体束损害	肌萎缩侧索硬化（ALS）	大、小鱼际肌等手部小肌肉萎缩，渐向前臂、上臂及肩胛肌发展，下肢出现痉挛性瘫痪、剪刀步态，肌张力增高，腱反射亢进，构音障碍，吞咽和咀嚼困难，舌肌萎缩伴震颤。	**1. 心理护理** ①鼓励患者保持乐观积极的生活态度，更好地配合治疗和护理。 ②主动与患者沟通，了解其心理活动，尽量满足其心理需求。 ③介绍成功病例，增加患者战胜疾病的信心。 **2. 饮食护理** ①给予高热量、高蛋白、富含维生素、

续表

临床表现	病情观察	护理措施
脊肌萎缩症 (SMA)	肢体近端肌萎缩,肌肉无力可出现构音障碍,吞咽困难及呼吸困难。	易消化的饮食。 ②多食温补食品,如纯天然蜂王浆、大枣、山药、赤小豆、羊肉、小米、山楂、当归、核桃仁、牛肉、乌鸡等,有利于增强自身免疫力。 ③避免食用寒凉性的食物,如苦瓜、黄花菜、白菜、冬瓜、绿豆、紫菜、海带、西瓜、山竹等。 ④少量多餐,加强患者的营养,提高对疾病的耐受力。 ⑤对于气管切开或吞咽困难的患者,可以采用鼻饲营养,同时注意营养均衡,并检测营养指标。 **3. 功能锻炼**
原发性侧索硬化 (PLS)	肢体僵硬,腱反射亢进。	①加强功能锻炼延缓肌肉萎缩、关节僵硬。 ②每2h翻身一次,鼓励患者主动握拳,按摩受累肢体,活动关节,防止产生失用综合征。 ③指导患者做深而慢的有效呼吸运动,锻炼呼吸机,保证和维持肌肉正常功能。 ④将瘫痪患者肢体摆放于功能位。 **4. 生命体征监测** ①监测心律、血压、血氧饱和度,尤其是呼吸的变化。
进行性延髓麻痹 (PBP)	主要表现有构音障碍、吞咽困难、咽反射消失、咀嚼无力、舌肌萎缩、强哭强笑等。	②发现异常及时对症处理,必要时使用面罩无创呼吸机辅助呼吸,保证有效通气。 **5. 基础护理**:做好晨晚间护理、口腔护理、尿道口护理、定时翻身等工作。 **6. 体育锻炼** ①患者应当注意休息,避免剧烈运动。 ②适当的体育锻炼是需要的,不仅可以增强体质,还可以提高机体的免疫力。

续表

临床表现		病情观察	护理措施
			7. 健康指导 ①提高患者及家属的自我保健意识。 ②指导患者遵医嘱按时服药，不能随意停止或改变服药时间。 ③注意保暖和休息，预防感冒，家中备好简易呼吸器械，如家用呼吸机、吸痰器等，以备应急使用。 ④保持与医务人员的通讯联系，确保遇到紧急情况时有科学的指导，避免和减少不良后果的发生。
并发症	肺部感染	观察有无发热，咳嗽、咳痰，痰液的量、颜色及黏稠度。	**1. 一般治疗**：做痰培养＋药敏实验，根据结果，应用抗生素，做相应处理。 **2. 卧位与饮食**：床头抬高15°～30°，每2h翻身叩背一次，给予高热量、高蛋白、清淡易消化饮食。 **3. 心理及生活护理**：做好口腔护理，指导患者保持心情舒畅，树立战胜疾病的信心。
	皮肤的完整性受损	观察皮肤有无长期受压，有无发红，有无破溃。	每1～2h翻身一次，脚腕、手腕垫圈，如有皮肤发红可轻轻按摩，如有压疮发生，做好压疮护理。
	肢体挛缩	运动神经元病患者都有不同部位、不同程度的肌力减退或完全丧失，加强功能锻炼延缓肌肉萎缩、关节僵硬也非常重要。	每2h翻身按摩肢体，活动关节，鼓励患者主动握拳，做深而慢的有效呼吸运动，锻炼呼吸肌，保证和维持肌肉正常功能，瘫痪患者将肢体摆放为功能位。

第五节　急性炎症性脱髓鞘性多发性神经病

一　概　念

急性炎症性脱髓鞘性多发性神经病又称古兰-巴雷综合征，是病毒感染所致的迟发型过敏性自身变态反应的周围神经疾病。

二　主要护理问题

1. 低效性呼吸型态　与呼吸肌麻痹有关。
2. 营养不良　与吞咽困难、吞咽肌麻痹有关。
3. 躯体活动障碍　与四肢无力、瘫痪有关。
4. 焦虑/恐惧　与呼吸困难、四肢瘫痪有关。

三　病情观察与护理措施

临床表现	病情观察	护理措施
运动障碍	四肢迟缓性瘫痪是本病的最主要症状。 ①密切观察患者躯体功能及肌肉力量，通常在数日至两周内病情会发展至高峰，病情危重者在1～2d内迅速加重，出现四肢完全性瘫。 ②密切观察患者吞咽和进食情况，观察有无呼吸肌和吞咽肌麻痹、呼吸困难、吞咽障碍。	**1. 生活指导**：适当进行力所能及的运动，避免过度劳累。注意肢体末端保暖。 **2. 功能锻炼**：保持肢体处于功能位，帮助患者进行肢体功能锻炼，定时按摩肢体，防止肌肉萎缩，改善麻木、刺痛感，维持运动功能。 **3. 饮食**：遵循高热量、高碳水化合物、高蛋白、高维生素的饮食原则，进食规律，少量多餐，细嚼慢咽。必要时协助患者进食，及早发现吞咽困难、饮水呛咳，避免误吸。 **4. 遵医嘱用药**：给予激素类药物（人免疫球蛋白、甲泼尼龙琥珀酸钠、地塞米松等），营养神经药物（曲克芦丁、脑活素、胞磷胆碱钠等），改善循环药物（红花黄色素钠、马来酸桂哌齐特等），保护胃黏膜药物（奥美拉唑钠）等。 **5. 用药护理** ①糖皮质激素：注意其不良反应，如肥胖（满月脸或水牛背）、痤疮、多毛、无力、低血钾、

续表

临床表现	病情观察	护理措施
感觉障碍	常见肢体感觉异常，一般较运动障碍轻。及时观察并询问患者是否有麻木、刺痛感、烧灼感等（先于瘫痪或同时出现），约30%的患者有肌肉痛、感觉异常，可呈手套袜子型分布。	水肿、高血压、糖尿病等。一般无须特殊处理，在停药后可自行消失，必要时可对症治疗。②静脉输注时注意控制速度，以免引起肺水肿及心律失常。 **6. 严密观察病情变化**：维持良好的运动与呼吸功能，必要时行气管插管或气管切开及呼吸机辅助呼吸。
反射障碍	四肢腱反射多呈对称性减弱或消失，腹壁提睾反射多正常，少数患者可因锥体束受累而出现病理反射征。	**1. 一般护理**：卧床休息，头偏向一侧，持续心电、血氧饱和度监测，吸氧，密切观察患者生命体征、瞳孔、意识、血氧饱和度变化。 **2. 基础护理**：保持床单位整洁干燥，及时为患者进行全身温水擦浴，保持皮肤清洁干爽，协
自主神经功能障碍	初期或恢复期常有多汗，汗臭味较浓（交感神经受刺激的结果），少数患者初期可有短期尿潴留（由于支配膀胱的自主神经功能暂时失调或支配外括约肌的脊神经受损所致）或大便秘结等。	助患者及时补充机体水分，做好生活护理。 **3. 对症处理**：尿潴留时遵医嘱给予留置导尿，留置导尿常规护理；便秘时给予顺时针方向按摩下腹部，促进肠蠕动，必要时遵医嘱灌肠。 **4. 定期复查脑脊液（蛋白－细胞分离）**
脑神经症状	半数患者有脑神经损害，以舌咽迷走神经和一侧或两侧面神经的外周瘫痪多见，其次为动眼、滑车、外展神经，偶见视神经盘水肿，可能为视神经炎症改变或脑水肿所致，也可能和脑脊液蛋白的显著增高阻塞了蛛网膜绒毛影响脑脊液吸收有关。	**1. 面瘫**：如果眼睑不能闭合，可每隔几小时使用润滑眼药或眼罩保护眼睛，按摩瘫痪的面肌。 **2. 舌咽神经痛**：吞咽、咀嚼、讲话、哈欠等动作均易诱发，应指导患者尽量避免诱发因素。 **3. 三叉神经痛**：常因触及头面部的某一特殊部位（即触发点）而诱发，或由刷牙、咀嚼等动作而引发，必要时遵医嘱口服卡马西平止痛。
焦虑抑郁	患者意识清醒，四肢对称性瘫痪，甚至出现呼吸、咳痰困难，容易出现恐惧、紧张心理，加之生活不能自理，容易焦虑、绝望，对生活失去信心。	护士应当关心体贴患者，多与患者沟通，在精神上给予支持，生活上给予精心护理，充分调动患者的主观能动性，使患者树立战胜疾病的信心，积极配合治疗和护理。

续表

临床表现	病情观察	护理措施
尿潴留	由于支配膀胱的自主神经功能暂时失调或支配外括约肌的脊神经受损所致。	遵医嘱给予留置导尿，留置尿管常规护理，保持管道通畅，妥善固定，防止脱出，指导患者多饮水，预防泌尿系感染。定时夹放尿管，锻炼膀胱括约肌功能，尽早拔除尿管。

第六节　急性脊髓炎

一　概　念

急性脊髓炎是指局限于数个节段的非特异性急性横贯性脊髓炎。

二　主要护理问题

1. 躯体活动障碍　与脊髓病变所致截瘫有关。
2. 尿潴留／尿失禁　与脊髓损害所致自主神经功能障碍有关。
3. 低效性呼吸型态　与高位脊髓病变所致呼吸肌麻痹有关。
4. 感知觉紊乱：脊髓病变水平以下感觉缺失　与脊髓损害有关。

三　病情观察与护理措施

临床表现	病情观察	护理措施
运动障碍	急性起病,迅速进展,早期为脊髓休克期,出现肢体瘫痪、肌张力减低、腱反射消失、病理反射阴性,一般持续 2～4 周进入恢复期。	**1. 常规护理** ①心理护理：主动向患者介绍环境，耐心解释病情，消除患者陌生感和紧张感，与患者建立良好的护患关系，经常巡视病房，了解患者需要，帮助患者解决问题，树立战胜疾病的信心。 ②饮食：给予高热量、高蛋白、高纤维素、易消化的饮食。 **2. 专科护理** ①保持室内空气新鲜，每日通风两次，每次 15～30min，定时翻身，拍背，可随时听诊肺部呼吸音，保持呼吸道通畅，预防肺部感染。

续表

临床表现	病情观察	护理措施
感觉障碍	病变节段以下所有感觉丧失，恢复较运动障碍恢复慢且差。	②床铺平整，无渣屑，防止各种机械性刺激，翻身时注意观察皮肤颜色，预防压疮。 ③患者有感觉障碍，禁用热、冷水袋，防止烫伤或冻伤。 ④保持关节功能位置，给患者讲解活动的重要性，帮助患者进行肢体活动，防止肌肉萎缩，关节强直者要鼓励其最大限度地发挥活动潜能，增强自理能力。
自主神经功能障碍	早期可出现尿潴留，也可有病变平面以下少汗或无汗，皮肤脱屑或水肿、指（趾）甲松脆及角化过度等，病变平面以上可有发作性出汗过度、皮肤潮红、反射性心动过缓等。	⑤制订饮水计划，饮水后鼓励患者自行排尿，排尿时可将床头抬高，以利排尿，必要时遵医嘱留置尿管，定时开放尿管，训练膀胱功能。 ⑥留置尿管的患者注意观察尿的颜色、性质，每日进行两次尿道口护理，倾倒尿液时勿让尿袋高于耻骨联合，预防泌尿系感染。 **3.病情观察** ①观察患者呼吸功能及吞咽功能，观察病变平面是否上升。 ②观察患者的皮肤颜色，注意是否有皮肤的损伤。 ③观察排尿次数、时间及尿液性质，观察膀胱功能恢复的程度。 ④观察瘫痪肢体的活动进展程度，肌肉有无萎缩和变形。 **4.治 疗** ①早期用糖皮质激素治疗，随病情好转可逐渐减量。 ②用20%甘露醇脱水，羧甲淀粉改善脊髓微循环。 ③给予大剂量B族维生素制剂和胞磷胆碱等神经营养药物。 ④适当选用抗生素预防呼吸道及泌尿系感染。
并发症 呼吸肌麻痹	严密观察呼吸情况，包括频率、深度、节律，听诊患者前胸和后背的呼吸音，了解呼吸型态。严密观察患者有无缺氧症状，如烦	①可给予低流量吸氧，并给予吸痰，保持呼吸道通畅，做好气管插管或气管切开的准备。 ②如突然出现呼吸困难，发绀明显，立即行气管插管或气管切开术给予人工呼吸气囊或呼吸机辅助呼吸。 ③监测动脉血气分析。

临床表现	病情观察	护理措施
	躁、出汗、发绀等。病变平面上升可进展为呼吸肌麻痹。	
并发症	肺部感染	密切观察患者的吞咽功能、咀嚼功能及进食情况。病变平面上升可出现吞咽困难，极易出现吸入性肺炎，长期卧床也可出现坠积性肺炎。	①卧床患者进食时，床头抬高，头偏向一侧。②对流涎的患者可使用吸管或让患者细嚼慢咽，如有吞咽困难可给予留置胃管。③定时翻身、拍背、吸痰，保持呼吸道通畅，必要时可给予雾化吸入。

第七节　短暂性脑缺血发作

一　概　念

短暂性脑缺血发作 (TIA) 是指颈动脉或椎基底动脉系统短暂性供血不足，导致脑供血突然出现一过性局灶性神经功能障碍，症状通常在几分钟内达到高峰，持续 5 ~ 30min 后完全恢复。

二　主要护理问题

1. 语言沟通障碍　与意识障碍或大脑语言功能中枢受损有关。
2. 吞咽困难　与意识障碍或延髓麻痹有关。
3. 生活自理缺陷　与偏瘫、认知障碍、体力不支有关。
4. 有受伤的危险　与偏瘫有关。
5. 知识缺乏　缺乏疾病、药物及护理等相关知识。
6. 焦虑 / 抑郁　与偏瘫、失语或缺乏社会支持有关。
7. 潜在并发症　脑疝。

三　病情观察与护理措施

临床表现	病情观察	护理措施
颈内动脉系统	①最常见的症状为单瘫、偏瘫、偏身感觉障碍、失语、单眼视力障碍等,亦可出现同向性偏盲等。 ②主要表现为单眼突然出现一过性黑蒙,或视力丧失,或白色闪烁,或视野缺损,或复视,持续数分钟可恢复。对侧肢体轻度偏瘫或偏身感觉异常。优势半球受损出现一过性的失语或失用或失读或失写,或同时面肌、舌肌无力。偶有同侧偏盲。其中单眼突然出现一过性黑蒙是颈内动脉分支眼动脉缺血的特征性症状。 ③短暂的精神症状和意识障碍偶亦可见。	**1. 急性期护理** ①发作时取平卧位,避免跌倒、跌伤,保证脑部供血。7～10d 内不发作后再下床活动,应减少活动量。 ②保持呼吸道通畅。遵医嘱吸氧,及时清除口鼻分泌物。 ③避免重体力劳动和单独外出。 ④扭头或仰头动作不易过急,幅度不要太大,防止 TIA 诱发或跌伤。 **2. 饮食指导** ①低盐、低脂、低糖、充足蛋白质和丰富维生素饮食,如精瘦肉、豆制品。 ②戒烟酒及辛辣油炸食物和暴饮暴食。 ③多食蔬菜、水果,如菠菜、油菜、猕猴桃、苹果等。
椎基底动脉系统	①主要表现为脑干、小脑、枕叶、颞叶及脊髓近端缺血,神经缺损症状。 ②最常见的症状是一过性眩晕、眼震、站立或步态不稳。一过性视物成双或视野缺损等。一过性吞咽困难、饮水呛咳、语言不清或声音嘶哑。一过性单肢或双侧肢体无力、感觉异常。一过性听力下降、交叉性瘫痪、轻偏瘫和双侧轻度瘫痪等。 ③少数可有意识障碍或猝倒。	**3. 心理指导** ①主动了解疾病知识、治疗和预后的关系,保持心情愉快。 ②当出现紧张、恐惧等不良情绪时,可向家人或医护倾诉,适当宣泄。 ③学习自我放松技巧,缓解紧张、恐惧,如深呼吸法、肌肉放松训练等。 **4. 健康指导** ①合理饮食,粗细搭配,荤素搭配,戒烟酒。 ②坚持适当体育锻炼和运动,注意劳逸结合。 ③按医嘱正确服药,积极治疗高血压、动脉硬化、糖尿病、高脂血症和肥胖症。 ④配合治疗。

第八节　脑梗死

一　概　念

脑梗死是指由于脑供血障碍使脑组织缺血缺氧引起脑组织坏死、软化。

二　主要护理问题

1. 躯体移动障碍　与偏瘫或平衡能力降低有关。
2. 语言沟通障碍　与意识障碍或大脑语言功能中枢受损有关。
3. 有窒息的危险　与意识障碍或延髓麻痹有关。
4. 吞咽困难　与意识障碍或延髓麻痹有关。
5. 有受伤的危险　与偏瘫有关。
6. 知识缺乏　缺乏疾病、药物及护理等相关知识。
7. 有废用综合征的危险　与偏瘫所致长期卧床有关。
8. 焦虑/抑郁　与偏瘫、失语或缺乏社会支持有关。

三　病情观察与护理措施

临床表现	病情观察	护理措施
急性期	**溶栓前**：密切观察脑栓塞病情变化，详细记录患者意识、瞳孔、体温、呼吸、血压、脉搏的变化。 **溶栓后** ①监测神经功能变化。定期进行神经功能评估，若发现神经功能恶化，怀疑有脑出血时应及时做CT等检查。 ②严密观察血压、呼吸、瞳孔、意识的变化。 ③观察是否有烦躁、有无意识障碍加重的现象，出现严重头痛、急性血压增高、恶心、呕吐，应立即停用溶栓药，紧急进行CT等检查。	**1. 24h 内禁食** **2. 溶栓后严格卧床 24h：**宜取平卧位，以便较多血液供应给脑部，禁用冰袋等冷敷头部，以免血管收缩，血流减少而加重病情。 **3. 保持呼吸道通畅：**给予氧气吸入，有痰者，及时吸痰，保持呼吸道通畅；清醒者应鼓励其做深呼吸，有痰尽量咳出。意识障碍者，尤其昏迷时极易舌后坠阻塞呼吸道，且常导致呕吐物、口咽分泌物误吸，造成缺氧。因此，患者应取平卧位，头偏向一侧，有利于分泌物引流。 **4. 发热护理：**对发热患者以物理降温为主。

续表

临床表现		病情观察	护理措施
急性期		④观察皮肤、消化道等有无出血现象，若出现皮肤黏膜瘀斑及牙龈出血时，提示有出血倾向。 ⑤观察用药过程中，患者肌力的改变，有无瘫痪加重。 ⑥观察治疗期间患者有无出现高热、寒战。 ⑦定期复查出凝血时间及血常规。	**5.加强基础护理**：加强皮肤护理，预防压疮。 **6.溶栓治疗24h内一般不使用抗凝、抗血小板药物，以后可酌情使用**
恢复期		①观察有无肢体僵硬及肌肉萎缩。 ②观察患者言语功能，分析失语的类型属于运动性失语、感觉性失语或完全性失语的哪一种。 ③吞咽障碍患者有无营养不良。 ④严密观察患者的心理状况。	**1.加强早期康复训练** ①患者发病后如生命体征平稳，神经系统症状不再加重，24～48h即可进行康复训练。 ②卧床患者保持肢体功能位，防止关节变形及脱白。 ③卧床患者鼓励患者被动运动，以保持关节活动范围，防止肌肉萎缩。 ④条件允许应鼓励患者早期坐起，进行坐位平衡训练。 **2.加强语言康复训练**：对于完全失语的患者，应由浅入深、由易到难、循序渐进。 **3.饮食护理**：对于吞咽障碍者应加强营养，饮食应低盐、低脂、高蛋白、高纤维食物。 **4.加强心理护理**：指导家属积极配合，多关心及鼓励患者，也可让患者相互交流经验，使患者情绪稳定，增强战胜疾病的信心。
并发症	肺部感染	注意观察患者痰液量及颜色	卧床患者加强翻身、拍背，意识清楚者指导其有效咳嗽、咳痰，无力咳嗽者及时吸痰，监测体温，合理使用抗生素。

续表

临床表现		病情观察	护理措施
并发症	泌尿系感染	留置尿管患者应注意观察尿液的颜色、性状，有无沉淀物、絮状物等。	加强生活护理，留置尿管时严格执行无菌操作原则，指导患者适当多饮水，加强尿道口护理，预防泌尿系感染。
	下肢静脉血栓	观察患肢有无肿胀、疼痛、皮温改变等体征。	积极控制高血压、高血脂、血液高凝状态等危险因素；鼓励患者早期主动、被动训练，避免在患肢反复穿刺、输液、输血等；避免在膝下垫硬枕等；必要时可穿弹力袜、使用间歇性压力充气装置，预防静脉血栓。
	便秘	观察患者大便的次数及性状。	多食高纤维食物，适当多饮水，卧床患者指导家属协助患者适当按摩腹部，促进胃肠蠕动，保持大便通畅。
	口腔溃疡	观察口腔有无破溃。	加强基础护理，对经口进食者应指导患者餐后漱口；留置胃管或存在吞咽障碍者应加强口腔护理，有感染者应合理使用抗生素。

第九节 脑出血

一 概 念

脑出血指非外伤性脑实质的出血，占全部脑卒中的 20% ~ 30%。死亡率高，常见原因有高血压合并动脉硬化、先天性脑血管畸形、动脉瘤、血液病等。

二 主要护理问题

1. 脑水肿 与血肿压迫脑组织有关。
2. 语言沟通障碍 与意识障碍或大脑语言功能中枢受损有关。
3. 吞咽困难 与意识障碍或延髓麻痹有关。
4. 有受伤的危险 与偏瘫有关。
5. 知识缺乏 缺乏疾病、药物及护理等相关知识。
6. 焦虑 / 抑郁 与偏瘫、失语或缺乏社会支持有关。
7. 潜在并发症 脑疝、消化道出血、高热、压疮、感染、下肢深静脉血栓。

三 病情观察与护理措施

临床表现	病情观察	护理措施
急性期	**1.意识变化**：是反映病情变化、判断病情进展的一个重要指征。 **2.瞳孔变化**：脑出血患者起病早期瞳孔缩小，多因大脑半球出血，动眼神经受血液刺激所致。 **3.生命体征**：认真观察呼吸、脉搏、血压的变化，可协助诊断病情，及时进行处理。如出血早期，呼吸多深而慢，病情恶化时，即表现快而不规则；如出现呼吸急促、潮式呼吸、叹息样呼吸或双吸气，则说明呼吸中枢受到损害；监测体温，预防中枢性高热。 **4.脑疝的早期表现**：若患者出现剧烈头痛、呕吐、脉缓慢、血压升高，伴有意识障碍，应考虑为颅内血肿形成所致的脑疝前期表现。 **5.观察排泄物**：应注意观察呕吐物及大便的颜色及性状，及时留取标本，如呕吐物为咖啡色及出现柏油样便，应密切观察血压。	**1.休息护理**：发病后4～6周绝对卧床休息。 **2.密切监测患者生命体征**：包括意识、瞳孔、呼吸血压、脉搏的变化，并做好记录，应细致观察呼吸的节律、深度及速度，对发热患者以物理降温为主，必要时使用降温药。 **3.保持呼吸道通畅**：给予氧气吸入，有痰者，及时吸痰，保持呼吸道通畅；清醒者应鼓励做深呼吸，有痰尽量咳出。意识障碍者，尤其昏迷者极易舌后坠阻塞呼吸道，且常导致呕吐物、口咽分泌物误吸，造成缺氧。因此，患者应取平卧位，头偏向一侧，有利于分泌物引流。 **4.预防脑疝**：抬高床头，改善头部静脉回流，降低颅内压，及时正确使用脱水剂，避免用力咳嗽解大便，以免造成颅内压急剧升高导致意外发生。 **5.加强基础护理**
恢复期	①观察有无肢体僵硬及肌肉萎缩。 ②观察患者言语功能，分析失语的类型属于运动性失语、感觉性失语或完全性失语的哪一种。	**1.加强康复训练** ①有肢体活动障碍的患者，在病情及生命体征平稳后，神经系统症状不再加重即可进行康复训练。 ②卧床患者保持肢体功能位，防止关节变形及脱白。

临床表现		病情观察	护理措施
恢复期		③吞咽障碍患者有无营养不良。 ④严密观察患者的心理状况。	③卧床患者鼓励其主动及被动运动，以保持关节活动范围，防止肌肉萎缩。 ④条件允许时应鼓励患者早期进行训练。 **2. 加强语言康复训练**：对于完全失语的患者，应由浅入深、由易到难、循序渐进。 **3. 饮食护理**：对于吞咽障碍患者应加强营养，饮食应低盐、低脂、高蛋白、高纤维。 **4. 加强心理护理**：指导家属积极配合，多关心及鼓励患者，也可让患者相互交流经验，使患者情绪稳定，避免激动，增强战胜疾病的信心。
并发症	脑疝	严密观察病情变化，注意脑疝的先兆状况。	严密观察患者生命体征及瞳孔、意识的变化，做好处理脑疝发生的急救准备。
	应激性溃疡	观察有无上消化道出血症状，观察胃液的颜色是否呈咖啡色。	每次鼻饲前注意回抽胃液，若胃液呈咖啡色应及时留取标本送检。
	肺部感染	观察患者有无出现发热、呼吸急促、咳嗽、咳痰等表现。	卧床患者加强翻身、拍背，意识清楚患者指导其有效咳嗽、咳痰，无力咳嗽者及时吸痰，监测体温，合理使用抗生素。
	中枢性发热	严密监测体温。	发热者应采取物理降温的方式，必要时使用降温药物。
	泌尿系感染	留置尿管患者应注意观察尿液的颜色、性状，有无沉淀物、絮状物等。	加强生活护理，留置尿管时严格执行无菌操作原则，指导患者适当多饮水，加强尿道口护理，预防泌尿系感染。
	下肢静脉血栓	观察患肢有无肿胀、疼痛、皮温改变等体征。	积极控制高血压、高血脂、血液高凝状态等危险因素；鼓励患者早期主动、被动训练，避免在患肢反复穿刺、输液、输血等；避免在膝下垫硬枕等；必要时可穿弹力袜、使用间歇性压力充气装置，预防静脉血栓。

续表

临床表现		病情观察	护理措施
并发症	便秘	观察患者大便的次数及性状。	多食高纤维食物,适当多饮水,卧床患者指导家属协助患者适当按摩腹部,促进胃肠蠕动,保持大便通畅。
	口腔溃疡	观察口腔有无破溃。	加强基础护理,对经口进食者应指导患者餐后漱口;留置胃管或存在吞咽障碍者应加强口腔护理,有感染者应合理使用抗生素。

第十节　蛛网膜下腔出血

一 概　念

　　蛛网膜下腔出血是指脑底或脑表面的病变血管破裂,血液直接进入蛛网膜下腔引起的一种临床综合征。

二 主要护理问题

　　1. 急性头痛　与脑水肿、颅内压增高、脑膜刺激有关。
　　2. 生活自理缺陷　与限制卧床有关。
　　3. 知识缺乏　缺乏疾病、药物及护理等相关知识。
　　4. 焦虑、恐惧　与担心再出血有关。
　　5. 潜在并发症　再出血、脑血管痉挛、脑积水。

三 病情观察与护理措施

临床表现	病情观察	护理措施
急性期	**1.瞳孔、意识变化:**是反映病情变化,判断病情进展的一个重要指征,若患者出现剧烈头痛、呕吐、脉缓慢、血压升高,伴有意识障碍,应考虑为颅内	**1.休息:**发病后4～6周绝对卧床休息,保持病室安静。 **2.密切监测患者生命体征:**包括意识、瞳孔、呼吸、血压、脉搏的变化,并做好记录,应细致观察呼吸的节律、深度及速度。 **3.预防脑疝:**抬高床头,改善头部静脉回流,

临床表现	病情观察	护理措施
急性期	再出血、脑血管痉挛或脑疝的可能。 **2.生命体征**：严密观察呼吸、脉搏、血压的变化。 **3.观察头痛的部位、性质、程度和持续时间** **4.观察缓解脑血管痉挛药物的不良反应**：使用缓解脑血管痉挛药物如尼莫地平时，应严密监测血压变化，观察有无皮肤发红、多汗、心动过速或过缓、胃肠不适等副作用。 **5.监测体温变化**	降低颅内压，及时正确使用脱水剂，避免用力咳嗽、解大便，以免造成颅内压急剧升高导致意外发生。 **4.使用缓解脑血管痉挛药物**：速度宜缓慢，防止过快导致血压急剧下降。 **5.患者出现头痛**：应做好评估，立即报告医生，防止病情加重。 **6.发热者首选物理降温**：必要时遵医嘱给予药物降温。 **7.加强基础护理**
恢复期	①观察有无再出血。 ②观察有无肢体僵硬及肌肉萎缩。 ③观察有无语言障碍。 ④严密观察患者的心理状况。	**1.活动与休息**：避免各种刺激，合理安排休息与活动，尽量让患者保持愉快的心情，不要过度激动，避免一切不良刺激，以免再次出血。 **2.加强康复训练** ①根据患者的自理能力制订自理活动计划。 ②有肢体活动障碍的患者，在病情及生命体征平稳后，神经系统症状不再加重即可进行康复训练。 ③卧床患者保持肢体功能位，防止关节变形及脱臼。 ④卧床患者病情允许鼓励患者主动运动，以保持关节活动范围，防止肌肉萎缩。 ⑤条件允许时应鼓励患者早期进行训练。 **3.加强心理护理**：指导家属积极配合，多关心及鼓励患者，也可让患者之间相互交流经验，使患者情绪稳定，避免激动，增强战胜疾病的信心。

续表

临床表现		病情观察	护理措施
并发症	脑疝	严密观察病情变化，注意脑疝的先兆状况。	严密观察患者生命体征及瞳孔、意识的变化，做好处理脑疝的急救准备。
	肺部感染	观察患者有无出现发热、呼吸急促、咳嗽、咳痰等表现。	卧床患者加强翻身、拍背，意识清楚患者指导其有效咳嗽、咳痰，无力咳嗽者及时吸痰，合理使用抗生素。
	泌尿系感染	留置尿管患者应注意观察尿液的颜色、性状，有无沉淀物、絮状物等。	加强生活护理，留置尿管时严格执行无菌操作原则，指导其适当多饮水，加强尿道口护理，预防泌尿系感染。
	便秘	观察患者大便的次数及性状。	多食高纤维食物，适当多饮水，卧床患者指导家属协助其适当按摩腹部，促进胃肠蠕动，保持大便通畅。
	脑血管痉挛	预防迟发性脑血管痉挛。	遵医嘱按时使用改善血管痉挛药物，预防迟发性脑血管痉挛。
	口腔感染	观察口腔有无破溃。	加强基础护理，对经口进食者应指导其餐后漱口；留置胃管或存在吞咽障碍者应加强口腔护理，有感染者应合理使用抗生素。

第十一节 多发性硬化

一 概 念

多发性硬化是一种以中枢神经系统白质脱髓鞘为特征的自身免疫性疾病。

二 主要护理问题

1. 生活自理能力缺陷 与肢体瘫痪有关。
2. 躯体移动障碍 与肢体瘫痪有关。
3. 有皮肤完整性受损的危险 与瘫痪及大小便失禁有关。
4. 感染 与机体抵抗力下降有关。
5. 有受伤的危险 与视神经受损有关。
6. 便秘 与脊髓受累有关。

三 病情观察与护理措施

临床表现	病情观察	护理措施
感觉障碍	是患者最常见的症状，常由脊髓后索或脊髓丘脑束病损引起。最常见的症状为疼痛或感觉异常，如麻木感、束带感、烧灼感或痛温觉减退、缺失。以肢体为主，可有深感觉障碍。	**1. 基础护理** ①环境安静舒适，避免噪音刺激，保持室内空气新鲜，每日通风2次，每次30min。 ②患者使用糖皮质激素后出汗较多，应注意及时更换衣服，防止感冒。 ③定时翻身拍背，保持床单位平整、干燥，预防压疮。 ④随时听诊肺部呼吸音，保持呼吸道通畅，预防肺部感染。 **2. 专科护理** ①患者有感觉障碍时，慎用热、冷水袋，防止烫伤或冻伤。 ②保持关节功能位。给患者讲解活动的重要性，帮助患者进行肢体活动，防止肌肉萎缩和关节强直。要鼓励患者最大限度发挥活动潜能，增强自理能力。 ③制订饮水计划，饮水后鼓励患者自行排尿，排尿可将床头抬高，以利排尿，必要时遵医嘱留置尿管。 ④留置尿管的患者注意观察尿的颜色、性质，每日两次尿道口护理，并定时夹放尿管，锻炼膀胱括约肌功能。 **3. 安全护理** ①防止跌倒的健康教育。 ②防止误吸的健康教育。 ③有感觉障碍的患者，使用热、冷水袋时，防止烫伤或冻伤。 ④精神症状的预防，防止自伤、误伤、走失等。 ⑤视力障碍应加强协助生活护理。 **4. 饮食指导**：遵循高热量、高碳水化合物、高蛋白、高维生素的饮食原则，进食规律，少量多餐，细嚼慢咽。必要时协助患者进食，及早发现有无吞咽困难，饮水呛咳，避免误吸 **5. 加强康复训练**：保持肢体处于功能位，帮助患者进行肢体功能锻炼，定时按摩肢体，防止肌肉萎缩，改善麻木、刺痛感，维持运动功能。
运动障碍	包括皮质脊髓束损害引起的痉挛性瘫痪、小脑或脊髓小脑通路病引起的小脑性共济失调、深感觉障碍引起的感觉性共济失调。	
视觉障碍	多有缓解－复发的特点，早期眼底无改变，后期可见视神经萎缩和球后视神经炎。表现为视力减退或视野缺损，但很少致盲。首次发病较易缓解，反复发作可致视盘颞侧偏白，或遗留颞侧视盘苍白。	
膀胱功能障碍	包括尿急或尿不畅、排空不全、尿失禁等。	

续表

临床表现	病情观察	护理措施
		6. 心理指导：指导患者保持良好心理状态，避免情绪激动，多关心患者，告知疾病的注意事项，积极配合治疗。
并发症 吞咽障碍	易出现呛咳、误吸等症状。	**1. 咽部冷刺激与吞咽训练**：用棉签蘸冰水放在前腭弓部，左右交替摩擦6～8次，然后嘱患者做空咽动作。 **2. 加强口腔肌群的运动训练**：指导患者做空咀嚼和吞咽动作，加强鼓腮、叩齿运动。 **3. 发音训练**：先利用单字训练，然后到多音词、句训练。 **4. 摄食训练** ①体位：视病情而定，一般取仰卧位30°～60°，偏瘫者用软枕垫起，能坐起者，取端坐位，头稍向前20°，身体可倾向健侧30°，使食物由健侧咽部进入食管，防止误咽。 ②食具选择：宜用薄而小的勺子从健侧喂食，尽量把食物放在舌根部。 ③进食量：先以3～4ml开始，然后酌情增加至一汤匙大小为宜，10～20ml。 ④食物形态：根据患者吞咽障碍程度选择，原则是先易后难，选择密度均匀、有适当黏性而不易松散、不易变形、不易在黏膜上残留的食物，例如果冻、蛋羹等，然后过渡到糊状、普食。
感染	由于患者疾病的反复发作，每次发作后易残留部分症状和体征，不断累积会使病情逐渐加重，同时易出现高热、肺炎、压疮等。	①协助患者更换体位，定时进行翻身、叩背、排痰。 ②每日冲洗会阴一次。 ③保持床单位清洁、平整、无残渣。

第十二节　帕金森病

一　概　念

　　帕金森病又称震颤麻痹，是中老年常见的神经系统变性疾病，以静止性震颤、运动减少、肌强直和体位不稳为临床特征，主要病理改变是黑质多巴胺能神经元变性和路易小体形成。

二　主要护理问题

　　1. 肢体僵硬　与疾病有关。
　　2. 营养失调：低于机体需要量　与吞咽困难、饮食减少和肌强直、震颤致机体消耗量增加等有关。
　　3. 知识缺乏　缺乏本病相关知识与药物治疗知识。
　　4. 焦虑　与疾病症状反复出现、病程迁延不愈有关。
　　5. 有受伤的危险　与步态不稳或肢体活动不灵有关。

三　病情观察与护理措施

临床表现	病情观察	护理措施
静止性震颤	常为首发症状，静止时出现或明显，随意运动时减轻或停止，紧张时加重，入睡后减轻，典型表现为"搓丸样"运动。	**1. 常规护理** ①心理护理：鼓励患者表达自己的感受，安慰患者，使其减轻恐惧配合治疗。 ②活动指导：鼓励患者独立完成自理，当患者不能完成时给以帮助。根据症状的轻重，帮助患者进食，卫生清洁，将物品放在患者易取的地方，以减少患者寻找东西时体力的消耗。对于下床活动的患者要有人搀扶，保持周围环境没有障碍物，防止跌倒和外伤带来的危险。 ③饮食给予低盐、低脂、高蛋白，制作精细的食物。 **2. 专科护理** ①定时翻身，床铺保持平整，避免机械性刺激，预防压疮的发生。
肌强直	被动运动关节时阻力增加，大小始终一致，而且基本不受被动运动的速度和力量的影响，类似弯曲铅管样的感觉，故称"铅管样强直"。	

续表

临床表现	病情观察	护理措施
运动迟缓	指随意运动减少,动作缓慢、笨拙,体检可见面容呆板、双眼凝视、呈现"面具脸"。	②对强直的关节进行康复训练,防止肌肉萎缩、关节变形。 ③患者进食时,要严密观察患者有无吞咽困难、饮水反呛,嘱患者缓慢进食,避免引起吸入性肺炎,必要时给予留置胃管。 **3.病情观察** ①观察患者的活动情况。 ②观察用药的副作用。 ③观察患者有无吞咽困难。 **4.治疗原则** ①疾病早期无须特殊治疗,鼓励患者进行适度活动和体育锻炼。 ②疾病影响患者的日常生活和工作时,给予药物治疗。
姿势步态异常	平衡功能减退,姿势反射消失,易摔跤,这是病情进展的重要标志,是致残的重要原因。	
并发症 吸入性肺炎	患者吞咽困难,所以应给予软质、易消化的饮食,稍不注意,极易出现吸入性肺炎。	**1.观察**:密切观察患者的吞咽功能、咀嚼功能及进食情况。 **2.处理** ①卧床患者进食时,抬高床头,头偏向一侧。 ②对流涎的患者可使用吸管或让患者细嚼慢咽,如有吞咽困难可给予留置胃管。 ③定时翻身、拍背、吸痰,保持呼吸道通畅。
并发症 跌倒	姿势、步态异常极易出现跌倒症状。	①活动时应有家人陪伴,防止跌倒的发生。 ②按时按量服药,症状加重时应及时就诊,改善症状。

第十三节　癫　痫

一　概　念

　　癫痫是由于大脑神经元群暂时性过度放电所引起发作性脑功能紊乱,其发作特点为突发性、暴发性、一过性。

二　主要护理问题

　　1.有窒息的危险　与癫痫发作时意识丧失、喉痉挛、口腔和气道分泌物增多有关。

2. 有受伤的危险　与癫痫发作时意识突然丧失、判断力失常有关。

3. 体温异常：发热　与癫痫持续状态时脱水高渗状态或感染有关。

4. 知识缺乏　缺乏长期、正确服药的知识。

5. 潜在并发症　脑水肿、酸中毒、电解质紊乱。

6. 焦虑／恐惧　对预后不良的焦虑及癫痫发作的恐惧。

三　病情观察与护理措施

临床表现	病情观察	护理措施
1.共性：发作性、短暂性、重复性、刻板性病理 2.个性：不同类型的癫痫具有各自特征的性临床表现，如强直发作、失神发作 3.脑电图典型改变：棘波、尖波、棘慢或尖慢复合波	**发作期：**密切观察生命体征及意识、瞳孔变化，注意发作过程中有无心率增快、血压升高、呼吸减慢或暂停、瞳孔散大、牙关紧闭、大小便失禁。	①看守患者，防止外伤，加床栏防坠床。 ②绝对卧床，头偏向一侧，吸氧，保持呼吸道通畅，必要时进行人工呼吸，以缩短缺氧的时间。 ③防止舌咬伤，保持大关节功能位，不可暴力压制抽搐部位，以防骨折，并积极做好配合工作，准确无误地执行医嘱，立即给予缓慢静注地西泮，控制发作。 ④当抽搐停止或减轻后，应立即让患者侧卧，以利口腔分泌物的引流和防止吸入性肺炎。 ⑤未完全清醒前不要灌汤、喂食或喂药，以免造成吸入性肺炎或窒息。 ⑥清醒后不宜一次大量饮水，而应少量多次，以免导致脑内一时水分滞留过多和再次抽搐发作。
	发作间歇期 ①观察患者意识状态有无改变。 ②观察患者有无情绪行为异常。 ③环境有无刺激源。	**1. 环境与安全** ①给患者创造安全、安静的修养环境，保持室内光线柔和、无刺激，嘱患者勿单独远离病区活动。发作频繁者加床栏以防坠床。 ②床旁桌上不放置热水瓶、玻璃杯等危险物品。 ③对于有癫痫发作史并有外伤史的患者，在病室内显著位置放置"谨防跌倒、坠床、小心舌咬伤"的警示牌，随时提醒患者、家属及医护人员做好防止

续表

临床表现	病情观察	护理措施
癫痫持续状态	①注意观察患者意识、呼吸、体温、血压、瞳孔的变化。 ②严密观察抽搐发作的次数和时间。	意外发生的准备。 **2. 用药护理** ①遵医嘱坚持长期、规范用药，切忌突然停药、减药、漏服药及自行换药，以防复发。 ②向患者和家属介绍用药的原则、所用药物的常见不良反应。苯妥英钠：胃肠道症状、毛发损伤、肝损伤，应于餐后服用。卡马西平：胃肠道症状、骨髓与肝脏损伤。丙戊酸钠：最常见的不良反应是胃肠功能紊乱，反应严重时，可将药物与食物同服或逐渐加量或减少剂量。 ③用药期间检测血药浓度并定期复查相关项目。 **3. 饮食护理**：给予清淡饮食，少量多餐，避免辛辣刺激性食物，戒烟酒，增加镁的摄入量，如绿色蔬菜、粗粮、坚果等。 **4. 休息与活动** ①患者应充分休息，环境安静适宜，养成良好的生活习惯，注意劳逸结合。避免过度疲劳、睡眠不足、便秘、情感激动。 ②避免引起癫痫发作的活动，如攀登、游泳、驾驶等。 ③鼓励患者多与同龄人接触，参加社交活动，使心情舒畅，精神愉快，有利于疾病治疗。 **5. 心理护理**：长期用药加之疾病的反复发作，为患者带来沉重的精神负担，易产生紧张、焦虑、恐惧、易怒等不良心理问题。护士应仔细观察患者的心理反应，关心、理解、鼓励患者表达自己的心理感受，指导患者面对现实，采取积极的应对方式，配合长期药物治疗。

续表

临床表现	病情观察	护理措施
		1. 尽量控制发作：可静脉缓慢注射安定，保持呼吸道通畅，以免呕吐物被吸入气管导致窒息。 **2. 减轻脑水肿，防止脑疝形成**：按医嘱应用脱水剂，严格控制输入的液体量和速度及鼻饲量。 **3. 降体温**：可用酒精或温水擦浴、冰水冷敷、使用降温毯或药物治疗。 **4. 严密观察和维持呼吸、循环功能**：注意观察生命体征及意识状态，必要时建立人工气道。
并发症	脑水肿 脑水肿是癫痫持续状态常见的并发症。患者可出现头痛、呕吐加重、躁动不安、嗜睡甚至昏迷。	**1. 卧位与饮食**：取头高脚低位，鼻饲饮食。 **2. 严密观察病情**：持续心电、血氧饱和度监测，保持呼吸道通畅，吸氧，监测生命体征及瞳孔、意识变化；若出现呼吸、心跳减慢，血压升高，应警惕脑疝的发生。 **3. 用药护理**：快速静滴甘露醇等脱水剂。 **4. 做好抢救准备**：急救物品均在备用状态，维持静脉通路。
	酸中毒、电解质紊乱 体内血液和组织中酸性物质的堆积，其本质是血液中氢离子浓度上升、pH值下降。	控制液体量，保持酸碱平衡，对症治疗。

第十四节　重症肌无力

一　概　念

　　重症肌无力是乙酰胆碱受体抗体介导、细胞免疫依赖及补体参与的一种神经肌肉接头处传递障碍的自身免疫性疾病。

二 主要护理问题

1. 生活自理缺陷　与肌肉运动障碍有关。
2. 恐惧　与呼吸肌无力及濒死感有关。
3. 潜在并发症　重症肌无力危象。

三 病情观察与护理措施

临床表现	病情观察	护理措施
眼肌型	一侧或双侧眼外肌麻痹，如眼睑下垂、复视、眼球活动受限，双眼常不对称。	**1. 生活护理：** 避免疲劳，当肌无力症状明显时，协助患者做好洗漱、进食、穿衣，处理个人卫生等。 **2. 用药护理** ①抗胆碱酯酶药物：遵医嘱用药，小剂量开始，逐渐增量，按时用药。若患者有吞咽困难，可在餐前30min服药；若患者晨起行走无力，可在起床前服长效溴吡斯的明。发病诱因存在时，可遵医嘱适当增加用药剂量。用药期间若有恶心、呕吐、腹痛、腹泻、出汗等毒蕈碱样不良反应时，可用阿托品对抗。
全身型及重症型	①面部肌肉和口咽肌受累出现表情淡漠、连续咀嚼无力、饮水呛咳、吞咽困难、声音嘶哑。 ②病情发展可累及其他颅神经支配的肌群，颈肌及四肢近端肌群亦常受累。 ③重者出现呼吸肌无力，呼吸困难，面部肌肉和口咽肌受累出现表情淡漠、连续咀嚼无力、饮水呛咳、吞咽困难、声音嘶哑。	②糖皮质激素：部分患者用糖皮质激素后2周内会出现病情加重，需严密观察病情变化。同时给予高蛋白、低糖及含钾丰富的饮食。 ③免疫抑制剂：用药期间应遵医嘱定时复查肝肾功能及血象，并观察其变化。 **3. 心理护理：** 向患者介绍本病常识及避免诱因的方法，使患者有目的地积极配合治疗与护理。告诉患者重症肌无力者用药后可以得到有效的控制，不必过度紧张，不良情绪反而会使症状加重。帮助患者树立战胜疾病的信心。 **4. 对症处理：** 饮水呛咳或吞咽困难时遵医嘱给予留置胃管及其常规护理；

续表

临床表现		病情观察	护理措施
			呼吸困难、呼吸肌麻痹时协助医生给予气管插管或气管切开，必要时呼吸机辅助呼吸，做好气管插管或气管切开及机械通气的常规护理。
并发症	肌无力危象	最常见，为疾病本身所致，多由于抗胆碱酯酶药量不足，如注射新斯的明等胆碱酯酶抑制剂后症状减轻则可诊断。主要表现为肌无力症状进一步加重，如全身乏力、呼吸困难等。	**1. 遵医嘱加大抗胆碱酯酶药量：**密切观察有无副作用。 **2. 气道护理：**保持气道湿润，多饮水。必要时给予化痰药，抬高床头，鼓励患者深呼吸，尽量咳嗽排痰，保持气道通畅，防止肺部感染。每天开窗通风30min保持空气清新。 **3. 严密观察病情变化：**尤其要注意呼吸情况，发现异常立即通知医生，并做好气管切开，气管插管，使用呼吸机等抢救措施的准备和配合。
	胆碱能危象	抗胆碱酯酶药物过量所致，患者肌无力加重并出现肌束颤动及毒蕈碱样反应（瞳孔缩小、出汗、唾液增多、腹痛），重者出现呼吸困难。	如症状加重应立即停用抗胆碱酯酶药物，加用阿托品，待药物排出后遵医嘱重新调整剂量。
	反拗性危象	对抗胆碱酯酶药物不敏感而出现严重呼吸困难。	应立即气管插管或气管切开行机械通气，停止抗胆碱酯酶药物，维持静脉通路，遵医嘱改用短程激素治疗。

第二部分

外科疾病护理观察指引

第十章

普通外科

第一节　胆石症

一　概　念

　　胆石症是指胆管或胆囊产生结石而引起剧烈的腹痛、黄疸、发热等临床表现的疾病。胆石症是最常见的胆道疾病。按结石所含成分可分为三类：胆固醇结石、胆色素结石、混合型结石，其中以胆固醇结石最为多见。按发生的部位可分为胆囊结石、肝外胆管结石和肝内胆管结石，其中胆囊结石占全部结石的 50% 左右。

二　主要护理问题

　　1.疼痛　与结石嵌顿致胆道梗阻、感染及 Oddis 括约肌痉挛有关。
　　2.舒适的改变：瘙痒　与血中胆汁和胆盐增加并沉积于皮肤上，刺激皮肤、神经末梢有关。
　　3.有皮肤完整性受损的危险　与瘙痒有关。

三　病情观察与护理措施

临床表现	病情观察	护理措施
胆囊结石	**1.胆绞痛或右上腹压痛**：胆绞痛是一种内脏性疼痛，多数是因胆囊管被结石暂时性梗阻所致。并发急性胆囊炎时则右上腹明显压痛、肌紧张，Murphy征阳性。 **2.恶心及呕吐**：多数患者在胆绞痛发作的同时伴有恶心与呕吐，重者伴出冷汗。呕吐后胆绞痛常有一定程度的减轻。 **3.消化不良**：表现为对脂肪和其他食物的不能耐受，常表现为过度嗳气或腹部膨胀，餐后饱胀及胃灼热等症状。 **4.畏寒、发热**：当并发急性胆囊炎时，患者可有畏寒、发热；当胆囊积水继发细菌感染形成胆囊积脓、坏疽或穿孔时，则寒战、发热更为显著。 **5.黄疸**：当伴有胆总管结石、胆管炎或胆囊结石排入胆总管引起梗阻时可出现黄疸。 **6.胆心综合征**：因胆囊结石等胆道疾病反射性引起心脏功能失调或心律的改变，而导致的一组临床症候群称为胆心综合征。	**1. 术前护理** ①给予低脂饮食，以减少胆汁分泌，胆囊炎、胆结石急性发作时，患者应禁食、休息，并积极补充液体和电解质，以保持水、电解质、酸碱平衡。非手术治疗者经处理后，根据病情再决定饮食。 ②遵医嘱应用抗生素控制感染。 ③密切观察患者病情变化，如出现寒战、高热、腹痛加重、腹痛范围扩大等，应考虑为化脓性或坏疽性胆囊炎，要及时报告医生，积极进行处理。 **2. 术后护理** ①患者清醒后给予半卧位，以减轻吻合口张力，亦有利于引流。 ②密切观察患者的生命体征并准确记录。 ③保持引流管通畅，勿打折、扭曲，严密观察引流液颜色、性状、量。 ④术后3d患者体温逐渐恢复正常，如仍高于39℃应查找感染源，给予抗感染治疗。 ⑤患者肠蠕动恢复后，可进低脂全流饮食。逐步过渡到普通饮食，并限制脂肪和刺激性食物的摄入。 ⑥严密观察术后并发症，如出血、黄疸、胆瘘等。 ⑦"T"形管的护理和拔管指征护理：妥善固定、保持通畅、严格无菌、严格观察量及性状并做好记录，保护管道周围皮肤，大约两周左右拔管。拔管指征：胆汁量减少，粪便颜色正常；黄疸指数逐渐正常；引流管抬高或夹管后患者无腹胀、腹痛、发热及黄疸加重现象；胆汁检查清亮、无脓液、红细胞、胆沙和虫卵；经T型管逆行胆管造影，证明胆道与十二指肠间通畅，无胆道残余结石。
肝外胆管结石	**1.腹痛**：发生在剑突下或右上腹部，呈阵发性绞痛，或持续性疼痛阵发性加剧，疼痛可向右肩背部放射。 **2.寒战、高热**：多发生于剧烈腹痛后，体温可高达39℃~40℃，呈弛张热热型。	

续表

临床表现		病情观察	护理措施
肝外胆管结石		**3. 黄疸**：系胆管梗阻后胆红素逆流入血所致。患者可有尿色变黄和皮肤瘙痒等症状。 **4. 消化道症状**：多数患者有恶心、腹胀、嗳气、厌食油腻食物等。	
肝内胆管结石		常与肝外胆管结石并存，其临床表现与之相似。患者可有轻微的肝区和患侧胸背部胀痛，可由于长时间发热、消耗而出现消瘦、体弱等表现。部分患者可有肝大、肝区压痛和叩击痛等体征。	
并发症	胆囊穿孔	严密观察生命体征及腹痛的性质和范围。	①及时通知医生，给予吸氧。 ②建立静脉通道，给予止痛药物。 ③观察患者生命体征，腹痛的性质，明确诊断后及时手术治疗。 ④术前准备：同普外科护理常规，备皮、配血等。 ⑤安抚患者，减轻其恐惧心理。
	胆道出血	观察引流液的性质及量，监测生命体征。表现为剧烈的上腹部绞痛；畏寒发热、黄疸；呕血、黑便；引流管内出血。	①输液、输血、补充血容量，防止休克。 ②使用抗生素控制感染。 ③使用止血剂，如氨甲苯酸、维生素 K_1 等。 ④对症处理，如需手术的应急诊手术止血。
	胆瘘	①预防手术操作失误引起的医源性胆管损伤。 ②防止拔出 T 管时用力过猛而损伤窦道或撕裂胆管。	①术中发现胆管损伤及胆瘘应立即妥善修复胆管，吻合胆管时必须无张力。 ②术后，胆瘘充分引流是治疗的关键。 ③加强抗感染和营养支持治疗。
	胆道感染	①观察患者有无腹痛、发热、黄疸、肝功能损害等表现。 ②广谱抗生素的预防性应用。	①应用抗生素、利胆剂，改善胃肠功能。 ②饮食后活动 15~30min 可减少其发生。

第二节　急性胰腺炎

一　概　念

指多种病因导致胰酶在胰腺内被激活后对自身器官及其周围组织产生自我消化作用所引起的急性化学性炎症反应，为外科急腹症之一。

二　主要护理问题

1. 疼痛：腹痛　与胰酶对胰腺的消化有关。
2. 有体液不足的危险　与大量腹腔胰性渗出液、呕吐、禁食、发热、胃肠减压有关。
3. 营养失调：低于机体需要量　与恶心、呕吐、禁食、胃肠减压和大量消耗有关。
4. 潜在并发症　成人呼吸窘迫综合征、出血、感染、瘘、急性肾衰竭、心功能不全、DIC、败血症。

三　病情观察与护理措施

临床表现	病情观察	护理措施
腹痛、腹胀、腹膜刺激征、休克、发热和黄疸。	由于胰酶损伤血管，少数患者脐周或两侧腰部可出现蓝棕色瘀斑。重者后期皮肤有出血斑点，弥散性血管内凝血和胃肠出血。	**1. 一般护理** ①保持病室内空气新鲜，严格无菌操作。 ②患者绝对卧床休息，禁食、胃肠减压。 ③遵医嘱给予止痛药物：阿托品、溴丙胺太林，禁用吗啡。 ④患者由于病情重、术后引流管多，恢复时间长，易产生急躁情绪，因此应关心、体贴、鼓励患者，做好其心理护理。 **2. 术前护理** ①病情观察：严密观察患者生命体征、神志及皮肤颜色、温度，注意有无休

续表

临床表现	病情观察	护理措施
	胰腺周围脓肿或胰腺假性囊肿形成时，可在中上腹偏左触及炎性或囊性肿块。	克、呼吸功能不全、肾功能不全等并发症，监测血糖及血钙水平。 ②禁食、胃肠减压：吸出胃内容物，避免呕吐并减少胃液刺激肠黏膜产生促胰腺分泌激素，使胰腺分泌增多加重自身消化。 ③应用抑制胰腺分泌药物。 ④抗休克治疗：重症胰腺炎在监测中心静脉压和尿量下，补充血容量，补充钾、钙，纠正酸碱平衡紊乱。 ⑤抗感染，遵医嘱应用抗生素。 ⑥必要时做好术前准备。 **3. 术后护理** ①病情观察：及时发现休克、呼吸功能不全、肾功能不全等征象，详细记录每小时尿量、尿比重、24h出入量。 ②禁食、胃肠减压：保持引流管通畅，防止扭曲、折叠、阻塞，保持水、电解质平衡。 ③营养护理：患者需长期禁食，留置胃管，同时又有多根引流管，机体消耗量大，因此要注意补充营养，使机体达到正氮平衡以利于组织修复。 ④保持各种引流管通畅：彻底引流渗液和坏死组织以减轻病情，减少并发症的发生。 ⑤"T"管护理：见"T"管护理常规。 ⑥防止感染：观察患者体温及血象变化，遵医嘱应用抗生素，防止感染所致的并发症。

续表

临床表现		病情观察	护理措施
并发症	成人呼吸窘迫综合征（ARDS）	重症胰腺炎主要由被激活的胰酶增加毛细血管的通透性，造成肺间质水肿，肺表面活性物质减少，肺泡萎缩，血液高凝状态导致肺血管栓塞等一系列病变。结果从呼吸次数增加发展到呼吸窘迫，从呼吸性碱中毒发展到严重的低氧血症，最后发生心力衰竭和周围循环衰竭，这是ARDS的临床发展过程。	ARDS是重症胰腺炎最严重的并发症之一。患者每天应做动态的动脉血气分析，PaO_2下降到8kPa（60mmHg）以下就要考虑ARDS，立即加大吸氧浓度，经过30min，重复动脉血气分析。若PaO_2继续下降则ARDS诊断成立，应作气管插管或气管切开机械辅助呼吸，若再不改善，采用呼吸末正压呼吸（PEEP）配合维护循环、治疗感染并给予药物治疗，维持体液平衡和营养代谢。
	出血	一般分为创口局部出血、局部较大血管被感染、坏死组织腐蚀而继发出血、应激性溃疡出血、局部炎性溃疡糜烂出血。观察患者的呕吐物，大便及引流液的色、量、质。	对于创口局部出血，量一般不大，多为肉芽创面损伤出血，采用加强局部灌洗或填塞治疗；局部较大血管被感染，坏死组织腐蚀而继发出血，一般出血量大需手术止血；第三种是应激性溃疡出血，采用去甲肾上腺素冰盐水溶液冲洗，全身使用止血剂及抑酸剂，若胃镜证实为胃外感染，坏死组织直接腐蚀胃壁造成局部炎性溃疡，糜烂出血或局部溃破穿孔者应及时手术治疗。
	感染	可分为局部残余脓肿、全身脓毒血症及真菌感染。	局部残余脓肿CT定位，尽早做穿刺引流手术。脓毒血症及真菌感染前者应根据培养、敏感试验采用针对性敏感抗生素，后者根据真菌菌种使用氟康唑等治疗。
	瘘	瘘包括胃肠道瘘及胰瘘，注意观察腹部体征，一旦出现腹膜刺激征并进行性加重，引流液中伴有粪渣，即可确诊肠瘘；观察腹腔引流有无透明的液体流出，以及淀粉酶含量升高，应考虑胰瘘，合并感染时引流液可呈脓性。	大多数患者使用局部加强持续吸引，保持引流管通畅，保护引流管周围皮肤，防止腐蚀。同时加强营养，保持水、电解质平衡，全身使用消化道分泌抑制剂能自行愈合，必要时手术治疗。

第三节　肠梗阻

一　概　念

　　肠内容物不能正常运行、顺利通过肠道，称为肠梗阻，为常见急腹症，可由多种因素引起。起病初，梗阻肠段先有解剖和功能性改变，继则发生体液和电解质的丢失、肠壁循环障碍、坏死和继发感染，最后可致毒血症、休克、死亡。如能及时诊断、积极治疗大多能逆转病情的发展，以致治愈。

二　主要护理问题

　　1. 舒适的改变　与腹胀、呕吐有关。

　　2. 体液不足　与禁食、频繁呕吐、梗阻引起的胃肠液大量丢失和吸收障碍有关。

　　3. 有口腔黏膜改变的危险　与较长时间禁食、呕吐、留置胃管有关。

　　4. 营养失调：低于机体需要量　与高消耗、吸收障碍、负氮平衡有关。

　　5. 疼痛　与肠蠕动增强或肠壁缺血有关。

三　病情观察与护理措施

临床表现	病情观察	护理措施
腹痛 腹胀 呕吐 停止排气和排便	①单纯性机械性肠梗阻发作时，由于梗阻部位以上肠管蠕动剧烈，患者表现为阵发性腹部绞痛，发作时可伴有肠鸣音，患者自觉腹内有"气块"窜动，并受阻于某一部位。随着病情进一步发展，可演变为绞窄性肠梗阻，表现为腹痛间歇期不断缩短、呈剧烈的持续性腹痛。麻痹性肠梗阻患者表现为全腹持续性胀痛；肠扭转所致闭袢性肠梗阻表现为突发性腹部持续性绞痛伴	**1. 非手术治疗的护理** ①卧位：患者取半卧位，以减轻腹痛、腹胀和对膈肌的压迫，有利于呼吸。 ②保持胃肠减压的通畅，观察引流液的性质，如引出胃液、十二指肠液、胆汁，说明为高位小肠梗阻，如胃液带有粪臭味说明有低位梗阻，如为绞窄性肠梗阻为棕褐色血性胃液。 ③严密观察生命体征的变化。肠梗阻由于毒素的吸收和腹痛的刺激应定时测量体温、脉搏、呼吸、血压，并观察患者有无呼吸急促、脉搏增快、脉压减小、烦躁不安等休克前期症状。了解患者有无口渴、尿量减少等脱水症状。如发生绞窄性肠梗阻应立即给予术前准备，急诊手术。

续表

临床表现	病情观察	护理措施
	阵发性加剧；而肠蛔虫堵塞多为不完全性，以阵发性脐周绞痛为主。 ②腹胀程度与肠梗阻部位有关。高位肠梗阻由于呕吐频繁、腹胀较经；低位肠梗阻腹胀明显；闭袢性肠梗阻腹周膨胀显著；麻痹性肠梗阻则表现为均匀性全腹胀。 ③观察呕吐物的性质，确定梗阻发生的部位。 ④完全性肠梗阻患者多停止排便、排气；不完全性肠梗阻可有多次少量排便、排气；绞窄性肠梗阻可排血性黏液样便。	④根据腹痛的程度，必要时可根据医嘱给予解痉药物，禁止使用吗啡类药物，防止应用后掩盖病情而延误治疗。 ⑤准确记录出入量，根据患者脱水情况及有关的血生化指标监测结果，合理安排输液计划，保证液体的顺利滴入，以纠正水、电解质、酸碱平衡紊乱。 ⑥胃肠减压的护理。 ⑦营养支持：给予胃肠外营养，如经治疗梗阻解除，肠蠕动恢复正常，则可经口进流质饮食，告知患者忌食产气的甜食和牛奶等，遵循少量多餐，之后逐渐过渡到半流质及普食。 **2. 术后护理** ①体位：血压平稳后取半卧位。 ②饮食：术后禁饮食，给予胃肠减压，肠功能恢复后停止减压可给予流食，1周后无不适可给予半流食。肠吻合术后进食时间应适当推迟。 ③根据病情协助患者早期活动，以预防皮肤并发症和肠粘连的发生。 ④严密观察病情变化，监测生命体征，观察有无腹痛、腹胀、呕吐、排气和排便等，如有腹腔引流时应注意引流液的色、质、量。 ⑤遵医嘱给予营养支持，增加机体抵抗力，促进伤口愈合。
并发症　急性出血坏死性肠炎	起病缓急，腹痛性质、部位、持续时间，呕吐次数及内容物，有无胆汁、血样或咖啡样物，大便次数及内容物，有无水样或稀黏液便、腥臭似洗肉水样便或红果酱样大便。了解患者出血前后有无突然高热、寒战、萎靡、无力、烦躁、昏迷、抽风或苍白、四肢冰冷、皮肤发绀、脉弱等休克表现。	①禁食，持续胃肠减压，严密观察生命体征。 ②维持水和电解质平衡。 ③重症可短期使用激素。 ④抗感染。 ⑤积极抗休克治疗。 ⑥手术治疗。 ⑦加强皮肤护理，预防压疮。

第四节　急腹症

一　概　念

　　急腹症是指腹腔内、盆腔和腹膜后组织和脏器发生了急剧病理变化，从而产生以腹部为主要症状和体征，同时伴有全身反应的临床综合征。常见的急腹症包括：急性阑尾炎、溃疡病急性穿孔、急性肠梗阻、急性胆道感染及胆石症、急性胰腺炎、腹部外伤等。

二　主要护理问题

　　1. 急性疼痛　与腹腔内器官炎症、扭转、破裂、出血、损伤和手术有关。
　　2. 有体液不足的危险　与腹腔内脏破裂、出血、腹膜炎症导致的腹腔内液体渗出、呕吐或禁食、胃肠减压等所致的液体丢失有关。
　　3. 体温过高　与细菌感染有关。
　　4. 活动无耐力　与炎症致寒战、高热有关。
　　5. 潜在并发症　腹腔内残余脓肿、瘘和出血。

三　病情观察与护理措施

临床表现	病情观察	护理措施
一般症状	T、P、R、BP 变化、精神症状、皮肤颜色、肢体末端温度、血运等。	**1. 严密观察病情** ①定时观察生命体征：定时观察 T、BP、P、R，注意有无脱水等体液紊乱或休克表现。 ②定时观察腹部症状和体征：如有腹痛应注意腹痛的部位、范围、性质和程度，有无牵涉痛。如腹部检查见腹膜刺激征出现或加重，多提示病情恶化。 ③注意观察有无伴随症状：如呕吐、腹胀、发热、大小便改变、黄疸等，以及呼吸、心血管、妇科等其他系统相关表现。 ④动态观察实验室检查结果：如三大常规、血电解质、二氧化碳结合力、肝肾功能等检查；同时注意 X 线、B 超、腹腔穿刺、直肠指检等特殊检查结果。
胃肠道症状	观察有无恶心、呕吐，呕吐物的性质、气味、颜色等，临床上有反射性呕吐和反流性呕吐。	
计算尿量	尿量可以反映血容量和水、电解质平衡情况。	
穿孔	疑有穿孔或有紊乱风险的患者应忌做高压灌肠，以免引起穿孔或增加消化液的外漏，切忌随意使用止痛剂，以免掩盖病情。	

续表

临床表现	病情观察	护理措施
		⑤注意详细记录液体出入量。 ⑥观察有无腹腔脓肿形成。 **2. 体位**：一般情况良好者或病情允许时，宜取半卧位；有大出血休克体征者给予休克（中凹）卧位。 **3. 饮食**：根据病情及医嘱，做好相应的饮食护理。一般患者入院后都暂禁饮食；对诊断不明或病情较重者必须严格禁饮食。 **4. 胃肠减压**：根据病情或医嘱决定是否施行胃肠减压。急性肠梗阻、胃肠道穿孔或破裂者，必须行胃肠减压，并保持有效引流，避免消化液进一步漏入腹腔。 **5. 四禁** ①禁用吗啡类止痛剂：以免掩盖病情。 ②禁饮食：以免增加消化道负担或加重病情。 ③禁服泻药：以免引起感染扩散或加重病情。 ④禁止灌肠：以免导致炎症扩散或加重病情。 **6. 输液或输血**：立即建立静脉输液通道，必要时输全血或输血浆等。以防治休克，纠正水、电解质、酸碱平衡紊乱，纠正营养失调。 **7. 抗感染**：遵医嘱给予抗生素及甲硝唑。注意给药浓度、时间、途径及配伍禁忌等。 **8. 疼痛护理**：一般可给予针刺止痛。但在病情观察期间应慎用止痛剂；对诊断明确的单纯性胆绞痛、肾绞痛等可给予解痉剂和镇痛剂；凡诊断不明或治疗方案未确定的急腹症患者应禁用吗啡、哌替啶类麻醉性镇痛药，以免掩盖病情；对已决定手术的患者，可以适当使用镇痛药，以减轻其痛苦。

续表

临床表现		病情观察	护理措施
并发症	腹膜炎	观察腹部症状体征、胃肠道症状、中毒症状、生命体征、实验室检查结果等。	**1. 体位**：在无休克的情况下，应采取半卧位，以利腹腔内渗出液、脓液等积聚在盆腔，使炎症局限。 **2. 四禁**：外科急腹症患者在没有明确诊断之前，应严格执行四禁（同上）。 **3. 胃肠减压**：胃肠减压可减轻腹胀，缓解消化道梗阻，对消化道穿孔或破裂的患者可避免消化液进一步漏入腹腔。 **4. 补液输血**：在禁食观察期间，需要通过补液维持水与电解质的平衡，保证营养。 **5. 抗感染**：无论是原发的细菌感染还是继发于胃肠道梗阻或破裂的感染，都需要用抗菌药物。 **6. 做好术前准备**
	休克	**1. 神志**：反映脑灌注。 **2. 皮肤温度及色泽**：反映体表灌注。 **3. 血压**：持续下降，收缩压<90mmHg，脉压<20mmHg，提示休克存在。 **4. 脉率** **5. 尿量**：反映肾灌流量，借此反映组织灌流量。尿量<30ml/h，尿比重升高，提示休克存在。 **6. 血红蛋白含量或血细胞比容**	①立即控制创伤所致的大出血。 ②采取休克体位，即头及躯干抬高10°~20°，下肢抬高20°~30°。 ③注意保暖，尽量减少搬动。 ④补充血容量：抗休克最基本的措施。 ⑤积极处理原发病：抗休克最根本的措施。 ⑥纠正酸碱平衡失调：代谢性酸中毒。 ⑦应用血管活性药物。 ⑧改善微循环。 ⑨糖皮质激素及其他药物的应用。

第五节　急性胆管炎

一　概　念

急性胆管炎一般是指由细菌感染所致胆道系统的急性炎症，常伴有胆道梗阻。当胆道梗阻比较完全,胆道内细菌感染较重时,可出现严重的临床症状,如寒战、高热、黄疸,尚可有感染性休克和神经精神症状。

二　主要护理问题

1. 疼痛　与胆道梗阻、感染及 Oddis 括约肌痉挛有关。
2. 体温过高　与胆管梗阻并继发细菌感染有关。
3. 营养失调：低于机体需要量　与疾病所致消化吸收功能障碍有关。
4. 活动无耐力　与炎症致寒战、高热有关。
5. 体液不足　与呕吐、禁食、胃肠减压和感染性休克有关。

三　病情观察与护理措施

临床表现	病情观察	护理措施
寒战、高热	最为常见，体温呈弛张热，可达 39℃ 以上，少数病情严重者或老年人可体温不升，早期就以休克为主要表现。	**1. 术前护理** ①及时做好手术前准备工作。 ②严密观察腹痛、发热、黄疸三大症状的发展趋势，注意低血压和精神症状，有无胰腺炎和腹膜炎等发生。 ③抗休克：包括纠正水、电解质和酸碱平衡失调，应用广谱抗生素等；对有黄疸的患者，应同时给予维生素 K 静脉滴注。
休克	表现为脉搏细弱、脉率加快，可达 120 次 /min 以上，伴有血压下降。还可因为高热出汗，禁食和呕吐等引起低血容量使得休克加重。	
神志改变	随着病情的发展，可能发生中毒性中枢神经损害，表现为神志改变、表情淡漠、反应迟钝、烦躁不安、神志恍惚、嗜睡、精神错乱，重者可发展为昏迷状态。	

续表

临床表现		病情观察	护理措施
			2. 术后护理
			①加强监护：包括神志、生命体征、腹部体征的变化，发现异常情况，应及时处理。
			②观察全身中毒症状及重要器官的功能情况，尤其是心、肺、肝和肾功能有无受损。
			③皮肤护理：黄疸患者因胆盐刺激，使皮肤奇痒，可用温水擦洗，协助患者剪短指甲，必要时戴手套；保持床铺清洁、柔软。
			④心理护理：患者病情重、心理负担重，要有针对性地做好患者的心理护理。
并发症	休克	**1. 神志：**反映脑灌注。 **2. 皮肤温度及色泽：**反映体表灌注。 **3. 血压：**持续下降，收缩压 <90mmHg、脉压 <20mmHg 提示休克存在。 **4. 脉率** **5. 尿量：**反映肾灌流量，借此反映组织灌流量。尿量 <30ml/h，尿比重升高，提示休克存在。 **6. 血红蛋白含量或血细胞比容**	①采取休克体位——头及躯干抬高10°~20°，下肢抬高20°~30°。 ②注意保暖，尽量减少搬动。 ③补充血容量：抗休克最基本的措施。 ④积极处理原发病：抗休克最根本的措施。 ⑤纠正酸碱平衡失调：代谢性酸中毒。 ⑥应用血管活性药物。 ⑦改善微循环。 ⑧糖皮质激素及其他药物的应用。

第六节 胆囊癌

一 概 念

在胆囊恶性肿瘤中胆囊癌占首位，其他尚有肉瘤、类癌、原发性恶性黑色素瘤、巨细胞腺癌等。原发性胆囊癌临床上较为少见，根据国内报道仅占所有癌总数的1%左右。

二 主要护理问题

1. 疼痛 与肿瘤浸润、局部压迫及手术创伤有关。

2. 舒适的改变：瘙痒 与血中胆汁和胆盐增加并沉积于皮肤上，刺激皮肤、神经末梢有关。

3. 有皮肤完整性受损的危险 与瘙痒有关。

4. 营养失调：低于机体需要量 与肿瘤所致的高代谢状态、摄入减少及吸收障碍有关。

三 病情观察与护理措施

临床表现	病情观察	护理措施
右上腹疼痛	由于胆囊癌多与胆囊结石、炎症并存故疼痛性质与结石性胆囊炎相似。开始为右上腹不适继之出现持续性隐痛或钝痛，有时伴阵发性剧痛并向右肩放射。	**1.一般护理** ①注意饮食的调节：胆囊癌患者因胆汁排泄不畅影响食物的消化和吸收，特别是对脂肪性食物更难消化，患者常表现纳呆、食少、腹胀、大便不调。选择易消化吸收并富有营养的食物，如新鲜水果和蔬菜，少吃或不吃高脂肪食物，禁烟酒，多饮开水。 ②心理护理：情绪因素对疾病的发展和治疗效果及预后都有着重要影响。医护人员应鼓励患者保持愉快的心态，树立战胜疾病的信心，充分发挥机体的潜在能力，使患者能够积极配合治疗，提高效果。 ③静卧休息时应保持舒适的卧位，一般以左侧卧位、仰卧位为佳，以防胆囊部位受压。
消化不良	消化不良、厌油腻、嗳气、胃纳不佳。这是由于胆囊功能不足以对脂肪物质进行消化所致。	
黄疸	黄疸往往在病程晚期出现。癌组织侵犯胆管引起黄疸。同时伴有消瘦、乏力甚至出现恶病质，皮肤、黏膜黄染，伴皮肤瘙痒。部分患者出现发热。	

续表

临床表现	病情观察	护理措施
右上腹肿块	右上腹或上腹部出现肿块。是因为肿瘤迅速增长阻塞胆管使胆囊肿大；如侵犯十二指肠也可以引起梗阻；另外肿瘤侵及肝胃胰也可出现相应部位包块。	④鼓励患者做些力所能及的事，以转移不良情绪，自我调理心态，如练气功、散步、听科普知识，做到动静结合。 ⑤密切观察体温、脉搏、呼吸、血压的变化，防止并发症的发生。 **2. 术后护理** ①患者清醒后给予半卧位，以减轻吻合口张力，亦有利于引流。 ②密切观察患者的生命体征并准确记录。 ③保持引流管通畅，无打折、扭曲，严密观察引流液颜色、性状、量。 ④术后 3d 患者体温逐渐恢复正常，如仍高于 39℃应查找感染源，给予抗感染治疗。 ⑤患者肠蠕动恢复后，可进低脂全流饮食。逐步过渡到普通饮食，并限制脂肪和刺激性食物的摄入。
并发症 术后出血	①预防手术操作失误。 ②术后严密观察生命体征及腹部体征，出现腹胀、腹围增大、伴面色苍白、脉搏细数、血压下降等表现，提示有腹腔内出血。 ③术后严密观察记录引流液的颜色、性质及量。	①引流≤100ml/h，患者生命体征平稳时，一般予以观察，药物止血，改善和纠正凝血功能。 ②引流≥100ml/h，患者生命体征不平稳时，应再次手术止血。
并发症 切口感染	①密切观察体温变化及伤口局部情况。 ②观察伤口分泌性物质，必要时行细菌培养。	①严格无菌操作技术。 ②充分引流，定期换药是治疗切口感染的最有效办法。 ③部分切口感染治愈后需Ⅱ期缝合。 ④增强患者抵抗力等。
并发症 胆瘘	术后若患者出现发热、腹胀和腹痛等腹膜炎的表现，或患者腹腔引流液呈黄绿色胆汁样，常提示发生胆瘘。	①术中发现胆管损伤及胆瘘应立即妥善修复胆管，吻合胆管时必须无张力。 ②术后，胆瘘充分引流是治疗的关键。 ③加强抗感染和营养支持治疗。

第七节　胆管癌

一　概　念

胆管癌是指源于肝外胆管，包括肝门区至胆总管下端的恶性肿瘤。

二　主要护理问题

1. 疼痛　与肿瘤浸润、局部压迫及手术创伤有关。

2. 舒适的改变：瘙痒　与血中胆汁和胆盐增加并沉积于皮肤上，刺激皮肤、神经末梢有关。

3. 有皮肤完整性受损的危险　与瘙痒有关。

4. 营养失调：低于机体需要量　与肿瘤所致的高代谢状态、摄入减少及吸收障碍有关。

5. 焦虑　与担心肿瘤预后及病后家庭、社会地位改变有关。

三　病情观察与护理措施

临床表现	病情观察	护理措施
黄疸、腹痛、恶心、厌食、消瘦、乏力等，胆囊肿大，肝大。	①持续进行性梗阻性黄疸。尿浓茶色，粪便灰白。 ②上腹隐痛伴有消化不良的表现和体重下降。 ③有出血倾向，呕血或黑便。 ④可有发冷、发热。 ⑤查体皮肤、巩膜黄染，中段、下段胆管癌可触及肿大的胆囊，肝大质硬，晚期有门脉高压症表现。	**1. 术前护理** ①营养支持，注意饮食的调节：胆管癌患者因胆汁排泄不畅影响食物的消化和吸收，特别是对脂肪性食物更难消化，患者常表现纳呆、食少、腹胀、大便不调。选择易消化吸收并富有营养的食物。如新鲜水果和蔬菜，少吃或不吃高脂肪食物，禁烟酒，多饮开水。营养良好的进餐环境；对于因疼痛、恶心、呕吐而影响食欲的患者，餐前可适当用药控制症状，鼓动患者尽可能经口摄入营养素；不能经口进食或经口摄入不足者，根据营养状况，给予肠内、肠外营养支持，以改善患者的营养状况，提高手术耐受性。 ②缓解疼痛：卧床休息，指导其采取舒适体位、深呼吸、分散注意力等。遵医嘱应用止痛药物。

续表

临床表现	病情观察	护理措施
		③密切观察体温、脉搏、呼吸、血压的变化。防止并发症的发生。 ④休息要注意体位：静卧休息时应保持舒适的卧位。一般以左侧卧位、仰卧位为佳，以防胆囊部位受压。 ⑤自我调理：鼓励患者做些力所能及的事，以转移不良情绪，自我调理心态，如练气功、散步、听科普知识，做到动静结合。 ⑥心理护理：情绪因素对疾病的发展和治疗效果及预后都有着重要影响。树立战胜疾病的信心，医护人员应鼓励患者保持愉快的心情。充分发挥机体的潜在能力，使患者能够积极配合治疗，提高效果。 **2. 术后护理** ①患者清醒后给予半卧位，以减轻吻合口张力，亦有利于引流。 ②密切观察患者的生命体征并准确记录。 ③保持引流管通畅，无打折、扭曲，严密观察引流液颜色、性状、量。 ④术后 3d 患者体温逐渐恢复正常，如仍高于 39℃ 应查找感染源，给予抗感染治疗。 ⑤患者肠蠕动恢复后，可进低脂全流饮食。逐步过渡到普通饮食，并限制脂肪和刺激性食物的摄入。 ⑥严密观察术后并发症，如出血、黄疸、胆瘘等。 ⑦ "T" 形管的护理
并发症 术后出血	①术后严密观察生命体征及腹部体征，出现腹胀、腹围增大，伴面色苍白、脉搏细数、血压下降等表现时，提示可能会有腹腔内出血。 ②术后严密观察记录引流液的颜色、性质及量。	①引流 ≤ 100ml/h，患者生命体征平稳时，一般予以观察、药物止血、改善和纠正凝血功能。 ②引流 ≥ 100ml/h，患者生命体征不平稳时，应再次手术止血。

续表

临床表现	病情观察	护理措施
切口感染	①密切观察患者体温变化。 ②伤口局部情况：有无红、肿、热、痛，分泌物颜色，必要时做细菌培养。	①严格无菌操作技术。 ②充分引流，定期换药是治疗切口感染的最有效办法。 ③部分切口感染治愈后需Ⅱ期缝合。 ④增强患者抵抗力等。
胆瘘	术后若患者出现发热、腹胀和腹痛等腹膜炎的表现，或患者腹腔引流液呈黄绿色胆汁样,常提示发生胆瘘。	①术中发现胆管损伤及胆瘘应立即妥善修复胆管，吻合胆管时必须无张力。 ②术后，胆瘘充分引流是治疗的关键。 ③加强抗感染和营养支持治疗。

第八节　胰腺癌

一　概　念

胰腺癌是消化系统较常见的恶性肿瘤之一。胰腺癌起病隐匿，较少有特异性症状和体征，仅有 10% 的胰腺癌患者在确诊时有手术切除机会，术后复发率和转移率极高。胰腺癌具有较早侵犯血管与淋巴管，播散至肝脏、腹膜、肺和局部淋巴结的特征。

二　主要护理问题

1. 急性疼痛　与胰管梗阻、癌肿侵犯腹膜后神经丛及手术创伤有关。
2. 营养失调：低于机体需要量　与胰腺癌及癌旁胰岛细胞因子干扰糖原代谢，机体不能有效利用葡萄糖、厌食、食欲减退、腹泻有关。
3. 有皮肤完整性受损的危险　与黄疸致皮肤瘙痒以及术后引流管多有关。
4. 有体液不足的危险　与禁食、胃肠减压、多导管引流、吸收障碍有关。
5. 潜在并发症　继发性出血、胆道感染、胆瘘、胰瘘。

三　病情观察与护理措施

临床表现	病情观察	护理措施
腹痛	疼痛是胰腺癌的主要症状，不管癌位于胰腺头部还是体尾部均有疼痛感。	**1.一般护理：**提供安静、舒适的病室休息环境，避免不良刺激的影响。指导患者取舒适卧位，如侧卧、下肢微屈位，减轻癌肿对局部的压力和张力，减轻患者上腹部疼痛和饱胀感。
黄疸	黄疸是胰腺癌尤其是胰头癌的重要症状。黄疸属于梗阻性，伴有小便深黄及陶土样大便，是由于胆总管下端受侵犯或受压所致。有些胰腺癌患者晚期出现黄疸是由于肝转移所致。约1/4的患者合并顽固性皮肤瘙痒，往往为进行性。	**2.皮肤护理：**用温水为患者擦浴，保持皮肤清洁干燥，避免使用对皮肤刺激性过大的碱性肥皂或沐浴液，告诉患者尽量避免抓挠皮肤，穿棉质、柔软的内衣，污染后及时更换，保持衣服清洁干燥。
消化道症状	常见为食欲不振，其次有恶心、呕吐，可有腹泻或便秘甚至黑便，腹泻常常为脂肪泻。	**3.心理护理：**给予患者及家属一定的心理支持，尊重患者心理调适过程。树立其战胜疾病的信心。 **4.增加营养的摄入量** ①胰腺切除后，胰腺外分泌功能严重减退，应根据胰腺功能每天给予消化酶，使用止泻剂，必要时给予全胃肠外营养，保护肛周皮肤避免刺激。
消瘦、乏力	胰腺癌和其他癌不同，常在初期即有消瘦、乏力。	
腹部包块	如已摸到肿块，多属进行期或晚期。	②如胰腺癌已远处转移，不宜手术时，饮食应以合患者口味，又能达到身体基本热量需求为主要目标。恶心呕吐者进餐前行口腔护理，及时清除呕吐物，必要时静脉补液。
症状性糖尿病	少数患者起病的最初表现为糖尿病的症状，即在胰腺癌的主要症状如腹痛、黄疸等之前出现。	**5.监测血糖水平** ①术后早期测血糖、尿糖、酮体，每天监测化验结果，记录尿量、尿比重。
腹腔积液	一般出现在胰腺癌的晚期，多为癌的腹膜浸润、扩散所致。腹腔积液可能为血性或浆液性，晚期恶病质的低蛋白血症也可引起腹腔积液。	②遵医嘱，给胰岛素，每天需给20~30U胰岛素，控制血糖值达8.4~11.2mmol/L。应用胰岛素过程中，随时监测血糖，防止发生低血糖。

续表

临床表现		病情观察	护理措施
并发症	继发性出血	术后1~2d内的早期出血，引流液为血性，量较多，有心率增快等失血性休克的表现。术后1~2周的出血表现为呕血、黑便、腹痛、明显的腹膜刺激征和休克。	给予止血剂、输血等对症治疗，出血量大时应再次手术止血。
	胆道感染	多为逆行感染，由于胃肠吻合口距胆管吻合口较近等引起。表现为腹痛、发热、黄疸、肝功能损害，严重时与急性化脓性胆管炎相似。	应用抗生素、利胆剂，改善胃肠功能。饮食后活动15~30min可减少其发生。
	胆瘘	多发于术后5~10d，表现为发热、腹痛及胆汁性腹膜炎症状，"T"型管的引流量突然减少，并沿腹腔引流管或腹壁切口溢出胆汁样液体。	术后保持管道通畅、固定良好，可以减少和避免胆瘘的发生。发生胆瘘时应及时引流和保护好周围皮肤。
	胰瘘	多发生在术后1周内。主要表现为突发剧烈疼痛、持续腹胀、发热。腹腔引流管或伤口引流出无色透明液体，引流液含淀粉酶。	①禁食、胃肠减压能减少胃肠液对胰腺的刺激，在胰瘘的初期有良好作用。对高流量胰瘘者应注意纠正水、电解质失衡，维持体内稳态。②积极补充热量、维生素、蛋白质以改善全身情况，促进胰瘘愈合。③防治感染。④应用生长抑素类药物。⑤经皮置管和手术引流。

第九节　壶腹周围癌

一　概　念

壶腹周围癌指发生在十二指肠乳头，乳头附近的十二指肠黏膜，壶腹内胆总管下段的黏膜，胰管开口或胆总管十二指肠壁黏膜的癌肿。

二 主要护理问题

1. 疼痛　与癌细胞侵犯神经有关。
2. 营养失调：低于机体需要量　与厌食、食欲减退、腹泻有关。
3. 有皮肤完整性受损的危险　与黄疸致皮肤瘙痒以及术后引流管多有关。
4. 有体液不足的危险　与禁食、胃肠减压、多导管引流、吸收障碍有关。

三 病情观察与护理措施

临床表现	病情观察	护理措施
黄疸	出现较早，进行性加重，亦可呈波动性黄疸。黄疸属阻塞性，皮肤黏膜黄染较明显，多伴有皮肤瘙痒。长期胆汁淤积可致胆汁性肝硬化，胆囊肿大。合并胆道感染者可有高热、寒战，甚至中毒性休克。	**1. 一般护理**：提供安静、舒适的病室休息环境，避免不良刺激的影响。指导患者取舒适卧位，如侧卧、下肢微屈位，减轻癌肿对局部的压力和张力，减轻患者上腹部疼痛和饱胀感。 **2. 皮肤护理**：用温水为患者擦浴，保持皮肤清洁干燥，避免使用对皮肤刺激性过大的碱性肥皂或沐浴液，告诉患者尽量避免抓挠皮肤，穿棉质、柔软的内衣，污染后及时更换，保持衣服清洁干燥。 **3. 心理护理**：给予患者及家属一定的心理支持，尊重患者心理调适过程。树立其战胜疾病的信心。 **4. 增加营养的摄入量** ①胰腺切除后，胰腺外分泌功能严重减退，应根据胰腺功能每天给予消化酶，使用止泻剂，必要时给予全胃肠外营养，保护肛周皮肤避免刺激。 ②如胰腺癌已远处转移，不宜手术时，饮食应以合患者口味，又能达到身体基本热量需求为主要目标。恶心呕吐者进餐前行口腔护理，及时清除呕吐物，必要时静脉补液。
腹痛	中上腹痛常为首发症状。早期部分患者可产生剑突下钝痛，腹痛可放射至背部，常于进食后、傍晚、夜间或餐后加重。	
间歇性寒战、发热	特点为短暂性高热伴畏寒、白细胞总数升高，甚至出现中毒性休克。	
消化道症状	主要表现为食欲不振、饱胀、消化不良、乏力、腹泻或脂肪痢、灰白大便和体重下降等。晚期出现黑便，并继发性贫血。癌肿腹膜转移或门静脉转移可出现腹水。	

续表

临床表现		病情观察	护理措施
肝、胆囊增大		常可触及肿大的肝脏和胆囊，肝质地硬、光滑。少数患者由于长期黄疸而致胆汁性肝硬化、脾肿大等。	**5.监测血糖水平** ①术后早期测血糖、尿糖、酮体，每天监测化验结果，记录尿量、尿比重。 ②遵医嘱，给胰岛素，每天需给 20~30U 胰岛素，控制血糖值达 8.4~11.2mmol/L。应用胰岛素过程中，随时监测血糖，防止发生低血糖。
并发症	继发性出血	术后 1~2d 内的早期出血，引流液为血性，量较多，有心率增快等失血性休克的表现。术后 1~2 周的出血表现为呕血、黑便、腹痛、明显的腹膜刺激征和休克。	给予止血剂，输血等对症治疗，出血量大时应再次手术止血。
	胆道感染	多为逆行感染，由于胃肠吻合口距胆管吻合口较近等引起。表现为腹痛、发热、黄疸、肝功能损害，严重时与急性化脓性胆管炎相似。	应用抗生素、利胆剂，改善胃肠功能。饮食后活动 15~30min 可减少其发生。
	胆瘘	多发于术后 5~10d，表现为发热、腹痛及胆汁性腹膜炎症状，"T"型管的引流量突然减少，并沿腹腔引流管或腹壁切口溢出胆汁样液体。	术后保持管道通畅，固定良好，可以减少和避免胆瘘的发生。发生胆瘘时应及时引流和保护好周围皮肤。
	胰瘘	多发生于术后 1 周内。主要表现为突发剧烈疼痛、持续腹胀、发热、腹腔引流管或伤口引流出无色透明液体，引流液含淀粉酶。	①禁食、胃肠减压能减少胃肠液对胰腺的刺激，在胰瘘的初期有良好作用。对高流量胰瘘者应注意纠正水、电解质失衡，维持体内稳态。 ②积极补充热量、维生素、蛋白质以改善全身情况，促进胰瘘愈合。 ③防治感染。 ④应用生长抑素类药物。 ⑤经皮置管和手术引流。

第十一章

泌尿外科

第一节　嗜铬细胞瘤

一　概　念

嗜铬细胞瘤是起源于肾上腺髓质、交感神经节或腹腔内其他部位的嗜铬组织的肿瘤，瘤细胞阵发性或持续性分泌大量儿茶酚胺，引起阵发性或持续性高血压和多个器官功能及代谢紊乱。

二　主要护理问题

1. 焦虑/恐惧　与对癌症的恐惧、害怕手术、担心高血压症状及疾病预后有关。
2. 有外伤的危险　与高血压引起头痛头晕、视物模糊有关。
3. 潜在并发症　高血压危象、出血、腹胀、低血容量性休克、感染。
4. 有感染的危险　与手术切口、引流置管有关。
5. 自理能力缺陷　与疾病、手术、如厕自理缺陷、视力、听力下降有关。

三　病情观察与护理措施

临床表现	病情观察	护理措施
阵发性或持续性高血压；代谢紊乱；心肌损害伴心律失常	嗜铬细胞瘤高血压危象 由于体位改变、情绪激动、挤压肿瘤、诱导麻醉等，患者突然头晕头痛、胸闷气促、视觉模糊、抽搐等，收缩压 >200mmHg；伴心动过速或心律失常，视网膜出血、视盘水肿；高血压脑病致脑梗死、脑出血。	**1. 消除诱因**：嘱患者绝对卧床休息，稳定情绪，避免诱发因素刺激。 **2. 迅速降压** ①遵医嘱给予酚妥拉明缓慢静滴。 ②硝普钠 30~100mg 入 5% 葡萄糖 250~500ml 静滴，注意避光且液体有效期为 6h。 ③硝苯唑 10mg 舌下含服。 ④监测血压变化，注意根据血压调节液体滴速。60 岁以上、冠心病、肾功能不全、脑血管病者应缓慢降压。 **3. 改善缺氧**：氧气吸入 2L/min，观察患者血氧饱和度变化。 **4. 制止抽搐**：遵医嘱给予镇静剂如地西泮肌内注射，并保护肢体避免损伤。 **5. 预防脑水肿**：20% 甘露醇 250ml 快速静滴，降低颅内压；呋塞米 20mg 静推。 **6. 抗心衰治疗** ①强心：遵医嘱给予毛花苷 C0.2mg 缓慢静推。 ②利尿：呋塞米 20mg 静推。 ③扩血管：酚妥拉明 5mg 入 5% 葡萄糖 250ml 静滴。 **7. 扩容治疗**：嗜铬细胞瘤为低血容量性高血压，降压的同时扩张血管，容易造成血容量不足引发低血压。遵医嘱给予输注晶体、胶体液，补充血容量。
	后腹腔镜下肾上腺肿瘤切除术 适用于单侧、孤立的肾上腺病变。手术范围：肿瘤及其包膜边缘组织。	**1. 监测血压**：测血压 4 次/日，严密观察血压变化。 **2. 合理用药** ①控制血压：术前常规口服 α 肾上腺能受体阻断剂（如酚苄明）控制血压，剂量为 10~40mg，2 次/日。 ②纠正心律失常：β 受体阻断剂（如酒石酸美托洛尔）12.5mg 控制心律，2 次/日。 ③控制血压在正常范围，心率 <90/min 才能接受手术。

续表

临床表现	病情观察	护理措施
		3. 引流管护理：保持各管道引流通畅，准确记录液体输入量及尿量，观察腹膜后引流液的色、量、性质，如发现异常（每小时>100ml或者引流液呈鲜红色）应及时报告医生予以处理。
		4. 预防肾上腺危象：观察患者有无神志变化、头晕、恶心、呕吐、大汗、血压下降等症状，应准时准量给予静脉滴注糖皮质激素（氢化可的松200mg入5%葡萄糖或生理盐水250ml缓慢静滴）并观察患者的反应。
并发症	术后低血容量性休克	由于外周血管长期处于收缩状态，肿瘤切除后体内儿茶酚胺浓度降低、血管床扩张、血容量不足可引起患者血压急剧下降，并伴有烦躁不安、呼吸急促、面色苍白、四肢湿冷、脉搏细速、尿量减少等。 **1.迅速补充血容量及合理补液**：迅速建立两条以上静脉通道，大量快速补液，一般先输入扩容作用迅速的晶体液，如林格液等；再输入扩容作用持久的胶体液，如羟乙基等，必要时进行成分输血或输入新鲜全血；并根据血压、中心静脉压和尿量判断输液速度（血压及中心静脉压均低时，提示血容量严重不足，应快速大量补液；若血压低而中心静脉压升高，提示患者心功能不全或血容量超负荷，应注意减慢速度，防止肺水肿及心功能衰竭）。 **2.改善缺氧**：取休克体位，保持呼吸道通畅，给予鼻导管或面罩吸氧，严重者可作气管插管或气管切开，予以呼吸机人工辅助呼吸。 **3.应用血管活性药物**：①升压药物，血管收缩剂如多巴胺80mg入5%葡萄糖250ml静滴；②改善微循环障碍，可应用低分子右旋糖酐静滴，血容量补足后可应用血管扩张剂如酚妥拉明等增加末梢循环灌注量并改善微循环。 **4.纠正酸碱平衡失调**：迅速补充血容量，改善组织灌注，适时和适量补充碱性药物，如5%碳酸氢钠125ml静滴。 **5.维持正常体温**：给予加盖棉被，调高室温进行保暖，如需输血者，应将血液置于常温下复温后再输入。

临床表现		病情观察	护理措施
并发症	出血	术后24h内观察伤口处有无渗血、有无休克早期表现，如面色苍白、心率加快、皮肤湿冷、血压下降等。	**1. 迅速建立静脉通路**：迅速建立静脉通道，大量快速补液，补充血容量。 **2. 严密观察病情**：监测生命体征及注意观察有无腹痛、腹肌紧张等体征。 **3. 手术止血**：必要时行剖腹探查术，做好二次手术的准备。
	感染	术后血常规显示白细胞计数持续增高、体温增高、中性粒细胞百分比增高，要警惕感染的发生。	**1. 合理应用抗生素** **2. 密切观察体温及血常规变化** **3. 预防泌尿系感染**：做好基础护理及尿道口护理，2次/日。 **4. 预防肺部感染**：协助翻身叩背、有效咳嗽，遵医嘱雾化吸入。

第二节　原发性醛固酮增多症

一　概　念

　　原发性醛固酮增多症（简称原醛症）是指肾上腺皮质球状带发生病变时分泌过量的醛固酮，导致人体内分泌、代谢产生一系列紊乱现象，临床上表现为特征性高血压和低钾血症的综合征，称之为原发性醛固酮增多症。

二　主要护理问题

　　1. 有受伤的危险　与醛固酮保钠排钾，低钾性肌麻痹引起软瘫有关。
　　2. 焦虑　与长期高血压和担心疾病预后有关。
　　3. 部分生活自理缺陷　与疾病手术有关。
　　4. 知识缺乏　不了解疾病的相关知识。
　　5. 营养不良　与腹膜刺激导致恶心、呕吐，体液丢失过多有关。

三　病情观察与护理措施

临床表现	病情观察	护理措施
高血压综合征（多数为中等程度高血压，少数表现为恶性高血压，一般降压药无明显疗效）；低钾血症综合征（肌无力、周期性瘫痪、心肌损害）	后腹腔镜下肾上腺皮质腺瘤切除术。目前认为直径<6cm的醛固酮分泌瘤可行腹腔镜醛固酮分泌瘤切除术，已被广泛推广。 经腰或经腹肾上腺皮质腺瘤切除术。适用于直径>6cm的肿瘤或肿瘤定位不明。或适用于其与周围脏器及血管关系复杂的情况下。	**一、术前护理** **1. 控制高血压**：严密监测血压变化，有效控制高血压。口服卡托普利（血管紧张素转化酶抑制剂，可降低血管紧张素Ⅱ和醛固酮水平，舒张小动脉，降低血压，在加用利尿剂后降压作用明显）降压，注意心、肾、脑血管系统的评估。 **2. 纠正低血钾**：由于醛固酮分泌的增加，通过肾远曲小管及集合管促进钠钾交换，即保钠排钾；长期低血钾引起肌无力，周期性瘫痪，心律失常等。应口服螺内酯（具有特异性保钾、排钠和降压作用的醛固酮竞争性拮抗剂）。服药期间观察血钠、血钾情况及24h尿量。食盐要适量，每天盐的摄入量应小于6g。 **3. 补充糖皮质激素**：由于病程所致，醛固酮瘤同侧及对侧肾上腺皮质存在有轻度萎缩现象，因此对肾上腺醛固酮瘤患者手术前应适当补充一定量的糖皮质激素。一般术前选用甲泼尼龙80mg肌内注射。 **4. 协助患者完成各项检查**：正确抽取立卧位血及留取24h尿，原发性醛固酮增多症患者血清醛固酮通常明显高于正常，而肾素水平低于正常，且醛固酮分泌受昼夜节律影响（晨8时最高，0时最低），需多次测定。 **5. 心理护理**：患者病史比较长，一部分人伴有心脑血管疾病，对治疗失去信心。责任护士应讲解疾病的相关知识，做好健康教育工作，消除患者的思想顾虑，增强战胜疾病的信心。

续表

临床表现	病情观察	护理措施
		二、术后护理 **1. 监测生命体征的变化**：每 30~60min 观察记录血压、心率、呼吸。 **2. 体位**：术后麻醉清醒，血压平稳后改为半卧位，利于引流和呼吸。 **3. 监测血钾及 24h 尿量**：手术后易发生血钾及钙离子紊乱，需调整才能逐渐恢复正常。 **4. 预防肾上腺低功**：术后应预防肾上腺功能低下发生，可给予氢化可的松 100~200mg 静滴。如果瘤体体积小、病程短，术前临床症状不明显，也可不予补充。 **5. 观察伤口敷料情况**：伤口有渗液时及时换药，保持引流通畅，记录引流液的性质及量，每小时引流液 >100ml 应及时报告医生。 **6. 指导患者有效的深呼吸及咳痰**：每 2h 翻身叩背一次，每天雾化吸入，保持口腔清洁。 **7. 嘱患者在床上活动**：促进血液循环，促进肠蠕动，争取胃肠功能早日恢复。 **8. 保持管道通畅**：勿打折、拉拽，0.1% 苯扎溴铵会阴冲洗 2 次/日。
并发症	感染	术后感染包括伤口感染、肺内感染及泌尿系感染。
		1. 伤口感染：观察伤口敷料情况，伤口渗出液增多时及时通知医生换药。保持伤口引流通畅，记录引流液性质和量。 **2. 肺部感染**：指导患者有效咳痰，病情平稳后每 2h 翻身叩背一次，雾化吸入 4 次/日，保持口腔清洁。 **3. 泌尿系感染**：保持尿管引流通畅，0.1% 苯扎溴铵消毒会阴部 2 次/日。

续表

临床表现		病情观察	护理措施
并发症	肾上腺危象（肾上腺皮质功能减退症）	因手术切除分泌激素的肿瘤或者增生的肾上腺之后，体内糖皮质激素水平骤降，患者出现心率增快、恶心、神志淡漠、谵妄，严重者血压下降甚至休克（排除出血、入量不足等因素，应考虑肾上腺危象，主要是因术后糖皮质激素补充不足造成的。）	**1. 补充糖皮质激素：** 氢化可的松100~400mg 溶于 500~2000ml 液体中静脉滴注。 **2. 纠正脱水和电解质紊乱：** 迅速建立静脉通路，液体输入的总量和速度均需掌握，不能过量和过速，以防诱发肺水肿。 **3. 预防和治疗低血糖：** 静脉注入50%葡萄糖 60~100ml 并监测血糖变化。 **4. 制止抽搐：** 对躁动不安、谵妄的患者遵医嘱给予镇静剂如地西泮肌内注射，并保护肢体避免损伤。 **5. 抗休克治疗：** 患者出现休克症状时应迅速给予患者中凹卧位，高流量吸氧，建立双静脉通道，快速补充等渗晶体液及胶体液。 **6. 高热的护理：** 有高热达40℃以上者，给予患者30%~50%酒精擦双腋及腹股沟、腘窝等处并密切监测患者体温变化。

第三节　肾细胞癌

一　概　念

　　肾细胞癌亦称肾癌、肾腺癌，是最常见的肾实质性恶性肿瘤。在肾脏的恶性肿瘤中肾癌占85%，肾盂癌占7%~8%，肾母细胞瘤占5%~6%。

二　主要护理问题

　　1. 知识缺乏　缺乏疾病、手术及护理的相关知识。

　　2. 疼痛　与肾癌疾病及手术有关。

　　3. 焦虑　与肾癌恶性程度及预后有关。

　　4. 体液失衡　与手术创伤、摄入不足、肝肾功能异常有关。

　　5. 有感染的危险　与术后留置治疗性管道有关。

6. 营养失调：低于机体需要量　与消化吸收功能的紊乱及长期限制蛋白质摄入等因素有关。

7. 有皮肤完整性受损的危险　与长期卧床及营养失调等因素有关。

8. 潜在并发症　出血、气胸、感染。

三　病情观察与护理措施

临床表现	病情观察	护理措施
血尿 腰痛 腹部包块 全身症状	**根治性肾切除** 手术范围：肾脏、肾周围脂肪组织及肾筋膜、淋巴结，当肾上极肿瘤和肿瘤已侵犯肾上腺时，需要切除患侧的肾上腺组织及2/3的输尿管，肾静脉或下腔静脉内癌栓应取出。 **肾部分切除** 手术范围：肿瘤位于肾两端并且直径<4cm的肾癌，可考虑做保留肾单位的肾部分切除术。	**一、术前护理** **1.一般护理** ①询问患者有无排尿异常及有无血尿，严重者及时通知医生协助诊断和治疗。 ②入院后监测血压、体温。 ③改善营养，纠正电解质紊乱。贫血严重者适当输血，增加机体抵抗力。 ④若有腰痛同时伴有发热、腹胀等，做好心理护理，必要时对症处理。 ⑤术前健康教育包括肾癌疾病知识、术前准备、备皮、皮试及肠道准备。 **2.心理护理** ①多与患者沟通了解其心理变化及心理需求，关心体贴患者，与患者建立良好的护患关系。 ②给予患者心理支持和疏导，耐心讲解肾癌的疾病知识，确保患者保持稳定的情绪。 **二、术后护理** **1.生命体征的观察**：术后密切观察血压、脉搏变化及有无出血迹象。 **2.引流管的护理**：密切观察并记录各引流管的颜色、性质及量，妥善固定，防止脱管。 **3.体位**：根治性肾切除术后第2天可鼓励患者早期下床活动，加快胃肠功能的恢复；肾部分切除术的患者应卧床休息2周，避免发生活动性出血及肾下垂。 **4.监测肾功能**：准确记录24h尿量，定时抽血复查肾功能。

续表

临床表现	病情观察	护理措施
		5.预防感染：监测体温及血常规变化，保证抗生素的合理应用。教会患者有效咳嗽、咳痰的方法。 **6.饮食**：术后胃肠功能恢复后开始进流食，次日改半流食或软食，术后3~4d可恢复进普食。但应遵循清淡、易消化、营养丰富的原则。
并发症 / 癌栓	下腔静脉癌栓：肾癌容易发生肾静脉和下腔静脉内癌栓，肾癌根治切除术时可同时行癌栓取出术；取出下腔静脉内癌栓手术时，阻断下腔静脉应在血栓水平以上，可避免致命的肺栓塞。如血栓延伸到心脏，可在心包内把下腔静脉阻断，再切开下腔静脉，取出栓子。	①术前让患者卧床休息，保持大便通畅，避免情绪激动。 ②术后严密观察患者生命体征变化。 ③注意肾功能的观察及监测。术后避免使用对肾功能有损害的药物。
并发症 / 感染	术后血常规显示：白细胞计数持续增高，体温增高，中性粒细胞百分比增高，要警惕感染的发生。	①合理使用抗生素。 ②密切观察体温及监测血常规变化。 ③保持各引流管引流通畅，更换引流袋时应严格遵循无菌原则。 ④做好基础护理及尿道口的消毒。 ⑤经常协助患者翻身叩背，鼓励其主动咳嗽排出深部的分泌物。
并发症 / 出血	术后伤口引流液增多，每小时>100ml，色鲜红，严重者伴有血压下降，心率加快等休克前期表现。	①术后密切监测生命体征变化。 ②积极给予补液及止血治疗。 ③及时更换伤口敷料。 ④必要时行剖腹探查术。

第四节　肾囊肿

一　概　念

　　肾囊肿是最常见的肾脏良性病变。一般为单侧、单发，也有多发或多极性者，双侧发生很少见；为非遗传性疾病；发病率随年龄的增长而增加，男性多于女性。

二　主要护理问题

　　1. *焦虑*　与肾功能进行性受损有关。

　　2. *知识缺乏*　缺乏疾病的相关知识。

　　3. *部分生活自理缺陷*　与疾病及手术有关。

　　4. *疼痛*　与疾病及手术有关。

　　5. *潜在并发症*　出血、感染。

　　6. *后腹腔镜有关的并发症*　高碳酸血症、皮下气肿、肩关节酸痛、穿刺孔出血等。

三　病情观察与护理措施

临床表现	病情观察	护理措施
早期无明显症状，查体时发现肾囊肿。	**定期随诊治疗** 对无症状、直径 <4cm 的中小囊肿不必治疗，可定期观察其大小、形态及质地变化，每 3~6 个月做超声复查。无肾实质或肾盂肾盏明显受压，无感染、恶变、高血压或上述症状不明显时，即使囊肿较大亦不主张手术，而是定期随访。	**一、术前护理** **1. 注意休息：**避免剧烈的体力活动和腹部创伤，以免引起囊肿破裂；可进行适当的运动，如散步等。 **2. 饮食：**多食水果、蔬菜及高纤维食物，避免辛辣刺激食物，戒烟酒。 **3. 心理护理：**向患者及家属介绍手术方法及术后注意事项，减少焦虑，增强患者对手术的信心。 **4. 做好术前准备：**协助患者完成各项常规检查及肠道准备，术前 12h 禁食水。

续表

临床表现	病情观察	护理措施
腰痛和血尿（囊肿较大，囊内突然出血合并感染时出现） 囊肿压迫造成局部缺血和肾素增加出现高血压	**超声引导下囊肿穿刺引流术** 囊肿直径>4cm，可行超声引导下囊肿穿刺引流术，95%酒精作为硬化剂注入囊内。复发率可达38%~78%，但对于高龄患者仍可作为一种治疗方法。 **经腰肾囊肿去顶减压术** 囊肿较大，直径>5cm，肾实质或肾盂肾盏明显受压，感染、恶变、高血压，可手术治疗。 **后腹腔镜下肾囊肿去顶减压术** 由于腹腔镜手术创伤小、疗效好、术后恢复快，其已经成为治疗有手术指证的肾囊肿的主要方法。	**二、术后护理** **1. 全麻术后常规护理**：全麻未醒，去枕平卧；待麻醉清醒、病情平稳后，改为半卧位。 **2. 保持呼吸道通畅**：给予吸氧2L/min；密切观察生命体征并记录，有异常及时报告医生给予处理。 **3. 妥善固定引流管**：保持管道引流通畅，勿打折、拉拽引流管。并记录24h尿量，观察肾功能情况；观察腹膜后引流管的色、性质及量，每小时>100ml及时报告医生，并每20~30min定时挤捏引流管，避免堵塞防止肾周血肿的形成。 **4. 及早活动**：术后第2天可下床活动，促进胃肠功能恢复及伤口的愈合，肠功能恢复后可给予高维生素、高纤维、易消化、清淡饮食。 **5. 做好出院宣教**：嘱患者定期复查。
开放术式并发症	出血	术后48h内易发生出血，主要是手术过程中伤及肾实质所致。	①观察腹膜后引流液的量，每小时超过100ml及时报告医生给予处理。 ②密切观察穿刺孔有无渗血，如渗血严重，报告医生及时给予更换并加压包扎；必要时给予止血药物治疗。
	感染	术后血常规显示：白细胞计数持续增高；中性粒细胞百分比增高，体温大于38.5℃，警惕感染的发生。	**1. 伤口感染**：伤口渗出液增多及管道脱落，应及时告知医生，给予更换或处理。 **2. 肺部感染**：指导患者进行深呼吸及有效咳嗽，给予患者雾化吸入并翻身叩背。 **3. 泌尿系感染**：保持尿管引流通畅，防止尿液反流，并给予尿道口护理2次/日。 **4. 抗感染**：予抗感染药物静滴，观察患者体温变化。

续表

临床表现		病情观察	护理措施
后腹腔镜术后并发症	高碳酸血症、酸中毒	后腹腔镜手术制造气腹时，由于大量 CO_2 注入腹腔，膈肌上抬，压迫腹腔内静脉，影响回心血量，对呼吸及循环系统产生影响出现高碳酸血症及酸中毒。	①术后应密切观察患者有无呼吸困难及精神症状。 ②及时进行血气分析。 ③给予低流量氧气吸入，保持呼吸道通畅，嘱患者加深加快呼吸，促进 CO_2 的代谢。
	肩关节酸痛、皮下气肿	由于 CO_2 气体残留集聚膈下，刺激膈神经反射，患者会出现皮下气肿及肩关节酸痛。	①术后给予勤翻身、按摩。 ②采取舒适卧位后，一般 3~5d 此症状可自行缓解。
	肾周血肿	由于引流不畅，血液淤积于肾周引起。	①保持管道引流通畅，勿打折、受压；20~30min 定时挤捏腹膜后引流管，防止堵塞；准确记录引流液的量。 ②观察体温的变化，生命体征平稳后，给予半卧位。
	周围脏器损伤	腹膜、血管及肠管损伤是较为严重的并发症。	①术后24h 严密观察患者面色、神志、尿量、肛门排气情况。 ②观察有无腹胀、腹痛、腹肌紧张及发热等情况，严重时需剖腹探查再次手术。

第五节　肾结核

一　概　念

肾结核是由结核杆菌引起的慢性、进行性、破坏性肾脏病变，大多数起源于肺结核，少数继发于骨关节结核或消化道结核。

二　主要护理问题

1. 排尿形态异常　与结核性膀胱炎、膀胱挛缩有关。

2. 体温过高　与结核分枝杆菌感染有关。

3. 潜在并发症　出血、继发细菌感染、肾功能不全。

4. 营养失调：低于机体需要量　与结核病消耗、结核病灶浸润有关。

5. 疼痛　与肾积脓肿胀、膀胱结核排尿痛有关。

6. 知识缺乏　缺乏配合结核药物治疗的知识。

7. 恐惧/焦虑　与病程长、病肾切除、晚期并发症有关。

三　病情观察与护理措施

临床表现	病情观察	护理措施
膀胱刺激症状（尿频、尿急、尿痛）	**药物治疗** ①早期肾结核，肾盂、肾盏形态未发生改变。 ②虽已发生空洞破溃，但病变范围不超过两个肾盏且输尿管无梗阻。 ③不能采用手术治疗的患者。 ④单纯药物治疗的基本条件为肾功能良好和尿液引流无梗阻。	**一、术前护理** **1. 术前常规护理**：术前备皮、灌肠、备血及皮试，调节饮食，改善并纠正全身营养状况。 **2. 药物治疗的护理**：为避免术中结核杆菌的传播，患者术前一般应进行 2~4 周的抗结核治疗。服药期间须注意药物的不良反应及肝毒性，定期监测肝肾功能。术后继续服抗结核药 2 年。 **3. 注意患者膀胱刺激症状、血尿或脓尿的变化** **4. 心理护理**：消除患者的焦虑情绪，保持愉快心情对结核病的康复有重要意义。
血尿脓尿腰痛和肿块	**输尿管支架管置入术** ①输尿管结核性病变引起管腔狭窄而导致肾积水。 ②肾结核病变较轻且已稳定，肾功能良好。 ③输尿管未完全闭锁。 ④可放置双 J 形导管作为支架管，导管留置 2~3 周。	**二、术后护理** **1. 生命体征的观察**：术后密切观察血压、脉搏变化及有无出血迹象。 **2. 体位**：血压平稳后可取半卧位，全肾切除术后第 2 天可鼓励患者早期活动，以促进胃肠功能的恢复；部分肾切除及肾病灶清除术后的患者应卧床 1~2 周，减少活动，以避免出血及肾下垂。

续表

临床表现	病情观察	护理措施
全身症状（发热、盗汗、消瘦、贫血、食欲不振、红细胞沉降率增快）	**全肾切除术** ①单侧肾结核破坏范围大，在50%以上。 ②双侧肾结核，一侧呈无功能状态；而另一侧肾功能良好，足以代偿，应在抗结核药物配合下切除重侧病肾。 ③一侧肾结核而对侧肾积水，应先引流肾积水，保护肾功能，待肾功能好转后再切除无功能的患肾。	**3.引流管的护理**：引流管妥善固定，观察并记录各引流管的量、颜色及性质。 **4.双J管的护理**：解除输尿管狭窄的手术，术后留置双J管，应按照双J管的护理常规进行护理。 **5.观察健侧肾功能**：准确记录每小时尿量及24h出入量，若术后6h无尿或24h尿量少于400ml，提示健侧肾功能可能有障碍，应立即报告医生进行处理。 **6.预防感染**：注意观察体温及白细胞计数的变化，保证抗生素的合理应用，伤口敷料渗湿时应及时更换，充分引流，适时拔管。 **7.饮食**：因手术刺激腹膜后，患者多有腹胀，待肛门排气后可进食：流食—半流食—软食—普食，循序渐进，但都应遵循清淡、易消化、营养丰富的原则。 **8.用药护理** ①术后继续药物抗结核治疗3~6个月，以防结核复发。 ②用药要坚持联合、规律、全程，不可随意间断或减量。 ③用药期间须注意药物副作用，定期复查肝肾功能，测听力、视力等。若出现恶心、呕吐、耳鸣、听力下降等症状，及时就诊。 ④勿用和慎用肾毒性药物。 **9.定期复查**：单纯药物治疗者必须重视尿液检查和泌尿系造影的变化，术后也应每月检查尿常规和尿结核杆菌。5年不复发可认为治愈。

续表

临床表现		病情观察	护理措施
术前并发症	膀胱挛缩	结核杆菌反复侵袭膀胱，造成严重的结核性膀胱炎，在膀胱的黏膜、肌层产生充血水肿、结核结节、结核溃疡、结核性肉芽，有大量淋巴细胞浸润和纤维组织形成，最后造成膀胱挛缩，患者表现为持续加重的尿频、尿痛。	①嘱患者多饮水，每日饮水量达2000ml，以防止进一步膀胱炎症的发生； ②正确应用抗结核药物，以延缓结核杆菌对膀胱的继续破坏； ③做好术前准备，严重者行手术治疗。
	健侧肾积水	当膀胱结核累及健侧膀胱输尿管口，引起括约肌闭锁不全，发生尿液反流现象，可形成健侧肾积水。	①在抗结核药物治疗的同时，行健侧肾穿刺引流术； ②待健侧肾功能恢复良好及全身状态最佳时行患侧肾的手术治疗。
术后并发症	继发细菌感染	术后查血常规显示：白细胞计数持续增高；体温持续增高，高于38.5℃；尿培养阳性，可怀疑有继发感染。	①术后正确使用抗菌药物； ②加强观察，定期测量体温变化； ③保持各引流管引流通畅，确保有效引流； ④做好基础护理，尿道口护理2次/日，雾化吸入4次/日，保持伤口敷料的清洁干燥，定时翻身叩背，预防肺部感染； ⑤定期做尿常规及血常规的检测。
	出血	术后伤口引流管引流液量增多、每小时>100ml，色鲜红，伤口敷料有持续性渗出，严重者伴血压下降、心率加快等休克前期表现。	①术后密切观察血压及脉搏的变化； ②积极给予补液治疗，应用止血药物； ③密切观察引流液的量、颜色及性质，及时更换敷料； ④必要时行剖腹探查术。
	肾功能不全	术后6h无尿，24h尿量<400ml，提示有肾功能不全，**原因有以下几点** ①术后机体各器官均处于代偿状态，健侧肾代偿功能差。 ②术后大量输液，超过健侧肾的代偿功能。	①密切观察每小时尿量及24h尿量，必要时给予利尿剂； ②禁用对肾功能有损害的药物； ③记录24h出入量，保证出入平衡； ④准确控制输液速度，避免输液过快导致肾脏负荷加重。

第六节　肾损伤

一　概　念

当人体受到枪弹伤、刀刺伤、交通事故或受到直接暴力、间接暴力的打击而导致的肾脏组织结构的异常改变称为肾损伤。肾损伤按程度可分为：①肾挫伤；②肾裂伤；③肾挫裂伤；④肾蒂损伤。以肾蒂损伤最为凶险。

二　主要护理问题

1. 组织灌注量改变　与肾损伤后出血或同时合并其他脏器损伤有关。
2. 疼痛　与肾周软组织损伤、肾包膜张力增加、血和尿外渗刺激腹膜、手术切口有关。
3. 有感染的危险　与损伤后血肿、尿外渗及免疫力低有关。
4. 有皮肤受损的危险　与长期卧床有关。
5. 部分自理缺陷　与手术及绝对卧床有关。
6. 恐惧／焦虑　与外伤打击、担心预后不良有关。
7. 潜在并发症　继发性出血、尿外渗、肾周脓肿、感染等。

三　病情观察与护理措施

临床表现	病情观察	护理措施
休克 血尿 疼痛	**失血性休克** 肾损伤出现休克症状占30%~50%，患者出现意识淡漠、心率加快、血压下降、脉压缩小、大汗、尿量减少、皮肤湿冷。伤后数日出现的延迟性休克表示有持续性或再发性的大量出血。	**1. 纠正休克**：迅速建立静脉通路，报告医生，补充血容量，配血，皮试，绝对卧床休息。 **2. 药物治疗**：给予止血、升压药物治疗，必要时输血，以补充有效循环血量。 **3. 病情观察**：严密监测意识状态及生命体征的变化，尿量、色及性质的变化以及腰部体征变化。 **4. 镇静、止痛、抗感染治疗** **5. 心理护理**：安慰患者及家属，给予心理疏导。

续表

临床表现	病情观察	护理措施
		6. 皮肤护理：采取保暖措施，保持皮肤清洁干燥，预防压疮发生。 **7. 必要时行手术治疗**：做好手术准备。
	保守治疗 适应证：肾挫伤、轻型肾裂伤未合并胸、腹腔脏器损伤者，生命体征正常，腹部包块无增大，无继发性出血。大多出现肉眼血尿，有无血尿取决于集合系统是否有损伤。因此，血尿程度与肾损伤的伤情并不完全一致。伤后疼痛，一般为钝痛，血肿及尿外渗易继发感染，形成肾周围脓肿，压痛明显，并有全身中毒症状。	**1. 病情观察**：密切观察生命体征变化，观察腹部体征变化，观察腰部肿块进展情况。 **2. 预防出血**：补充血容量，维持水、电解质平衡，观察尿量、色及性质的变化，合理应用止血药物，监测血红蛋白及红细胞计数，估计出血情况。 **3. 预防感染**：合理应用广谱、对肾脏无损害的抗生素。 **4. 绝对卧床休息**：绝对卧床休息2周以上，避免再次出血及感染等并发症发生，愈后2~3个月避免体育活动。 **5. 预防压疮**：保持床单位干燥整洁，骶尾部粘贴压疮贴保护皮肤。 **6. 加强心理护理和基础护理**
腰腹部包块 感染发热	**肾修补术或肾部分切除术** 适应证：肾损伤范围较小，存在失活肾组织者。如果肾包膜缺损，可用带蒂大网膜瓣包裹肾脏，术后常规肾周引流，以防发生肾盂漏和输尿管漏。	**一、术前护理** **1. 病情观察**：绝对卧床休息，密切观察患者的生命体征变化、尿量、色及腰腹部体征变化。 **2. 预防治疗失血性休克**：输血、补液、扩充血容量，纠正水电解质紊乱。 **3. 心理护理**：安慰患者及家属，给予心理疏导。 **4. 积极行术前准备**：备皮、备血、胃肠减压等。 **二、术后护理** **1. 病情观察**：密切观察生命体征变化，观察有无胸膜损伤表现，如胸痛、呼吸困难。

临床表现	病情观察	护理措施
		2. 体位与活动：肾部分切除术绝对卧床 2 周以上，注意预防压疮的发生，肾全切术 24h 后鼓励患者下床活动。 **3. 预防出血**：准确记录 24h 出入量，根据尿量决定补液量，了解对侧肾功能情况，观察伤口敷料及伤口引流液的量及性质，如伤口引流液 >100ml/h，报告医生及时处理。伤口剧烈疼痛，局部肿胀明显者警惕再出血可能。 **4. 预防感染**：加强基础护理，观察体温变化，伤口敷料渗出及时换药，合理使用抗生素，给予雾化吸入，翻身叩背，预防肺部感染，尿道口护理 2 次 / 日，预防泌尿系感染。
	肾切除术 适应证：肾损伤，严重休克经大量输血仍不能纠正；肾区包块迅速增大；肾粉碎伤；肾蒂伤；肾盂破裂；合并腹腔脏器损伤；经 24~48h 非手术治疗无效者。	**5. 饮食护理**：多食水果蔬菜等粗纤维食物，保持大便通畅，防腹压增大诱发出血。 **6. 健康教育**：避免重体力劳动，保护健侧肾脏，防止外伤。
并发症	继发性出血 患者绝对卧床休息时间不够，提前下床活动；排便不通畅，咳嗽、咳痰，使腹压增大，诱发肾脏自发性破裂、出血。患者生命体征发生变化，血压下降，腰腹部胀痛，包块增大，伤口敷料渗血较多。	①1~3 个月内避免重体力劳动及剧烈活动，注意休息，观察腰部有无胀痛。 ②观察血尿及尿量改变情况。 ③遵医嘱合理应用止血药物。 ④保持大便通畅，及时处理咳嗽、咳痰，避免腹压增大因素。 ⑤讲解卧床休息的必要性及重要性。 ⑥做好心理护理，讲解疾病相关知识。 ⑦做好健康宣教，保护肾脏，避免肾脏再次受到创伤。

续表

临床表现		病情观察	护理措施
并发症	尿外渗	是肾损伤最常见的并发症,静脉尿路造影和CT可明确诊断。患者出现腰腹部胀痛,尿外渗易继发感染,会出现发热等症状。如果没有输尿管梗阻和感染,大部分尿外渗可以自然治愈。	①与患者加强沟通,了解患者腰腹部有无胀痛等不适。 ②遵医嘱合理使用抗生素,预防感染的发生。 ③观察患者体温的变化及动态监测白细胞计数。 ④持续性尿外渗可放置输尿管内支架引流或经皮穿刺尿性囊肿引流。 ⑤放置输尿管内支架者给予半卧位,有利于尿液的引流。 ⑥皮肤护理:做好清洁皮肤基础护理,预防压疮、感染的发生。
	肾周脓肿	常发生在伤后5~7d内。腰腹部胀痛,持续发热,常伴其他易患因素如糖尿病、HIV感染、邻近空腔脏器损伤、胰腺损伤等,结合CT扫描进行确诊。	①密切观察生命体征变化,观察腰腹部有无胀痛。 ②选择有效抗生素预防感染。 ③首选经皮穿刺引流术,保持肾穿刺引流管引流通畅,勿打折、拉拽。 ④准确记录肾穿刺引流液的量及性质,了解肾功情况。 ⑤指导患者多饮水,超过2500ml/d,起到生理性冲洗作用。 ⑥做好心理护理,讲解疾病相关知识。 ⑦必要时行脓肿切开引流或者肾脏切除。
	感染	残余血肿和尿外渗易继发感染。术后治疗及护理不及时易导致伤口感染、肺内感染及泌尿系感染。	**1. 伤口感染**:伤口有渗出及管道脱落应及时告知医生,做好管道滑脱防范措施,伤口及时换药。 **2. 肺部感染**:教会患者有效咳嗽、咳痰方法,给予患者雾化吸入并翻身叩背。 **3. 泌尿系感染**:保持尿管引流通畅,勿打折、拉拽,防止尿液反流,尿道口护理2次/日。 **4. 皮肤护理**:做好清洁皮肤基础护理,预防压疮的发生。 **5. 合理应用抗感染药物**:观察患者体温变化并动态监测白细胞计数。

第七节　泌尿系结石

一　概　念

泌尿系结石简称尿石症，主要是由于尿液中基质物质增多，形成结石晶体的盐类，呈超饱和状态，从而析出形成结石。多发于青壮年，男性多于女性，南方多于北方，上尿路结石常见。临床上最多见的为草酸钙结石，其次为磷酸盐类结石和尿酸结石。

二　主要护理问题

1. 疼痛　与结石刺激引起的炎症、损伤、梗阻及平滑肌痉挛有关。
2. 排尿形态异常　与结石或血块、息肉引起的尿路梗阻有关。
3. 有感染的危险　与结石所致梗阻、漏尿、留置尿管逆行感染有关。
4. 有术后大出血的危险　与继发感染、腹压增高有关。
5. 知识缺乏　缺乏泌尿结石的致病因素和治疗过程的相关知识。
6. 恐惧/焦虑　与结石反复，合并并发症有关。

三　病情观察与护理措施

临床表现	病情观察	护理措施
疼痛 血尿 肾积水 感染	**肾绞痛的治疗** ①突然发作剧烈疼痛，疼痛从患侧腰部沿输尿管向下腹部、腹股沟、大腿内侧放射，可持续几分钟至数十分钟不等。患者表情痛苦，可有面色苍白、冷汗淋漓、恶心、呕吐等胃肠道症状，甚至脉搏细速、血压下降。 ②其他：伴感染时，有畏寒、发热等症状。	**一、术前护理** **1. 术前常规护理**：术前备皮、备血、灌肠、皮试等。 **2. 饮食护理** ①多喝水，鼓励患者每天饮水2500~3000ml，适当运动，改变体位，增强代谢。 ②磷酸盐结石患者宜用低磷饮食，并口服氯化铵使尿液酸化；尿酸盐结石宜少吃含嘌呤的食物，口服碳酸氢钠使尿液碱化。

续表

临床表现	病情观察	护理措施
膀胱刺激征 肾功减退 排尿异常	**一般疗法** ①促进排石。 ②调节饮食。 **体外冲击波碎石术** ①单个肾结石 ≤ 2cm。 ②输尿管结石 <1cm。 **输尿管镜碎石** 保守治疗无效的各种输尿管结石及部分肾结石。 **经皮肾镜碎石（PCNL）或气压弹道碎石（EMS）** ①≥ 2cm 的肾结石。 ②多发结石、柱形结石。	**3. 肾绞痛的护理** ①针刺法：取肾俞、三阴交等部位，行强刺激疗法。 ②指压止痛：用拇指压向患侧骶束肌外缘，第 3 腰椎横突处。 ③解痉止痛药物：常用派替啶 50~100mg，阿托品 0.5mg，黄体酮 20mg 肌注或静滴 654-2。 ④抗菌药物治疗：可选用磺胺类药物。 ⑤恶心、呕吐严重者，可适当补充液体和电解质。 **4. 监测尿液的量、颜色、气味** **5. 心理护理**：向患者及家属讲解尿路结石的相关知识，耐心回答患者提出的各种疑问，缓解其焦虑、恐惧心理。 **二、术后护理** **1. 生命体征的观察**：术后密切观察血压、脉搏变化及有无出血迹象。 **2. 体位**：若患者无全身反应及明显疼痛，适当活动，经常变换体位。肾下盏结石可采用头低位，并叩击背部加快排石。巨大肾结石碎石后可能发生"石街"现象，因此，碎石后采用患侧在下的侧卧位，以利于结石排出，肾实质切开取石者，应卧床两周。 **3. 引流管的护理**：妥善固定，观察并记录各引流管的量、颜色及性质。 （1）双"J"管的护理 ①术后预防性使用抗生素。 ②部分患者出现血尿和膀胱刺激症状，卧床休息，一般 2~3d 可缓解。

临床表现	病情观察	护理措施
	肾盂切开取石术及无功能肾切除术等 ①梗阻导致肾功能损害，无功能的脓肾。 ②复杂性肾结石、巨型结石、鹿角形结石或多发性结石。 ③结石引起癌变或癌合并结石。	③对尿路刺激症状较重者，可适当给予解痉治疗。 ④嘱多饮水以防止尿中沉淀物堵塞双"J"管，造成引流不畅，形成结石。 ⑤注意观察肾积水和肾功能恢复情况。 ⑥避免四肢、腹部同时伸展动作，突然下蹲及重体力劳动等，防止双J管移位、滑脱；坚持立位排尿避免输尿管内尿液反流。 （2）肾造瘘管的护理 ①妥善固定肾造瘘管，皮肤固定点必须顺着肾造瘘管插入的方向，用胶布双固定。 ②肾造瘘术后3d内应卧床休息，观察引流管颜色、性质及量，无明显出血可下床活动；出血较重时延长卧床时间，并给予止血处理。 ③引流袋位置不得高于肾造瘘口，以防引流液逆流引起感染。 **4. 预防感染**：注意观察体温及白细胞计数的变化，保证抗生素的合理应用，伤口敷料渗湿及时更换，充分引流，适时拔管。 **5. 输液与饮食**：肠蠕动恢复后，可进食；输液并鼓励患者多饮水每日2500~3000ml；血压平稳者可用利尿剂，以增加尿量，达到冲洗尿路和改善肾功能的目的。 **6.定期复查**：定期行尿液化验、X线、B超检查。

续表

临床表现		治疗及病情观察	护理措施
并发症	局部损伤	①体积小的结石，可在尿路内自由活动，容易磨伤黏膜引起出血、肾绞痛。②体积大、固定的结石，可长期压迫尿路黏膜，使上皮脱落、组织溃疡，严重者可能引起癌变。	①观察血尿情况，及时就医处理。②及早处理结石。③术者技术熟练，减少医源性损伤。
	泌尿系梗阻	可造成梗阻部位以上的积水，常为不完全性梗阻。	①尽早手术，解除梗阻，恢复患侧肾脏功能。②如梗阻病因暂时不能解除或患者情况不允许时，行患侧肾穿刺引流术。
	尿路感染	尿路感染患者临床表现为发热、腰痛、尿中出现脓细胞。尿培养有细菌时，应同时做药敏试验。	①术后正确使用抗菌药物。②加强观察，定期测量体温变化。③保持各引流管引流通畅，确保有效引流。④做好基础护理，尿道口消毒2次/日，保持伤口敷料的清洁干燥，定时翻身拍背，预防肺部感染。⑤定期做尿常规及血常规的检测。

第八节　膀胱癌膀胱全切回肠膀胱术

一　概　念

膀胱癌膀胱全切回肠膀胱术适用于反复复发、多发或侵犯膀胱颈、三角区的膀胱肿瘤，指将膀胱、前列腺和精囊切除，并行尿流改道及用回肠代替膀胱的手术治疗方法。

二　主要护理问题

1. 焦虑　与患者对手术治疗及预后缺乏信心有关。

2. 营养失调：低于机体需要量　与长期血尿、肿瘤消耗及手术创伤有关。

3. 自我形象紊乱　与术后尿流改道有关。

4. 生活自理缺陷　与术后管道限制，不能独立护理腹壁造口有关。

5. 清理呼吸道无效　与全麻术后痰液黏稠不易咳出有关。

6. 有皮肤完整性受损的危险　与长期佩带尿路造口袋有关。

7. 疼痛　与手术切口有关。

8. 潜在并发症　肠梗阻、尿瘘、感染。

三　病情观察与护理措施

临床表现	病情观察	护理措施
肉眼血尿 膀胱刺激征	**根治性膀胱全切回肠膀胱术** 膀胱肿瘤为 $T_2\sim T_4$ 期，肌层浸润性上皮肿瘤伴有尿路刺激征时宜行根治性膀胱全切回肠膀胱术＋尿流改道术。 术后常规留置盆腔引流管、左右输尿管导管、回肠膀胱引流管、胃肠减压管。	**一、术前护理** **1. 心理护理：**患者行膀胱全切尿流改道是一种直接牵扯到泌尿系统及消化系统的大手术，手术时间长，过程复杂以及尿流改道，都会让患者术前紧张、恐惧、焦虑等，针对存在心理问题，术前应针对性地进行心理疏导，取得信赖、消除患者顾虑。 **2. 饮食指导：**配合医生纠正水、电解质平衡失调，术前 3d 食用肠内营养乳剂。 **3. 完善术前常规检查，交叉配血** **4. 肠道准备** ①饮食准备：术前 3d 食用肠内营养乳剂，术前晚 10 点后禁饮食。 ②药物准备：术前 3d 遵医嘱服用肠道抗菌药物（甲硝唑等），术前晚及术晨清洁灌肠。 **5. 皮肤准备：**备皮及清洁皮肤后，行回肠膀胱造口定位，便于术后患者自理。 **6. 指导患者练习正确咳痰的方法**

续表

临床表现	病情观察	护理措施
		二、术后护理 **1. 一般护理** ①按全麻术后常规护理。 ②持续心电监测，观察患者生命体征变化，吸氧。 **2. 引流管护理**：保持各管引流通畅，按时挤捏引流管，观察引流液的颜色、性状及引流量。 ①盆腔引流管：引流盆腔内创口的渗液，促进伤口愈合，应观察有无漏尿、渗尿、每0.5~1h挤捏管腔，记录量及性状。 ②左右输尿管导管：输尿管导管能充分引流尿液，减少回肠膀胱压力，有利于伤口吻合，应妥善固定，防止导管脱落，严密观察引流量及性状，发现异常及早处理。 ③胃肠减压管：胃管连接负压引流器，妥善固定，保持有效胃肠减压，观察胃液量、色、性状，胃肠功能恢复后可拔除胃管，并观察患者有无腹胀、腹痛、恶心、呕吐等不适症状。 **3. 造口观察及护理** ①术后要严密观察造口血运情况，正常造口黏膜红润有光泽，类似口腔黏膜，富有弹性，轻轻摩擦不易出血，大力摩擦可见鲜红血液。如果造口变为暗红色、青紫甚至发黑，提示造口缺血，应立即报告医生做相应处理。缺血坏死常发生在术后24~48h，所以术后应注意观察造口血运情况。 ②术后2~5d可出现造口水肿，一般一周后水肿即可缓解，无须特殊处理。

临床表现		病情观察	护理措施
			③鼓励患者床上活动并协助患者床上翻身，以促进肠蠕动，防止肠粘连。 ④选择造口用品应柔软、透明、防漏，适合患者佩带，便于术后早期的观察。 ⑤保持造口周围皮肤清洁、干燥，防止感染。 **4. 预防感染**：手术创伤较大，术后恢复中感染包括肺部感染、伤口感染等，应指导患者床上翻身活动，按时雾化吸入，协助患者叩背咳痰，遵医嘱使用抗菌药物，观察患者伤口情况及体温变化。 **5. 卧位与饮食**：术后患者全麻清醒后即可摇高床头给予半坐卧位，24h后可鼓励患者起床活动，预防下肢静脉血栓的发生；早期起床活动还有利于患者胃肠功能的恢复，患者行回肠膀胱术，胃肠功能恢复后根据患者情况延迟拔除胃管时间，拔除胃管后进无渣流食，逐步过渡至流食、半流食、软食、普食。
并发症	造口出血	造口出血常发生在术后72h内，多数是造口黏膜与皮肤连接处的毛细血管及小静脉出血。	出血少时，用棉球或纱布压迫即可止血；出血多时，1%肾上腺素纱布压迫或云南白药外敷；大量出血时，拆开缝线，寻找出血点，钳扎止血。
	造口水肿	水肿发生于手术早期，常由于腹壁及皮肤开口过小或低蛋白血症所致，表现为造口隆起，肿胀和绷紧，黏膜发亮。	轻微者不用处理；严重者用3%高渗盐水湿敷。避免造口用品紧箍肿胀的造口，而影响血液循环，导致缺血坏死。

续表

临床表现		病情观察	护理措施
并发症	造口缺血坏死	是最严重的早期并发症，常发生在术后24~48h。 **轻度造口缺血坏死：**造口边缘暗红色或微呈黑色，范围不超过造口黏膜外1/3，尚未有分泌物增多和异常臭味，造口皮肤无改变。 **中度造口缺血坏死：**造口黏膜外中2/3呈紫黑色，有分泌物和异常臭味，但造口中央黏膜仍呈淡红色或红色，用力摩擦可见黏膜出血。 **重度造口缺血坏死：**造口黏膜全部呈漆黑色，有气味异常的分泌物，摩擦黏膜未见出血点，为严重缺血坏死。	①密切观察造口情况，用透明造口袋方便观察，造口黏膜完全变黑，应同时检查肠腔血运情况。 ②去除一切可能加重造口缺血坏死的因素，底板开口要比造口大，防止紧压造口。 ③若造口黏膜暗红，将拆除造口周围碘仿纱布，解除造口所有压迫。 ④正常部分和坏死部分的表皮组织出现明确界线后，着手清除坏死组织，黏膜缺血部分会自动脱离，清除坏死组织后会愈合。 ⑤缺血会引起皮肤黏膜分离，形成二期愈合，故会有疤痕形成，日后造口可能会有回缩及狭窄。 ⑥若是造口肠段坏死在筋膜下，肠内容物可渗至腹腔引起粪水性腹膜炎，需立即急诊手术。

第九节　前列腺癌

一　概　念

前列腺癌是指发生在前列腺的上皮性恶性肿瘤，是前列腺腺泡细胞异常无序增长的结果。好发于50岁以上，发病率随年龄增长而递增，95%的前列腺癌为腺癌。

二　主要护理问题

1. 疼痛　与手术切口有关。

2. 有感染的危险　与下尿路梗阻，排尿不畅或留置尿管、膀胱造瘘管及手术有关。

3. 生活习惯及睡眠型态紊乱　与尿频、尿急及夜尿次数增多有关。

4. 部分生活自理缺陷　与术后卧床、留置尿管或膀胱造瘘管、疼痛等因素有关。

5. 潜在并发症　出血、尿失禁、性功能障碍。

三　病情观察与护理措施

临床表现	病情观察	护理措施
早期一般无症状 压迫症状：肿瘤压迫尿道可引起进行性排尿困难；尿频、尿急、夜尿增多甚至尿失禁	**诊断** **1. 直肠指检**：前列腺中央沟消失，结节坚硬、凹凸不平，患有前列腺癌的可能性大。 **2. 前列腺特异性抗原（PSA）**：PSA测定对前列腺癌诊断价值高，PSA的正常值为 0~4ng/ml，血清总 PSA 4~10ng/ml 为前列腺癌判定的灰区，高于 10ng/ml 高度怀疑前列腺癌。初次 PSA 异常者，建议复查。 **3. 经直肠超声、CT 及 MRI 检查** **4. 前列腺穿刺活检**：是诊断前列腺癌最可靠的方法。 **5. ECT**：确定有无骨转移。	①直肠指检时患者应取屈膝俯卧位。 ②尿道器械操作及直肠指检可引起 PSA 增高，应避免在此操作后立即检测 PSA。 ③行 CT、MRI 前 6h 禁饮食。 ④前列腺穿刺活检前患者应做好肠道准备，如清洁灌肠等，预防感染，穿刺术后使用纱布加压止血，观察纱布有无松脱及渗血。
肿瘤压迫直肠会引起大便困难或肠梗阻；压迫输精管引起射精缺乏；压迫神经引起会阴部疼痛	**内分泌治疗** **手术去势**：双侧睾丸切除术。 **药物去势**：醋酸戈舍瑞林 3.6mg 或醋酸亮丙瑞林 3.75mg 皮下注射，1 次 / 月。 雌激素治疗：己烯雌酚。 **去势治疗 + 抗雄治疗**：根治性手术治疗前可行内分泌治疗，以缩小肿瘤体积，降低肿瘤分期，降低前列腺边缘肿瘤阳性，提高患者生存率。常用抗雄药物及剂量为比卡鲁安 50mg/d，逐渐增加至 150mg/d，氟他胺 750mg/d，分 3 次服用。	**1. 心理护理**：加强沟通，树立治疗信心。 **2. 药物去势**：患者应坚持疗程用药，积极配合治疗。定期随访监测 PSA，观察治疗效果。 **3. 不良反应**：大剂量的己烯雌酚会促发乳腺增生，引发心血管问题，应谨慎使用，密切观察患者心血管方面的症状。 **4. 加强营养，注意休息**

续表

临床表现	病情观察	护理措施
转移症状：肿瘤侵及膀胱、精囊、血管神经束时引起血尿、血精、阳痿 盆腔淋巴结转移可引起双下肢水肿 骨转移最常见，可引起骨痛或病理性骨折、截瘫	**外放射治疗**：适用于各期前列腺癌，常规局部照射剂量不大于70Gy。	①加强沟通做好心理护理，放疗会引起泌尿系统副作用如：尿频、尿急等；胃肠道副作用：恶心、呕吐、食欲下降等。 ②指导患者清淡饮食，多饮水。定期评估剂量，低剂量区及时做粒子补充再植。
	近距离照射治疗：永久粒子种植治疗是将放射源密封后直接放入前列腺腺体内进行治疗。晚期前列腺癌患者应用放射治疗联合内分泌治疗可以显著提高生存率。	
	手术治疗 ①经尿道前列腺电切术。 ②耻骨后前列腺根治性切除术。 ③腹腔镜前列腺根治性切除术。	**一、术前护理** **1. 心理护理**：给予心理疏导，讲解手术方法缓解患者恐惧心理。 **2. 保持患者尿液通畅**：当出现尿潴留、尿路感染时，给予留置尿管，以达到引流尿液、控制感染的目的，提高患者对手术的耐受性。 **3. 术前宣教**：指导患者加强营养，防止便秘，增加盆底肌训练，教会其有效咳痰的方法。 **4. 肠道准备**：术前3d口服肠道抗菌药物（链霉素、甲硝唑等），术前清洁灌肠，禁饮食等。 **二、术后护理** **1. 病情观察**：密切观察生命体征。 **2. 预防出血**：观察伤口引流液量、性质，保持各引流管通畅，必要时行持续膀胱冲洗，牵拉固定尿管，调整气囊位置，起到压迫止血作用。 **3. 预防感染**：合理使用抗生素，尿道口护理2次/日，预防泌尿系感染，给予雾化吸入，翻身叩背，预防肺部感染。 **4. 疼痛护理**：出现膀胱痉挛时嘱患者深呼吸并适当给予止痛药物或解痉药物。 **5. 预防下肢静脉血栓**：按摩双下肢，使用气压泵治疗仪，促进下肢静脉回流。 **6. 饮食护理**：多饮水，多食水果蔬菜等粗纤维食物，保持大便通畅。

临床表现	病情观察	护理措施
		7.功能锻炼：指导患者进行盆底肌训练。盆底肌训练方法：深吸一口气，同时收缩上提肛门肌肉，坚持6~10s，然后呼气。重复进行，每次5~10min，每日2~3次。此方法可预防尿失禁。 **8.加强心理护理**：做好健康宣教，定期复查。
	化疗 用于去势抵抗性前列腺癌：多西他赛注射液75mg/m^2，1次/3周，静滴；醋酸泼尼松片5mg，2次/日，口服。	**多西他赛的副作用较多** ①输注过程中应给予心电监护，密切监测血压、心率变化。 ②密切观察有无过敏反应，如发生低血压、支气管痉挛等应及时报告医生。 ③观察有无双下肢水肿。
并发症 出血	膀胱造瘘管、尿管引流出大量鲜红色尿液或伤口引流管引流液颜色鲜红且引流量大于100ml/h，警惕内出血。	①密切观察患者生命体征变化，观察伤口敷料渗血情况。 ②迅速建立静脉通道，大量快速补液，补充血容量。 ③遵医嘱使用止血药物，持续生理盐水膀胱冲洗，根据尿色调节冲洗速度，调节尿管气囊位置，给予压迫止血。保持各引流管引流通畅。 ④必要时行剖腹探查术，做好二次手术的准备。
感染	体温升高，血象升高；咳黄色脓痰，尿液混浊。	①合理应用抗生素。 ②密切观察体温及血象变化。 ③预防泌尿系感染：做好基础护理及尿道口护理，2次/日。 ④预防肺部感染：协助翻身叩背、有效咳嗽、雾化吸入。
尿失禁	患者不能自主控制小便。	①心理护理，向患者解释尿失禁的暂时性，及时给予安慰和鼓励。 ②术后指导患者进行盆底肌训练，有效进行提肛肌运动。 ③进行电生理刺激疗法。
性功能障碍	勃起功能障碍。	①手术中精细操作，保留性血管神经束。 ②与医生加强沟通，了解术中情况，向患者做好解释沟通及心理疏导。 ③理疗。

第十节 良性前列腺增生症

一 概 念

　　良性前列腺增生症简称前列腺增生症，俗称前列腺肥大症，是引起中老年男性排尿障碍原因中最为常见的一种良性疾病。主要表现为组织学上的前列腺间质和腺体成分的增生、解剖学上的前列腺增大、下尿路症状及尿动力学上的膀胱出口梗阻。

二 主要护理问题

　　1. 生活习惯及睡眠型态紊乱　与尿频、尿急及夜尿次数增多有关。

　　2. 舒适度改变　与留置尿管、持续膀胱冲洗有关。

　　3. 有感染的危险　与下尿路梗阻造成排尿不畅或留置尿管（膀胱造瘘管）及手术有关。

　　4. 疼痛　与疾病本身、手术切口或膀胱痉挛有关。

　　5. 部分生活自理缺陷　与术后卧床、留置尿管（膀胱造瘘管）、疼痛、治疗性限制卧床因素有关。

　　6. 知识缺乏　缺乏前列腺疾病防治的相关知识。

三 病情观察与护理措施

临床表现	病情观察	护理措施
尿频、尿急、排尿困难、急性尿潴留、血尿	**一、药物治疗** ①5-α 还原酶抑制剂，如非那雄胺等。 ②α₁ 受体阻断剂，如坦索罗辛、特拉唑嗪等。 ③植物花粉类制剂，如：舍尼亭、前列康等。	**一、术前护理** ①心理护理，主动倾听患者或家属提出的问题，做好解释工作，介绍成功病例，说明术前充分准备的重要性，解除其紧张心理。 ②完成术前常规检查及准备如血、尿、粪常规，出凝血时间及心、肺、肝、肾功能检查，以对其功能状况作出判断，血清总 PSA 正常值：0~4ng/ml 如有异常应与前列腺癌鉴别。 ③术前宣教，向患者介绍前列腺增生症的治疗方法，讲解术前，术后注意事项及配合要点。

临床表现	病情观察	护理措施
	手术治疗 ①耻骨上经膀胱前列腺摘除术。 ②经尿道前列腺汽化切除术。 ③经尿道前列腺钬激光切除或剜除术。	④指导患者合理补充水分及营养，使其有较好的手术耐受性。 ⑤为保证患者休息，减轻焦虑情绪，必要时给予患者镇静催眠药物。 ⑥术前一周停用抗凝药物，保证手术顺利进行。 ⑦合并感染者积极抗感染治疗，对于尿路梗阻明显者，须导尿，以改善长期尿道阻塞引起的肾功能改变。 ⑧术前行尿动力学检查，评估判断下尿路尿液的储存和输送的情况及异常排尿生理学变化，用于尿路梗阻性疾病、神经源性膀胱功能障碍、尿失禁及功能性排尿异常的判断。 **二、术后护理** ①注意观察生命体征及尿色变化，保持尿管引流通畅，根据冲洗液的颜色调节冲洗的速度，如有堵塞应加快冲洗速度，必要时给予抽吸血凝块。 ②疼痛是引流管刺激或手术所致，遵医嘱给予患者解痉止痛类药物。 ③预防感染，留置尿管的患者应保持尿道口周围清洁，耻骨上膀胱造瘘的患者保持造瘘处敷料干燥，预防感染。 ④加强患者口腔、皮肤护理，防止感染和压疮，协助患者排痰，防止呼吸道及肺部感染。 ⑤减轻拔除尿管后所出现的尿失禁或尿频的现象，一般在术后2~3d嘱患者行提肛肌运动。 ⑥术后患者因留置导尿管持续冲洗，躯体移动受限，可协助翻身并保证引流管有足够的长度，以防止翻身时引流管脱出。 ⑦防止下肢静脉血栓，鼓励患者早期活动，协助按摩双下肢，2~3次/日，促进血液循环，防止血栓形成。 ⑧患者胃肠功能恢复后进高蛋白、高纤维、高维生素、易消化饮食，保持大便通畅，防止便秘时用力排便而引起局部出血。 ⑨拔除尿管时先夹闭尿管，等患者有尿意后再进行拔除，以提高患者首次排尿成功率。

续表

临床表现		病情观察	护理措施
并发症	出血	尿管引流色鲜红。	①遵医嘱给予患者止血药物静滴。 ②持续生理盐水膀胱冲洗,根据尿色调节冲洗速度。 ③保持尿管引流通畅。 ④密切观察患者生命体征变化及血常规变化。
	尿管堵塞	大量血块致尿管引流不畅,患者膀胱区膨隆。	①保持尿管引流通畅,勿打折、拉拽。 ②必要时给予患者抽吸血凝块或膀胱镜下血块清除术。
	感染	术后血常规显示:白细胞计数持续增高;中性粒细胞百分比增高;体温高于38.5℃。警惕感染的发生。	①观察患者体温变化。 ②遵医嘱给予患者抗感染药物静滴。 ③给予患者尿道口护理2次/日。 ④给予患者翻身叩背,预防肺部感染。
	膀胱痉挛	患者有强烈的尿液不能控制感,伴有耻骨区、会阴、尿道的阵发性、痉挛性疼痛,肛门坠胀、膀胱冲洗不通畅、冲洗液血色加重、冲洗液反流及导尿管周围溢血或溢尿。	①遵医嘱给予患者解痉止痛药物。 ②给予患者心理护理。 ③调整尿管气囊的注水量及气囊位置。
	附睾炎	突然高热,白细胞计数升高,患侧阴囊胀痛、下坠感,下腹部及腹股沟区有牵扯痛,站立或行走时加剧;患侧附睾肿大,有明显压痛。	①遵医嘱给予患者抗感染药物静滴。 ②嘱患者托起阴囊,减轻阴囊水肿和疼痛。 ③必要时给予患者理疗治疗。 ④可使用50%硫酸镁外敷阴囊。

第十一节　骨盆骨折合并尿道断裂

一　概　念

骨盆骨折是一种严重外伤，多由直接暴力挤压骨盆所致。最严重的是创伤性失血性休克及盆腔脏器合并伤，尿道断裂是其中常见并发症之一，以后尿道断裂最为常见。

二　主要护理问题

1. 疼痛　与创伤及尿外渗有关。
2. 潜在并发症　休克、感染、尿道狭窄、尿失禁等。
3. 有部分生活自理缺陷　与外伤、留置治疗性管道有关。
4. 有皮肤完整性受损的危险　与骨盆骨折、长期卧床有关。
5. 躯体移动障碍　与骨盆骨折、活动受限有关。
6. 焦虑　与尿流改道致排尿形态改变，担心预后有关。

三　病情观察与护理措施

临床表现	病情观察	护理措施
失血性休克 尿道出血 疼痛肿胀 排尿困难 血肿瘀斑 尿外渗 骨盆分离实验阳性	**保守治疗** ①对轻微尿道损伤和尿道挫伤无排尿困难者，可采取保守治疗。 ②稳定型骨盆，仅有轻度移位者。 ③设备或技术条件所限，暂无法实施手术治疗者。	**1.病情观察**：持续心电监护，氧气吸入，密切监测生命体征及意识变化，观察有无休克征象，如烦躁不安、面色苍白、四肢湿冷等，保持呼吸道通畅。 **2.抗休克处理**：盆腔内血管十分丰富，紧贴盆腔内壁的静脉丛极易因骨折时被撕破而出血，形成盆腔血肿。患者出现休克时，需迅速建立两条以上静脉通道，镇静、止血、止痛，改善微循环，补充血容量。 **3.药物治疗**：应用血管活性药物，血容量补足后，用血管扩张剂，合理使用抗感染药物，预防感染。

续表

临床表现	治疗及病情观察	护理措施
		4.皮肤护理：卧硬板床休息3~4周，因骨折给予制动，使用压疮贴保护皮肤，在病情允许的情况下，给予患者三位一体轴线翻身，预防压疮发生。 **5.预防尿道狭窄**：定期行尿道狭窄扩张术。 **6.加强基础护理及心理护理** **7.饮食护理**：加强营养，多食水果蔬菜等粗纤维食物，预防便秘。
	腔镜下尿道会师术 骨盆骨折后尿道断裂，伤势严重，不能耐受较复杂手术的伤员或不具备施行后尿道吻合术条件者，可先行耻骨上膀胱穿刺造瘘术，再行腔镜下尿道会师术。	**一、术前护理** **1.病情观察**：卧床休息、持续心电监测、吸氧，密切观察患者的生命体征变化、尿量及尿色，有无排尿困难及会阴部血肿。 **2.预防治疗失血性休克**：输血、补液、扩充血容量，纠正水电解质紊乱。 **3.心理护理**：安慰患者及家属，给予心理疏导。 **4.积极行术前准备**：备皮、备血、皮试等。 **二、术后护理** **1.病情观察**：持续心电监护，氧气吸入，密切观察生命体征变化，做好记录。
	尿道吻合术 膜部尿道以上的前列腺部尿道断裂或前列腺部尖端尿道断裂，尿生殖膈完整者。	**2.尿管的护理**：气囊导尿管牵引方向应与躯干呈45°，避免阴茎、阴囊交界部发生压迫坏死。牵引重量为0.45kg（1磅），3d后逐渐减轻，至1周时解除牵引，再留置导尿管2~3周。尿管堵塞或尿液混浊时行膀胱冲洗。阴囊部出现水肿，给予阴囊托起抬高，后尿道损伤者不宜导尿。 **3.加强功能锻炼**：防止肌肉萎缩，骨盆骨折患者应睡硬板床，骨牵引患者也应尽早局部按摩。

临床表现		治疗及病情观察	护理措施
			4. 预防压疮及深静脉血栓：做好基础护理，定时按摩受压部位，抬高双下肢15°，促进双下肢静脉回流，同时注意观察足背动脉搏动情况及下肢皮肤温度变化，早期指导患者床上活动。 **5. 做好心理护理及健康宣教，指导患者定期行尿道狭窄扩张术**
并发症	感染	长期卧床及有吸烟史等因素易导致肺部感染发生，尿道断端血肿、尿外渗、留置导尿管易导致泌尿系感染。	①教会患者有效咳嗽、咳痰的方法，病情平稳，雾化吸入后给予翻身叩背，做好口腔护理，保持口腔清洁。 ②保持尿管引流通畅，当尿管堵塞或引流尿液混浊，有沉淀物时给予膀胱冲洗，0.1%苯扎溴铵消毒会阴部2次/天，指导患者多饮水，每日>2500ml。 ③合理使用抗生素，密切观察体温变化。
	尿道狭窄	骨盆骨折一般损伤的是尿道膜部。由于术后伤口处增生的纤维组织代替了正常的尿道海绵体而形成瘢痕，使尿道及其周围组织挛缩，从而造成尿道狭窄。	①密切观察有无排尿困难、尿线变细。 ②尿道扩张是尿道手术后最重要的补充治疗，因此要定期行尿道扩张术。 ③尿道扩张后观察尿道口有无出血，若出血指导患者多饮水，每日饮水量>2500ml。 ④观察有无尿频、尿急、尿痛及烧灼感，遵医嘱使用抗生素治疗。 ⑤部分患者根据情况需留置尿管，教会患者尿管自我护理注意事项，穿宽松裤子，适当活动。
	下肢静脉血栓	由于术后患者自理能力缺陷及卧床，下肢血流缓慢易形成血栓，可出现下肢胀痛、皮温增高等症状。	①早期给予患者双下肢被动运动及按摩。 ②指导患者"踝泵"运动及膝关节伸屈运动，加速下肢静脉血液回流速度。 ③给予患者气压治疗，2次/天，可酌情增加。 ④鼓励患者早期床上活动，若血栓形成应使患肢制动，谨防栓子脱落。

第十二节　尿道下裂

一　概　念

尿道下裂是一种常见的小儿泌尿生殖器先天畸形，因前尿道腹侧正中融合缺陷所致尿道开口达不到阴茎头正常位置，常伴有阴茎向下弯曲。根据尿道外口的位置可将尿道下裂分为：Ⅰ型，阴茎头型和冠状沟型；Ⅱ型，阴茎体型；Ⅲ型，阴茎阴囊型；Ⅳ型，会阴型。

二　主要护理问题

1. 焦虑　与家属担忧手术有关。
2. 部分生活自理缺陷　与年龄小、术后留置治疗性管道有关。
3. 知识缺乏　缺乏手术前后及预后相关知识。
4. 有感染的危险　与术后留置治疗性管道有关。

三　病情观察与护理措施

临床表现	病情观察	护理措施
尿道开口位置异常 阴茎向下弯曲畸形 包皮异常（包皮呈"头巾状"堆积）	**一期修复法** 阴茎下弯矫正和尿道成形术一次性完成。	**一、术前护理** **1. 皮肤准备**：术前 3d 用肥皂水清洗阴茎冠状沟、阴囊皮肤每天 1 次，并用 0.1% 苯扎溴铵棉球做局部擦拭。术前 1d 术区备皮（脐下至肛门）。 **2. 饮食的护理**：嘱患儿多食新鲜水果和蔬菜及富含纤维素和蛋白质的食物，防止大便干燥；术前晚上给予流质饮食，酌情给予缓泻剂，以防术后短时期排便污染伤口。 **3. 心理护理**：针对患儿运用榜样激励、促进、理解等方法，调整患儿情绪；针对患儿家属，向其详细介绍术前准备、手术过程、术后可能出现的问题及需要配合的内容，以解除他们的担忧。

续表

临床表现	病情观察	护理措施
	分期修复法 Ⅰ期为阴茎下弯矫正，Ⅰ期术后6个月至1年左右，行Ⅱ期手术，即尿道成形术。	**二、术后护理** **1. 密切观察病情**：术后去枕平卧，头偏向一侧，以防呕吐物误吸，保持呼吸道通畅，密切观察生命体征的变化。 **2. 疼痛的护理**：用支被架支起棉被，避免直接接触伤口，减轻疼痛及污染机会；疼痛严重者，可遵医嘱给予解痉止痛药；10岁以上患儿，可给予口服己烯雌酚，防止阴茎勃起导致疼痛、出血。 **3. 引流管的护理**：术后留置尿管及膀胱造瘘管，应妥善固定，保持引流通畅。尿管同时起到支撑作用，操作时注意保护尿管，防止活动时牵拉脱出。 **4. 饮食护理**：术后开始进食后鼓励患儿多饮水，保持膀胱造瘘管引流通畅。 **5. 心理护理**：针对患儿可给予赞扬、爱抚及适当奖励，调动孩子的积极性。对于家属，向其讲解疾病方面的知识及术后护理要点，使他们对手术治疗有正确的认识，消除顾虑。 **6. 预防伤口感染**：伤口感染是造成尿道成形术失败的主要原因，应积极预防。 **7. 成形尿道的护理**：密切观察阴茎局部血运情况，如果阴茎头有充血、水肿、颜色发绀等提示血运不佳，可能因伤口敷料包扎过紧所致，应及时通知医生给予处理。观察排尿情况，术后10~12d拔除尿管，鼓励患者自行站立排尿，观察排尿口及尿线。排尿正常1~2d后拔除膀胱造瘘管，若排尿困难，尽早行尿道扩张。

续表

临床表现		病情观察	护理措施
并发症	感染	由于尿道临近肛门，局部潮湿，是细菌的滋生地，因此易发生感染。	①术前3d清洗会阴部每日2次，做好皮肤准备。 ②术后预防性使用抗生素。 ③术后通气后可进无渣流食2~3d，以防过早排便污染伤口。 ④保持皮肤干燥、清洁，做好会阴部护理，及时清理尿道口分泌物。术后第2天开始自会阴部向尿道远端轻轻挤压，排出尿道内分泌物。 ⑤保持伤口敷料清洁干燥，观察伤口敷料有无渗血、渗液，及时更换敷料。 ⑥保持膀胱造瘘管引流通畅，防止受压、扭曲，以保证新形成的尿道在未愈合之前无尿液溢出。
	尿瘘	尿瘘多与局部组织缺血、坏死、感染有关。	①因感染引起的尿瘘应加强抗感染治疗，保持局部伤口干燥。 ②若尿瘘在尿道根部，应退尿管至前尿道，使瘘口周围皮肤放松，有利于瘘口愈合。 ③若尿瘘是由尿道狭窄引起，每日可行尿道扩张一次，一周后再试行排尿，排尿时用纱布轻压堵住漏口，勿用力排尿，防止因张力过大再次发生尿瘘。较大的尿瘘需半年后再行尿瘘修补术，在此期间需保持会阴部清洁干燥。

第十三节　隐　睾

一　概　念

隐睾是指一侧或双侧睾丸未能按照正常发育过程从腹膜后下降至同侧阴囊内，又称睾丸下降不全，是小儿最常见的男性生殖系统先天性疾病之一，睾丸可位于腹膜后、腹股沟管、阴囊入口处，同时患儿在出生后睾丸仍可继续下降。

主要护理问题

1. 焦虑/恐惧　与患者阴囊发育不良、手术及担心预后有关。
2. 知识缺乏　缺乏疾病、手术及护理的相关知识。
3. 有感染的危险　与术后留置治疗性管道有关。
4. 潜在并发症　睾丸扭转、隐睾恶变、睾丸回缩。

 病情观察与护理措施

临床表现	病情观察	护理措施
患侧阴囊扁平，单侧者左右阴囊不对称，双侧隐睾阴囊空虚、瘪陷 患儿可在腹股沟触及睾丸 并发嵌顿疝、睾丸扭转时出现阴囊或腹股沟急性疼痛和肿胀	**睾丸下降固定术** 适合各种类型的隐睾、异位睾丸、游走睾丸或合并腹股沟疝的隐睾。 **隐睾切除术** 成人高位隐睾并睾丸萎缩或不能下降固定于阴囊内者。	**一、术前护理** **1. 心理护理**：做好心理护理，消除患者紧张、焦虑的情绪。 **2. 营养**：根据情况给予高蛋白、高热量、高维生素食物。 **3. 术前常规准备**：术前备血、备皮、禁食、皮试等。 **二、术后护理** **1. 一般护理**：儿童隐睾手术多采用全麻，因此术后生命体征的观察和呼吸护理非常重要，给予心电监测、低流量吸氧，监测体温、脉搏、呼吸、血压、血氧饱和度，有异常及时处理。 **2. 伤口压沙袋 12h，观察伤口敷料有无渗血** **3. 术后阴囊局部情况的观察和护理**：观察阴囊是否出现红肿，疼痛。 **4. 体位护理**：术后 3d 内保持平卧位，患侧下肢外展位，若取半卧位，膝下应垫一软枕，卧床时勿屈曲髋关节，以免睾丸牵引松弛致睾丸退缩。 **5. 饮食指导**：术后 6h 可进流质饮食，第 2 天进易消化含纤维素的饮食，多饮水，多吃蔬菜水果。 **6. 健康指导**：告知患者术后 3 个月内不宜剧烈活动，防止已愈合的切口裂开，嘱患者保持良好的心情，养成良好的生活习惯，定期随访，B 超复查，了解睾丸血运和生长情况。

续表

临床表现		病情观察	护理措施
并发症	睾丸扭转	①腹部及睾丸突然出现剧痛。②发生扭转的睾丸在阴囊内的位置显得较正常睾丸高一些。③患儿可能会出现恶心、呕吐。④症状出现数小时后，阴囊红肿、触痛。	**1. 手法复位：**一般在病初可以试行，先给予镇痛剂及解痉剂，半小时后再将横位并上提的睾丸以轻柔的手法复位。**2. 手术复位：**睾丸扭转确定诊断后，应争取时间立即手术复位，争取在症状出现6h内完成手术。
	隐睾恶变	其发病原因除睾丸自身因素外，还与局部温度、血运障碍、内分泌功能失调有关。	①应早期施行睾丸固定术，特别是腹内隐睾应早期移入阴囊，如不能移入阴囊中应及时做睾丸切除术。②必要时行腹膜区放射治疗。
	睾丸回缩	术后观察睾丸位置。	①睾丸回缩至阴囊上部可继续观察，不必手术。②若回缩至外环口以上，则于3个月后再次行睾丸固定术。

第十四节　精索静脉曲张

一　概　念

精索静脉曲张是青年男子的一种常见病，精索内静脉回流受阻或瓣膜失效导致血液反流、血液淤积，造成精索的蔓状静脉丛迂曲、伸长和扩张，在阴囊内形成蚯蚓状的团块。

二　主要护理问题

1. 疼痛　与阴囊或睾丸肿大有关，可为坠胀、胀痛。
2. 焦虑　与精索静脉曲张可引起不育有关。
3. 有血肿的危险　与术后伤口渗血有关。
4. 知识缺乏　缺乏精索静脉曲张疾病防治知识。
5. 潜在并发症　阴囊水肿、睾丸动脉损伤、输精管损伤、睾丸萎缩。

三　病情观察与护理措施

临床表现	病情观察	护理措施
阴囊肿大 坠胀疼痛 阴囊可触及蚯蚓状团块	**保守治疗** 无症状或症状较轻者，建议采取保守治疗，如：阴囊托带、局部冷敷及避免性生活过度造成盆腔和会阴部充血。 **精索静脉高位结扎术** 阴囊可触及明显蚯蚓状曲张静脉团，平卧时包块消失缓慢，伴有神经衰弱，如头痛、乏力、神经过敏。性功能障碍，如性欲下降、勃起障碍等。此时应行精索静脉高位结扎术。目前常采用的手术方式为腹腔镜下精索静脉高位结扎术。	**一、术前护理** **1. 心理护理**：向患者讲解疾病相关知识及手术方式，给予心理疏导。 **2. 术前准备**：积极完善术前各项检查，备皮、备血、皮试、灌肠等。 **3. 饮食的护理**：多食新鲜水果蔬菜及富含纤维素、蛋白质的食物，预防便秘。 **4. 观察体温变化**：注意休息，避免感冒。 **二、术后护理** **1. 病情观察**：密切观察生命体征的变化。注意观察阴囊有无血肿，用兜带将阴囊托起，以利静脉回流。 **2. 预防出血**：术后卧床24h避免剧烈运动，防止伤口缝线断裂、脱落，定期换药，观察伤口有无渗血、渗液，及时换药。 **3. 预防感染**：观察体温变化，遵医嘱合理使用抗生素。 **4. 心理指导**：避免紧张、焦虑情绪，保持良好的心理状态。 **5. 饮食指导**：加强营养，忌烟酒及辛辣刺激性食物。 **6. 活动指导**：术后两周应避免抬举重物或剧烈运动。 **7. 性生活适度**

续表

临床表现		病情观察	护理措施
并发症	阴囊水肿	阴囊可触及囊性肿块，肿块透光试验呈阴性。	①术中应精细操作。 ②无症状者可不治疗。 ③可行穿刺抽液治疗。 ④必要时行手术治疗，鞘膜囊翻转术。
	睾丸动脉损伤	重者可导致睾丸萎缩，一般切口越接近腹股沟管远端，损害睾丸动脉的概率越大。	①与医生加强沟通，了解术中情况、有无损伤输精管。 ②密切观察患者阴囊肿胀疼痛程度、皮肤有无青紫淤血、睾丸肿大坚硬程度、疼痛程度及有无恶心、呕吐、发热。 ③损伤初期应卧床休息，局部冷敷，用兜带托起阴囊，必要时行手术治疗。 ④饮食指导：多食新鲜水果蔬菜及富含纤维素、蛋白质的食物，预防便秘。 ⑤心理指导：缓解紧张、焦虑情绪，保持乐观心态。
	输精管损伤	术后仍不育，检查输精管可发现输精管损伤，其发生率很低，原因是在手术中，输精管呈白色，触之质地坚韧，管状结构，明显区别于周围的血管等组织的颜色和结构。	

第十二章
骨 科

第一节 骨科围术期护理

一 概 念

骨科围术期护理是指从骨科患者接受手术治疗开始，经手术治疗直至基本康复，包含术前、术中及术后一段时间内的护理全过程。

二 主要护理问题

1. 疼痛 与创伤、术后切口及强迫体位有关。

2. 知识缺乏 角色突变、缺乏自我照护及康复锻炼知识。

3. 焦虑／恐惧 与意外受伤、肢体功能障碍、担心愈后有关。

4. 自理能力受限 与疾病和体位限制有关。

5. 躯体移动障碍 与患肢功能障碍及治疗限制肢体活动有关。

6. 有皮肤完整性受损的危险 与长期卧床、局部持续受压、恶病质及营养不良有关。

7. 便秘 与长期卧床、活动减少、肠蠕动减慢或不习惯床上大小便有关。

8. 有废用综合征的危险 与创伤、长期卧床、神经受损、活动减少及营养不良有关。

9. 睡眠型态紊乱 与疾病、心理因素、治疗限制有关。

10. 体温升高 与体温调节中枢功能失调、手术创伤、感染、恶性肿瘤等因素有关。

11.潜在并发症　休克、肢体血运循环障碍、感染、深静脉栓塞、肢体功能障碍。

三　病情观察与护理措施

内容	病情观察	护理措施
常规护理	心理护理	了解和分析患者的不同需求，满足患者合理需要，为患者提供良好的心理环境和状态，消除患者紧张、焦虑的心情。指导患者以积极态度配合治疗和护理。
	饮食护理	根据病情选择饮食。
	患者卧位	①卧硬板床，骨盆骨折及多发损伤卧床时间较长的患者，应加铺海绵垫或气垫床。 ②抬高患肢（高于心脏位置）并置于功能位，减轻肿胀，促进回流。 ③搬动患者时，四肢骨折未处理前应保持制动或牵引状态，脊柱损伤患者，应使脊柱保持水平位，避免发生再错位。
术前护理	一般护理	①协助患者完成术前检查，告知患者检查的目的及注意事项。 ②遵医嘱按时完成配血、备皮、灌肠、留置导尿、术前给药等。 ③根据患者的营养状况，指导合理膳食，给予患者高蛋白、高热量、富含粗纤维、易消化的食物。 ④体位训练、练习床上大小便、肺功能训练、肌肉力量及关节活动度的主动和被动锻炼。 ⑤评估患者睡眠质量、分析影响睡眠的因素，有针对性地解决或消除影响睡眠的因素，必要时给予镇静药。 ⑥术晨备好病历、药品、X线片等，并将患者的贵重物品妥善保管。 ⑦准备床单位、监护及急救物品，房间进行空气消毒。
术后护理	病情观察	重症患者应及时倾听主诉，严密观察生命体征的变化，根据病情及时评估，做出正确的判断，以采取针对性护理措施。
	伤口护理	观察伤口敷料是否清洁干燥、有无渗血或渗血增加；渗出液的颜色、性状、量以及是否伴有异味并记录。

内容	病情观察	护理措施
	体位与 安全护理	根据患者手术部位、方式、麻醉等合理安排患者体位；应用床栏保护防止患者坠床跌伤；烦躁患者可使用约束带，防止意外发生。
	患肢护理	①抬高患肢，并置于功能位或要求体位。 ②观察感觉患肢皮温，并与健侧肢体的皮温进行比较，判断皮温是否异常。 ③观察患肢肢端颜色是正常、苍白还是发绀；按压患肢甲床，判断毛细血管充盈时间是否正常。 ④测量患肢动脉搏动情况，评估搏动是有力、微弱还是消失。 ⑤观察患肢肿胀情况，评估肿胀部位、程度以及是否出现水疱、皮肤有无破损等。 ⑥检查并询问患肢感觉运动情况。
	记录	妥善固定各类管道并保持管道通畅；根据不同种类按相关护理常规进行护理。
	疼痛护理	对术后患者进行疼痛动态评估（疼痛的原因、性质、部位、程度、伴随症状），合理使用镇痛药，注意观察用药效果及药物不良反应。指导患者及家属正确使用携带式镇痛泵。
	康复锻炼	患者麻醉清醒后即可进行功能锻炼，锻炼应循序渐进、由被动到主动；实施训练过程中，应保证治疗的安全性。
健康指导	环境	①创造舒适的休养环境，避免不良刺激和干扰。 ②讲解保持病室清洁，戒烟的重要性。
	饮食指导	①保证充足的营养。 ②讲解术前禁饮食的重要性。
	心理指导	①根据患者的健康状况、疾病的性质，向患者及家属宣传医学知识，介绍有关治疗护理的方法及意义，以取得合作。 ②结合患者目前状况，重点交代应注意的事项及必须执行的治疗医嘱和护理项目。 ③讲解卧床休息的重要性及必要性。 ④讲解早期功能锻炼的意义，并在正确指导下进行。 ⑤鼓励患者讲出自身的感受（心理、生理等），给予针对性处理。

续表

内容	病情观察	护理措施
	功能锻炼	①医护合作，鼓励并正确指导患者进行功能锻炼。 ②做示范动作，教会患者功能锻炼的方法并检查患者是否已掌握要领。
	医疗护理措施的配合	①讲解训练床上排便的重要性，并于术前3d内检查指导训练的结果。 ②讲解手术室的环境及麻醉的基本过程。 ③讲解术后疼痛的原因及解决的方法，使患者有一定的心理准备。

第二节　石膏固定

一　概　念

石膏固定是指利用医用石膏加热、脱水，遇水分可结晶硬化的特性，达到固定骨折，制动肢体的目的，常用于骨折整复后的固定、畸形矫正、关节损伤及关节脱位复位后的固定等。

二　主要护理问题

1. 自理缺陷　与石膏固定肢体、限制活动有关。
2. 有压疮的危险　与石膏压迫肢体有关。
3. 潜在并发症　骨筋膜室综合征、石膏综合征、失用性骨质疏松、关节僵硬、化脓性皮炎、压疮。
4. 知识缺乏　不了解石膏固定后的自我护理知识。

三　病情观察与护理措施

临床表现		病情观察	护理措施
活动受限		①观察固定患肢末梢循环情况。 ②观察石膏边缘有无渗血及擦伤，发现石膏表面浸湿时用蓝笔做记号，并及时通知医生。 ③头颈部、胸部、腹部石膏固定者应注意观察患者有无呼吸困难及腹部不适，认真倾听患者主诉。 ④耐心倾听患者的主诉，如出现固定部位持续疼痛，考虑压疮的早期症状，应及时报告医生。	①搬动患者时，用手掌托石膏，忌用手指捏石膏，防止变形。 ②石膏未干前，用烤灯烤干或用风扇吹干，干后防止石膏受潮及污染。 ③抬高患肢，保持功能位，有助于静脉及淋巴回流，石膏下用软枕支托。 ④患者主诉石膏内局限性持续疼痛，经观察不缓解时为预防压疮发生，应在疼痛处"开窗"减压。 ⑤石膏管型固定后，若因肢体肿胀消退或肌肉萎缩而失去固定作用时，应予重新更换石膏。 ⑥注意患肢的血运及感觉情况，密切观察指（趾）皮肤的颜色、温度，如有疼痛、麻木、肿胀、发冷、苍白或青紫等，提示血液循环障碍或神经受压，应重新固定。
并发症	压疮	石膏绷带包扎压力不均匀，使石膏凹凸不平或关节塑形不好；石膏未完全干透时，用手指支托石膏，压出凹陷或石膏放在硬物上，造成石膏变形；石膏内衬不平整等，都可使石膏内壁对肢体某部位造成固定的压迫，进而形成压疮。	每天观察石膏边缘皮肤有无擦伤及刺激现象，受压点给予按摩。告知患者及家属不要将任何物品伸入石膏下面抓挠，以免皮肤破损。如有局部压迫症状或石膏内有腐臭气味，应及时开窗处理或更换石膏。
	失用性骨质疏松、关节僵硬	石膏固定范围较大，固定时间较长，即使进行适当的功能锻炼也难以避免发生失用性骨质疏松。大量的钙盐从骨骼中逸出并进入血液，并从肾脏排出，不仅不利于骨的修复和骨折的愈合且容易造成泌尿系结石。肢体长期固定，关节内外组织发生纤维粘连，同时关节囊和关节周围肌肉挛缩，可造成关节活动不同程度的障碍。	指导患者加强未固定部位的功能锻炼，及固定部位肌肉的等长收缩活动，定时翻身，预防失用性骨质疏松、关节僵硬。

续表

临床表现	病情观察	护理措施
石膏综合征	石膏背心或髋部石膏固定术的患者，由于腹部包裹过紧，影响进食后胃纳和扩张，可导致腹痛、呕吐，呕吐物主要为胃内容物。胸部石膏包裹过紧，可出现呼吸窘迫、发绀等。	①立即剖开过紧的躯干石膏，适当变换体位。 ②持续胃肠减压或用生理盐水洗胃。 ③记录液体出入量，做血生化检验，纠正脱水和电解质紊乱，维持正常尿量。 ④如系进食后发生，而洗胃又不能奏效者，可在支持疗法的同时剖腹清除胃内容物。
化脓性皮炎	因固定部位皮肤不洁，有擦伤或软组织挫伤或因局部压迫而出现水疱，破溃后可形成化脓性皮炎。	石膏固定前应先清洗皮肤，有伤口的肢体先换药后石膏固定，再开窗。严密观察皮肤是否有水疱形成，应及时开窗处理。
骨筋膜室综合征	石膏固定后、石膏与肢体间腔隙容量有限且无弛张余地，因此包扎过紧或肢体进行性肿胀，可造成骨筋膜室内压力增高，导致肌肉缺血、坏死，进而导致肢体坏疽或缺血性肌挛缩。	立即剖开过紧的石膏，将肢体放平，不可抬高，以免使动脉压降低，促使小动脉关闭而加重组织缺血，尽量降低患肢的温度，必要时可给予冷敷，禁止按摩肢体。

第三节 牵 引

一 概 念

牵引即牵拉，是运用力与反作用力的原理，使患肢软组织松解，骨折和脱位得以复位或维持复位固定的目的，同时也可用于肢体制动和畸形矫正治疗。

二 主要护理问题

1. 自理能力下降　与牵引后卧床有关。

2. 疼痛　与受伤和骨牵引有关。

3. 清理呼吸道无效　与卧床时间长及颅骨牵引患者合并有脊髓损伤致呼吸肌麻痹有关。

4. 有皮肤完整性受损的危险　与受伤、长时间卧床有关。

5. 有便秘的危险　与排便习惯及体位改变有关。

6. 有废用综合征的危险　与卧床、肢体活动减少有关。

三　病情观察与护理措施

临床表现	病情观察	护理措施
活动受限	①下肢牵引时，需注意观察躯干、骨盆、患肢三者之间的关系，保持患肢轻度外展位。②颅骨牵引患者应注意有无头痛、呕吐和呼吸困难等。③骨牵引患者需注意观察牵引针眼处有无渗血、渗液疼痛出现。④异常应通知医生给予处理。⑤皮牵引患者应注意观察患肢末梢血液循环情况，如颜色、温度和肿胀程度，有无皮肤过敏现象等。	**1. 常规护理**①做好心理护理。②卧硬板床，防止患者出现屈髋畸形等并发症。③预防卧床患者可能发生的坠积性肺炎和压疮等并发症。**2. 牵引的护理**①保持牵引力与反牵引力的存在，避免身体向床头或床尾滑动，及时调整身体在床上的位置，头部和足部均不能抵住床栏杆，否则会失去反牵引力。②维持牵引重量，不可随意加减，以免影响牵引效果，同时应保持牵引砝码悬空。③牵引患者需注意保护针眼部位处清洁无污染，每日用75%的酒精消毒牵引针孔两次，连续1周。
并发症	①皮肤破溃压疮。②牵引针滑脱：主要是针孔过浅，重量过大引起的骨质撕脱。③牵引针孔感染。④足下垂。⑤关节僵硬，肌肉萎缩。⑥坠积性肺炎：长期卧床呼吸不畅，咳嗽无力等均可引起坠积性肺炎。⑦泌尿系感染和结石。	①保持床单位清洁干燥，无碎屑，在骨突处垫软枕，定时按摩擦浴。②选好钻孔部位并注意深度，重量不要过大，颅骨牵引每日检查，并拧紧牵引弓螺母。③保持牵引针孔周围皮肤清洁，防止牵引针左右滑动，每日在针孔处滴75%酒精，每天2次，无菌敷料覆盖。如针孔感染应及时处理，必要时，拔针换位牵引。④每日测量肢体长度，两侧对比，防止牵引力量不足或过度牵引。⑤牵引时足部保持功能位，卧位时足上不要压重物，棉被要有护架。⑥骨折复位固定后，要循序渐进进行功能锻炼。⑦预防坠积性肺炎，鼓励患者深呼吸，有效咳嗽，协助翻身，拍背雾化吸入等。⑧鼓励患者多饮水，每天2000~2500ml，可分次饮用，预防泌尿系感染和结石。

第四节　脊髓损伤高位截瘫

一 概　念

　　由外伤或疾病造成损伤平面以下的神经功能障碍。四肢瘫：指四肢与躯干（包括呼吸肌）出现的完全与不完全截瘫，由颈髓损伤引起；截瘫：指部分躯干和下肢的完全与不完全瘫痪，由胸腰骶髓损伤引起；高位截瘫：指第二胸椎以上的脊髓横贯性病变引起的截瘫。

二 主要护理问题

　　1. 恐惧　与担心疾病的预后有关。

　　2. 清理呼吸道无效　与脊髓神经受损有关。

　　3. 自我形象紊乱　与肢体功能丧失有关。

　　4. 体温过高　与体温调节中枢受损有关。

　　5. 有肌肉萎缩、关节僵硬的可能　与肢体感觉、运动减弱或消失，缺少功能锻炼有关。

　　6. 有皮肤完整性受损的危险　与躯体活动受限，局部感觉功能降低有关。

　　7. 反射性尿失禁或尿潴留　与脊髓神经损伤有关。

　　8. 排便异常　与脊髓神经受损有关。

　　9. 下肢深静脉血栓　与骨髓神经受损、全身循环障碍有关。

三 病情观察与护理措施

临床表现	病情观察	护理措施
脊髓损伤由于损伤部位，损伤原因和程度不同，可出现不同的体征。	**损伤早期** 受伤平面以下，单侧或双侧同一水平的感觉：温、痛、触、位置、震荡感、运动、反射及括约肌等功能全部暂时消失或减弱。	**1. 严密监测生命体征**：尤其是呼吸及血氧饱和度的变化。 **2. 保持呼吸道通畅**：鼓励患者咳出分泌物，不能自行排痰者，应给予吸痰。床旁备气管切开包，必要时行气管切开术。 **3. 心理护理**：多与患者交流，鼓励其树立战胜疾病的信心。 **4. 翻身方法**：行轴线式翻身，防止颈部扭曲。翻身叩背每2h一次，按摩骨突处并垫软枕；保持床单位平整无碎屑。

临床表现		病情观察	护理措施
		颈髓损伤 出现四肢瘫；因肋间肌瘫痪出现呼吸困难、呼吸道分泌物不易排出、体温异常。	**5. 活动指导**：指导自主或被动的肌肉及关节锻炼以防止肌肉萎缩、关节僵硬及深静脉血栓。 **6. 饮食指导**：遵循清淡、易消化、营养丰富的饮食原则；忌生、冷、刺激食物，预防腹泻；鼓励患者多饮水，每日不少于 2000ml，保持大便通畅。
		脊髓完全横断伤 各项功能不可再恢复，成为永久性瘫痪。	**7. 胃肠道系统的护理**：每日进行腹部按摩，促进胃肠蠕动；腹胀者可给予肛管排气。 **8. 术后护理**：除上述护理外，应观察伤口引流液的颜色、性质、量等，若 24h 量超过 400ml 或 1h 超过 100ml 应告知医生，给予处理。
并发症	肺部感染	观察患者的呼吸功能，如频率、节律、深浅，有无异常呼吸音，有无呼吸困难表现等。	鼓励患者咳出分泌物，保持呼吸道通畅；不能自行排痰者，应给予吸痰。
	泌尿系统感染	圆锥以上脊髓损伤者由于尿道外括约肌失去高级神经支配，不能自主放松，因而可出现尿潴留；圆锥损伤者则因尿道外括约肌放松，出现尿失禁，在脊髓休克期应留置导尿。	留置尿管者应定时开放，用苯扎溴铵棉球做尿道口护理，每日 1 次；鼓励患者多饮水，每日不少于 2000ml，每周定期更换尿管一次，严格无菌操作。
	压疮	压疮最常发生的部位为骶尾部、股骨大转子、髂嵴和足跟等处。	翻身叩背每 2h 一次，并按摩骨突处；行轴线式翻身，防止颈部扭曲；保持床单位平整无碎屑。
	关节僵硬、肌肉萎缩、深静脉血栓	肢体麻木，肌力减弱或不能活动。	指导患者做直腿抬高、膝关节屈伸、股四头肌等长收缩及踝泵锻炼 3 次／日，每次 15min。

续表

临床表现	病情观察	护理措施
胃肠道系统功能障碍	脊髓损伤 72h 内患者易发生麻痹性肠梗阻或腹胀。	①多食高营养、易消化饮食；忌生、冷、刺激食物，预防腹泻；摄入粗纤维食物，多饮水，保持大便通畅。 ②每日进行腹部按摩，促进胃肠蠕动。 ③腹胀者可给予肛管排气。
高热	病情危险的征兆，室温 >32℃ 时，闭汗使患者容易出现高热（>40℃）；若未有效保暖，大量散热也可使患者出现低温（<35℃）。	①定时测量体温，并记录；高热者给予物理降温。 ②保持床单及病服干燥使病员舒适。

第五节　股骨粗隆间骨折

一　概　念

　　股骨上端包括股骨头、股骨颈及大小粗隆。由股骨颈基底部，至小粗隆水平以上部位所发生的骨折，称之为股骨粗隆间骨折。骨折多为间接外力引起。下肢突然扭转、跌倒时强力内收或外展或直接外力撞击均可发生。股骨粗隆间骨折是老年人常见损伤。由于粗隆部血运丰富，骨折后极少不愈合，但易发生髋内翻。

二　主要护理问题

　　1. 疼痛　与骨折或手术有关。

　　2. 自理能力下降　与骨折后患肢功能受限有关。

　　3. 便秘　与进食少、肠蠕动减慢、活动量少和不习惯床上大小便等因素有关。

　　4. 潜在并发症　下肢深静脉血栓形成、肺炎、压疮、泌尿系统感染等。

三　病情观察与护理措施

临床表现	病情观察与护理措施
外伤后局部疼痛、肿胀、压痛和功能障碍均较明显，有时髋外侧可见皮下瘀斑，伤后患肢活动受限，不能站立、行走。 大粗隆部肿胀压痛、伤肢有短缩，远侧骨折段处于极度外旋位，严重者可达90°外旋。还可伴有内收畸形。	**一、术前护理** ①心理护理：保持患者生理心理舒适，做好家属思想工作，共同关心患者，耐心解释，使患者配合治疗。 ②饮食护理：给予易消化低脂高营养饮食，预防便秘。 ③牵引的护理：详见骨牵引护理常规。 ④体位护理：指导患者维持患肢于外展中立位。 **二、术后护理** ①体位、饮食：同术前。 ②生命体征观察：观察生命体征、神志变化，及时发现心、脑血管等意外情况，并采取相应的措施。 ③伤口护理：注意伤口出血及引流情况，敷料如有渗湿，报告医生及时更换。

并发症	压疮护理	定时按摩，2h翻身一次。
	泌尿系感染	多饮水，每日2000~3000ml，留置导尿的患者行会阴擦洗和膀胱冲洗。
	坠积性肺炎	翻身时拍背，增加患者活动量，促进深呼吸，增加肺活量，必要时给予雾化吸入。
	预防血栓	**药物治疗**：低分子右旋糖酐、阿司匹林口服，外加患者主、被动活动，促进血液循环。

第六节 髌骨骨折

一 概　念

　　髌骨是全身最大的籽骨，髌骨骨折较常见，多发生于20~50岁的男性，好发位置为髌骨中1/3或下1/3，直接暴力和间接暴力均可导致骨折。

二 主要护理问题

　　1.自理缺陷　与髌骨骨折有关。

　　2.疼痛　与骨折有关。

　　3.有感染的危险　与手术伤口有关。

　　4.焦虑　与受伤后患肢功能受限有关。

三 病情观察与护理措施

临床表现	病情观察与护理措施
髌骨骨折的发生年龄一般在20~50岁，男性多于女性，男女比例约为2∶1。髌骨骨折后关节内大量积血、髌前皮下淤血、肿胀，严重者皮肤可发生水疱。活动时膝关节剧痛，有时可感觉到骨擦感。有移位的骨折，可触及骨折线间隙。	**一、术前护理** ①心理护理：重视心理护理，使患者及家属了解手术的必要性和注意事项及预后，以稳定情绪并取得配合。 ②皮肤护理：按骨伤科护理常规做好术前术区的皮肤备皮、清洁、消毒包扎。 ③询问有无药物过敏史。 ④指导患者在练习床上排便。 ⑤术前晚按医嘱给予镇静药，以帮助患者充分休息，术前12h禁食，4~6h禁饮，以排空胃肠道，预防因麻醉引起的呕吐及胃肠道胀气。 ⑥术晨测生命体征，按医嘱术前30min注射药物，进手术室前嘱患者排空二便，更换清洁衣物。 **二、术后护理** ①按各类麻醉术后常规护理。 ②密切观察病情，定时测生命体征。注意伤口渗血及敷料固定等情况，保持敷料干燥，对血污敷料应及时更换。 ③术后患肢用石膏托固定于伸直位，抬高患肢，并观察血液循环及肿胀情况，嘱患者多做足趾活动，促进血液循环，以利于肿胀消退。 ④搬动时应平托以保护石膏，避免折裂。 ⑤注意有无腓总神经受压表现，以及体瘦患者的骨突部位有无压疮。 ⑥术后正常饮食后，注意饮食调护。早期宜给和胃健脾、清淡、易消化的食物，如鱼片粥、金针菜等。术后10~14d后可进食生肌清补的食物，如瘦肉雪耳汤、清炖生鱼、瘦肉汁、云耳蒸田鸡等。第3周后可进食补气血、壮筋骨的食物，如花旗参炖鸡、猪骨汤等。忌辛辣、燥热、油腻食品。 **三、功能锻炼** ①初期股四头肌等长收缩运动，伤后疼痛稍减轻，即应开始进行股四头肌的等长收缩活动，有规律地、循序渐进地进行，为起床行走准备条件。 ②髌骨的被动活动，如在晨晚间护理时，将髌骨向左右推动几次，以防止髌骨的关节面粘连。患者坐起时，自己也要随时推动。 ③抱膝圈固定后即可开始练习踝关节的背屈、趾屈运动和足趾关节活动。 ④直腿抬高运动，膝部软组织修复后开始练习抬腿运动。 ⑤伤口拆线后，如局部不肿胀、无积液，可带着石膏托扶双拐下地，患肢暂不负重。 ⑥后期应注重膝关节的功能锻炼。一般横断形骨折用石膏托固定3~4周，粉碎性骨折石膏托固定4~6周，去除石膏后即练习膝关节伸屈活动，并配合理疗，使肢体功能尽快得到恢复。

第七节　断肢（指／趾）再植

一　概　念

　　断肢（指／趾）再植是将完全或不完全断离的肢体，采用显微外科手术技术对其进行清创、血管吻合、骨骼固定、肌腱和神经修复并最大限度地恢复其功能。

二　主要护理问题

　　1. 焦虑　与肢体断离及手术成功与否有关。
　　2. 体液不足　与术前失血和术中渗血、失液有关。
　　3. 组织灌注量改变　与血管断离或血管吻合处栓塞有关。
　　4. 有感染的危险　与开放性损伤和长时间手术有关。
　　5. 潜在性休克　与毒素吸收和再植失败有关。
　　6. 有肾衰竭的可能　与大量毒素吸收损伤肾组织、感染发生败血症有关。
　　7. 躯体移动障碍　与再植肢体功能不全有关。
　　8. 功能衰竭性悲哀　与再植术失败或长期功能锻炼缺乏信心有关。

三　病情观察与护理措施

临床表现	病情观察与护理措施
完全性断离：断离肢体的远侧部分完全离体，无任何组织相连，称为完全性断离。	**一、术前护理** ①心理护理：意外伤给患者带来严重的心理创伤，担心离断肢体是否能接活，护士除给予关心、安慰和心理支持外，一定要向患者说明，通过治疗和长期的功能锻炼，术后手指的部分功能将得到恢复，鼓励患者战胜自我，积极的配合。 ②病室的准备：病室要求宽敞、明亮，室温在20℃~25℃，湿度50%~60%，备有烤灯。室内空气和器物每天消毒一次，地面定时用消毒液擦拭。 ③尽快详细地了解伤员的受伤史、现场急救情况、断离肢体的保存方法等。注意伤员有无伴发性损伤，如休克、急性肾衰竭等。 ④全身支持疗法，提高伤员对再植术的耐受能力，根据具体情况，给予及时、足量的输血、输液；有呼吸困难者，给予吸氧；预防性应用抗生素。

续表

临床表现	病情观察与护理措施
大部断离：肢体局部组织绝大部分已断离，并有骨折或脱位残留，有活性的连接软组织少于该断面软组织总量的1/4，主要血管断裂或栓塞，肢体的远侧无血液循环或严重缺血，不接血管将引起肢体坏死者，称为大部断离。	⑤做好术前准备，手术部位的皮肤准备，急查血常规、血型及配血，留置导尿管，并留取尿标本送检。 ⑥通知手术室、麻醉师做好前准备。 **二、体位护理** 断趾（指）再植后要求绝对卧床 1~2 周，必须为患者安置一个舒适的卧位。卧床期间，患者不得大幅度翻身、坐起、下床。患肢过度抬高会影响趾（指）的血液循环；患肢放置过低，则影响静脉回流，加重组织肿胀。一般应放在略高于心脏的位置。严禁患侧卧位，避免肢体受压，影响血供和回流。 **三、术后护理** **1.复温与保温：**术后应立即用毛毯或被子盖住患者全身，使其体温迅速回升，将室内的温度调至 25℃ 以上，术后一周内使用 60W 烤灯照射，照射距离一般为 30~40cm，随室温的高低可调节照射距离，使局部环境保持在恒定的温度。在患指血循环较差的情况下，则不宜使用烤灯，以免增加局部组织代谢，局部照射一般 7~10d。观察血运时应避免使用冰冷的手或物品直接接触再植趾（指），以防发生血管痉挛。 **2.饮食护理：**术后 6h 进流食，然后过渡到半流食及普食。饮食宜进高蛋白、高糖、富含胶原、微量元素及维生素 A、维生素 C 的食物，如：瘦肉、猪皮、肝、蛋黄、豆制品、胡萝卜、新鲜蔬菜及水果，以补充足够的营养，促进伤口愈合使其恢复。并要求患者多食营养丰富的粗纤维食物，保持大便通畅。 **3.疼痛护理：**一般术后 24h 疼痛最为剧烈，以后慢慢缓解。术后使用镇痛泵不仅可以止痛还可以防止血管痉挛，同时也可以转移和分散患者的注意力。 **4.生命体征观察：**患者由于严重创伤，失血过多，应密切观察生命体征，监测血压 30min 一次。血压低容易使吻合的血管栓塞，收缩压应保持在 120mmHg 以上，并定时采血化验血常规，及时输血、补液。并密切注意有无毒血症及急性肾功能衰竭症状。 **5.药物治疗护理** ①断趾（指）再植后局部若发生感染，可以使吻合口的血管栓塞，致吻合口破裂或发生败血症等。因此术中及术后应及时的使用抗生素以预防感染。 ②为预防血栓，术后常规使用抗凝药，静脉输入低分子右旋糖酐 500~1000ml/d 或者肝素 5000U 溶于 5% 葡萄糖溶液静滴或口服阿司匹林等。因此要严密监测血常规、血小板；禁食硬质、粗糙食物；各种穿刺或注射后，针眼按压时间要大于 5min。 ③常用的抗血管痉挛药有罂粟碱和妥拉唑啉，它们对血管平滑肌有显著的松弛作用，可使全身的血管床成扩张状态，两药联合应用，可增加血管扩张的效果。

续表

临床表现	病情观察与护理措施
	6. 严禁吸烟：香烟中的尼古丁所致血管痉挛常非常顽固，即使迅速采取相应的措施，使用解痉药物亦极难缓解。护理人员应告知患者及其家属严禁吸烟。 **四、再植趾（指）血液循环观察** **1. 皮肤颜色** ①皮肤颜色应与健侧肢体皮肤颜色一致或略红于健侧皮肤。趾（指）体肤色变灰白是动脉痉挛的早期表现，皮肤变为苍白说明动脉栓塞。苍白的皮肤上出现了紫色瘀点为动脉栓塞已经形成。趾（指）体肤色变暗说明静脉栓塞的表现。 ②观察趾（指）体肤色应在自然光线下。血管危象多发生在术后24~72h，以夜间发生为多。因此，术后72h内应持续静脉输液，最好在夜间给予低分子右旋糖酐500ml缓慢维持静滴。每1~2h观察一次，与健侧对比并做好护理和记录。 ③准确判断血管危象，一旦发现有血管危象的迹象，应立即通知医生协助处理：首先解除血管外的压迫因素，完全松解外包扎，如血液循环无好转，再拆除部分缝线，清除积血，降低局部张力并加强保暖，可同时使用低分子右旋糖酐、妥拉唑啉等抗凝解痉药物，必要时尽早进行手术探察，以免失去恢复血液循环的机会。 **2. 组织张力**：组织张力是再植组织恢复血液循环后的饱满程度和弹性。再植趾（指）术后均有轻微的肿胀、弹性好、皮纹正常，张力大致同健侧或略高于健侧。发生动脉危象时张力降低、趾（指）腹瘪塌、组织干瘪、皮纹加深；发生静脉危象时，则张力升高、趾（指）腹饱满、皮纹变浅或消失、组织极度肿胀，有张力性水疱出现。 **3. 毛细血管充盈时间**：毛细血管充盈时间是反映组织成活状况的最实际的指标之一。甲床色泽红润，轻压甲床呈苍白色，去除压迫后，受压区域肤色恢复红润，期间所需的时间称为毛细血管充盈时间，正常为1~2s。 **五、功能锻炼** **1. 早期（术后4周内）**：功能锻炼以被动活动为主，自指尖向手掌进行向心性按摩，以轻柔的方法为主，每次5~10回，每天3次，可行轻微的伸屈运动，同时嘱咐患者行肩关节或肘关节的主动活动，以免因制动而影响其他关节的活动范围。 **2. 中期（5周至3个月）**：此期锻炼的目的是消肿、预防和减轻粘连，防止和减少肌肉萎缩，促进神经再生和功能恢复。练习掌指关节的伸屈、对掌、分指和握拳等动作。 **3. 晚期（再植3个月后）**：此期骨折已愈合，肌肉、神经和血管愈合已牢固，锻炼的目的是恢复关节活动度、肌力、各种实用功能及重建感觉功能。进行主动、被动及关节牵伸活动。

第八节 股骨干骨折

一 概 念

股骨干骨折是指股骨转子下 2cm 至股骨髁上 2cm 范围内的骨折。股骨干是全身最粗的管状骨，强度最高，周围有丰厚的肌肉，以内收肌群力量最大，所以容易形成向外成角畸形。股动脉、静脉走行于内收肌管，股骨干下 1/3 骨折时容易遭受损伤。

二 主要护理问题

1. 自理缺陷　与骨折有关。
2. 疼痛　与骨折或手术切口有关。
3. 躯体移动障碍　与骨折有关。
4. 有感染的危险　与骨牵引、手术有关。
5. 潜在并发症　失血性休克。

三 病情观察与护理措施

临床表现	病情观察与护理措施
受伤后患肢疼痛、肿胀、远端肢体异常扭曲、不能站立和行走。 患肢明显畸形，可出现反常活动骨擦音。	**一、非手术治疗及术前护理** ①同骨科常规术前护理。 ②体位，指导与协助患者维持患肢于外展中立位。 ③牵引的护理，按照皮牵引及骨牵引的护理常规护理。 **二、术后护理** ①同骨科常规术后护理。 ②密切观察生命体征，观察伤口局部渗血以及负压引流管情况，如有异常及时通知医生并作相应处理。 ③告知患者及其家属保持正确体位的重要性，并指导其配合保持正确体位。将薄枕垫于患者腘窝及小腿处，以促进淋巴及静脉血液回流，减轻肿胀。合并血管损伤等，患肢不宜抬高，以免加重肌肉缺血、肿胀、坏死，切勿按摩肿胀部位，可用皮尺测量并与健肢对比，做好记录。上 1/3 骨折应屈髋 40°~50°，外展约 20°，适当屈曲膝关节；中 1/3 骨折屈髋屈膝约 20°，并按成角情况调整外展角度；下 1/3 骨折时，膝部屈曲约 60°~80°，以便腓肠肌松弛，纠正远侧骨端向后移位。

续表

临床表现	病情观察与护理措施
	④术后遵医嘱给予抗生素治疗，观察药物疗效，避免发生药物不良反应。 ⑤做好并发症的预防及处理：主要有下肢深静脉血栓、肺部感染、压疮等，并做好相应处理。 ⑥加强功能锻炼，术后当天或第2天即可做肌肉的静力收缩或舒张，每天2~3次，每次15~30min，术后2~3d锻炼膝关节屈曲，踝关节屈伸活动，以促进局部血液循环，防止肌肉萎缩、关节僵硬，循序渐进进行功能锻炼。 **三、功能锻炼** ①伤后1~2周，全身状况尚未完全恢复，伤肢疼痛、肿胀明显，骨痂尚未形成，此时应练习股四头肌等长收缩，以促进局部血液循环，防止肌肉粘连。同时应随时被动活动髌骨（即左右推动髌骨），防止关节面粘连，还应练习踝关节和足部其他小关节活动。 ②两周后，全身和局部反应减轻甚至消失，骨痂开始形成并不断加强，此时可练习伸直膝关节，但膝关节屈曲活动应遵医嘱执行。 ③去除牵引或外固定以后，全面锻炼关节和肌肉，再下地行走。开始时患肢不能负重，需扶拐，应教会患者使用拐杖并注意保护以防跌倒。待适应下地行走后，再逐渐负重。

第九节　股骨颈骨折

一　概　念

原指由股骨头下至股骨颈基底部之间的骨折，绝大多数因骨折线均在关节囊内，故又称为股骨颈囊内骨折。

二　主要护理问题

1. 自理缺陷　与骨折和活动受限有关。
2. 疼痛　与骨折、创伤、手术有关。
3. 有牵引效能减低或失效的可能　与患者不合作和缺乏相关知识有关。
4. 潜在的股骨头坏死的可能　与骨折类型有关。
5. 有皮肤完整性受损的危险　与长期卧床有关。
6. 有废用综合征的危险　与活动减少致肌肉萎缩有关。
7. 潜在并发症　压疮、坠积性肺炎及泌尿系感染。

三　病情观察与护理措施

临床表现	病情观察与护理措施
髋部疼痛，下肢活动受限、不能站立和行走。 患肢缩短，出现外旋畸形，一般在45°~60°。患侧大转子突出，局部压痛和轴向叩击痛。	**一、术前护理** **1.心理护理**：向患者讲解有关疾病的转归情况并协助解决生活及各方面的困难，使患者配合治疗和护理。 **2.饮食护理**：鼓励患者多饮水，给予高蛋白、高热量、高营养饮食，多食粗纤维食物，防止便秘。 **3.牵引护理**：保持牵引位置，牵引力及反牵引力。注意患肢末梢血运，如有患肢麻木疼痛明显，及时报告医生处理。按时按摩受压部位及骨突处，预防压疮。骨牵引针眼处滴酒精，每日1~2次，持续一周，预防感染。 **二、术后护理** **1.生命体征观察**：严密观察患者生命体征及意识状态。 **2.患肢观察**：观察伤口渗血，伤口引流情况，如渗出较多或引流较多应及时报告医生处理。 **3.患肢体位** ①术后应取去枕平卧位，患肢保持外展中立位，勿使患肢内收内旋，防止脱位。 ②按时翻身2h一次，翻身侧卧时应给两腿之间垫一软枕，防止患肢内收内旋。患肢应穿丁字鞋。 **4.饮食护理**：饮食营养丰富，少量多餐，多食高蛋白、高维生素、高纤维素食物，保持大便通畅。 **5.预防泌尿道感染**：多饮水，成人每日1500~2000ml。留置导尿的患者，每日做尿道口护理2次，训练膀胱反射功能，早日拔除尿管。 **6.功能锻炼**：术后尽早活动，术后1d可活动脚趾并做腓肠肌、股四头肌等长收缩锻炼，3~4d可做膝关节及髋关节屈曲运动，角度不可过大。2~3周后可指导患者下地，逐步负重。

第十节　骨不连

一　概　念

　　骨折不连接，凡骨折8个月后骨折两端未能达到骨性连接的骨折，称为骨不连。

二　主要护理问题

　　1. 自理缺陷　与骨折和活动受限有关。

　　2. 疼痛　与骨折、创伤、手术有关。

　　3. 有皮肤完整性受损的危险　与长期卧床有关。

　　4. 有废用综合征的危险　与活动减少致肌肉萎缩有关。

　　5. 潜在并发症　压疮、坠积性肺炎及泌尿系感染。

三　病情观察与护理措施

临床表现	病情观察与护理措施
骨折8个月后骨折两端未能达到骨性连接	**一、术前护理** **1. 心理护理**：术前骨不连患者产生焦虑、紧张、消极、悲观等不良情绪，不利于手术的实施。因此，一定要做好骨不连患者的心理护理，做好解释工作，以便消除患者的恐惧、紧张情绪和顾虑，使患者在最佳心理状态下接受手术。 **2. 饮食护理**：按时给患者提供高热量、高蛋白及富含维生素、易消化的食物。对身体严重贫血或营养不良的骨不连患者除一日三餐外，要增加被充餐，尽早让患者脱离贫血及营养不良状况，以便促进骨愈合。 **3. 皮肤护理**：骨不连患者多数会用外固定架固定骨折断端，对固定架钉眼处要特别加强护理，最好坚持每天按时消毒杀菌，可以把安装外固定架周围的皮肤都进行消毒，以防发生感染。 **二、术后护理** **1. 生命体征观察**：严密观察患者生命体征及意识状态。 **2. 伤口观察**：观察伤口渗血，伤口引流情况，如渗出较多或引流较多应及时报告医生处理。

续表

临床表现	病情观察与护理措施
	3. 患肢体位：抬高患肢，术后 24h 即可做切口以下肌肉向心性按摩以改善静脉、淋巴回流，消除肿胀。 **4. 患肢观察**：注意观察患肢末梢循环及感觉动度情况，如有异常及时通知医生。 **5. 饮食护理**：饮食营养丰富，少量多餐，多食高蛋白、高维生素、高纤维素食物。 **6. 预防泌尿道感染**：多饮水，成人每日 1500~2000ml。留置导尿的患者，每日做尿道口护理 2 次，训练膀胱反射功能，早日拔除尿管。 **三、功能锻炼** ①在患者全身情况允许和患肢有足够稳定性时，尽早开展患肢肢体的被动运动，指导患者对未固定的关节作屈伸训练，功能锻炼的强度以不引起剧烈疼痛为度，关节幅度要逐渐加大，但频率可降低。这种锻炼要求患者有家属陪伴，随时随地进行，直至肌肉出现主动收缩。 ②主动运动训练，当肌肉出现主动收缩时，根据不同的肢体确定不同的训练方法。下肢损伤患者要加强踝关节的背屈运动，防止足下垂。同时练习股四头肌的收缩，膝关节、髋关节的屈伸。上肢损伤患者，主要练习屈肘，肩关节的外展、内收，抬腕、抬指功能，并练习手指的屈伸运动。 ③上肢可用拉力器或固定物等器械训练前臂屈肌；用捏皮球或捏橡皮泥的方法训练手指屈肌；用不同的握式和握力训练屈腕的功能。下肢主要是负重训练，开始患肢可先用一半力着地，再逐渐负重以不疼痛为原则，其后才能练习行走。

第十一节 手外伤

一 概 念

外伤致手和腕部骨折、脱位及软组织损伤而导致手部功能障碍和畸形称为手外伤。手外伤多为综合伤，常同时伴有皮肤、骨、关节、肌腱、神经和血管损伤。分开放性和闭合性损伤。

主要护理问题

1. *疼痛* 与手部外伤有关。
2. *自理能力受限* 与手部功能障碍有关。
3. *自我形象紊乱* 与手部外观改变及手部功能缺陷有关。

三 病情观察与护理措施

临床表现	病情观察及护理措施
开放性损伤：此类损伤常合并出血、疼痛、肿胀、畸形和（或）功能障碍 闭合性损伤：闭合性损伤由于皮肤完整，而皮下组织在损伤后严重肿胀，容易导致皮肤将肿胀的软组织紧紧地勒住，使得局部的血液循环障碍、部分患者甚至会因此导致远端肢体或软组织的坏死。	**一、术前护理** **1. 患者准备：** 做好术前准备，注射破伤风抗毒素，术前禁食水、皮试、备皮、禁止吸烟，因尼古丁能引起血管收缩，影响血运。 **2. 体位准备：** 患肢垫高，高于心脏水平。 **3. 心理护理：** 告知患者手术的方法和目的，解除患者顾虑。关心患者，鼓励患者讲出自身的感受（心理、生理等），给予针对性处理。 **二、术后护理** **1. 一般护理** ①生命体征的观察。 ②观察伤口渗血情况，给予衬垫，按时换药。 ③遵医嘱正确使用解痉、抗凝药物，注意观察药物不良反应（如出血倾向等）。 ④防止感染：病室定时消毒，早期足量使用抗生素，防止交叉感染。 ⑤疼痛护理：疼痛可使血管收缩，应及时镇痛，尽可能地满足患者对舒适的需要，如帮助变换体位，减少压迫等。 **2. 体位护理原则** ①患肢垫高，高于心脏水平，促进静脉及淋巴回流，减轻患手肿胀。 ②如行血管吻合术或皮瓣移植术，术后应绝对卧床一周以上，并给予相应护理（同断肢再植或皮瓣移植术后护理常规）。保证休息，患肢制动。 **3. 血运观察** ①观察患手手指末端血运循环情况，包括皮肤颜色、皮肤温度、皮肤弹性及肿胀程度、毛细血管反流情况。 如发现皮肤苍白或青紫，皮温降低、肿胀明显或皮肤萎缩、手指感觉麻木等异常情况，及时报告医生给予处理。 ②伤口渗出情况及气味（有无感染）。 **4. 局部保温** ①保持室温 25℃~28℃，湿度 40%~60%。 ②寒冷季节注意保暖，必要时局部给予护架烤灯照射保暖，烤灯距离伤口 40~60cm。

续表

临床表现	病情观察及护理措施
	三、功能锻炼
	1.正确指导功能锻炼（因手术方式而异）： 一般鼓励未受伤手指早期活动，受伤手指后期拆除固定后逐渐锻炼。
	皮肤损伤直接缝合术后：①术后疼痛、肿胀减轻后，练习握拳、屈伸手指、腕部屈伸和旋转活动。②伤口拆线后，练习用力握拳和手的屈伸、内收、外展等。
	皮肤缺损带蒂皮瓣移植术后：①断蒂前以活动健指为主。②手术部位炎性水肿消退后进行患指屈伸活动，注意避免皮瓣牵拉。③皮瓣断蒂后，健指最大幅度屈伸锻炼，患指被动、主动活动。
	手部骨折和关节脱位：①有外固定期间，健指积极屈伸活动，患指以被动活动为主。②3~4周后（即去除外固定后），行缓慢的主动屈伸活动。
	手部肌腱损伤：①肌腱松解术24h后，进行患指主动屈伸活动。②肌腱修复术后在有外固定期（3~4周）内活动未固定的关节，术后前3周内勿活动患指，外固定去除后，进行患指的主、被动活动。
	2.锻炼活动中注意事项： ①着重手的屈指练习。②注意活动掌指关节。③患手不能过劳，更不能引起疼痛。
并发症 — 患指血运循环障碍	①严密观察有无患指肤色苍白或青紫、皮温低、肿胀明显、毛细血管充盈反应减慢或消失、末梢动脉搏动减弱或消失及小切口出血不良等。②及时松解绷带敷料，给予罂粟碱解痉、低分子右旋糖酐扩容及局部烤灯照射保温等处理，必要时行血管探查术。③应注意烤灯距离，既要保证烤灯照射保温的有效性，还要防止烫伤。
并发症 — 感染	定时测量生命体征，观察有无持续高热，伤口渗出多，给予对症处理，及时应用抗生素。

第十二节　胫腓骨干骨折

一　概　念

胫腓骨干骨折指胫骨平台以下踝以上部分发生的骨折。约占全身各类骨折的13%~17%，是长骨骨折中最常见的一种，以青壮年和儿童居多。

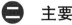 **主要护理问题**

  1. 自理能力下降　与骨折有关。

  2. 疼痛　与骨折或手术切口有关。

  3. 有感染的危险　与皮肤受损、开放性骨折及内固定有关。

  4. 知识缺乏　缺乏疾病相关知识和功能锻炼知识。

  5. 有皮肤完整性受损的危险　与骨折后躯体活动受限有关。

  6. 潜在并发症　脂肪栓塞、骨筋膜室综合征、坠积性肺炎、骨化性肌炎、创伤性关节炎、缺血性骨坏死、缺血性肌痉挛。

三 病情观察与护理措施

临床表现	病情观察及护理措施
患肢局部疼痛、肿胀、不敢站立和行走。 患肢可有反常活动和明显畸形。	**一、术前护理** **1. 患者准备:** 一般情况和风险因素: 神志、沟通能力、配合能力、坠床等。做好术前准备,术前禁食水、皮试、备皮。 **2. 体位准备:** 患肢抬高,保持中立位,严禁外旋,为防止足跟压伤,可在踝部垫小软枕,以使足跟悬空。 **3. 心理护理:** 由于胫腓骨骨折并发症较多,尤其是开放性骨折延迟愈合,患者心理负担重,应多关心体贴患者,加强心理护理。短期内症状不明显,鼓励患者,使其看到希望。 **二、术后护理** **1. 一般护理** ①生命体征的观察,观察记录24h出入量,维持水电解质平衡,注意有无肾功能损害 ②密切观察患肢远端血液循环、感觉、运动、足背动脉及胫后动脉搏动情况,观察患肢皮肤颜色、温度、肿胀情况,警惕骨折合并腘动脉损伤、腓总神经损伤及小腿骨筋膜室综合征,发现肢体远端动脉搏动触及不清、肢端发凉、感觉迟钝、肿胀严重、皮肤颜色改变,应立即通知医生,做出紧急处理。 ③防止感染:病室定时消毒,早期足量使用抗生素,防止交叉感染。 ④疼痛护理:疼痛评分表评分,及时镇痛,分散患者注意力。 **2. 体位护理原则:** 抬高患肢,促进静脉血液回流,以减轻水肿和疼痛,促进伤口愈合。取髂骨植骨的患者,术后第2天半卧位,放松髂肌减轻疼痛。 **3. 皮肤护理:** 如有较大的张力性水疱形成时,应穿刺抽出液体以促进吸收。

续表

临床表现	病情观察及护理措施
	4. 环境要求：保持室内安静，保证患者休息，室内通风每天 1~2 次，紫外线消毒每周 1 次。 **三、功能锻炼** **1. 术后早期（0~3d）**：术后早期功能锻炼的目的主要是保持肌肉的张力和减轻局部肿胀，防止出现关节僵硬和肌肉萎缩。术后置患肢于舒适的位置，保持外展中立位，抬高患肢 20°~30° 以利于血液回流及肢体消肿，术后 4~6h 即可开始进行踝关节背伸跖屈锻炼，并轻轻按摩伤口以外的患肢肌肉，这样可促进下肢静脉回流，减少深静脉血栓发生的机会，又能加速肿胀的消退。术后第 1 天鼓励其深呼吸，有效咳嗽，同时上肢外展，扩胸增进体力，以维持上肢关节的活动范围，增加心肺功能。 **2. 术后中期（3d 至 2 周）**：指导患者在床上患肢不负重活动，进行肢体膝关节、踝关节以及足的小关节主动伸屈锻炼，髋关节的内收外展练习，股四头肌的等长收缩，利用牵引床进行上臂活动锻炼，训练臂力，以便下地时用拐。对于术前牵引或石膏固定时间较长，关节有一定程度僵硬的患者，应采取 CPM 机辅助锻炼，再逐渐过渡到关节的主动功能锻炼。逐渐增加锻炼强度和活动范围，增加膝与踝的主动运动。 **3. 术后晚期（术后 2 周至 3 个月）**：继续加强原来的功能锻炼并鼓励患者从床边扶床，扶双拐患肢不负重活动向部分负重活动逐步过渡。可用双拐开始扶助行走，从足趾着地开始负重，逐渐增加负重最后完全负重。此过程应逐渐进行。
并发症 / 骨筋膜室综合征	**1. 临床表现有 5 个 "P"**：①由疼痛转为无痛（Painless）。②苍白（Pallor）或发绀、大理石花纹等。③感觉异常（Paresthesia）。④麻痹（Paralysis）。⑤无脉（Pulselessness）。 **2. 一经确诊，应立即切开筋膜减压**：早期彻底切开筋膜减压是防止肌肉和神经发生缺血性坏死的唯一有效方法。
脂肪栓塞综合征	**1. 临床表现** ①肺症状：胸闷、呼吸急促、发绀、咳嗽或咳出铁锈色痰，听诊肺部有湿性啰音。 ②脑症状：烦躁、神志不清、谵语、嗜睡、抽搐等。 ③高热：排除急性感染以外的难以解释的突然高热，体温在 39℃ 以上。 ④脉快：每分钟可突然增加 20 次或者更多（120/min 以上）。 ⑤出血点：皮肤黏膜点状出血，多在前胸、腋下。 **2. 护理措施**：加强生命体征的观察，同时观察神志、瞳孔的变化，并准确记录。发现问题立即报告医生及时抢救。严密观察呼吸频率、节律、

续表

临床表现	病情观察及护理措施
	深浅度，保持呼吸道畅通。必要时行气管插管或加压给氧。观察皮肤色泽，检查颈、前胸及腹部皮肤出血点是否消失，一般在1~3d内完全消失。轻压口唇、指甲时观察苍白区消失情况，苍白区消失大于1s为微循环血流灌注不足或瘀滞现象，小于1s则为病情好转。
腓总神经损伤	观察患肢有无垂足畸形、踝关节不能背伸、不能伸趾、足背感觉消失症状，如有异常尽早手术。还要配合医生为患者使用神经营养药物。

第十三节　骨质疏松症

一　概　念

骨质疏松症是一种以低骨量和骨组织微细结构破坏为特征的，导致骨骼脆性增加，易发生骨折和周身疼痛的全身性疾病。此时骨破坏大于骨形成，骨量减少。骨质疏松症的原因有：①生理性：绝经后、老年性、失用性；②药物：长期糖皮质激素或肝素治疗；③内分泌异常（甲亢等）；④营养性：肿瘤；⑤特发性。

二　主要护理问题

1. 疼痛：骨痛　与骨质疏松有关。
2. 知识缺乏　缺乏疾病相关知识和功能锻炼知识。
3. 躯体移动障碍　与骨骼变化引起的疼痛及活动障碍有关。
4. 潜在并发症　骨折。

三　病情观察与护理措施

临床表现	病情观察及护理措施
骨痛和肌无力	**一、一般护理** **1.心理护理**：由于治疗时间长、收效慢、生活自理能力受到影响，因而有情绪低沉、悲观或烦躁、易激怒等负面心理。护士应与患者交朋友，应理解尊重他们，做到关心、耐心、细心，与患者建立良好的护患关系。 **2.不良习惯** ①纠正偏食、挑食、节食等不良习惯。

续表

临床表现	病情观察及护理措施
身高变矮 骨折	②酒精中毒可致骨质疏松，吸烟过多会降低血液 pH 值，使骨质溶解。避免酗酒、嗜烟、饮过量的浓茶、浓咖啡及碳酸饮料。 **3. 健康教育** ①保证充足的睡眠。 ②重视运动但不宜剧烈运动。应自幼养成每日适度运动的良好习惯，并长期坚持。 ③多接受日光浴：多到户外活动，进行适量日光浴，以增加维生素 D 的生成。并注意防寒保暖。 ④不滥用药物：某些药物对骨代谢有不良影响，因此用药时要权衡利弊，不随意用药，不滥用药物，特别是要慎用糖皮质激素类药物。 ⑤尽早预防：预防骨质疏松症要从儿童时期做起，至少应从年轻时开始，以努力提高峰值骨量，增加抗骨质疏松的储备能力，进而延缓骨质疏松症的发生或减轻其程度。 ⑥避免发生骨折：户外活动、外出、夜间起床应倍加小心，减少和避免受伤，以免引起骨折。一旦发生骨折，即需卧床休息，并用夹板或支架妥善固定，及时送往医院医治。 **4. 用药护理** 指导患者根据不同的疏松程度，按医嘱及时、正规用药，严密注意药物的疗效及不良反应，掌握合理的用药途径，每种药的用法、注意事项必须详细告诉患者。 ①使用糖皮质激素时要注意乳腺癌、中风和血栓形成等并发症的预防。 ②钙剂服用最佳时间为晚上临睡前，因甲状旁腺介导的骨吸收主要发生在晚上空腹时。 ③服用钙剂要多饮水，减少泌尿系结石的形成。 ④继发性骨质疏松患者骨密度改善较慢，在服药的同时，提醒积极治疗原发病，以免影响疗效。 **5. 饮食护理** 钙有广泛的食物来源，通过膳食来源达到最佳钙摄入是最优先的方法。 ①在饮食上要注意合理配餐，烹调时间不宜过长。主食以米、面杂粮为主，做到品种多样、粗细合理搭配。副食应多吃含钙和维生素 D 的食物，含钙的食物有奶类、鱼、虾、海产品、豆类及其制品、鸡蛋、燕麦片、坚果类、骨头汤、绿叶蔬菜及水果。 ②对胃酸分泌过少者在食物中放入少量醋，以增加钙的吸收。 ③含维生素 D 多的食物有鱼类、蘑菇类、蛋类等。

续表

临床表现	病情观察及护理措施
	二、健康指导 **1. 运动指导** ①运动项目的选择应依个体的年龄、性别、健康状况、体能等特点及运动史选择适当的方式、时间、强度等。 一般来说，年轻人宜选择运动量大的体育运动，老年人宜选择逐渐加量的力量训练，强调户外运动至少每天 1h。 ②根据患者的具体情况制定运动方案，采用散步、慢跑、爬楼梯和打太极拳等，运动量以身体能适应为原则，由小渐大，以轻度疲劳为限。 ③运动强度要求适宜，根据心率判断运动量，老年人运动时的适宜心率为最大心率的 60%~80%，最大心率 =220- 年龄。或运动中出现身体发热出汗、轻度疲乏、肌肉有酸痛感，但休息后次日能恢复，且精神愉快、精力充沛、食欲和睡眠正常表明运动量适宜。 **2. 功能锻炼** ①关节固定者，早期进行等长收缩肌肉锻炼；无关节固定时应注意关节活动训练，并进行等张肌肉收缩抗阻力训练。 ②以伸展运动为主，配以坐立训练来锻炼腰背部肌肉，有利于防止腰背部肌肉萎缩，防治脊柱骨质疏松。 ③病情允许时应进行站立负重训练，对防治骨质疏松是有利的。 ④行走训练必须是病情允许，站立及站立平衡训练完成后并有适当保护措施下进行。 ⑤握力训练及作业疗法对防治上肢肌萎缩及骨质疏松是非常有利的。

第十四节　肱骨干骨折

一　概　念

肱骨干骨折是指肱骨外髁颈以下 2cm 到肱骨髁上 2cm 之间的骨折，好发于骨干中部，上部最少。肱骨中下 1/3 骨折易合并桡神经损伤，下 1/3 骨折易发生骨不连。

二　主要护理问题

1. *疼痛*　与骨折或手术切口有关。

2.焦虑　与担心预后有关。

3.自理缺陷　与患肢功能障碍有关。

4.有患肢皮肤损伤的危险　合并桡神经损伤时，其支配区域皮肤营养改变，使皮肤萎缩干燥，弹性下降且皮肤感觉改变，容易受伤。

三　病情观察与护理措施

临床表现	病情观察及护理措施
疼痛 肿胀 异常活动 血管神经损伤的症状、体征	**一、术前护理** **1.患者准备：**一般情况和风险因素：神志、沟通能力、配合能力、坠床等。做好术前准备，术前禁食水、皮试、备皮。 **2.体位准备：**舒适卧位，U型石膏托固定时可平卧，患侧肢体用软枕垫起；悬垂石膏固定时只能取坐位和半卧位，以维持下垂牵引的作用。 **3.心理护理：**当伴有桡神经损伤时，患者伸腕伸指功能障碍，皮肤感觉减退，向患者介绍神经损伤修复的特殊性，告知神经以较慢的速度由近端向远端生长，短期内症状不明显，但应鼓励患者，使其看到希望。 **二、术后护理** **1.一般护理** ①生命体征的观察：如有出血异常，及时通知医生。 ②观察伤口渗血情况，有无异味，给予衬垫，按时换药。 ③观察患肢肿胀及末梢血运情况。 ④防止感染：病室定时消毒，早期足量使用抗生素，防止交叉感染。 ⑤疼痛护理：疼痛评分表评分，及时镇痛，如帮助变换体位，减少压迫等。 **2.体位护理原则** ①患肢垫高，高于心脏水平，促进静脉及淋巴回流，减轻患手肿胀。 ②前臂位于中立位，患肢悬垂石膏固定，不能平卧，睡眠时半卧位。 **3.皮肤护理** ①桡神经损伤后，引起支配区皮肤营养改变，使皮肤萎缩干燥，弹性下降，容易受伤易形成溃疡。 ②预防：a.每日用温水擦洗患肢促进血液循环；b.定时变换体位，避免压疮；c.禁用热水袋，防止烫伤。 **4.环境要求** 保持室内安静，保证患者休息，室内通风每日1~2次，紫外线消毒每周1次。

续表

临床表现		病情观察及护理措施
		三、功能锻炼 ①麻醉恢复后即可做患肢手指、掌、腕关节的主动活动,做握拳、伸指、屈腕、伸腕及主动耸肩动作 10~20 次。 ②术后第 2 天练习上臂肌肉的主动收缩活动,但禁止做上臂旋转运动。 ③术后 2~3 周练习肩关节、肘关节主动运动,包括外展、外旋、内旋、后伸、肩关节环转、双臂轮转、手爬墙练习。
并发症	桡神经损伤	肱骨中段骨折容易合并桡神经损伤,观察上肢指端血供和皮肤温度及感觉情况,如有麻木、感觉异常及时处理。
	肱动脉、肱静脉的损伤	观察患侧上肢远端有无缺血、肿胀、无脉、扩张性血肿、血胸及压迫性臂丛神经等症状。如果患者远端皮肤苍白、皮温低,摸不到动脉搏动,在排除石膏固定过紧的因素外,考虑肱动脉损伤的可能,如果前臂肿胀严重,皮肤发绀、湿冷,可能肱静脉损伤,及时通知医生。
	血管痉挛的可能	①避免不良刺激,严格卧床休息,石膏固定患肢两周,患肢保暖,保持室温 25℃左右,不在患肢测量血压。 ②镇痛、禁止吸烟。 ③一周内应用扩血管药、抗凝药,保持血管的扩张状态。 ④观察患肢血液循环的变化。检查皮肤颜色、温度、毛细血管回流反应、有无肿胀或干瘪、伤口渗血等。

第十五节 尺桡骨干骨折

一 概 念

尺桡骨干骨折在长骨骨折中较多见,约占全身骨折的 6%,多发生于青少年,多因直接或间接暴力引起,分开放性骨折和闭合性骨折。

二 主要护理问题

1. 自理能力下降 与骨折有关。

2. 疼痛 与骨折或手术切口有关。

3. 潜在并发症 骨筋膜室综合征(尺桡骨骨折易并发骨筋膜室综合征)及血

管神经损伤等。

4.知识缺乏 缺乏功能锻炼知识。

三 病情观察与护理措施

临床表现	病情观察及护理措施
受伤后，患侧前臂出现疼痛、肿胀、畸形及功能障碍。 可发现畸形、反常活动、骨摩擦音或骨擦感。	**一、术前护理** **1.患者准备：**做好术前准备，术前禁食水、皮试、备皮。 **2.体位准备：**患肢保持在肘关节屈曲90°，前臂中立位，是理想的固定体位。 **3.心理护理：**告知患者手术的方法和目的，讲解以往成功病例，解除患者顾虑。 **二、术后护理** **1.一般护理** ①观察生命体征变化。 ②注意外固定处的松紧，应随时调整，维持悬吊牵引的有效性。 ③观察伤口渗血情况，给予衬垫，按时换药。 ④外固定期间应注意未被固定的关节的活动，解除外固定后再行整个肢体的活动。 ⑤疼痛护理：查明原因，及时给予镇痛。可变换体位，减少压迫等。 ⑥外固定架针眼保持清洁、干燥，每日滴酒精两次。 ⑦防止感染：病室定时消毒，使用抗生素，防止交叉感染。 **2.体位护理原则** ①患肢垫高，高于心脏水平，促进静脉及淋巴回流，减轻患手肿胀。 ②保证休息，患肢制动。 **3.血运观察** ①密切观察患肢感觉、运动、皮温、血运等情况。如有较大的张力性水疱形成时，应穿刺抽出液体以促进吸收。如发现手指感觉麻木等异常情况，及时报告医生给予处理。 ②伤口渗出情况及气味（有无感染）。 **三、功能锻炼** **1.早期锻炼** ①术后第1~4天，用力握拳，充分屈伸拇指、对指、对掌。站立时，前臂用颈腕吊带悬吊于胸前，做肩前、后、左、右摆动及水平方向的绕圈运动。 ②术后第4~7天，健肢帮助患肢的前提下进行肩前上举、侧上举及后伸动作。

续表

临床表现	病情观察及护理措施
	③术后第 7~15 天，增加患肢肩部主动屈、伸、内收、外展运动，手指的抗阻练习，可以捏橡皮泥、拉橡皮筋或弹簧等，但禁止做前臂旋转动作。 **2. 晚期锻炼** ①术后第 15~30 天，增加肱二头肌等长收缩练习，以免干扰骨折的固定，影响骨折的愈合。 ②术后第 30d，增加肱三头肌等长收缩练习，做手推墙的动作，使骨折端之间产生纵轴向挤压力。训练手的灵活性和协调性。

并发症 部分：

	临床表现	病情观察及护理措施
并发症	患肢血运循环障碍	严密观察患肢末梢血运情况，如皮肤颜色、皮温、肿胀程度、毛细血管充盈反应、末梢动脉搏动等。
	骨筋膜室综合征	**临床表现有 5 个"P"**：①由疼痛转为无痛。②苍白或发绀、大理石花纹等。③感觉异常。④麻痹。⑤无脉。一经确诊，应立即切开筋膜减压。早期彻底切开筋膜减压是防止肌肉和神经发生缺血性坏死的唯一有效方法。
	神经损伤	观察患肢有无畸形，感觉消失或运动障碍症状，如有异常尽早手术。 ①爪形手见于尺神经伤。 ②猿手畸形见于正中神经损伤。 ③垂腕畸形见于桡神经损伤。

第十六节　先天性髋关节脱位

一　概　念

又称发育性髋关节脱位或发育性髋关节发育不良及髋发育不全，是较常见的先天性畸形，以后脱位为多见，出生时即已存在，病变累及髋臼、股骨头、关节囊、韧带和附近的肌肉，导致关节松弛，半脱位或脱位。

二　主要护理问题

1. 疼痛　与手术切口有关。
2. 有皮肤完整性受损的危险　与髋人字石膏致躯体活动受限有关。
3. 知识缺乏　缺乏疾病相关知识和功能锻炼知识。

三　病情观察与护理措施

临床表现	病情观察及护理措施
关节活动障碍 患肢短缩畸形 跛行步态	**一、术前护理** **1. 患者准备：**一般情况和风险因素：神志、沟通能力、配合能力、坠床等。做好术前准备，术前禁食水、皮试、备皮。 **2. 皮牵引护理** ①清洁皮肤，防止破损，牵引的重量不宜超过2kg，砝码距地面20~40cm。 ②保持牵引效果，牵引绳应与肢体负重在同一条直线上，观察滑动装置是否牢固、受限，被服或器械不可压在牵引绳上，以免影响牵引力。 ③观察患肢末端皮肤颜色、温度、知觉、肿胀和活动情况，指导患儿定时作肌肉收缩练习及踝趾关节功能锻炼。 **3. 心理护理：**向患儿及家属介绍该手术的优缺点、方法及成功率等，消除患儿及家属的顾虑，使之积极配合治疗和护理。向患儿及家属讲明术后功能锻炼是确保功能恢复的重要环节，根据患儿及家属知识水平及接受能力，采取形式多样的教育方法向患儿及其家属详细讲解各种功能锻炼的要领，使患儿及家属能正确领会并掌握。 **二、术后护理** **1. 一般护理** ①麻醉护理：可能出现躁动不安，伴有呕吐。因此，应将头偏向一侧，保持呼吸道通畅，及时清除口腔内分泌物。及时向患儿家长解释麻醉过程中可能出现的问题，安慰患儿家长，消除其不安情绪。 ②监测患儿血压、脉搏、呼吸等的变化。 ③保持输液通畅，控制输液速度，避免药液外渗。 **2. 石膏的护理** ①术后8h内勿挤压石膏，告知患者家属石膏未干时勿覆盖被物，避免石膏折断变形。 ②保持石膏清洁干燥，避免臀部及会阴周围的石膏被粪便污染及弄湿，大小便后保持局部清洁。 ③注意石膏边缘皮肤有无颜色、温度改变，有无压疮。加强按摩，2~3次/日，按摩石膏边缘及受压部位的皮肤，以促进血液循环。 ④保持石膏末端暴露的趾甲清洁，便于观察。 ⑤告知患者家属勿在肩背下放置枕头，避免胸、腹部受压，观察患者有无持续恶心、反复呕吐、腹部胀痛。若有局部压迫症状，尽早开窗或更换石膏。 **3. 皮肤护理** ①小儿皮肤娇嫩，易受损而发生感染，易受压而发生坏死。要保持皮肤清洁干燥，每天协助患儿定时翻身，每2~4h翻身一次。

临床表现	病情观察及护理措施
	②每天检查骨突部位及绷带受压部位，按摩受压部位皮肤。 ③床垫应松软透气，尤其是术后患儿常常将褥子、敷料尿湿，应及时翻身及时更换敷料、尿垫，以免患儿的背部、臀部被尿液刺激而变红，甚至出现尿布疹及皮炎。 **4. 环境要求：**保持室内安静，保证患者休息，室内通风每天 1~2 次，紫外线消毒每周 1 次。 **三、功能锻炼** **1. 被动功能锻炼：**自麻醉清醒后，即可进行踝、趾关节屈伸、旋转活动。6 周后拆除石膏或支具可用持续性被动活动进行锻炼，以利于髋、膝关节的早期功能活动，防止关节僵硬。 **2. 主动功能锻炼：**术后 7~10 周患者练习坐起，加强屈髋运动，再适当进行外展、外旋、内收、内旋，直至下蹲活动，可用温水擦洗皮肤，为下床做准备。 **3. 康复期锻炼：**术后 11 周进入此期，应作出院指导：术后 2~3 个月在床上或床旁活动。
并发症 股骨头缺血性坏死	**主要是机械性压力致动脉缺血所致** ①复位后 1 年，股骨头骨骺核仍不出现。 ②复位后 1 年，现存骨骺核生长停滞。 ③复位后 1 年，股骨颈部变宽。 ④股骨头变扁，密度增加或出现碎裂现象。 ⑤股骨头残余畸形，包括头变扁变大、扁平髋、髋内翻、股骨颈短宽等。 股骨头缺血坏死除与术前牵引时间、患者年龄、脱位高度有关外，还与术中操作、损伤股骨头血运程度、术后运动负重早晚有关。如术中操作细致，不损伤旋股内外侧动静脉及股骨头颈血运，术后避免股骨头持续受压及早期负重，将会明显降低股骨头坏死率。
术后再脱位	一旦发生，预后不良，可发生股骨头坏死和关节僵硬，应尽力预防。其产生的原因主要是关节囊紧缩不理想，这是最常见的原因；其次为前倾角过大而未给予矫正；还有头、白不对称，处理不好等原因。应加强预防，一旦发生，应及早手术处理。
髋关节运动受限或僵硬	年龄越大，发生率越高；脱位股骨头位置越高，髋关节周围挛缩越重。若未行矫正，极易发生髋关节运动受限或僵硬，特别是术后应用髋人字石膏固定者更易发生，应加强术后的早期关节功能锻炼，采取髋关节外展石膏支架固定，术后 1 周应坐起练习活动。也可不用石膏固定，术后采用持续性被动活动进行关节功能锻炼。

第十七节　膝关节韧带损伤

一　概　念

　　膝韧带抗拉力强，并具有一定的弹性，其功能为维持关节的稳定，并限制其超越生理范围的活动。非生理性暴力活动时，牵拉韧带超过其耐受时，即发生韧带损伤。膝关节的韧带有关节囊外的膝内侧副韧带和外侧副韧带以及关节囊内的前交叉韧带和后交叉韧带，维持着关节的稳定。

二　主要护理问题

　　1. 疼痛　与疾病及手术有关。
　　2. 自理缺陷　与受伤后活动受限有关。
　　3. 焦虑　与担心疾病的预后有关。
　　4. 有废用综合征的危险　与患肢制动有关。

三　病情观察与护理措施

临床表现	病情观察及护理措施
疼痛 肿胀 关节活动 障碍 膝不稳且 不能负重	**一、术前护理** **1. 心理护理**：患者突然致伤，常易形成心理落差，加之对预后担忧，易产生焦虑、恐惧心理。应在全面掌握病情的情况下，向患者讲明伤情，介绍手术的目的、方法、安全性，指导术前功能锻炼，告诉患者术后保护膝关节的重要性及功能锻炼的时机和方法，并介绍成功病例，让患者消除顾虑，积极配合治疗及护理。 **2. 肢体肿胀的护理**：患肢抬高超过心脏20cm，以促进静脉回流。同时，严密观察肿胀变化情况。 **3. 疼痛护理**：膝关节韧带损伤的患者，常表现为撕裂样剧痛。除早期的冷敷、制动、避免韧带紧张外，24～48h后可采用热敷，以活血化瘀、消肿止痛。并进行疼痛评分，必要时遵医嘱使用止痛剂。 **4. 常规术前准备** **二、术后护理** **1. 生命体征的监测**：定时监测并记录血压、脉搏、呼吸、体温。

临床表现	病情观察及护理措施
	2. 体位：术后去枕平卧 6h，抬高患肢，并高于患者的心脏水平，利于血液循环，减轻患肢肿胀。膝关节功能位石膏固定 6~8 周，膝关节制动，以促进韧带断端愈合。术后 2 周可持拐下地，患肢不负重。 **3. 饮食**：术后禁食、水 6h。 **4. 患肢血运观察**：石膏固定后严密观察患肢末端血运循环情况，要了解患者的疼痛情况及肢端的血液循环、颜色、温度、感觉、运动以及足背动脉搏动情况，防止包扎过紧致肢体出现进行性肿胀，造成肢体骨筋膜室综合征。 **5. 伤口引流的护理**：密切观察伤口的渗血及引流情况，妥善固定，保持引流管的通畅，防止引流管扭曲、受压、松动及脱出，定时观察并记录引流量及颜色。 **6. 功能锻炼** （1）膝关节侧副韧带损伤 ①麻醉过后即开始进行踝泵练习，防止下肢深静脉血栓的形成。 ②术后第 1 天可在石膏固定下行股四头肌训练，防止关节僵直和肌肉萎缩。疼痛减轻后，可以做辅助患肢直腿抬高运动，练习下肢肌力。 ③术后 2 周，可持拐下地行走，患肢不负重，注意保护，防止摔倒。 ④6~8 周后拆除石膏，开始练习膝关节活动，从屈膝 30° 开始，先采取床上被动屈膝，之后主动屈膝，逐渐增大膝关节伸屈幅度。 （2）膝关节交叉韧带损伤 ①麻醉过后即开始进行踝泵练习，防止下肢深静脉血栓的形成。 ②术后第 1 天行股四头肌等长收缩训练，主动抬起和下压膝关节的练习。 ③术后第 2 天继续以上练习，加强抬腿练习，不要求过高。 ④术后第 3 天可佩戴活动型支具，从 30° 开始活动膝关节，逐渐增加。 ⑤术后 3 个月支具保护下行走，部分或完全负重。 ⑥4~6 个月后可慢跑、游泳、骑自行车、爬楼梯等以增强肌力及耐力。 ⑦术后 7~12 个月，全面恢复各项运动。
并发症　关节血肿	主要是术中止血不彻底、引流不通畅造成。预防措施：手术缝合伤口前应彻底止血，必要时伤口引流。术后观察引流液的量、性质，观察关节有无肿胀、淤血，注意伤口出血情况。
膝关节功能障碍	术后加强股四头肌的主动收缩，以防关节纤维性粘连和周围肌肉挛缩。拆除石膏后立即开始主动和被动屈、伸膝关节，尽快恢复膝关节的生理活动度，防止关节僵硬导致功能障碍。

续表

临床表现	病情观察及护理措施
脂肪栓塞	发生的原因为扩骨道时，髓内脂肪滴自破裂的血管进入血液并阻塞血管所致，一般在术后数小时或12~24h内发生。应密切观察患者的神志、呼吸、血压等变化，注意有无意识障碍，如患者突然出现烦躁、嗜睡、呼吸急促、发绀、血压下降、咳嗽、胸痛、脉率120/min等症状，应立即报告医生。
感染	保持伤口敷料清洁干燥，严密观察伤口局部有无红、肿、热、痛及体温变化等。 必要时遵医嘱使用抗生素。

第十八节　化脓性关节炎

一　概　念

化脓性关节炎是指人体受到细菌侵入后，由于血源性传播、直接蔓延等原因引起的关节化脓性感染。多见于5岁以下儿童，好发于髋、膝关节，其次为肘、肩、踝关节，以单侧多见，临床上以血源性化脓性关节炎多见。

二　主要护理问题

1. 体温过高　与化脓性感染有关。
2. 疼痛　化脓性感染和手术有关。
3. 自理缺陷　与活动受限和年幼有关。
4. 焦虑　与担心疾病的预后有关。

三　病情观察与护理措施

临床表现	病情观察与护理措施
	一、术前护理 **1.心理护理：**患者起病急、病情重，对疾病及治疗不了解，易产生恐惧和紧张心理，在治疗护理上不合作。护士应当主动关心、照顾患者，讲解治疗的目的和过程，以取得患者的信任和配合。

续表

临床表现	病情观察与护理措施
1. 全身症状：起病急，有全身不适、乏力、食欲不振、寒战、高热、体温高达39℃以上等全身菌血症表现，甚至出现谵妄与昏迷。 2.局部症状：病变关节剧烈疼痛，局部红、肿、热、压痛明显。 3.实验室检查：白细胞计数及中性粒细胞增多，红细胞沉降率增快。关节穿刺液可为浆液性、血性、混浊或脓性，内含白细胞，脓细胞和革兰阳性球菌。	**2. 高热的护理**：密切观察生命体征及神志变化，尤其应加强体温的监测，避免因持续高热而导致惊厥的发生。采用物理降温，若效果不佳，可遵医嘱给予药物降温。预防和纠正水、电解质紊乱。 **3. 完善各种化验检查**：血常规、血沉、血培养、关节液培养及药敏试验。 **4. 局部制动**：卧床休息，患肢采用石膏托、支架或牵引给予固定制动，以达到减轻疼痛和肌肉痉挛，预防感染扩散的目的。 **5. 观察关节肿胀情况**：如热痛明显，配合医生进行关节腔穿刺，抽出关节液，做细菌培养。观察关节液的颜色、量变化，抽出液性质转混浊甚至成为脓性，则准备手术治疗。 **6. 皮肤的护理**：高热患者降温后，出汗多，应勤擦洗、勤更换，更换时避免着凉。保持皮肤清洁及床单位干燥，预防压疮。 **7. 饮食的护理**：应进食高蛋白、高维生素、高热量易消化的半流食或软食，如牛奶、豆浆、鱼汤、新鲜蔬菜和水果等。 **8. 口腔护理**：每日刷牙3次，对高热而活动无耐力者或生活自理能力低下者，可每日行口腔护理1~2次，预防口腔感染，保持口腔清洁，使患者舒适，从而促进食欲。 **二、术后护理** **1. 密切观察生命体征变化**：密切观察患者的血压、脉搏、心率、呼吸、体温的变化，做好记录。 **2. 体位**：去枕平卧6h，抬高患肢20cm，以利于静脉血和淋巴回流，减轻肿胀。膝后垫一软枕，患肢保持屈曲10°~30°关节功能位，以防感染扩散，减轻肌肉痉挛及疼痛，防止畸形和病理性脱位，减轻对关节软骨面的压力及软骨破坏。 **3. 关节腔切开引流冲洗的护理**：术后遵医嘱给予生理盐水加抗生素持续冲洗关节腔。 ①密切观察引流液的性质、量及颜色，并及时记录。冲洗时要合理调节滴速，随着引流液颜色的变淡，应逐渐减量减速，直至引流液完全澄清为止。冲洗时严格交接班，保持出入量的平衡。若入多出少，数量差异大，应立即通知医生查找原因及时处理。 ②保持引流管的通畅，避免扭曲、受压。输入管的输液瓶应高于患肢70~80cm，引流管宜与一次性负压引流器相连或使用中心负压吸引器引流，并保持负压状态，引流袋位置应低于患肢50~60cm。 ③在冲洗过程中，应及时更换冲洗液，倾倒引流液，并严格遵守无菌操作规程，每日更换负压引流器一次。中心负压吸引瓶应每日用消毒液浸泡消毒，避免发生逆行感染。

续表

临床表现		病情观察与护理措施
		④及时排除故障，引流不畅时应检查是否有血块、组织堵塞或者管道受压扭曲等情况发生，可快速冲洗、加大引流负压、变换体位，促使引流通畅，若措施无效应立即通知医生处理。 **4. 肢端血运观察**：观察肢端血运、运动、感觉情况，如有异常立即报告医生。 **5. 功能锻炼** ①一旦急性炎症消退后，关节未明显破坏者，体温平稳后2周，即可逐渐进行关节伸屈功能锻炼。关节腔冲洗管拔出后，可主动进行关节功能活动，肌肉静力性收缩如股四头肌等长收缩、直腿抬高、旋转摇膝、摆腿等运动。 ②在拆除牵引和石膏固定后，鼓励患者逐渐加强关节功能锻炼。配合使用下肢关节康复器（CPM）被动活动，2~3d后让患者主动活动髋、膝关节，活动幅度逐渐增加，以促进患肢关节功能恢复，防止关节内粘连和强直。 ③教会患者离床活动的方法，并有人在旁保护，防止跌伤。 ④疾病许可可进行蹬车活动，患肢的负重随时间逐渐增加，最好使用单手杖，以减少关节磨损，尤其是外出旅游或长距离行走时。
并发症	败血症	早期诊断，及时正确处理，控制感染。
	肌肉萎缩	术后按要求完成功能锻炼。
	关节僵硬	加强关节功能锻炼。

第十九节　膝关节半月板损伤

一　概　念

半月板损伤是最常见的膝关节损伤性疾病，多发生于青壮年男性。半月板的功能有传导载荷、维持关节稳定、协助润滑、减轻震荡。

二　主要护理问题

1. **疼痛**　与半月板损伤有关。
2. **肿胀**　与液体渗出有关。

3. 自理缺陷　与受伤后活动受限有关。

4. 焦虑　与担心疾病的预后有关。

三　病情观察与护理措施

临床表现	病情观察与护理措施
疼痛 活动受限	**一、术前护理** **1. 心理护理**：及时评价患者心态，向患者介绍手术方法、优点，以解除患者的心理压力，消除患者的顾虑、恐惧和不安情绪，增强治疗信心，积极配合手术治疗。 **2. 常规术前准备及指导术前功能锻炼** **二、术后护理** **1. 一般护理**：按麻醉术后护理常规要求禁食、水，卧位，观察生命体征。 **2. 体位**：垫高患肢 20cm，以利于静脉血和淋巴回流，减轻肿胀。 **3. 患肢观察**：观察患肢肿胀、疼痛、皮温以及末梢血运、感觉、动度情况，如有异常立即报告医生。 **4. 伤口的护理**：保持伤口敷料清洁干燥，如有渗出，及时换药。 **5. 疼痛的护理**：进行疼痛评分，必要时使用止痛药。 **6. 饮食的护理**：术后 6h 后无恶心呕吐，应予清淡易消化饮食，以免引起胃肠反应。第 2 天可进含钙丰富、高蛋白、高维生素、高热量食物，如牛奶、鱼类、水果等，以保证营养、增强机体抵抗力。 **7. 功能锻炼** （1）半月板切除术后 ①手术当天，待麻醉消失后开始全范围活动足趾、屈伸踝关节。②术后 1d 疼痛可耐受下进行股四头肌运动练习、踝泵运动练习、直腿抬高运动、屈膝练习，可下地活动。③6~8 周后可进行各项适量体育活动。 （2）半月板缝合术后 ①手术当天，待麻醉清醒后开始全范围活动足趾、屈伸踝关节。②术后第 1 天可在支具固定下行股四头肌训练，疼痛减轻后，可以做辅助患肢直腿抬高运动，练习下肢肌力。③术后 4~14d，卡盘支具固定，屈膝 0°~30°，足不离开床面。④术后 14~30d，屈膝 0°~60°，足不离开床面。⑤术后 30~45d，屈膝 0°~90°，支具保护下地。⑥术后 45d 后，屈膝 >90°。⑦支具保护 12 周，4 周内床上活动，4 周后 50% 负重。术后 3 个月去除卡盘支具，术后 6 个月避免剧烈活动。

续表

临床表现		病情观察与护理措施
并发症	关节积液	按运动计划实施锻炼，避免负重过早，如积液较多，可在严格无菌操作下抽出液体后加压包扎。
	关节感染	保持伤口敷料清洁干燥，如有渗液及时换药，观察伤口有无红、肿、热、痛，必要时遵医嘱使用抗生素。
	关节僵硬	严格按功能锻炼计划实施。

第二十节　股骨头坏死髓芯减压术

一　概　念

髓芯减压术治疗股骨头坏死是指通过微创技术向坏死的股骨头髓腔钻孔以打通坏死病灶，降低股骨头内骨内高压，刺激毛细血管的再生及骨小梁的形成，促进静脉回流，增加血供，骨内循环得以重建，解除患者的髋部疼痛症状，打破骨内静脉淤滞造成缺血的恶性循环，阻止病理进程，促进骨修复转归。髓芯减压术适用于一部分早期股骨头坏死无关节面塌陷的患者。

二　主要护理问题

1. 疼痛　与疾病及手术有关。
2. 自理缺陷　与术后活动时患肢疼痛有关。
3. 知识缺陷　对关节镜了解不够，术后康复锻炼知识缺乏。

三　病情观察与护理措施

临床表现	病情观察与护理措施
髋部疼痛 跛行 功能障碍	一、术前护理 **1. 入院后完善各项检查** **2. 心理护理**：对于患者的焦虑、忧郁、恐惧，要耐心与患者交谈，介绍典型病例，打消患者顾虑。讲解手术的必要性及术后康复程序。 **3. 饮食的护理**：术前指导患者进食高蛋白、高热量、高钙、高维生素易消化食物。

续表

临床表现	病情观察与护理措施
	4. 大小便的护理：适应性锻炼——术前指导患者练习床上排便排尿，使用便器。 **5. 功能锻炼**：术前教会患者术后需要做的功能锻炼，并指导其练习。 **6. 备术**：常规（备皮、备血、皮试）并告知术前注意事项。 **二、术后护理** **1. 生命体征的监测，定时监测并记录** **2. 按麻醉术后护理常规要求禁食水，卧位** **3. 伤口的护理**：密切观察伤口敷料包扎情况及有无渗血。 **4. 患肢的观察**：观察患肢有无肿胀，皮肤温度及末梢血运、感觉、动度情况。 **5. 疼痛的护理**：进行疼痛评分，评估疼痛性质、部位、程度、起始和持续时间、伴随状态及诱发因素；告知患者疼痛的存在，使其心理适应，并做好心理护理；协助患者取舒适卧位；遵医嘱使用镇痛药。 **6. 生活护理**：做好基础护理，尽量满足患者的各种基本要求。帮助患者擦身、拍背，协助患者床上大小便。指导术后饮食及早期功能锻炼，加强患者早日康复的自信心。 **7. 功能锻炼**：循序渐进、少量多次，主动运动为主。 ①手术当天，待麻醉消失后开始全范围活动足趾、屈伸踝关节。 ②术后第1天疼痛可耐受下进行股四头肌运动、踝泵运动、抬臀练习、被动直腿抬高运动、屈膝屈髋练习。 ③术后第2天以上练习由被动变主动。 ④术后第3天逐渐增加练习的时间和频率，逐渐由卧位到坐位，但需严格卧床6周。 ⑤术后6~12周继续前期的锻炼方法，增加坐位到站位的训练（双手撑床站起，患肢在前，不负重），扶拐床边站立练习行走（先提前使双拐距离身体10cm，健肢先迈步，患肢随后，患肢不可负重）。
并发症 压疮	按时翻身，保持床单位整洁、无屑、干燥，按摩受压骨突处，做好大小便后的护理，保持会阴部的洁净和干燥。
切口感染	合理使用抗生素，监测患者体温，无菌操作，保持伤口敷料干燥，观察切口局部状况。
深静脉血栓	术后不用止血药物，使用预防血栓药物；早期肌肉收缩、上下关节屈曲锻炼；应用间歇充气加压装置或梯度弹力袜等机械方法；劝导患者戒烟。
肺不张及肺部感染	鼓励患者早期活动，加强翻身、拍背；协助患者进行有效咳嗽、咳痰、痰液黏稠者，使用雾化；无力咳痰者，给予吸痰；嘱患者戒烟，注意保暖。

第二十一节　先天性肌性斜颈

一　概　念

斜颈是由于一侧胸锁乳突肌挛缩引起的头颈歪斜的一种先天性颈部畸形。对于半岁以内的患儿采取非手术治疗可获得满意的疗效，一般包括局部热敷、按摩、支具固定。对于 1 岁以内的患儿，多行胸锁乳突肌切断术。虽然 12 岁以上患儿的颌面部畸形难以纠正，但手术后仍有改善。

二　主要护理问题

1. 父母有情感改变的危险　与父母对疾病疗效不了解，有歧视婴儿或产生自卑情绪的可能有关。

2. 对治疗缺乏耐心　与斜颈患儿手法扳正需要的时间长有关。

3. 有皮肤完整性受损的危险　与热敷、按摩、牵引、石膏固定有关。

4. 手术后有发生并发症的危险　与手术后石膏或支具固定，石膏压迫或术后血肿压迫颈部动脉或食管而引起窒息或进食困难有关。

三　病情观察与护理措施

临床表现	病情观察	护理措施
头部歪斜	胸锁乳突肌挛缩，头斜向患侧，下颌和面部转向键侧，若将头转向健侧，则将受限，触诊时发现在患侧胸锁乳突肌中 1/3 处有一质地坚硬，不痛的梭形肿块。	①向患儿父母介绍疾病知识，如发病原因，治疗方法及疗效，让家长解除不必要的思想顾虑，早日接受治疗。②首先要告知家长手法扳正的重要性，使家长对扳正治疗高度重视；其次手法扳正要坚持，扳正前后用拇指按摩胸锁乳突肌挛缩部位。住院患儿，护士操作要认真，一丝不苟，以保证疗效。非住院患儿应定期指导患儿家长操作方法及观察疗效。③注意事项 a.热敷温度以 45℃为宜，可根据患儿皮肤耐受情况适当调节温度。

续表

临床表现	病情观察	护理措施
		b.按摩方法正确，避免强烈刺激。 c.牵引注意观察有无局部皮肤压迫，必要时另行石膏或支具固定。注意观察小儿皮肤情况。 d.注意观察患儿呼吸，进食时防止呛咳、窒息等意外，如有异常应及时与医生取得联系，采取措施。 e.注意保持伤口的干燥，适当抬高床头，使患儿卧位舒适。 f.佩戴矫形器。
	健康教育	①注意患儿呼吸及进食情况，防止颈部支具或伤口血肿压迫气管引起窒息，同时防止压迫食管引起进食困难。 ②注意多关心患儿，用讲故事、玩玩具等方法分散注意力，并注意合理安排饮食。 ③手术后，应嘱患儿家长注意帮助患儿克服术后向患侧偏斜的习惯。
并发症 窒息	呼吸困难、面色苍白或青紫、口唇青紫等情况。	立即平卧，吸氧，报告医生。如未能缓解应立即剖开石膏，必要时行气管切开、气管插管等。
压疮	石膏、支具边缘皮肤情况。	解除压迫，做好衬垫，遵医嘱用药。

第二十二节　脊柱侧弯

一　概　念

脊柱侧弯是指脊柱一个或数个节段在冠状面上偏离身体中线向侧方弯曲，形成一个带有弧度的脊柱畸形。按发病原因可分为先天性脊柱侧弯、继发性脊柱侧弯及特发性脊柱侧弯。

二　主要护理问题

1.疼痛　与背部畸形，术后伤口疼痛有关。

2. 清理呼吸道无效　与咳痰无力有关。

3. 有感染的危险　与术后伤口有关。

4. 躯体移动障碍　与手术损伤有关。

5. 焦虑　与术后恢复情况和急于恢复正常生活有关。

三　病情观察与护理措施

临床表现	病情观察	护理措施
双肩不等高，后脊左右不平，正位 X 线片显示脊柱有 >10°的侧方弯曲，即可诊断为脊柱侧弯。	生命体征	①遵医嘱给予心电监测及低流量吸氧，严密观察体温、呼吸、血压、脉搏及血氧饱和度变化，保持呼吸道通畅。②保证静脉通路通畅，及时补充血容量及输送药物。术后根据病情记录 24h 尿量，监测中心静脉压（CVP），并根据生命体征、CVP、尿量等调节输液速度。
	脊髓神经功能	术后应严密观察双下肢的感觉、活动情况，最初 24h，尤其是在 3h 内严密观察双下肢感觉运动，每小时观察记录一次，让患者自主活动脚趾。3d 后每班观察记录一次。
	伤口引流	①由于手术创面大，出血较多，严密观察伤口引流管的量、颜色、性状。各管道应标识清楚，并保持引流管妥善固定、通畅，防止扭曲、受压或脱出，放置位置应低于引流平面 60cm。②向患者及家属说明置管的重要性并取得配合，如不慎脱出及时报告医护人员。引流液 ≥ 100ml/h 或伤口敷料有较多渗血时及时报告医生进行处理。③保持伤口敷料整洁、干燥，观察伤口局部有无肿胀，预防引流不畅。引流管一般术后 48~72h 或 24h 引流液 ≤ 50ml 时拔除。如引流量较多，可根据情况适当延长 1~2d。④当引流量低于 50ml，颜色呈淡血性时可拔除引流，一般在术后 48~72h 拔除引流管。
	呼吸情况	①床边备好吸痰器，必要时吸出呼吸道分泌物，保持呼吸道通畅。②遵医嘱用祛痰药，指导并鼓励其有效咳嗽、咳痰，进行深呼吸训练，吹气球或吹水泡训练，促进肺复张锻炼肺功能。③加强口腔护理，鼓励进食后漱口，早晚刷牙，对不能自理的患者进行口腔护理，每天 2~3 次，防止细菌在口腔内繁殖引发呼吸道感染。④注意保暖，保持衣物及床单位的干燥，避免着凉而诱发呼吸道感染。保持病室空气流通，温湿度适宜。

续表

临床表现	病情观察	护理措施
	胃肠道功能	①选择营养丰富、易消化的食物，避免胀气食品的摄入，如牛奶、豆制品、甜品等。如出现腹胀，遵医嘱腹部热敷或是肌注新斯的明注射液，必要时肛管排气、胃肠减压。 ②养成定时排便的习惯，注意便意，尤其在饭后，胃、结肠反射，肠蠕动加快，指导患者及家属自右下→右上→左上→左下顺时针环状按摩腹部，至左下腹时稍用力，增加便意，促进排便，必要时肛门注入开塞露或是灌肠。 ③摄取充足水分，以免大便干结不易解出。避免食用刺激性食物，如辣椒等，多吃新鲜蔬菜、水果、粗纤维食物，如玉米、芹菜、韭菜、香蕉等，以促进排便。
并发症	脊髓损伤	术后1~2d内每2~4h观察双下肢感觉、活动及会阴部神经功能情况，3d后每班观察记录一次。
	肺不张、血胸、气胸、乳糜胸	①术后24h内肺部状态评估至少应每1~2h一次，48h内可每4~6h进行一次，若有气短、胸闷、体温升高等症状时，应继续进行呼吸系统评估，并及时报告值班医生。 ②指导患者进行有效咳嗽，并给予叩背，必要时行雾化吸入治疗，帮助患者排痰，保持呼吸道通畅。 ③伤口疼痛影响患者自主咳嗽和深呼吸。在治疗前，应根据情况给予适当的镇痛，在治疗中，可按住伤口以减轻疼痛，并向患者解释为何要进行深呼吸和自主咳嗽，以取得患者配合。
	腹胀	①术后应随时注意腹部情况，指导患者自我腹部按摩，每天2~3次，同时腹部热敷。 ②推迟进食时间到肠蠕动恢复，腹胀期间减少止痛药的应用。 ③当患者无腹胀、无呕吐、肠鸣音恢复，可饮水，如无不良反应，可进流食，观察24h无异常后可进食。

第二十三节　脊柱骨折

一　概　念

脊柱骨折是一种由直接或间接暴力所致的严重损伤。

二　主要护理问题

1. 疼痛　与脊髓损伤压迫神经有关。
2. 自理能力下降　与神经功能受损有关。
3. 排泄型态改变：尿潴留、便秘、尿失禁　与神经系统损伤有关。
4. 舒适的改变：腹胀　与胃肠功能紊乱有关。
5. 体温过高　与体温调节中枢受损有关。
6. 自我形象紊乱　与肢体瘫痪有关。
7. 有废用综合征的危险　与脊髓损伤致高位截瘫有关。
8. 焦虑　与担心疾病预后有关。

三　病情观察与护理措施

临床表现		病情观察	护理措施
脊髓损伤由于受损伤部位、损伤原因和程度不同，可出现不同的体征	损伤早期	受伤平面以下，单侧或双侧同一水平的感觉（温、痛、触、位置、震荡感），运动，反射及括约肌等功能全部或暂时消失或减弱。	1. **严密监测生命体征**：尤其是呼吸及血氧饱和度的变化。 2. **保持呼吸道通畅**：鼓励患者咳出分泌物，不能自行排痰者，应给予吸痰。床旁备气管切开包，必要时行气管切开。 3. **心理护理**：多与患者交流，鼓励其树立战胜疾病的信心。 4. **翻身方法**：行轴线式翻身，防止颈部扭曲。翻身叩背每2h一次，按摩骨突处并垫软枕；保持床单位平整无碎屑。 5. **活动指导**：指导主动或被动的肌肉及关节锻炼以防止肌肉萎缩、关节僵硬及深静脉血栓。
	颈脊髓损伤	出现四肢瘫；因肋间肌瘫痪出现呼吸困难、呼吸道分泌物不易排出、体温异常。	

续表

临床表现	病情观察	护理措施
脊髓完全横断损伤	各项功能不可再恢复，成为永久性瘫痪。	**6.饮食**：遵循清淡、易消化、营养丰富的饮食原则；忌生、冷、刺激食物，预防腹泻；鼓励患者进食粗纤维食物、多饮水，每日不少于2000ml，保持大便通畅。 **7.胃肠道系统的护理**：每日进行腹部按摩，促进胃肠蠕动，腹胀者可给予肛管排气。

第二十四节　脊柱结核

一　概　念

脊柱结核是由结核杆菌通过血液传播至脊柱引起的急慢性感染。

二　主要护理问题

1.疼痛　与疾病本身、术后切口有关。

2.躯体移动障碍　与疾病限制卧床有关。

3.焦虑　与缺乏对疾病的认识及担心手术成功与否有关。

4.感染　与自身抵抗力及抗生素应用、术后切口有关。

5.压疮　与术后长期卧床有关。

6.肌肉萎缩、关节僵硬及深静脉血栓　与长期卧床活动减少有关。

7.营养缺乏　与结核慢性消耗有关。

三　病情观察与护理措施

临床表现		病情观察	护理措施
颈椎结核		颈部疼痛、上肢麻木等神经根受刺激表现，如疼痛明显，患者常用双手撑住下颌，使头前倾、颈部缩短，姿势典型，后期可在颈侧摸到冷脓肿所致的颈部肿块。	**1. 常规护理** ①绝对卧硬板床休息。 ②遵医嘱给予抗结核药物，密切观察有无肝脏损害，多发性神经炎及听神经受损，及时采取措施。 ③给予高蛋白、高维生素食物，加强营养。 ④观察患者双下肢感觉、运动情况。 ⑤向患者讲解疾病相关知识及成功病例缓解其焦虑情绪。 **2. 术后护理** ①监测生命体征，体温高者给予物理降温，必要时给予药物降温。 ②镇痛泵间断性给药，必要时给予口服止疼药。 ③绝对卧床，轴线式翻身2h一次。 ④术后保持患者引流管通畅，准确记录引流量，观察伤口引流液的颜色、量、性状，如有异常及时通知医生。 ⑤指导患者做双下肢直腿抬高运动、屈伸运动、踝泵运动，每天3次，每次15min，预防下肢关节僵硬、肌肉萎缩、深静脉血栓。 ⑥观察双下肢感觉、运动情况较术前有无改善。 ⑦指导其进食高蛋白、高维生素食物，加强营养，增强抵抗力。
胸椎结核		背痛、下胸椎病变的疼痛有时表现为腰骶部疼痛，脊柱后凸常见。	
腰椎结核		拾物试验阳性，生理前凸消失，后期患者有腰大肌脓肿形成，可在腰三角、髂窝、后腹股沟处看到或摸到肿块。	
并发症	压疮	患者长期卧石膏床，躯体移动障碍，石膏凹凸不平及衬垫不平整，都可使石膏内壁对肢体某部位造成固定的压迫，进而形成压疮。	每天观察石膏边缘皮肤有无擦伤及刺激现象，受压点给予按摩。告知患者及家属不要将任何物品伸入石膏下面抓挠，以免皮肤破损，指导其轴线式翻身2h一次，保持石膏内平整无碎屑。
	截瘫	早期或活动期多由于结核物质如脓肿、干酪样物质、肉芽组织、死骨、坏死的椎间盘等直接压迫脊髓所致。在晚期或愈合期是硬膜肉芽组织纤维化增生变厚压迫或脊柱畸形或椎体病理性移位造成。有时脊髓血管栓塞导致脊髓变性、软化，虽无外部压迫因素也可发生截瘫。	早期使用抗结核药物治疗及手术治疗，加强功能锻炼，双下肢直腿抬高运动、屈伸运动及踝泵运动，每天3次，每次15min，按摩双下肢。

临床表现	病情观察	护理措施
脑脊液漏	因脊柱结核手术操作过程中硬膜、蛛网膜的损伤可能会出现脑脊液漏，观察伤口引流液的颜色、量以及性状，患者有无头晕、恶心等症状。	①患者 24h 引流量超过 500ml，颜色由暗红色转为淡黄色，提示出现脑脊液漏，立即通知医生转为正压吸引。 ②给予患者头低脚高位。 ③监测患者血压变化。
高热	脊柱结核本身是由于细菌感染引起,故其可出现高热症状,观察高热的程度。	密切观察体温变化,体温高时给予头部冰敷、冰袋降温、温水擦浴等,必要时给予药物降温,鼓励患者多饮水,2000~2500ml/d,分次饮用。

第二十五节　骨盆骨折

一　概　念

　　骨盆骨折是一种严重的外伤，多由直接暴力造成，多见于车辆碰撞或倒塌重物的挤压，因盆腔内有许多的脏器存在，骨折时易受累。

二　主要的护理问题

　　1. 躯体移动障碍　与疾病、医疗限制有关。

　　2. 自理缺陷　与疾病、医疗限制有关。

　　3. 便秘　与骨盆骨折刺激腹部造成自主神经紊乱及长时间卧床有关。

　　4. 有皮肤完整性受损的危险　与卧床、牵引有关。

　　5. 有废用综合征的危险　与合并神经损伤、长时间卧床导致肌力下降有关。

　　6. 潜在并发症　出血性休克，膀胱、尿道、直肠的损伤。

　　7. 知识缺乏　缺乏疾病相关知识。

三　病情观察与护理措施

临床表现	病情观察	护理措施
休克 疼痛 血肿 腹腔内器官损伤 骨盆分离试验 阳性和骨盆 挤压试验阳性	①严密观察意识及生命体征的变化，准确测量详细记录。 ②判断有无合并盆腔脏器损伤，观察有无血尿、血便及有无急性腹膜炎刺激症状。 ③行膀胱造瘘术后及尿道修补术后的患者，应注意观察尿液的性质、颜色、尿量的多少，及时报告医生。 ④注意观察耻骨联合、腹股沟、会阴部有无肿胀及皮下瘀血。	**1. 预防休克：**密切观察患者生命体征及意识，给予心电监护，每15min监测体温、脉搏、呼吸、血压一次；留置导尿，准确记录尿量；注意患者神志及皮肤黏膜出血征象，并做详细记录。 **2. 疼痛护理：**术后如使用镇痛泵，做好相应的护理；疼痛严重给予适当镇痛药物，使用吗啡、哌替啶等药物前后必须评估生命体征。 **3. 引流管护理：**有切口引流管者，妥善固定引流管，防止扭曲、折叠、脱落，保持负压引流球适当负压，以便及时引流出伤口积血，密切观察引流液的颜色、量、性质，并做好记录。 **4. 牵引外固定的护理：**骨盆托带悬吊牵引者，吊带要保持平衡，以防压疮。吊带要离床面约5cm，并要保证吊带宽度、长度适宜。使用便器时，不要解掉吊带，可用便器放于托带与臀部中间，大小便污染时要及时更换。下肢牵引者，一般是双下肢同时牵引，置双下肢外展位，不能仅牵引患肢一侧，使骨盆倾斜，容易造成下肢内收畸形，影响走路的功能。 **5. 皮肤护理：**向患者讲解皮肤护理的重要性，防止受压部位发生压疮。应建立翻身卡，每2h用50%红花酒精按摩皮肤受压处及骨隆突处，或用棉球、气圈垫骨隆突处。保持床单位的清洁、平整、无渣屑，大小便后要用温水擦洗。 **6. 饮食护理：**早期应给予低脂、高维生素、高铁、含水分多、清淡、易消化的饮食。后期给予高蛋白、高糖、高维生素、高镁的饮食，以利于骨折修复和机体消耗的补充。 **7. 心理护理：**经常与患者谈心，关心患者思想情绪，采用安慰性的语言，使患者处于良好的心境中，与医护人员建立良好的护患关系，以消除其恐惧感，树立其战胜疾病的信心。
并发症	休克	迅速建立静脉通路，大量补充血容量和找到出血原因纠正失血性休克。
	直肠肛管、尿道及膀胱损伤	骨盆骨折时合并后尿道损伤，行早期修复和耻骨上造瘘术。
	神经损伤	神经损伤多系牵拉及挫伤，无须特别处理，非手术治疗效果较好，症状多可好转或消失。但必须及时处理骨盆骨折和脱位，以解除对神经的牵拉和压迫，以利恢复。
	大血管损伤	

第二十六节　骨盆肿瘤

一　概　念

骨盆肿瘤是指好发于髂骨、耻骨、坐骨处的肿瘤，常见类型有软骨肉瘤、骨肉瘤、尤文肉瘤、多发性骨髓瘤及骨巨细胞瘤。

二　主要护理问题

1. 躯体移动障碍　与肿瘤影响机体功能、术后医疗限制有关。
2. 营养失调：低于机体需要量　与食欲不振、恶病质有关。
3. 疼痛　与恶性肿瘤刺激神经末梢有关。
4. 自我形象紊乱　与切除大范围肿瘤需离断肢体有关。
5. 恐惧　与对肿瘤有惧怕心理，担心预后及效果，住院环境陌生有关。

三　病情观察与护理措施

病情观察	护理措施
疼痛	①正确评估患者的疼痛程度，指导患者采用非药物方法减轻疼痛。 ②使用药物止痛。 ③观察并记录止痛效果。
心理变化	**根据不同时期患者的心理特点，有针对性地实施护理** ①明确诊断和治疗计划。 ②多与患者交流沟通、学会理解患者各种不良情绪及时给予疏导。 ③倡导积极健康的行为。 ④满足患者的心理需要，进行支持疗法。 ⑤倡导患者学会放松，进行想象疗法。 ⑥暗示性心理护理。
会阴及骶尾部感觉	指导患者术前行括约肌收缩练习，提高术后排便控制能力。
生命体征	密切观察患者意识、血压、脉搏、呼吸、尿量、面色、皮肤黏膜色泽的变化，持续心电监测，警惕失血性休克的发生。

续表

病情观察	护理措施
伤口引流	①观察患者引流管的数量、负压是否有效、是否妥善固定。 ②观察引流液的量、颜色、性状。 ③观察伤口敷料包扎是否完好，有无渗血，如有异常，及时汇报。
下肢神经症状	观察患者双下肢有无麻木、疼痛，运动及循环情况，踝关节的背伸、跖屈、伸趾功能有无异常。
腹部症状（腹痛、腹胀、血便、腹膜刺激征等）	①加强观察，防止发生腹腔、盆腔内脏器损伤及内出血现象。 ②术后常规禁食，观察肠鸣音，定时翻身，促进肠蠕动恢复。 ③嘱患者避免用口呼吸，减轻腹胀。 ④必要时给予肛管排气，待肠蠕动恢复、肛门排气后进食。
并发症 伤口感染	①观察伤口有无渗血、渗液、红肿、疼痛，局部有无波动感，保持引流管通畅。 ②保持会阴区皮肤清洁干燥，及时清理大小便，防止污染伤口。 ③遵医嘱合理、有效使用抗生素。 ④指导患者进食高蛋白、高热量、富含维生素的食物，增强抵抗力。
膀胱损伤	①密切观察患者尿色、尿量，准确记录。 ②观察腹部变化，有无压痛、反跳痛、肌紧张等腹膜炎症状，伤口有无淡黄色液体渗出。 ③给予留置尿管，保持尿管通畅，必要时行耻骨上膀胱造瘘。
深静脉血栓形成	①密切观察患肢皮肤的颜色、温度、活动、感觉、肿胀、疼痛等情况并及时记录。 ②为预防深静脉血栓，嘱患者抬高患肢，做患足背伸、跖屈和股四头肌的等长收缩运动。 ③保持大便通畅，避免用力咳嗽，避免患肢静脉穿刺。

第二十七节　骨肿瘤化疗

一　概　念

骨肿瘤化疗是指对诊断明确、化疗敏感的恶性肿瘤，如骨肉瘤、尤文肉瘤、恶性纤维组织细胞瘤等应用化学药物进行治疗。可分为全身化疗和局部化疗。

主要护理问题

1. 疼痛　与肿瘤压迫神经或组织造成的疼痛有关。
2. 消化道反应　与化疗副作用有关。
3. 脱发　与化疗副作用有关。
4. 睡眠型态紊乱　与化疗造成患者痛苦、疼痛等不适有关。
5. 躯体移动障碍　与肿瘤影响机体功能、手术后医疗限制有关。
6. 知识缺乏　未掌握化疗注意事项。

三 病情观察与护理措施

病情观察		护理措施
心理		①讲解化疗药物的作用、副作用及用药期间的注意事项，取得患者和家属的配合。 ②观察患者的情绪变化，掌握其心理特征，多与其沟通，解除患者顾虑。
穿刺点		①化疗期间，应有计划的选择静脉，定时观察穿刺点有无红肿、回血是否良好。 ②告知患者少活动输液侧肢体，以防止药物外渗。
个人及环境		①病室定时开窗通风，冬日注意保暖，温湿度适宜。 ②加强个人卫生清洁，做好基础护理。 ③减少户外活动，必要时保护性隔离。
饮食		①用药过程中，要进食营养丰富、清淡易消化的食物，禁食刺激、坚硬食物，以防损伤口腔及消化道黏膜，多食新鲜蔬菜水果。 ②对于恶心、呕吐患者，适当给予止吐剂。少量多餐，品种多样化，以增加患者食欲，保证蛋白质、脂肪、碳水化合物、微量元素及多种维生素的摄入。 ③大量饮水，每日至少2000ml，促进毒素排出。
并发症	胃肠道反应	①遵医嘱采用预防性用药。 ②嘱患者注意饮食调节，给予清淡、易消化的食物，少食多餐、多饮水。
	心脏毒性	①用药前常规进行心电图检查。 ②严格控制药物剂量和滴速。 ③用药过程中，多巡视患者，有条件者可行心电监测，观察心率、血压变化。
	肾脏毒性	①嘱患者多饮水，每日液体量3000ml，保证每日尿量2000~3000ml。 ②遵医嘱使用保护性药物，并观察尿量、色、性状等。
	骨髓抑制	①定时复查血常规，必要时使用升白药。 ②严密监测体温，减少探视，采取保护性隔离措施。
	皮肤毒性反应	①选择弹性好、较粗大的静脉建立静脉通道，定时检查回血情况。 ②一旦发生药物外渗，立即停止输液，局部封闭，用50%硫酸镁冰敷。
	脱发	做好心理安慰，建议佩戴假发。

第二十八节 球囊扩张椎体后凸成形术

一 概 念

经皮球囊扩张椎体后凸成形术即在局麻下，通过经皮穿刺向椎体内放置可膨胀性气囊，扩张后再注入骨水泥。此手术不仅可以迅速缓解患者疼痛症状，而且可以部分恢复被压缩椎体的高度，矫正椎体后凸畸形，增强椎体的强度和硬度，提高术中灌注骨水泥的安全性。

二 主要护理问题

1. 疼痛 与手术切口或骨水泥外漏有关。
2. 有感染的危险 与术后切口、抗生素应用及自身抵抗力有关。
3. 焦虑 与担心手术预后有关。
4. 潜在并发症 脊髓受压、化脓性皮炎、肺栓塞。

三 病情观察与护理措施

临床表现	病情观察	护理措施
疼痛	持续性疼痛，一过性疼痛加重	①观察疼痛的规律及特点。 ②分散注意力，缓解疼痛。 ③药物止痛：必要时报告医生给予对症处理，如镇痛泵间歇给药、口服止痛药。 ④用药护理：告知患者及家属药物的作用、副作用及注意事项。 ⑤评估：用药前后疼痛是否缓解。
感染的危险	高热，伤口红肿，皮下血肿	1. **体温监测**：术后 3d 测体温每天 4 次。 2. **严格无菌操作**：及时进行伤口消毒及敷料更换。 3. **出凝血时间**：注意患者有无牙龈出血等功能障碍症状，检测出凝血时间。 4. **卧位**：4h 内平卧于床，脊柱平直轴线翻身，伤口处垫一软枕进行压迫止血。

续表

临床表现	病情观察		护理措施
			5. 观察伤口：有无红肿、渗出。血肿短时间内持续增大者，保守治疗无效，配合医生准备手术探查、清除。 **6. 保持床单位平整、干燥、无碎屑**
焦虑	精神状况差，配合 治疗程度低		①有效沟通及时和患者、家属沟通，满足其合理需求。 ②讲解疾病及手术相关知识，缓解焦虑情绪。 ③介绍科室专家教授，增进患者康复信心，积极配合治疗护理。 ④经验交流与康复成功患者进行经验交流，帮助患者早日康复。
并发症	脊髓受压	肢体的定位性神经功能障碍。	①注意患者主诉。 ②观察患者肢体末端感觉运动情况，如有异常，立即报告医生。 ③做好术前准备工作，遵医嘱必要时行手术减压。
	肺栓塞	胸闷、气急、呼吸困难，血氧饱和度<90％。	①吸氧、监护持续吸氧1~2L/min，持续心电、血压、血氧饱和度监测。 ②观察患者血氧饱和度、神志、面色、呼吸频率、节律及血压、脉搏的变化。 ③备好急救物品以便抢救。 ④血氧饱和度<90％高度怀疑骨水泥外漏致肺栓塞，立即报告主管医生，按肺栓塞应急预案处理。
	化脓性皮炎	因固定部位皮肤不洁，有擦伤或软组织挫伤，或因局部压迫而出现水疱，破溃后可形成化脓性皮炎。	石膏固定前应先清洗皮肤，有伤口的肢体先换药后石膏固定，再开窗。严密观察皮肤是否有水疱形成，应及时开窗处理。

第二十九节 四肢骨肿瘤

一 概　念

四肢骨肿瘤是指发生于四肢长管状骨的骨膜、骨皮质及骨髓等骨结构的肿瘤组织。

二 主要护理问题

1. 躯体移动障碍　与肿瘤影响机体功能、术后医疗限制有关。
2. 营养失调：低于机体需要量　与食欲不振、恶病质有关。
3. 疼痛　与恶性肿瘤刺激神经末梢或压迫神经有关。
4. 自我形象紊乱　与切除大范围肿瘤需离断肢体有关。
5. 焦虑　与担心疾病预后有关。

三 病情观察与护理措施

临床表现		病情观察及护理措施
术前	疼痛	①正确评估患者的疼痛程度，指导患者用非药物方法减轻疼痛。 ②使用药物止痛，遵循三阶梯疼痛疗法原则。 ③观察并记录止痛效果。
	肿块	①定时观察患者肿块大小、质地、活动度、皮温是否正常，是否有压痛并记录。 ②局部避免热敷、理疗、按摩，防止肿瘤迅速生长。
	心理	①利用正面"说教法"讲解治疗成功的典型病例。 ②加强疾病健康知识的宣教，加强社会支持系统。 ③放松疗法。
	营养	鼓励患者定时进餐，多食高蛋白、高热量、高维生素、易消化的食物，多饮水，保持大便通畅，预防便秘。
术后	生命体征	密切观察患者意识、血压、脉搏、呼吸、尿量、面色、皮肤黏膜色泽的变化，持续心电监测，警惕失血性休克的发生。

续表

临床表现		病情观察及护理措施
	伤口引流	①观察患者引流管负压是否有效、是否妥善固定。 ②观察引流液的量、颜色、性状。 ③观察伤口敷料包扎是否完好，有无渗血，如有异常，及时汇报。
	患肢血运	①密切观察患肢末梢血运、感觉及运动情况。 ②抬高患肢，增加静脉回流，减轻水肿。 ③避免早期负重、下床活动。
	截肢残端	①防止伤口出血，注意截肢术后肢体残端的渗血情况，床旁常规备止血带。 ②用轻叩残端、理疗、封闭、神经阻断等方法消除患肢痛。 ③指导患者进行残端功能锻炼。
并发症	病理性骨折	①卧床休息、限制活动，避免负重、撞击。 ②观察患肢末梢血运及感觉运动情况，抬高患肢并制动，增加静脉回流，减轻水肿。 ③必要时遵医嘱使用支具或行牵引术。
	神经损伤	①上肢手术者，观察手指及腕关节活动、麻木情况。 ②下肢手术者，观察患者小腿处有无麻木、疼痛，嘱患者活动足趾及踝关节，以观察踝关节的背伸、跖屈、伸趾功能并与术前比较，观察排便、排尿情况。发现异常后及时处理。
	残端窦道和溃疡	①早期注意残端皮肤的按摩、拍打，促进局部血液循环，提高皮肤的耐磨、耐压。 ②保持残端清洁，加强伤口护理，按时换药。 ③对慢性不愈的窦道应采取手术治疗，必要时植皮。
	残端感染	①遵医嘱使用敏感性抗生素。 ②必要时清创，感染灶及时引流后，再行高位截肢术。

第十三章
烧伤整形科

第一节 烧 伤

一 概 念

烧伤是由热液、蒸汽、火焰、电流、激光、放射线、酸、碱、磷等化学物质引起的组织损害。严重者可伤及皮下或黏膜下组织，如肌肉、骨、关节甚至内脏。

二 主要护理问题

1. 有窒息的危险　与头面部、呼吸道或胸部等部位烧伤有关。
2. 体液不足　与烧伤后大量体液自创面丢失、血容量减少有关。
3. 皮肤完整性受损　与烧伤导致组织破坏有关。
4. 自我形象紊乱　与烧伤后毁容、肢体残障及功能障碍有关。
5. 营养失调：低于机体需要量　与烧伤后机体处于高分解状态和摄入不足有关。

三 病情观察与护理措施

临床表现		病情观察与护理措施
Ⅰ度	**红斑型** 轻度红、肿、热、痛，无水疱，干燥。	**一、窒息** **1.保持呼吸道通畅** ①及时清除口鼻和呼吸道分泌物：鼓励患者深呼吸、用力咳嗽及咳痰；对衰弱无力、咳痰困难、气道内分泌物多或呼吸道黏膜水肿、坏死组织脱落者，应及时经口鼻或气管插管或气管切开予以吸净。 ②促进分泌物排出：对气道分泌物多者，定时帮助其翻身、叩背、改变体位，以利分泌物排出。
Ⅱ度	**水疱型**	③加强观察：若发现患者有刺激性咳嗽或咳黑痰、呼吸困难、呼吸频率增快、血氧饱和度下降、血氧分压下降等表现时，应积极做好气管切开或气管插管的准备。
浅Ⅱ度	肿胀明显、水疱较大、疱壁薄、基底红润潮湿。	**2.吸氧**：中、重度呼吸道烧伤患者多有不同程度缺氧，一般用鼻导管或面罩给氧，氧浓度40%左右，氧流量4~5L/min，合并一氧化碳中毒者可经鼻导管给高浓度氧或纯氧吸入，有条件者应积极采用高压氧治疗。 **3.加强气管插管或气管切开术后护理** ①严格无菌操作，正确进行气管内吸痰。 ②给予蒸汽吸入，雾化吸入含有抗菌药物、糜蛋白酶的液体，保持呼吸道湿润，以控制呼吸道炎症及稀释痰液。
深Ⅱ度	表皮下积液少或水疱较小、去表皮后创面微湿，红白相间，有时可见网状血管栓塞，水肿明显。	**4.呼吸机辅助呼吸的护理和管理** ①定时吸痰：吸痰前，通过呼吸机给高浓度氧或纯氧吸入，每次吸痰不超过15s；吸痰过程中，若SPO$_2$一时不能上升，可予间断吸氧、吸痰。 ②充分湿化气道：持续湿化气道，及时补充湿化器内的水不低于警戒线，其中水的吸入温度在33℃~35℃，湿度在70%~90%。 ③观察生命体征：若患者呼吸频率增快、节律不整、呼吸困难、氧饱和度和动脉血氧分压下降时应及时报告医生并协助查找原因和处理。 ④加强呼吸机管道的管理：严格呼吸机管道的清洗和消毒，及时检查管道内有无积液影响通气。熟练掌握呼吸机的各功能部件、报警指示和患者的呼吸模式。
Ⅲ度	**焦痂型** 苍白或焦黄炭化，干燥皮革样，多数可见树枝状栓塞的血管网。	⑤加强脱机后病情的观察：脱机后，继续给予患者吸氧，并加强对生命体征的观察。 **二、体液不足** **1.专人护理**：常规监测心率、呼吸、血压、血氧饱和度及尿量。严密观察病情变化，每隔1h记录并分析。 **2.神志**：躁动、谵妄可反映脑组织灌注情况，是脑缺氧的表现。 ①吸氧。 ②肢体加约束带或上床档，防止坠床自伤。

续表

临床表现	病情观察与护理措施
	③加快输液速度，增加输液量。 **3. 口渴** ①不能随意满足患者烦渴欲饮的要求，不可单纯饮用白开水。 ②应给少量糖盐水。 ③大量饮水防止急性胃扩张，甚至造成体液张力降低，发生脑水肿。 **4. 脉搏：**严重烧伤后即使无循环血容量不足，脉搏亦都增快，100~120/min。 ①如果脉搏有力、清晰、毛细血管充盈良好，四肢末梢温暖，每小时尿量在50ml以上，则脉速不是输液量不足的表现。 ②若脉搏细弱、毛细血管充盈不良、四肢不温暖、尿量少，应考虑循环容量不足。加快输液速度、输液量。 ③如脉搏快而弱，小儿140~160/min，甚至更高，可监测心功能，并给予毛花苷C 0.4mg静注。 **5. 血压** ①休克早期脉压减少时要及时告医生。 ②出现低血压时，休克已进入失代偿严重阶段，要加倍警惕。 **6. 尿量** ①常规插尿管，备好量杯、注射器，并准确测量记录每小时尿量，进行尿生化检查并观察尿的颜色、性质。 ②每小时尿量与补液量相关，成人应维持在30~50ml/h，儿童应为0.5~1.0ml/（kg·h）。 ③尿量少除导尿管因素外，一般认为有效循环量不足需加快输液速率、增加输液量。 ④加快输液速度、输液量后，尿量仍不增加，应当考虑少尿为肾脏因素，再应用利尿剂。警惕急性肾功能衰竭。 **7. 周围循环** 肢体远端发凉、毛细血管充盈时间延长，足背动脉搏动细弱。 ①应加快输液速度。 ②注意保暖。 ③检查肢体包扎的松紧，如包扎过紧，可适当放松包扎的束缚。 **8. 呼吸：**呼吸道烧伤、面颈部烧伤、胸腹部环形焦痂形成，使呼吸运动受限，出现呼吸困难者，应保持呼吸道通畅，吸氧，进行气管切开或焦痂减张术。若因补液量过多，单位时间内补液太快，患者出现咳嗽、咳痰、咯粉红色泡沫样痰等应考虑肺水肿，立即报告医生，采取措施。 **9. 血气分析** 血氧分压（PaO_2）、二氧化碳分压（$PaCO_2$）和血pH是严重烧伤患者的

续表

临床表现	病情观察与护理措施
	常规监测指标。在无吸入性损伤时，低氧血症和低 pH 通常为液体复苏不当，须综合分析，回顾输入液体的量和质，并对症处理。必要时，须加快输液速度，增加输液量，并吸氧，如 $PaO_2 < 7.8kPa$ 用呼吸机或氧疗。 **10. 水电解质和酸碱紊乱的情况：**大面积烧伤患者常规急查血钾、钠、氯、钙、镁等离子，其结果用以分析患者属于何种类型的脱水和电解质紊乱。
	自我形象紊乱心理护理 ①耐心倾听：烧伤患者的心理压力尤为严重，特别担心因容貌和形体的改变而影响生活、工作和社交。故应耐心倾听患者对意外打击、损伤、手术刺激等的不良感受，对患者态度和蔼，给予真诚的安慰和劝导，取得患者的信任。 ②耐心解释病情：说明手术治疗的必要性和安全性，使其了解病情、创面愈合和治疗的过程，并消除顾虑、积极合作。 ③利用社会支持系统的力量：请有亲身经历和同样感受的康复者与患者交流，鼓励患者面对现实，乐观对待疾病，增强生活信念，树立战胜疾病的信心。动员亲朋好友对其安慰和交谈，鼓励患者通过参与社交活动和工作减轻心理压力、放松精神和促进康复。
	营养失调 ①每日补给足够的营养，包括 3.5~4.0kcal/kg 热量，蛋白质 2~3g/kg，糖的补充占需要热量的 50%~60%，补充微量元素和多种维生素。 ②早期胃肠营养：中小面积烧伤患者可以进食足够营养，大面积烧伤患者早期经胃肠道途径即经鼻放置肠道营养管给予鼻饲。给予要素饮食，鼻饲开始时低浓度小剂量，每分钟 40 滴，以后逐渐增加至每分钟 100 滴左右，配制时严格无菌操作，当天配制当天服用。配制后存放于 4℃冰箱内。 ③静脉营养：可选择周围静脉和深静脉穿刺插管，常用的静脉营养液是葡萄糖、氨基酸和脂肪乳剂。必要时输血浆、白蛋白、全血。 ④口服补充营养，饮食要多样化，要求色、香、味美激发伤员食欲。提高营养价值，正确处理伤员的嗜好或饮食习惯与营养价值的关系。恢复期患者以口服法效果好，早、中、晚三餐期间应辅以 2~3 顿副餐，多进流质食物，餐前、餐后辅以水果，刺激食欲并注意食物中营养素的安全，以及维生素、微量元素的补充。 ⑤保持大便通畅，必要时应定期灌肠或用泻剂。大便通畅亦是保证进食的条件。

续表

临床表现	病情观察与护理措施
	⑥提高患者的食欲和食量，保证烧伤患者的热量供应。妥善安排烧伤患者的治疗，尽量避免进餐前更换敷料、打针、服药等以免影响患者的食欲。
	潜在并发症 **1.感染** ①严格消毒隔离制度：保持病室空气流通，定期进行病室空气消毒，每日用紫外线照射消毒两次；床单、被套均经高压蒸汽灭菌处理，其他室内物品每天用84消毒液擦拭消毒，便器用消毒液浸泡；接触新鲜创面时要戴无菌手套，接触另一烧伤患者创面时要更换手套或泡手，防止发生医院内交叉感染。 ②加强观察和创面护理：a.若患者出现寒战、高热和脉搏加快，创面出现脓性分泌物、坏死和异味，外周血白细胞计数和中性粒细胞计数明显升高，应警惕是否并发感染；b.遵医嘱合理应用抗菌药物，根据血培养及药敏结果再及时调整抗菌药；c.及时更换创面敷料，保持创面清洁和干燥。 ③预防压疮：定时翻身，避免骨突部位因长时间受压而发生压疮。 ④加强营养支持护理：对应用肠内或肠外营养支持的患者，加强导管的固定和护理，保持鼻饲管和导管通畅，避免因鼻饲管滑出而导致的误吸和吸入性肺炎，以及导管性感染或败血症。 **2.应激性溃疡**：指继发于严重烧伤、休克、多器官功能衰竭等严重应激反应的胃十二指肠黏膜急性溃疡和黏膜糜烂出血。若烧伤患者呕吐咖啡样物或呕血、柏油样大便或胃肠减压管内吸引出咖啡样液体或新鲜血，提示发生了应激性溃疡，应立即报告医生并协助处理。 ①胃肠减压：留置胃肠减压管，及时吸出胃内容物，经鼻胃管以冷冻生理盐水洗胃。 ②体位：平卧患者，嘱其呕吐时将头偏向一侧，以免误吸。 ③用药护理：遵医嘱静脉滴注雷尼替丁或奥美拉唑及生长抑素、前列腺素等，以抑制胃酸分泌，保护胃黏膜，防止发生应激性溃疡再出血。同时使用维生素K和氨甲苯酸等药物。 ④手术前准备：对经药物治疗无效或合并穿孔的患者，应立即做好腹部手术的常规准备。

第二节　化学烧伤

一　概　念

化学烧伤是常温或高温的化学物直接对皮肤刺激、腐蚀作用及化学反应产热引起的急性皮肤损害，可伴有眼灼伤和呼吸道损伤。常见化学性烧伤有酸烧伤、碱烧伤、磷烧伤、氰化物烧伤和沥青烧伤。

二　主要护理问题

1. 感染　与皮肤完整性受损，大量炎性组织渗出有关。
2. 疼痛　与组织受损有关。
3. 睡眠型态改变　与组织受损，疼痛有关。
4. 潜在并发症　呼吸困难，急性肝、肾衰竭。
5. 知识缺乏　与缺乏烧伤护理相关知识有关。
6. 营养不良：低于机体需要量　与机体消耗增加、食欲减退有关。
7. 焦虑/恐惧　与外形改变，担心愈后有关。

三　病情观察与护理措施

临床表现	病情观察与护理措施
酸碱烧伤 ①除氢氟酸烧伤外，其余酸烧伤由于组织蛋白凝固形成一层痂壳，可预防进一步损害，故烧伤一般为深Ⅱ度。 ②不同酸的烧伤，创面特点亦不相同。各类酸烧伤中硫酸、盐酸、硝酸最常见，约占酸烧伤的80.6%，硫酸烧伤创面呈黑色或棕褐色干痂；盐酸烧伤为黄褐色或白色干痂；硝酸烧伤为黄色、褐色或黑色干痂。酸烧伤Ⅱ度痂皮外观、色泽、硬度	**1. 酸烧伤** ①大量清水冲洗后，可用5%碳酸氢钠溶液或氧化镁、肥皂水等中和留在皮肤上的氢离子，石炭酸可用酒精中和，中和后仍继续大量流动清水冲洗。 ②痂皮或焦痂完整时，宜采用暴露疗法，避免受压，争取深Ⅱ度创面痂下自愈，如确定为Ⅲ度，争取早期切痂植皮。 ③氢氟酸烧伤后，关键在于早期处理。应立即用大量流动水冲洗，至少半小时，随后用饱和氯化钙或25%硫酸镁溶液浸泡或纱布擦洗创面，清水冲洗，如疼痛较剧，可用5%~10%葡萄糖酸钙（0.5ml/cm²）加入1%普鲁卡因内行皮下及创面周围周浸润，

续表

临床表现	病情观察与护理措施
增加,类似Ⅲ度焦痂,判断时需注意。 ③酸烧伤一般疼痛较轻,如疼痛明显,多表示酸仍在继续侵蚀创面。 ④氢氟酸无色透明,是一种具有强烈腐蚀性的无机酸,具有溶解脂肪与脱钙作用。创面起初可能只有红斑或皮革样焦痂,随后即发生坏死,向四周及深部组织侵蚀,形成难以愈合的溃疡,如不及时治疗可伤及骨骼使之坏死,疼痛明显。 **磷烧伤** ①磷烧伤在化学烧伤中居第三位,仅次于酸、碱烧伤,除磷遇空气燃烧致伤外,还可氧化生成五氧化二磷,使创面继续加深。 ②磷烧伤创面多较深,可伤及骨骼,创面呈棕褐色,Ⅲ度创面暴露时可呈青铜色或黑色。 ③磷系原生质毒,能抑制细胞的氧化过程,多被肝、肾吸收,易引起肝、肾等脏器的广泛损害。主要表现为头痛、头晕、乏力、恶心,重者可出现肝、肾功能不全,肝大、肝区痛、黄疸、少尿或无尿,蛋白尿、管型尿。吸入性损伤及磷中毒可引起呼吸急促,刺激性咳嗽,肺部闻及干湿啰音,重者可出现肺功能不全及ARDS,胸片提示间质性肺水肿、支气管肺炎,部分患者可有低钙血症、高磷血症、心律失常、精神症状及脑水肿等。	使表面残余的氢氟酸沉淀为氟化钙,以减轻进行性损害。若指(趾)甲下有浸润,必须拔除指(趾)甲。严重的大面积烧伤者在冲洗的同时静脉或动脉注射葡萄糖酸钙溶液。 ④吞服强酸后,可口服氢氧化铝凝胶、鸡蛋清和牛奶等中和剂。忌用碳酸氢钠,以免胃胀气,引起穿孔。禁用胃管洗胃或用催吐剂。可口服泼尼松,以减少局部纤维化,预防消化道瘢痕狭窄。 **2. 碱烧伤** ①碱烧伤其处理关键在于早期及时流动冷水冲洗,冲洗时间越长越好,达10h效果尤佳,甚至有人主张冲洗24h,但伤后2h处理者效果差。一般不主张使用中和剂,如创面pH达7以上可用0.5%~5%醋酸、2%硼酸湿敷创面,再用清水冲洗;深度创面亦应早期切痂。 ②误服苛性碱后禁忌洗胃,催吐,以防胃与食管穿孔,可用小剂量橄榄油、5%醋酸或食用醋、柠檬汁口服。 ③生石灰烧伤后,先将创面上的生石灰刷除干净,然后用大量水长时间冲洗。 ④对有氨水吸入的患者需检查口、鼻、咽黏膜有无烧伤,出现呼吸道阻塞症状应立即行气管切开。 **3. 磷烧伤** ①磷烧伤后,应立即扑灭火焰,去除污染衣物,大量清水冲洗或浸入水中,若缺水时用湿布先包扎,避免与空气接触;为避免吸入性损伤,患者及救护者应用湿的手帕或口罩掩护口鼻。 ②用1%硫酸铜清洗,形成黑色磷化铜,便于清除,然后再用清水冲洗或浸泡于水中,注意硫酸铜的用量及创面不发生白烟为度,残余创面的磷化铜应用镊子仔细清除,再用清水冲洗后,用5%的碳酸氢钠溶液湿敷,中和磷酸,4~6h后改用包扎,严禁用油质敷料,深度创面应尽早切痂植皮。

续表

临床表现	病情观察与护理措施
沥青烧伤 沥青俗称柏油，有高度的黏合性，液态沥青引起皮肤烧伤纯属热力作用，无化学致伤作用，其特点是不易清除，热量高，散热慢，故创面往往较深，且多发生于皮肤暴露部位，如手足、颜面部等处。	③磷烧伤后早期输液量应偏多，早期使用碱性药、利尿剂；早期应用钙剂可避免发生磷中毒，已发生磷中毒者应用钙剂后，可缓解临床症状，促进磷的排泄，并促进受伤脏器的恢复。 **4.沥青烧伤** ①沥青烧伤后可即刻置于冷水中使其降温，之后再用橄榄油或麻油清除创面上的沥青，也可用松节油拭擦，但其具有刺激性，故对中小面积创面为宜。 ②沥青蒸发产生少量吖啶、蒽、菲等光感物质，光照射后增加疼痛，故患者应避免日光照射，避免应用有光感的药物，如磺胺、氯丙嗪、异丙嗪等，创面上禁用红汞、甲紫。

第三节　热液烧伤

一　概　念

　　热液烧伤是指各种高温液体（热水、热蒸汽、热油、热汤等）引起的皮肤组织损害，严重者可伤及皮下或黏膜下组织及肌肉、骨、关节甚至内脏等。

二　主要护理问题

　　1.感染　与皮肤完整性受损，大量炎性组织渗出有关。

　　2.疼痛　与组织受损有关。

　　3.电解质紊乱　与大量组织液外渗、补充不足有关。

　　4.潜在并发症　休克、感染、多器官功能障碍综合征。

　　5.知识缺乏　与缺乏烧伤护理相关知识有关。

　　6.营养不良：低于机体需要量　与机体消耗增加、食欲减退有关。

　　7.焦虑　与外形改变，担心愈后有关。

三　病情观察与护理措施

	临床表现	病情观察	护理措施
Ⅰ度	伤及表皮，浅层局部发红，呈红斑状，微肿、干燥无水疱、有烧灼感或灼痛。3~7d脱屑痊愈，短期内有色素沉着。不留瘢痕。	**体液渗出期** 一般为伤后48h内，以体液渗出、组织水肿、低血容量性休克为主要临床表现。	**一般护理措施** ①根据患者受伤的时间、原因、烧伤面积、深度、部位、年龄等，安排不同的病床。 ②保持室温，夏季26℃~28℃，冬季28℃~30℃，暴露疗法时可提高致32℃。有条件者可用空调、电暖器保暖。 ③根据病情监测生命体征，并做好记录。 ④建立静脉输液通道，按医嘱迅速补液及用药。 ⑤协助医生进行清创、换药，采取暴露或包扎疗法并做好皮肤护理。 ⑥进行各种治疗护理操作时，动作要敏捷、准确、减少不必要的刺激，以防增加患者的痛苦，必要时药物止痛。 ⑦给予高蛋白、高热量、高维生素、清淡易消化饮食，注意少量多餐。 ⑧做好心理护理，鼓励患者战胜疼痛，积极配合治疗。 ⑨向患者及家属讲解烧伤各期注意事项并进行健康教育。 **休克期注意事项** ①轻度烧伤，可口服饮料，中度以上烧伤应迅速建立静脉通道。 ②专人护理，严密监测生命体征，观察病情变化。成人烦躁不安或神志淡漠、反应迟钝、语言无力，小儿惊慌不安、抑郁，多为休克表现，应加快输液速度。口渴是血容量不足的早期表现，不应过多满足患者不断喝水的要求，以免引起急性胃扩张、呕吐，甚至造成窒息，应及时调整输液。
浅Ⅱ度	伤及真皮浅层乳头层，局部红肿明显，大小不一的水疱形成，去除疱皮后，创面红润、潮湿、疼痛明显。1~2周内愈合，愈合后短期内可见痕迹或色素沉着，但一般不留瘢痕。	**感染期** 发生在伤后1~2周内，早期以尿量增多、创面变干燥为主；后期以脓毒血症、代谢障碍和内脏并发症为主。	
深Ⅱ度	伤及真皮深层网状层，少有水疱，坏死表皮易擦掉，去除腐皮后，创面呈白中透红，红白相间或可见针尖大小的红色斑点，痛觉迟钝。大约需要3~4周才能愈合。愈合后，常会遗留增生性瘢痕，影响外观和功能。	**修复期** 伤后不久开始，直至痊愈。Ⅰ度，3~7d脱屑痊愈；浅Ⅱ度，行创面治疗，1~2周内自行愈合；深Ⅱ度，大部分换药3~4周愈合，感染、加深、功能部位需植皮；Ⅲ度，需要植皮或皮瓣转移手术。	
Ⅲ度	全层烧伤，在创面上形成的一层坏死组织称为焦痂，外观呈蜡白色或焦黄色甚至炭化呈焦黑色；透过痂皮有时候能看到痂下有栓塞的皮下静脉。痛觉消失，需手术植皮，瘢痕增生。	**康复期** 可出现瘢痕，合并瘙痒、疼痛感。汗腺丧失者，体温调节功能紊乱，一般需经2~3年适应；康复期长短视具体情况而定。	

续表

临床表现	病情观察	护理措施
并发症	烧伤使皮肤对细菌的屏障作用发生缺陷，较重的患者还有白细胞功能和免疫功能的减弱，故容易发生创面感染。表现为创面潮湿、色泽晦暗，严重者创面发黑，肉芽组织晦暗，焦痂未脱者，焦痂发黑，凹陷。致病菌为皮肤的常存菌（如金黄色葡萄球菌等）或外源性感染的细菌（如绿脓杆菌等）。感染还可能发展成为脓毒血症、感染性休克，表现为发热、心动过速、尿量增多、呼吸急促和外周血白细胞增加。烧伤后由于大量组织外渗，休克削弱局部屏障功能和全身防御功能，诱发全身应激反应和炎性介质释放，继发多器官功能障碍。急性呼吸功能不全最早出现，表现为呼吸困难、急促、咳嗽、烦躁、心动过速、出汗、发绀等；肠黏膜屏障功能受损引起应激性溃疡甚至穿孔，出现消化道出血症状；肝、肾、心、脑功能障碍较后出现，表现为无尿、少尿、心功能不全、低血压、脑水肿、意识障碍、昏迷等。	③头面部伴呼吸道烧伤者必要时气管切开，保持呼吸道通畅，给予吸氧。 ④第一个24h补液原则：a.成人Ⅱ、Ⅲ度烧伤面积（%）×体重（kg）×1.5（晶胶前8h输总量的一半，后16h输另一半）+2000ml（水分24h平均输入）。补液口诀：烧伤补液，先快后慢，先盐后糖，先晶后胶，见尿补钾，适时补碱。b.儿童Ⅱ、Ⅲ度烧伤面积（%）×体重（kg）×2（晶胶）+水分（2岁以下100~150ml/kg，2岁及以上50~100ml/kg）。 ⑤第二个24h成人晶胶为第一个24h的一半，水分仍为2000ml，24h平均输入。 ⑥留置导尿成人：不低于20ml/h，30~50ml/h为宜，小儿：不低于1ml/（Kg·h）。 ⑦严密监测各项指标，合理用药，适时纠正，防止电解质紊乱。 **感染期注意事项** ①积极处理创面，更换无菌烧伤垫。 ②严格消毒隔离：保持空气流通，定期病房空气消毒，床单被单均经过消毒处理，物表地面均进行消毒液擦拭。 ③体温升高时应给予物理降温或药物降温。同时还应注意体温高是否与室温高或包扎疗法不易散热有关，可适当通风、降低室温或暂时关闭烤灯。 ④严格无菌操作，手卫生，既要预防创面感染也要防止医源性感染。 ⑤合理应用抗生素并进行细菌学监测。

续表

临床表现	病情观察	护理措施
		⑥熟练掌握翻身床及其他床具的应用与护理。 **修复期注意** ①恢复期患者常因伤后功能障碍或面部改变而失去生活信心，医护人员应做好患者的心理护理，帮助患者坚定信心、正确对待疾病，树立正确的人生观。 ②恢复期创面瘙痒而致患者烦恼，影响休息、饮食，故每日用温水浸浴，使用抗疤痕药物如康瑞宝、瘢痕贴等。 ③鼓励患者加强功能锻炼，促进肿胀消退，预防肌肉萎缩和关节粘连、僵硬。下肢及其关节烧伤患者，必须在植皮2~3周创面愈合后方能下床锻炼行走，必要时穿弹力袜或缠弹力绷带，以预防创面出血、起疱和瘢痕增生。 ④在修复期期间鼓励患者进行主动或被动运动，防止深静脉血栓的形成。 ⑤指导患者按时复查，如有瘢痕、溃疡及时到医院诊治。小儿瘢痕增生，在伤后半年即可行整复手术，成人一般伤后1~2年行整复治疗。
感 染		①严密监测体温脉搏的变化，高热时采用冰敷、温水擦浴等方法物理降温；必要时药物治疗，如安痛定肌注。 ②保持室温28℃~30℃，湿度50%~60%，定时通风。 ③实施床旁隔离，严格无菌操作，触摸患者创面或敷料时带一次性无菌手套，严格注意手部卫生，防止交叉感染；限制探视人数、时间，减少外源性感染。

续表

临床表现	病情观察	护理措施
		④密切观察创面的渗出情况，加强对创面的护理，及时更换床单和敷料。 ⑤做好基础护理，如各种管道护理，口腔护理每日4次，正常皮肤每日擦洗2次，保持皮肤清洁。 ⑥鼓励患者多饮水，每日摄入量至少3000ml。 ⑦根据医嘱，合理应用抗生素。 ⑧重症患者维持呼吸道通畅，吸氧；维持循环稳定，合理运用血管活性药物和皮质醇药物。 ⑨给予高蛋白、高热量、清淡食物，少食多餐，纠正营养不良和低蛋白血症，提高机体抵抗力。
多器官功能障碍综合征		①严密观察患者意识、生命体征，有无消化道出血症状，有无休克症状。 ②伤后及时有效地补液，纠正休克症状，为了避免缺血时间过长，减轻氧自由基损害，可以在液体复苏时给予大剂量的维生素C和维生素E等氧自由基清除剂，同时监测电解质，防止电解质紊乱。 ③保持呼吸道通畅，给予吸氧，必要时行气管切开，给予简易呼吸器或呼吸机机械通气，并做好气道护理。 ④使用抑酸剂防止胃肠道应激性损害，并早期胃肠道喂养，可保护胃肠道黏膜，减少应激性溃疡、降低高代谢。 ⑤留置导尿，监测尿量，维持成人尿量≥30ml/h，小儿≥1ml/(Kg·h)。 ⑥配合医生积极处理创面，遵医嘱应用抗生素防止感染，减轻失控性炎症反应。

第四节　小儿烧伤

一　概　述

小儿解剖、生理上有与成人具有不同的某些特点，因而对烧伤和感染的反应、并发症的发生，均与成人有些不同。

二　主要护理问题

1. 体温过高　与创面感染、体温调节中枢尚未成熟易受各种因素刺激、创面包扎过多过厚、散热不良、换药热发生及输血输液反应有关。
2. 惊厥　与高热、脑缺氧、脑水肿、酸碱失衡、水电解质紊乱有关。
3. 消化功能紊乱　与肠外感染、肠内感染和喂养不当有关。

三　病情观察与护理措施

临床表现	病情观察	护理措施
体温过高	①评估烧伤创面感染，创面细菌培养有无感染菌出现，创面渗出有无脓汁、臭味。有无白细胞升高等，创面是否不新鲜呈褐色绿色斑片状，是否有明显的全身中毒症状，发热寒战、脉搏心率加快，有无意识障碍、烦躁不安、哭闹、脓毒血症的表现。②评估体温中枢发育是否完善，发热与哭闹、喂奶、病室温度升高等是否有关。③评估换药热，发热与换药相关，而且与换药的面积大小有关，由于换药湿敷、毒	**烧伤早期常规护理** ①询问病史、现病史、迅速制订护理计划。 ②进行清洁处理，脱衣服、剃去烧伤邻近部位的毛发。 ③测量脉搏、血压、呼吸、体重、血氧饱和度。 ④备齐烧伤患者床单、铺无菌纱垫，病室清洁消毒（紫外线照射，84液擦拭床头柜、床壁、地面桌面），准备接纳伤员。 ⑤迅速建立静脉通道，必要时建立两条静脉通道。 ⑥急查血标本，进行配血，化验血常规、肝功、肾功、电解质、血气分析等。 ⑦常规留置导尿管、监护每小时尿量。 ⑧吸氧。头面颈部烧伤、呼吸道烧伤、大面积严重烧伤患者常规进行低流量吸氧。

续表

临床表现	病情观察	护理措施
	素的吸收，所以患儿每次换药都有发热的表现。 ④评估散热状况，烧伤后创面形成，纱布过多过厚包扎使散热不好引起发热。 ⑤评估输血输液热原反应，无菌技术操作不严格、液体不纯、血液污染，输血输液后出现发热寒战等症状。 **惊厥** ①3岁以下小儿，发热开始时出现，热退停止。 ②测量体温，评估惊厥与发热、与年龄的关系。 ③有无神经系统症状、有无吸入性损伤、有无头面部严重烧伤、昏迷、休克等。 ④常规化验电解质，有无低血钠、高血钠、血钙过低、酸中毒等。 **消化功能紊乱** ①肠外感染：烧伤后创面脓毒症、上呼吸道感染致消化不良，腹泻。 ②肠内感染：肠内因素如食物食具不洁，创面上细菌进入肠道而致消化道感染。 ③饮食因素：烧伤后喂养不适应，消化功能失调造成腹泻、呕吐。 ④其他：评估消化不良症状如腹胀、腹泻、食欲不振、呕吐、脱水、酸中毒、低血钾等一系列水与电解质紊乱等。	⑨保证呼吸道通畅，颈胸部环形烧伤进行焦痂切开减压，如吸入性损伤伴呼吸困难窒息者，先行气管切开或气管插管。 ⑩皮试阴性后，注射破伤风抗毒素。 ⑪给予简单清创，根据情况采取包扎或暴露、半暴露治疗。 ⑫估计烧伤面积及判断深度，检查有无合并伤，如骨折、内脏出血、颅脑损伤等。 **体温过高** ①寻找发烧热的原因，针对原因积极采取措施。 ②小儿烧伤要预防发热，创面要勤换药，包扎不要过厚过多，换药的面积不要太大，时间要缩短，病室温度不要过高。 ③物理降温 a.温水擦浴，多用于高热初期伴有寒战时，准备温热毛巾擦洗。 b.冷敷或酒精擦浴。寒战消失后，即可采用冷敷冰袋（放在大血管上）或用酒精擦浴直至皮肤发红为止。 c.冰盐水灌肠。1岁用50~100ml，3岁幼儿用300~500ml。 d.退热药。烧伤小儿体质虚弱，使用药物退热要特别慎重，以免出汗过多，引起虚脱。如果物理降温效果不好也可减量使用退热药，如阿司匹林、安痛定等。 e.镇静止痉剂：小儿高热，容易发生惊厥，同时应用镇静止痉药，防止惊厥。用5%水合氯醛1ml/kg保留灌肠。 f.必要时应用肾上腺皮质激素，如地塞米松等。 **惊厥** ①将患儿口扩开，放上牙垫，防咬伤舌部，头偏向一侧。 ②吸氧支持。

续表

临床表现	病情观察	护理措施
		③持续抽搐时间较长时可引起窒息,此时应保持呼吸道通畅,施行人工呼吸。 ④观察呼吸、心跳,必要时给予呼吸兴奋剂和强心剂。 ⑤针对病因进行预防治疗,如高热给予降温。 ⑥根据化验结果,严格遵医嘱,调节电解质,合理调配液体。 ⑦如有头痛、恶心、呕吐,给予甘露醇脱水降低颅内压,纠正脑水肿。 ⑧早期发现及时处理惊厥发作,立即止痉,针刺人中、合谷、内关、涌泉等穴。 ⑨药物止痉。苯巴比妥钠每次 8~10mg/kg 肌注,亦可用 10% 水合氯醛每次 0.5ml/kg 保留灌肠。 **消化功能紊乱** ①合理调节饮食。轻度腹泻,选择易于消化的食物,适当减少饮食量,密切观察大便次数,化验便常规,或者短期禁食6~12h,同时静脉补液;重度患者禁食,然后依病情先从流食开始,逐渐增加饮食量,补液或静脉高营养等治疗。 ②肠道感染:给予敏感抗生素。 ③控制创面感染,创面消毒,预防脓毒血症及其他并发症的发生等。 ④准确记录出入量,腹部保暖,单间隔离。 ⑤H₂受体阻断剂,选用西咪替丁,减少胃液酸度,预防急性应激性胃肠黏膜损害。

第五节　电损伤

一　概　念

　　电损伤包括电弧烧伤和电接触伤。电弧烧伤性质同一般的热力烧伤；电接触伤是指人体与电源直接接触后电流进入人体，电在人体内转变为热能而造成大量的深部组织如肌肉、神经、血管、内脏和骨骼等的损伤。在人体体表上有电流的进出口，进出口处易形成深度烧伤创面。

二　主要护理问题

　　1. 感染　与创面污染有关。
　　2. 出血　与血管的损伤破裂及患肢制动有关。
　　3. 皮肤完整性受损　与长期卧床有关。
　　4. 营养失调：低于机体需要量　与高消耗有关。
　　5. 焦虑　与担心疾病的预后有关。
　　6. 知识缺乏　缺乏电损伤的相关知识。

三　病情观察与护理措施

临床表现	病情观察	护理措施
全身性损害	①患者可出现昏迷、呼吸暂停、心搏骤停。并可后遗神经质、遗忘症、癫痫、头痛、言语困难等。②对心肌纤维和传导系统损伤。③内脏损伤。	**急救措施** ①立即停电，脱离电源。用绝缘体或木竹棒（干燥）将电源线拨开，切不可用手拖拉伤者以防急救人员触电。②神志清醒的轻症患者，应予以卧床休息数日，并对心率、心律、呼吸、血压等变化做严密观察。③重度电击者，立即建立静脉通路，查电解质、血气分析、血糖，留置导尿，维持水、电解质和酸碱平衡，积极抗休克。
局部损害	电流入口可呈中心炭化、略凹陷，周围皮肤呈灰白色坚韧的坏死；出口较小，干燥而呈圆形。伤口特点：出现延迟性局部组织坏死，伤口不断加深扩大。	

续表

临床表现		病情观察	护理措施
血红蛋白尿及肌红蛋白尿		治疗及时多能恢复，严重时肾脏会出现严重的损害。	④心肺复苏：如呼吸心跳停止，应立即进行人工呼吸（口对口），每分钟8~10次，同时行胸外心脏按压，有条件时行紧急气管切开，用人工呼吸机控制呼吸；心脏骤停时间较长时注意纠正酸中毒，遵医嘱用5%碳酸氢钠溶液静脉滴注，合并颅脑外伤时，头部应予以降温，酌情使用20%甘露醇利尿剂。创面予以无菌敷料、干净布类覆盖，以防再污染、再损伤。复苏后血压仍低者，可选用多巴胺药物治疗。骨折患者予以简单固定、制动。胸腹损伤酌情处理，尽快送入院。
创面的跳跃性		肢体触电后，常出现肘前、腋部、腘窝及腹股沟的损伤，这可能是由于触电时，肌肉受刺激收缩，肢体屈曲状，于手腕、肘前、腋下、腘窝及腹股沟形成新的短路所致。	
血管壁损伤		血液是电的良好导体，电流易于通过，引起血管壁的损伤，进而发生血管栓塞、血管破裂，引起继发性的局部组织坏死。	**护理措施**①密切观察生命体征变化。②观察患者神志变化。③注意观察尿量及尿色变化。④严密观察患肢水肿、末梢循环、皮肤色泽，肿胀严重者行减张切开。⑤加强巡视，观察患者病情变化，特别是在患者用力、哭叫、屏气时容易出血。夜间患者入睡后更应严密观察。⑥床旁备止血带及静脉切开包，一旦发生出血，尽快做应急处理。⑦不可过早做剧烈运动，严禁高压灌肠。肢体必须制动，搬动患者时要平行移动，防止因外力引起出血。⑧严密观察受伤肢体远端的血液循环，并抬高患肢。如肢端发冷、发绀、充盈差及肿胀严重，应及时报告医生。
特殊部位电损伤		①颅骨高压电损伤可累及颅骨内板、硬脑膜和脑组织。②带电插头放入口腔发生短路，导致口腔内和口唇深度烧伤。③颈部电损伤易损及颈部血管而造成致死性大出血。④胸部洞穿性胸壁全层电损伤，可发生肺组织、膈肌灶性坏死。⑤腹部电损伤累及腹腔可合并空腔脏器穿孔，出现急腹症症状。⑥会阴电损伤创面常为电流出口，男性可致阴茎、阴囊及睾丸烧伤，女性可致大阴唇、小阴唇、阴道口和尿道外口烧伤。	
并发症	急性肾功能衰竭	电击伤后有大量的肌肉坏死和红细胞破坏，产生肌红蛋白和血红蛋白，它们在酸性环境中易在肾小管中沉积，刺激肾血管可引起痉挛，促成急性肾功能衰竭的发生。电流对肾血管的损害及早期复苏中应用血管药物等均是急性肾功能衰竭的诱因，若并发急性肾功能衰竭，其病死率较高。	

续表

临床表现	病情观察	护理措施
继发性出血	根据出血部位正确给予紧急止血后，尽快通知医生。	
继发性坏死	往往在伤后1~2周内出现继发性坏死，应清除坏死组织和截除坏死肢体。	
气性坏疽	在各种原因引起的烧伤中，电烧伤并发气性坏疽者最多。及早进行坏死组织的清除是预防气性坏疽最有效的手段，或将创面开放，用过氧化氢冲洗创面，如诊断明确，应及时处理，积极清除坏死组织。如有条件，可应用高压氧治疗，对控制感染效果较好。	
触电性白内障	发生原因可能是电流使晶体蛋白凝固、晶体囊的机械性损伤和并发虹膜炎后引起晶体营养不良，以及触电、雷击时的冲击波损伤等。轻者大多可在两年内自行吸收，重者需手术治疗。	
神经损伤，脑脓肿和脑脊液漏	对电击伤伴有短暂昏迷史患者，临床应严密观察生命体征、患者的瞳孔意识，以及有无脑水肿、脑出血征象。	
心肌损害	电流可引起心肌纤维和传导系统的损伤，低电压致伤可引起心室纤维颤动，高电压致伤可引起呼吸停止和室颤。因此有心脏损伤的患者宜持续心电监护，直至恢复为止。	
胃肠道穿孔	电损伤伴有腹部体征时，考虑有胃肠道穿孔发生，应立即通知医生，一般采取手术治疗，例如回肠断端吻合术、结肠造瘘等，术后应加强营养。	

第六节　吸入性损伤

一　概　念

吸入性损伤是指热力和（或）烟雾引起呼吸道乃至肺实质的损伤。

二　主要护理问题

1. 有窒息的危险　与喉头水肿有关。
2. 有感染的危险　与创面感染及呼吸道感染有关。
3. 清理呼吸道无效　与呼吸道损伤、气道黏膜脱落、疼痛有关。
4. 语言沟通障碍　与呼吸道水肿及气管切开有关。

5. 营养失调：低于机体需要量　与创面丢失、摄入不足有关。

三 病情观察与护理措施

临床表现	病情观察	护理措施
窒息	窒息是吸入性损伤最严重的并发症。 当患者出现进行性声音嘶哑、吞咽困难、颈部明显肿胀，应警惕喉头水肿、窒息的发生。	①严密观察患者的面色、呼吸、脉搏及血氧饱和度，发现异常及时报告医生。 ②给予氧气吸入。 ③及时清理呼吸道分泌物。 ④床旁备气管切开包、吸痰管、负压吸引器，必要时配合医生气管切开。
肺部感染	当患者出现体温升高或降低，痰液黄稠应高度怀疑肺部感染。	①严密监测生命体征，尤其是体温的变化。 ②休息与活动：摇高床头，鼓励患者有效咳嗽和深呼吸，定时翻身拍背，预防坠积性肺炎的发生。 ③环境：定时开窗通风，定期消毒病房。 ④气道的护理：气管切开的患者应做好吸痰护理及气管切开护理，严格无菌操作。 ⑤合理应用抗生素，必要时做痰培养及血培养。
清理呼吸道无效	清理呼吸道无效是吸入性损伤最常发生的并发症。观察患者的痰液黏稠度，有无呼吸困难、发绀缺氧症状。	①教会患者有效咳痰，鼓励患者深呼吸及主动咳痰，定时翻身拍背。 ②及时清理呼吸道分泌物。 ③气道湿化，保持病室湿度50%~60%，根据患者病情给予雾化吸入，气管切开患者还应给予气管滴药，两层湿纱布覆盖气管套管，或使用人工鼻。 ④必要时行支气管－肺泡灌洗。

第七节　烧伤复合爆炸伤

一 概　念

　　烧伤复合爆炸伤是指人员同时或相继受到热能和冲击波的直接或间接作用而发生烧伤和冲击伤的复合伤。烧伤本身就可引起一系列继发性反应如应激性溃疡、全身性炎症反应综合征，甚至脓毒症和多器官功能障碍综合征（MODS），而冲击波在其超压、负压及动压作用下，通过产生的压力差、内爆效应、破裂效应、惯性、抛掷和撞击等，可进一步造成实质及空腔脏器的损伤。烧伤复合爆炸伤不仅包括体表烧伤、创伤，而且内脏也会发生一系列病理变化。

二　主要护理问题

1. 气体交换受损　与肺部受损有关。
2. 出血　与凝血机制紊乱有关。
3. 感染　与创面污染有关。
4. 皮肤完整性受损　与爆炸伤、烧伤有关。
5. 营养失调：低于机体需要量　与营养摄入不足有关。
6. 焦虑　与担心疾病的预后有关。
7. 知识缺乏　缺乏烧伤复合爆炸伤的相关知识。

三　病情观察与护理措施

临床表现	病情观察	护理措施
全身性炎症反应 主要表现为体温升高（≥38.0℃）或降低（≤36.5℃），外周血白细胞数量急剧增加（≥10×10^9/L）或减少（≤4×10^9/L），血浆炎症介质含量明显升高，代谢率明显升高等。	在烧伤、冲击伤等致伤因素的作用下，机体出现强烈的应激反应，在此基础上烧伤后创面的存在、机体血容量变化继发的缺血再灌注损伤、冲击伤所致的内脏器官损伤等均可导致机体出现全身性炎症反应。	**1. 病情观察**：问病史，听声音，了解致伤原因及受伤环境，院前处理及补液情况，观察伤员神志状态，有否神志不清或昏迷，监测心率、呼吸、血压等生命体征，除去覆盖物，检查伤情。注意有无吸入性损伤的情况，仔细检查有无声音嘶哑或有刺激性咳嗽，注意口腔卫生，清除泥土和异物，随时清除分泌物，保持呼吸道通畅。 **2. 紧急抗休克治疗**：迅速建立充分有效的静脉输液通道，导尿、吸氧、持续心电监护，重度呼吸道烧伤患者入院即气管切开。早期复苏时补液根据医生制定的补液计划，在1~2h内迅速补足计划量，并根据心率、每小时尿量予以调整，入院当即补充容量时以乳酸钠林格注射液为主，胶体以羧甲淀粉为主。正确积极补液复苏，平稳度过休克期，对预防烧伤后期感染的发生至关重要。同时抽动脉、静脉血查血气、血常规、生化全套、交叉配血、备血及血浆，必要时输入碱性药物5%碳酸氢钠纠正酸中毒，碱化尿液。
凝血功能紊乱 主要表现为血小板数量明显减少，血浆凝血酶原时间延长。创面或手术创面凝血障碍，甚至大出血，胃肠黏膜出现弥漫性出血，胃/大便潜血试验呈阳性。	烧伤等热力因素可直接造成皮肤微循环系统损伤，导致血管内皮损伤和血栓形成，再加之冲击伤所致的内脏损伤的存在和全身性炎症反应，机体凝血/抗凝系统平衡失调，凝血因子大量消耗。	

续表

临床表现	病情观察	护理措施
肺部损伤明显 纤维支气管镜检查可见气管黏膜充血、水肿、出血，黏膜脱落坏死等。可出现气胸、胸腔积液，甚至出现呼吸频率过快、呼吸困难等症状。	冲击伤本身既可导致内脏损伤，其中以肺脏损伤最为常见，当合并烧伤尤其是头面部烧伤时往往有不同程度的吸入性损伤。	**3. 充足的氧供**：给予氧气吸入，烧冲复合伤患者应早期建立良好的气道。凡有肺部冲击伤和（或）吸入性损伤者应尽早（即伤后 6h 以前或发生气道梗阻者）行气管切开，以保证气道的通畅。必要时给予呼吸机辅助呼吸。
免疫功能低下	大面积烧伤患者合并冲击伤时免疫功能较普通烧伤更为低下。	**4. 密切观察生命体征及尿量**，做好病情记录，准确记录出入量，密切观察体温、脉搏、呼吸、血压、血氧饱和度、心率、意识及中心静脉压的变化，记每小时尿量，观察尿颜色；根据尿量调整输液速度，维持每小时尿量在 50~80ml。烧伤后患者免疫力低下，容易出现全身感染，尤其气管切开后，应严格无菌操作，防止交叉感染，同时加强吸痰、定时雾化吸入，保持气管切口敷料清洁、干燥，气管内套管固定牢固，防止滑脱；口腔、会阴护理每日 2 次，滴眼液每 4h 一次，眼药膏早晚一次，并用油纱布覆盖。
并发症	感染发生早	全身感染是烧冲复合伤的主要并发症，也是致死的主要原因。	
	发生 MODS 机会增多	烧冲复合伤患者常合并严重的内环境稳定发生紊乱，低氧血症，以及凝血机制障碍。烧冲复合伤作为第一次打击，造成低血容量性休克、低灌注、缺血再灌注损伤，虽然患者度过了休克期，但心、肺、肝、肠等器官仍处于"隐性休克"，缺血缺氧状态，缺乏氧代谢产生乳酸、大量氧自由基释放。体内各型免疫细胞处于"激活"状态。若发生严重感染与脓毒症，就可导致 MODS。	**5. 创面护理**：根据病情，悬浮床或翻身床治疗，定时翻身防止创面因受压而加深。保持减张切开，周围干燥，敷料渗湿及时更换，保持暴露创面干燥，并用烧伤治疗仪持续照射。 **6. 心理护理**：爆炸伤属意外损伤，烧伤后的剧烈疼痛是烧伤患者所经历最难以忍受的痛苦；特别是大多数烧伤患者意识清醒，精神处于紧张、恐惧毁容、身体功能障碍以及对预后的担心等均可严重影响心理。耐心细致地解答患者提出的疑问，介绍同种疾病治疗成功的病例，消除恐惧心理；操作中动作轻柔、有条不紊，并设法分散患者注意力，增强战胜疾病的信心，积极配合治疗。

续表

临床表现	病情观察	护理措施
肺脏是冲击波作用的主要靶器官，也是烧伤的易损伤部位。	①轻者仅有短暂的胸痛、胸闷或憋气感；稍重者伤后 1~3d 内出现咳嗽、咯血或血丝痰，少数有呼吸困难，听诊可闻及变化不定的散在性湿啰音或捻发音。严重者可出现明显的呼吸困难、发绀、血性泡沫痰等，常伴休克；②胸前区皮肤肿胀伴广泛皮下出血点；③肺部闻及干湿性啰音；④持续存在低氧血症；⑤血气分析，低氧血症，代谢性酸中毒伴有呼吸性碱中毒；⑥胸腔积液、血气胸等。	**7.饮食护理**：必要时给予留置胃管，注射 5% 葡萄糖注射液 5~10ml/h，保护胃功能，在肠鸣音恢复后，经胃管注入肠内营养乳剂每次 10ml/h，根据患者耐受情况逐步加量，最终至 2000ml/d。同时在患者无恶心、呕吐、腹胀、腹泻等时即给予少量蛋白或脂肪的流质、半流质食物，如蒸蛋、稀饭、肉汤、牛奶等。

第八节　烧伤脓毒血症

一　概　念

　　严重烧伤后，创面感染、毒素吸收导致全身中毒，多见于烧伤后 10d 之内，以及伤后 3~4 周的深度烧伤大片焦痂分离时，一旦发生较为凶险，应立即准备抢救，加强治疗和护理。

二　主要护理问题

　　1.体温过高　与感染、皮肤完整性受损有关。

　　2.有体液不足的危险　与创面体液丢失、液体摄入不足有关。

　　3.营养失调：低于机体需要量　与创面营养丢失及摄入不足有关。

　　4.焦虑　与病情危重、担心愈后有关。

三 病情观察与护理措施

临床表现	病情观察	护理措施
体温升高或降低	监测患者的体温。观察患者有无抽搐、面色潮红、寒战、四肢湿冷、皮肤苍白、心率增快等症状。	①每小时测体温。高热时采用冰敷、温水擦浴等方法给予物理降温。 ②积极处理创面，保持敷料及创面清洁干燥，床单位整洁干净。 ③严格无菌操作。 ④体温过高时给予血培养，合理使用抗生素。 ⑤严格床旁隔离，防止交叉感染。 ⑥记录患者生命体征及尿量的变化，发现异常及时报告医生，预防感染性休克的发生。
体液不足	观察患者的尿量、皮肤弹性、有无口渴。	①记 24h 出入量，成人 ≤ 30ml/h 报告医生。 ②鼓励患者多饮水，每天摄入量至少 3000ml。 ③根据医嘱给予补液。
营养失调	观察与记录患者的进食总量及食物类型	①评估摄取食物的类型及热量，协助患者制定营养治疗计划。 ②定期评估患者的体重、白蛋白，了解患者的营养状况。 ③观察大便的性质，患者恶心、呕吐及腹胀情况，鼓励患者少量多餐，如果患者达不到营养要求，应配合静脉营养、鼻饲等方法。

第九节 冻 伤

一 概 念

冻伤也称冷伤，是指由于低温引起的组织损伤。

二 主要护理问题

1. 体液不足 与冻伤后大量体液自创面丢失、血容量减少有关。
2. 皮肤完整性受损 与冻伤导致组织破坏有关。
3. 自我形象紊乱 与冻伤后肢体残障及功能障碍有关。

　　4.营养失调：低于机体需要量　与冻伤后机体处于高分解状态和摄入不足有关。

　　5.潜在并发症　感染、应激性溃疡。

三　病情观察与护理措施

临床表现		病情观察	护理措施
分类	非冻结性冷伤	由10℃以下至冰点以上的低温及长时间潮湿环境所造成，多为局部性损伤，如冻疮、战壕足、水浸足、水浸手等。	**1. 体液不足** ①迅速建立2~3条快速静脉通路，保证液体的及时输入，尽早恢复有效循环血量。 ②合理安排输液种类和速度：先晶后胶，先盐后糖，先快后慢，见尿补钾，适时补碱。 ③观察液体复苏效果：尿量（成人维持在30~50ml/h，小儿20ml/h）、心率、末梢循环、精神状态等。 **2. 皮肤完整性受损** ①保持敷料清洁和干燥：采用吸水性强的敷料，若敷料被渗液浸湿、污染或有异味时应及时更换。 ②定时翻身：用翻身床定时为患者翻身。以避免创面因长时间受压而影响愈合。 ③用药护理：遵医嘱合理使用抗生素，预防感染。 ④如采用暴露疗法的患者病室温度宜控制在28℃~32℃，相对湿度50%~60%。 **3. 自我形象紊乱** ①抬高肢体：保持患者关节各部位尤其是手的功能位，适当进行局部肌肉锻炼，观察肢体末梢血液循环情况，如皮温和动脉搏动。
	冻结性冷伤	由冰点以下的低温（一般在-5℃以下）造成，包括全身冻伤和局部冻伤两类，全身冻伤又包括冻僵和冻亡。	
临床分期	反应前期（潜伏期）	冻伤形成过程中，伤者本人往往不自觉。初期首先有局部寒冷感，伤处呈粉红色，自觉痒、隐痛或针刺样痛，局部感觉麻木或丧失，皮温降低。	
	反应期	伤者脱离冷环境，由于复温，局部成反应性充血的炎症表现。患处痒、痛、红肿明显，因损伤程度不同可表现有水疱、血疱及坏死。	
临床分度	Ⅰ度冻伤（红斑性冻伤）	伤及表皮层。局部红、肿、热、痒和刺痛，无水疱。伤后一周内表皮干脱自愈不留瘢痕。	
	Ⅱ度冻伤（水疱性冻伤）	伤及真皮层，局部红肿明显，复温后12~24h出现大量浆液至血性水疱。疼痛明显，知觉减退。若无感染，水疱逐渐吸收，而后干燥结痂，2周左右愈合，一般不留瘢痕。	

续表

临床表现		病情观察	护理措施
临床分度	Ⅲ度冻伤	伤及皮肤全层并累及皮下组织。局部青紫、紫红甚至黑褐色，皮温下降，感觉迟钝或消失。明显水肿和血性水疱，周边红肿疼痛明显。若无感染，坏死组织干燥成痂，脱痂或形成肉芽，创面愈合甚慢且留有瘢痕。	②如有口唇部、耳部等特殊部位冻伤则应征询专科处理意见共同治疗。康复期指导患者早期康复锻炼，鼓励患者参与家庭生活及社会活动，恢复自信心，提高生活质量。**4. 营养失调**①饮食：指导患者进食清淡易消化饮食，少食多餐，给予高蛋白、高热量、高维生素饮食。②营养支持：经口摄入不足者，经鼻饲肠内营养剂或经肠外营养补充以保证摄入足够的营养素，以增强抵抗能力。
	Ⅳ度冻伤	深达肌肉和骨骼等组织。局部呈青灰至紫黑色，肿胀不明显，水疱稀少或无水疱，组织坏死，感觉消失，周边炎症反应，若无感染，则呈湿性坏死，病程可迁延数月，治愈后多留有不同程度的功能障碍或残疾。	
全身冻伤的临床表现	神经系统	中心体温下降，低于34℃。寒战、反应迟钝、健忘；体温降至32℃时寒战停止；降至30℃以下时呈昏迷状态。	**5. 潜在并发症**①严格执行消毒隔离制度：保持病室空气流通，定期进行病室空气消毒，室内物品每天用84消毒液擦拭消毒；接触患者创面时要戴无菌手套，必要时穿隔离衣。②加强创面的护理：遵医嘱合理应用抗菌药物，根据血培养及药敏结果再及时调整药物，及时更换创面敷料。如患者呕吐咖啡样物或呕血、柏油样便，提示发生应激性溃疡，应立即报告医生并协助处理。
	循环系统	全身组织性水肿，血液浓缩，黏滞度增高，常致低血容量性休克。	
	呼吸系统	呼吸中枢抑制，呼吸浅慢，致混合型的呼吸性和代谢性酸中毒。	
	泌尿系统	低血容量性休克可致肾功能不全、氮质血症、代谢性酸中毒，重者发生急性肾功能衰竭。	

第十节　大面积皮肤撕脱伤

一　概　念

皮肤撕脱伤是由于车轮或机器转动带等产生的外力作用致皮肤和皮下组织从深筋膜外的平面撕脱，同时伴有不同程度的软组织碾挫损伤。

二　主要护理问题

1. 体液不足　与损伤或失血过多有关。
2. 疼痛　与损伤致局部炎症反应或伤口感染有关。
3. 组织完整性受损　与致伤因子导致皮肤组织结构破坏有关。
4. 躯体移动障碍　与躯体受伤、组织结构破坏或剧烈疼痛有关。
5. 潜在并发症　伤口出血、感染、挤压综合征。

三　病情观察与护理措施

临床表现	病情观察	护理措施
片状撕脱伤	大面积的皮肤连带皮下组织自深筋膜上呈大片状撕脱，肌肉、肌腱等深部组织可保持完整或合并有不同程度碾挫伤，有时合并有骨折。	**一、常规治疗** ①撕脱皮瓣原位缝合。 ②撕脱皮肤全部切除丢弃，另取断层皮片移植。 ③撕脱皮肤全部切除，用鼓式切皮机取皮回植，不足部分取皮片移植。 ④在判断皮肤血液循环的基础上保留有血运的皮瓣，切除无血运的皮瓣，取皮后回植，不足之处再另取皮移植。 **二、体液不足**
套装撕脱伤	皮肤连带皮下组织自损伤肢体近端向远端呈"脱套袖"样撕脱，深部组织多有损伤。	**1. 止血**：根据出血部位和出血性质的不同，选用指压、加压包扎、填塞、止血带或手术等方法迅速控制伤口的出血。 **2. 体位**：血压不平稳者平卧或根据受伤部位选择合适体位，下肢未受伤者可抬高下肢，以促进静脉血液回流。

续表

临床表现	病情观察	护理措施
潜行剥脱伤	皮肤伤口小，或完全没有伤口（闭合性），皮肤外表仍保持完整，但皮肤自皮下与深筋膜之间有广泛潜行剥脱分离，有时可使整个肢体一圈都完全剥脱分离。	**3. 建立静脉输液通道和输液**：迅速建立 2~3 条静脉输液通道；根据医嘱，给予患者输液、输血或应用血管活性药物等，以尽快恢复有效循环血量并维持循环的稳定。 **4. 监测生命体征**：对生命体征不稳定者，密切监测生命体征并记录。 **三、疼痛** **1. 制动**：骨与关节损伤时加以固定和制动可减轻疼痛刺激。 **2. 体位**：多取平卧位，肢体受伤应抬高患肢，利于伤处静脉血回流和减轻肿胀而减轻局部疼痛。 **3. 镇静、止痛**：根据疼痛强度，遵医嘱合理使用镇静、止痛药物，注意观察病情变化和药物的不良反应。 **四、组织完整性受损** **1. 开放性伤口的护理** ①清创术前准备：告知患者清创术的相关知识，协助患者采取适当的体位，准备所需物品，协助医师清理伤口，包括清创、缝合、包扎和固定。 ②体位制动：抬高患肢，以利于伤口引流和减轻肿胀；固定和制动，告知骨、关节创伤或神经、肌腱、血管修补术后患者必须制动，但非创伤部位需适当活动，指导患者将损伤肢体的关节置于功能位。 ③创面观察与处理：观察伤口，肉芽组织的生长；保持引流通畅，注意观察放置引流物的伤口引流是否通畅和有效。 **2. 闭合性损伤患者的护理** ①局部冷敷或热敷：闭合性损伤 24h 以内予以局部冷敷，以减少局部组织的出血和肿胀；24h 后改用热敷，以促进血肿和炎症的吸收。 ②观察全身和局部情况的变化：观察生命体征是否平稳，血压有无波动，对肢体损伤严重者，应定时测量肢体周径，注意末梢循环、肤色和温度。

续表

临床表现	病情观察	护理措施
		五、躯体移动障碍 **1. 制动：** 骨与关节损伤时加以固定和制动可减轻疼痛刺激。 **2. 体位：** 多取平卧位。肢体受伤时应抬高患肢，以利于伤处静脉血回流和减轻肿胀从而减轻疼痛。 **3. 镇静、止痛：** 根据疼痛强度，遵医嘱合理使用镇静、止痛药物，同时注意观察病情。 **六、潜在并发症** **1. 伤口出血：** 严密观察敷料渗血情况和引流液的性质和量；患者有无面色苍白、肢端发凉、脉搏细速等表现，若发现异常应及时报告医师并建立静脉输液通道，以备快速输液、交叉配血试验等处理。 **2. 伤口感染：** 若伤口出现红、肿、热或已减轻的疼痛加重，体温升高、脉速，白细胞计数明显增高等，表明伤口已经发生感染应及时报告医师并协助处理。早期根据医嘱合理应用抗生素；若已形成脓肿，协助医师切开引流，并取脓液做细菌培养和药敏试验。 **3. 挤压综合征：** 凡肢体受到重物长时间挤压导致局部肌缺血、缺氧改变，继而引起肌红蛋白血症、肌红蛋白尿、高血钾和急性肾衰竭为特点的全身性改变，称挤压综合征。早期禁止抬高患肢和对患肢进行按摩和热敷；协助医生切开减压，清除坏死组织；遵医嘱使用碳酸氢钠及利尿剂，防止肌红蛋白阻塞肾小管。

第十四章
胸腔外科

第一节 纵隔肿瘤

一 概 念

原发于纵隔的肿瘤称为纵隔肿瘤。

二 主要护理问题

1. 睡眠型态紊乱 与担心疾病产生的压力有关。
2. 焦虑 与知识缺乏、担心预后效果有关。
3. 知识缺乏 缺乏纵隔肿瘤相关知识。

三 病情观察与护理措施

临床表现	病情观察	护理措施
呼吸道症状	胸闷、胸痛一般发生于胸骨后或患侧胸部。恶性肿瘤侵入骨骼或神经时，则疼痛剧烈。当肿瘤压迫或侵犯肺、支气管时，带引起咳嗽、气短，严重时发生呼吸困难。	**1. 术前护理** ①做好心理护理。关心患者，了解患者的思想、生活及工作情况。消除患者对疾病的恐惧心理和悲观情绪。积极主动配合各种治疗及护理。 ②协助医生尽快完善术前各项检查，为手术做好充分准备。

续表

临床表现	病情观察	护理措施
神经系统症状	由于肿瘤压迫或侵犯神经产生各种症状：如神经纤维瘤压迫脊髓神经引起截瘫；压迫支气管引起肺不张；压迫喉返神经可引起声音嘶哑；压迫交感神经出现颈交感神经麻痹综合征；压迫上腔静脉，常见颈部及上胸部静脉怒张，上腔静脉压力增高等。累及膈神经可引起呃逆、膈肌麻痹。	③锻炼患者咳嗽、咳痰，床上使用便器。④加强营养，及时纠正水、电解质紊乱，补充蛋白质。**2. 术后护理**①接心电监护，监测生命体征，给予吸氧。②保持引流管道通畅，观察颜色、量及性质。严格记录出入量。③鼓励患者咳嗽、咳痰，预防肺部并发症。**3. 健康教育**①讲解该病的发生、发展、预后及症状，对判断其病变的良、恶性有一定的意义。要定期查体，做到早发现、早治疗。②对不能完全切除或不能切除的纵隔肿瘤，要告知家属行化疗或放疗。讲解化疗放疗的意义、目的、方法及注意事项。③术后饮食无禁忌，日常活动量力而行，适度即可。
感染症状	如囊肿破溃或肿瘤感染影响到支气管或肺组织时，出现肺不张和肺内感染。	
心血管症状	心慌、心律失常，面、颈部水肿。	
消化道症状	肿瘤压迫或侵犯食管可引起吞咽困难。	

第二节　肺　癌

一　概　念

肺癌起源于支气管黏膜上皮，可向支气管腔内和（或）邻近组织生长，并通过血液、淋巴或支气管转移扩散。早期出现刺激性咳嗽，痰中带血。以逐渐出现癌肿压迫和转移症状为特征，是常见的肺部原发性恶性肿瘤。

二　主要护理问题

1. 气体交换障碍　与肺组织病变手术、麻醉、肿瘤阻塞支气管、肺膨胀不全、呼吸道分泌物潴留、肺指令功能降低等因素有关。

2. 低效性呼吸型态　与肺膨胀不全、呼吸道分泌物潴留、肺换气功能降低有关。

3. 疼痛　与癌细胞浸润、肿瘤压迫或转移有关。

4. 有感染的危险　与手术、放疗、化疗引起的免疫抑制有关，与潜在肺不张有关。

5. 潜在并发症　肺不张、肺炎、急性肺水肿、心律失常、支气管胸膜瘘。

三　病情观察与护理措施

临床表现		病情观察	护理措施
咳嗽		肺癌因长在支气管肺组织上，通常会发生刺激性干咳。	**1. 术前护理** ①观察呼吸道症状，改善呼吸功能，给予低流量吸氧。必要时雾化吸入，稀释痰液，以助于排痰，嘱患者戒烟。 ②对咯血患者，应备好抢救物品。 ③加强口腔卫生，及时处理口腔慢性病灶。 ④改善营养，提高机体抵抗力。 ⑤预防呼吸道感染，如有感染按医嘱用药控制感染。
胸闷、胸痛		肺癌早期胸痛较轻，主要表现为闷痛、隐痛，部位不定，与呼吸的关系也不确定。如胀痛持续发生则说明癌症有累及胸膜的可能。	**2. 术后护理** ①按胸外术后护理常规及麻醉后常规护理。 ②动态监测生命体征，严密观察血压、脉搏呼吸变化，术后 4h 内，每 30~60min 测量一次。 ③持续低流量吸氧。 ④让患者保持平静，减少躁动，以最大限度减少氧耗。 ⑤注意观察患者病情变化、胸腔出血情况、引流液的性状及量。
发热		肿瘤堵住支气管后往往有阻塞性肺叶存在，程度不一，轻者仅有低热，重者则有高热，用药后可暂时好转，但很快又会复发。	⑥注意支气管瘘的发生，如体温上升、体位性咳嗽、咳咖啡色痰，及时通知医生。 ⑦预防肺不张，应鼓励和协助患者咳嗽咳痰，必要时可用鼻导管或支气管镜吸痰。 ⑧全肺切除后的胸腔引流管，用于肺内调节压力，故应夹闭引流管，不能随便开放。
咯血		肿瘤炎症致坏死、毛细血管破损时会有少量出血，往往与痰混合在一起，呈间歇或断续出现，很多肺癌患者因痰中带血而就诊。	⑨静脉补液的护理应观察出血失液情况，注意纠正水、电解质平衡，补液速度不宜过快。
并发症	肺不张肺炎	麻醉伤口深而大，伤口疼痛胸部包扎过紧等均限制呼吸运动加之患者术后虚弱咳嗽无力，分泌物堵塞支气管引起肺不张、肺炎。	①协助患者坐起，拍背咳痰，遵医嘱雾化吸入。 ②鼻导管或气管镜吸痰。 ③立即减慢输液速度，迅速采取利尿、强心、酒精湿化、吸氧等治疗。 ④心律失常患者遵医嘱给药，严密观察患者生命体征变化，及早处理。 ⑤一旦确诊支气管-胸膜瘘，应做好胸腔引流、控制感染。

续表

临床表现	病情观察	护理措施
急性肺水肿	术后 1~2d 如患者出现严重的呼吸困难、发绀、心动过速、剧烈咳嗽咳、出泡沫痰，检查发现双肺湿啰音，动脉血氧分压明显下降、氧饱和度持续下降，考虑急性肺水肿。	
心律失常	密切观察心率、心律、血压、血氧饱和度的变化，及时除去并发心律失常的诱因。	
支气管胸膜瘘	严密观察体温、痰液、颜色、量、性状，常发生在术后 1~2 周。	

第三节　肺脓肿

一　概　念

肺脓肿是由于多种病因所引起的肺组织化脓性病变，早期为化脓性炎症，继而坏死液化，外周有肉芽组织包围形成脓肿。

二　主要护理问题

1. 体温过高　与肺组织炎症坏死有关。

2. 清理呼吸道无效　与脓痰聚集有关。

3. 营养失调：低于机体需要量　与肺部感染导致机体消耗增加有关。

4. 气体交换受损　与气道内痰液积聚、肺部感染有关。

5. 焦虑　与慢性咳嗽、咳脓痰、反复咯血病程迁延不愈有关。

6. 潜在并发症　咯血、窒息、脓气胸、支气管 – 胸膜瘘。

三　病情观察与护理措施

临床表现		病情观察	护理措施
吸入性肺脓肿		患者多数有口腔、口咽部的感染灶或手术、劳累、受凉等病史。急性起病，有畏寒、发热，体温可高达39℃～40℃，伴咳嗽、咳黏液痰或黏液脓痰。如感染不能及时控制，可于发病后10~14d突然咳出大量脓臭痰及坏死组织。	**1. 注意休息：** 急性期应卧床休息，以减少体力和能量消耗；当脓毒血症症状消退后，患者可适当下床活动。 **2. 做好口腔护理** **3. 加强营养：** 以改善机体情况，提高免疫力，促进炎症吸收和组织学修复。 **4. 准确记录痰量：** 细致观察痰的颜色和性质，正确留取痰标本并及时送检，细菌培养。
慢性肺脓肿		患者有咳嗽、咳脓痰、反复发热和咯血，持续数周到数月。可有贫血、消瘦等慢性消耗症状。	**5. 促进痰液排出：** 指导患者有效咳嗽、咳痰，必要时口服用药或雾化吸入，稀释痰液。
血源性肺脓肿		多先有原发病灶引起的畏寒、高热等全身毒血症的表现，经数日或数周才出现咳嗽、咳痰，量不多，极少咯血。	**6. 高热者作好降温处理** **7. 密切观察病情：** 特别是并发大咯血休克时，应积极抢救。 **8. 心理护理**
并发症	支气管肺炎	支气管肺炎可由细菌或病毒引起。起病急骤或迟缓，多数发病前先有轻度上呼吸道感染。轻者先有流涕、咳嗽、低热、纳差，1~3d后突然高热，体温38℃～39℃，咳嗽加剧、气促而发病；也有突然发热、咳嗽、气急、烦躁而发病者。婴幼儿大多起病迟缓，体温不高，咳嗽和肺部体征均不明显，常见拒食、呛奶、呕吐或呼吸困难。	**1. 一般治疗：** ①护理环境要安静、整洁。对患儿耐心护理，使其精神愉快。②对病程较长者，要注意加强营养，防止发生营养不良。 **2. 抗生素疗法：** 细菌性肺炎应尽量查清病原菌后，根据细菌培养结果，开始选择敏感抗生素治疗。 **3. 抗病毒疗法：** 广义的抗生素疗法包括抗病毒治疗。如临床考虑病毒性肺炎，可试用利巴韦林雾化吸入。 **4. 并发症的治疗：** 肺炎常见的并发症为腹泻、呕吐、腹胀及肺气肿。较严重的并发症为脓胸、脓气胸、肺脓肿、心包炎及脑膜炎等。
	肺纤维化	呼吸困难是肺纤维化最常见的症状。轻度肺纤维化时，呼吸困难仅在剧烈活动时出现，因此常常被忽视或被误诊为其他疾病。	①多饮水：鼓励肺纤维化患者多饮水，纠正或防止失水，患者不能饮食时，可用静脉补液，促使黏稠痰液排出，有利于稀释痰液。 ②少吃刺激性、辛辣、煎炸、油腻食物。 ③供给多种维生素、优质蛋白及碳水化合物饮食。 ④重度肺纤维化的患者可给予半流食或软食。 ⑤禁忌烟酒和过咸的食物。

第四节　膈　疝

一　概　念

　　膈疝系腹内脏器经由膈肌的薄弱孔隙、缺损或创伤裂口进入胸腔所致。临床分为食管裂孔疝、先天性膈疝和创伤性膈疝三大类。食管裂孔疝是指腹腔内脏器（主要是胃）通过膈食管裂孔进入胸腔所致的疾病，在膈疝中最常见，可达90%以上，多发生于40岁以上，女性多于男性。

二　主要护理问题

　　1. *疼痛*　与手术后创伤有关。
　　2. *低效性的呼吸型态*　与肺炎、咳嗽咳痰有关。
　　3. *知识缺乏*　缺乏疾病相关知识。
　　4. *潜在并发症*　呃逆、食管瘘、上消化道出血。

三　病情观察与护理措施

临床表现		病情观察与护理措施
胃食管反流症状	表现为胸骨后剑突下烧灼感、胃内容物反流、嗳气、疼痛等。	**1. 术前护理** ①根据患者情况调整饮食，能进食者给予高蛋白、高热量、营养丰富易消化的饮食，不能进食者遵医嘱给予静脉补充营养，以提高对手术的耐受力。 ②训练患者有效咳嗽、咳痰或腹式呼吸，吸烟者需戒烟。 ③术前2d进流质饮食，术前12h禁食、禁饮。术晨留置胃管，预防术后腹胀。
疝囊压迫症状	表现气急、咳痰、发绀、吞咽困难症状。	④遵医嘱术前预防性应用抗生素，防止术中可能造成的食管或胃穿孔，并控制呼吸道感染。 ⑤向患者及家属讲解手术过程及注意事项，稳定患者的情绪，使其积极配合治疗和护理。 **2. 术后护理** ①术后给予去枕平卧位，头偏向一侧，待麻醉清醒、生命体征平稳后给予半卧位，以免胃、食管反流。

续表

临床表现	病情观察与护理措施
	②保持胃肠减压的通畅，严密观察引流液的颜色、性质及量。 ③待胃肠功能恢复后可遵医嘱拔除胃管，从饮白开水开始，依次过渡到流食、软食、日常饮食，以高热量、高蛋白、高维生素、易消化的食物为宜，避免刺激性食物，少食多餐，速度不宜快。进食后2h内避免平卧、低头弯腰，防止反流。 ④禁食期间加强口腔护理，每日至少3次，保持口腔清洁。
并发症 食管－胸膜瘘	密切观察患者腹部体征，注意有无腹痛及腹肌紧张等症状，如患者发热、呼吸困难等应警惕食管－胸膜瘘发生，应及时通知医生处理。
消化道出血	注意观察引流液的颜色、性质及量，并监测体温、脉搏、血压及有无呕吐、排便的情况。若出现柏油样便且次数增多，出现头晕、心慌、出冷汗及血压下降的症状，应考虑消化道出血的可能，立即报告医生处理。

第五节　肋骨骨折

一　概　念

肋骨骨折是指肋骨的完整性和连续性中断，是最常见的胸部损伤。

二　主要护理问题

1.气体交换受损　与肋骨骨折导致的疼痛、胸廓运动受限、反常呼吸运动有关。

2.疼痛　与损伤有关。

3.潜在并发症　肺部感染、肺不张。

三　病情观察与护理措施

临床表现	病情观察	护理措施
胸痛	**单处肋骨骨折** 胸痛，深呼吸或咳嗽时疼痛加重。检查局部无明显异常，或有轻度皮下组织淤血肿胀。骨折处有压痛，胸廓挤压试验阳性（用手前后挤压胸廓可引起骨折部位疼痛）。 **多根肋骨多处骨折（连枷胸）** 伤情多较严重，受伤局部疼痛，并因呼吸运动、咳嗽或体位改变使疼痛加剧。出现反常呼吸，若软化区范围大，可软化膈摆动。	**1. 治疗**：单处肋骨骨折不需整复及固定，主要治疗是止痛。连枷胸的治疗原则是尽快消除浮动胸壁造成的反常呼吸运动。加压包扎固定、牵引固定等。 **2. 维持有效气体交换** ①现场急救：采取紧急措施对危及生命的患者给予急救。对于出现反常呼吸的患者，可用厚棉垫加压包扎以减轻或消除胸壁的反常呼吸运动，促进患侧肺复张。 ②保持呼吸道通畅。呼吸道梗阻尤其在昏迷患者中是胸部损伤死亡的常见原因，因此保持呼吸道通畅十分重要。轻症者，应协助患者有效咳嗽，即在患者咳嗽时，护士用双手掌按压伤处，以保护骨折部位，减少胸壁震动引起的疼痛，吸气时双手放松，咳嗽时双手加压。痰多黏稠、不易咳出者，给予湿化排痰。对意识不清、咳痰无力、老弱或不合作的小儿，可用鼻导管或气管镜吸痰。 ③密切观察生命体征、神志、胸腹部活动及气促、发绀、呼吸困难等情况，若有异常，及时报告医生并协助处理。 **3. 减轻疼痛**：疼痛轻者，一般不需特殊治疗。疼痛重者，可口服止痛药，多头胸带固定胸部，并可酌情行骨折痛点封闭，肋间神经阻滞。 **4. 输液**：对合并创伤性湿肺患者，输液速度不宜过快，以 20~30 滴 / 分为宜，防止发生肺水肿及心力衰竭。 **5. 外固定的护理** ①观察固定胶布有无脱落、过敏。过敏轻者给局部涂氟轻松软膏，禁止抓挠，防止感染。起水疱或溃破者，可涂以甲紫或无菌敷料覆盖，并更换弹力胸带固定。弹力胸带松紧要适宜，必要时给予调整。 ②肋骨牵引者，要定时检查，防止布巾钳从肋骨上滑脱。患者活动身躯时要注意保护持有效牵引。 **6. 健康教育** ①指导患者腹式深呼吸及有效咳嗽，进行有效的腹式呼吸可以缓解疼痛，减轻呼吸困难，有效的咳嗽排痰，可保持呼吸道通畅，预防呼吸道感染，防止肺部并发症。
气短	**单处肋骨骨折** 出现因疼痛、患者不愿深呼吸引起的轻度气短症状。	

临床表现	病情观察	护理措施
	多根肋骨多处骨折（连枷胸） 可产生胸壁软化，形成反常呼吸。患者感憋气、心慌和呼吸困难，检查可见呼吸增快、发绀，甚至处于休克状态。 观察胸部运动有无改变，由于呼吸表浅，皮下气肿可掩盖胸壁软组织肿胀或其他严重合并伤，妨碍了胸壁运动的观察，导致不能及时发现反常呼吸。	②对轻症患者伤后不到4周即出院者，要告知其早期下床的危害性，要求遵医嘱卧床休息。不要急于下床活动，防止再次骨折，甚至导致意外发生。 ③根据损伤的程度注意合理休息和营养。 **7. 出院指导** ①继续加强呼吸功能锻炼，可采用呼吸训练器、吹气球等深呼吸运动，以增强肺的呼吸功能。 ②告知患者，如果突然发生咳嗽、咯血、呼吸困难者，应立即到就近医院治疗。 ③3个月以后复查X线片，以了解骨折愈合情况。 ④忌食辛辣油腻饮食，保持大便通畅。
并发症 气胸血胸	尖锐的肋骨断端内移刺破壁层胸膜和肺组织时，可导致气胸、血胸。	①行胸腔闭式引流术。加强胸腔闭式引流管的护理。 ②密切观察病情变化：连续3h，每小时胸液大于100ml，提示胸腔内活动性出血。 ③吸氧。
皮下气肿纵隔气肿	气体进入胸壁软组织或纵隔，可引发胸部、颈部、头面部皮下气肿。CT可诊断纵隔气肿。	密切观察皮下气肿，记录气肿延伸范围，如气肿蔓延迅速，应立即告知医生，查找气肿来源，采取措施予以控制。对气肿张力极大，使患者痛苦难忍者，在胸骨柄切迹上2cm做一横行小切口至深筋膜排气减压。
肺部感染肺不张	清理呼吸道无效可导致肺部感染。	①保持呼吸道通畅，应鼓励并协助患者有效咳痰。对意识不清，痰液黏稠，咳痰无力患者可采用鼻导管或气管镜吸痰。 ②有指征的肺部感染应选用抗生素、祛痰药，以预防肺膨胀不全或感染。

第六节　漏斗胸

一　概　念

漏斗胸是指胸骨及其相邻肋骨的凹陷畸形，是以近剑突处位置最深，形成圆锥形陷窝，形似漏斗，故称漏斗胸，好发于幼儿时期。

二　主要护理问题

1. 疼痛　与手术创伤有关。
2. 焦虑 / 恐惧　与患儿年龄小、疼痛有关。
3. 潜在并发症　气胸。

三　病情观察与护理措施

临床表现	病情观察	护理措施
胸廓畸形	轻度驼背、腹部凸出。吸气性喘鸣和胸骨吸入性凹陷，易得上呼吸道感染，活动能力受限。畸形较重者可压迫心脏和肺，随着年龄增长影响呼吸和循环功能，肺活量减少，功能残气量增多，活动耐受量降低。	①观察凹陷的程度及特点。②评估患儿活动能力。
围手术期	严密观察病情及生命体征变化	患儿麻醉未清醒前取去枕平卧位，给予氧气吸入，定时测量体温呼吸脉搏血氧饱和度，保持呼吸道通畅。
	体位与活动	术后24h内严禁翻身侧卧，术后3d内应取平卧位，3d后才能下床活动，下床活动后避免碰撞胸壁。

临床表现	病情观察	护理措施
	饮食	术后禁食 6h，如无腹胀、呕吐等症状可给予营养丰富易消化饮食，保持大便通畅。
	疼痛	给予安抚，以听音乐、看电视等分散其注意力，无法忍受时给予镇痛剂，尽量不使用呼吸抑制剂。
	心理护理	注重患儿心理护理，多与其有效沟通，帮助其顺利度过疼痛期。
并发症	气胸	术后早期最常见的并发症，单侧多见，双侧少见。术后尽量减少早期活动，以防固定钢板活动刺破壁层胸膜。

第七节　脓　胸

一　概　念

　　脓胸是指脓性渗出液积聚于胸膜腔内的化脓性感染。按其病程长短可分为急性和慢性两种。

二　主要护理问题

　　1.营养失调：低于机体需要量　与急性或慢性感染消耗大量能量有关。

　　2.低效性呼吸型态　与肺膨胀不全有关。

　　3.体温过高　与感染性中毒有关。

　　4.潜在并发症　支气管 – 胸膜瘘。

　　5.焦虑　与对疾病认识不足、担心术后能否恢复正常呼吸有关。

三　病情观察与护理措施

临床表现	病情观察	护理措施
急性脓胸	表现为急性化脓性炎症和呼吸功能障碍。患者有高热、脉速、呼吸急促、胸痛、食欲不振、全身乏力、白细胞计数增高等，积液较多者尚有胸闷、咳嗽、咳痰，严重者出现发绀和休克。	**1. 常规护理** ①给患者安静、舒适的环境。 ②每日用紫外线照射消毒病室 30~40min。 **2. 专科护理** ①合理调配饮食、积极加强营养、纠正贫血低蛋白血症和水、电解质紊乱，增强患者的抗病能力，必要时少量多次输血或静脉高营养。 ②吸氧，必要时协助医生进行胸穿抽取脓液。 ③高热给予物理降温，并鼓励患者多饮水。 ④保证胸腔引流通畅，引流口周围皮肤涂氧化锌软膏，防止发生皮炎。 ⑤痰量较多者，应协助患者排痰或体位引流，保证呼吸道通畅。 ⑥患者营养状况差，机体抵抗力明显下降，易发生压疮，应定时协助患者翻身和床上肢体活动，及时更换汗湿的衣被，保持床单平整干净，防止压疮。
慢性脓胸	表现为慢性全身中毒症状及慢性咳嗽、咳脓痰、胸闷不适等症状。患者长期感染和营养消耗可导致消瘦、低热、贫血、低蛋白血症。	**3. 病情观察：**严密监测生命体征，如出现胸闷、心悸、气促、脉搏增快、口唇发绀、鼻翼扇动，应立即通知医生进行相应处理。观察胸腔闭式引流情况，观察引流液的量、性状、颜色。 **4. 健康教育** ①说明饮食与疾病的关系，指导患者进食高营养、易消化的饮食以增强机体抵抗力，促进康复。安抚患者情绪，鼓励树立信心，保持乐观态度，积极配合治疗和护理，及时有效地治疗急性脓胸，预防慢性脓胸的发生。 ②术后指导患者进行肺功能锻炼，可采用吹气球，深呼吸以增加肺的呼吸功能。鼓励患者下床活动。 **5. 出院指导** ①继续加强呼吸功能锻炼。 ②指导患者加强营养，多进食高蛋白、高热量、富含维生素的食物。 ③告知患者，如有不适立即到医院检查。

第八节 气 胸

一 概 念

指气体进入胸膜腔造成积气状态，称为气胸。

二 主要护理问题

1.气体交换受损　胸膜腔内压力升高、肺萎陷以及通气、血流比例失调有关。

2.低效性呼吸型态　与分泌物过多、疼痛和肺部组织损伤有关。

3.清理呼吸道无效　与肺扩张不全、疼痛有关。

4.焦虑　与急性损伤、呼吸困难、疼痛有关。

5.疼痛　胸膜腔内压力升高导致胸膜受牵拉、撕裂和引流管的刺激有关。

6.潜在并发症　循环衰竭、呼吸衰竭、胸膜感染、皮下气肿。

三 病情观察与护理措施

临床表现	病情观察	护理措施
闭合性气胸	胸闷、胸痛、气促和呼吸困难，其程度随胸膜腔积气量和肺萎陷程度而不同。肺萎陷在30%以下为小量气胸，患者可无明显呼吸和循环功能紊乱的症状；肺萎陷在30%~50%者为中量气胸；肺萎陷在50%以上者为大量气胸，后两者均可出现明显的低氧血症表现。	**1.严密观察病情变化**：观察患者胸痛、咳嗽、呼吸困难的程度，观察患者呼吸、脉搏、血压、面色变化及气管位置是否居中。 **2.吸氧** **3.卧位**：若无禁忌证，应保持患者半坐位，以利肺的膨胀。 **4.建立静脉通道**：补液、纠正休克和循环功能不全。 **5.胸腔闭式引流管的护理**：胸腔闭式引流后呼吸困难无明显缓解，胸引流管持续大量漏气，提示存在严重肺裂伤或支气管断裂，需报告医生，做好开胸探查准备。

续表

临床表现		病情观察	护理措施
开放性气胸		表现为气促、呼吸困难、鼻翼扇动、口唇发绀，部分患者血压下降，重者伴有休克症状。查体发现胸部有开放性伤口，呼吸时空气经伤口进入胸膜腔，发出吸吮的声音。	**6. 保持呼吸道通畅**：鼓励患者咳嗽和深呼吸，对咳痰无力的患者给予及时吸痰，定时雾化吸入，利于痰液排出。 **7. 病室环境**：提供安静、舒适的环境，保持室内空气湿润。 **8. 心理护理**：用通俗易懂的语气向患者及家属解释治疗、护理过程，解除他们的焦虑感，并赢得患者的信任。 **9. 健康教育**
张力性气胸		患者表现为呼吸极度困难、发绀、脉搏细弱、心率增快、血压下降、烦躁、意识障碍、大汗淋漓、昏迷、休克甚至窒息。	①减少活动，保持大便通畅，避免用力屏气，必要时采取相应的通便措施。 ②饮食应注意少食刺激性食物，增加营养，多进食高蛋白饮食，不挑食、不偏食，适当进粗纤维素食物。保证适量的水分摄入。
并发症	循环衰竭	开放性气胸造成两侧胸腔压力不平衡而引起的纵隔随呼吸摆动。张力性气胸造成的胸膜腔高压，纵隔移位，如果未得到及时纠正，最终导致循环衰竭。	①开放性气胸紧急处理原则是迅速封闭伤口，变开放性气胸为闭合性气胸，以消除纵隔摆动对循环系统的影响。 ②张力性气胸迅速排气减压，减低胸膜腔内高压，消除纵隔移位，从而消除对循环系统的影响。 ③强调观察气管位是否居中。 ④补液：必要时输注胶体或血液，纠正休克和循环功能不全。
	呼吸衰竭	气胸、胸膜腔内负压消失，均影响肺通气、换气功能，长久可造成呼吸衰竭。	①尽早实施胸腔闭式引流术，恢复胸膜腔负压状态。 ②早期给氧，纠正患者低氧血症。
	胸膜腔感染	开放性气胸，胸壁存在伤口，容易引起胸膜腔感染，并发脓胸。	外伤现场很难找到无菌敷料，我们强调采取一切可能获得的材料，如毛巾、衣服等，此时压盖胸壁伤口消除纵隔摆动是第一位的，随后要积极防治继发感染。
	皮下气肿	气体进入胸壁软组织，可发现胸壁、颈部、头面部肿胀、指压时有握雪感。	①少量积气无须处理，可自行吸收。 ②大量积气时，需排气减压。 ③保持胸引流管通畅，固定稳妥，防脱出。

第九节 食管癌

一 概 念

食管癌系指由食管鳞状上皮或腺上皮的异常增生所形成的恶性病变。

二 主要护理问题

1. 营养失调：低于机体需要量　与进食量减少或不能进食、消耗增加等有关。
2. 吞咽障碍　与肿瘤阻塞有关。
3. 体液不足　与吞咽困难、水分摄入不足有关。
4. 有感染的危险　与中心静脉插管、手术伤口及术后抵抗力下降有关。
5. 焦虑　与对癌症的恐惧和担心疾病预后等有关。
6. 潜在并发症　食管吻合口瘘、乳糜胸。

三 病情观察与护理措施

临床表现	病情观察	护理措施
早期	吞咽时哽噎感、食管内疼痛、胸骨后烧灼胀痛感、吞咽后食管内异物感。	**1. 术前护理** ①胸外科一般术前护理常规：术前宣教、皮试、备血、清洁肠道、备皮、留置胃管。 ②饮食指导：根据患者的吞咽程度给予合理高营养饮食或补液、输血等，以改善患者全身状况。 ③消化道准备：对有明显食管狭窄和炎症的患者，术前口服肠道抗生素减轻炎症和水肿，以减少术后感染。 ④加强沟通：加强与患者及家属的沟通，消除患者疑虑。 ⑤加强口腔护理。 **2. 术后护理** ①呼吸功能锻炼：协助患者取半坐卧位，指导其进行有效咳嗽，必要时行鼻导管吸痰或气管镜吸痰，清除呼吸道分泌物，促进肺扩张。

续表

临床表现	病情观察	护理措施
中期	进行性吞咽困难、呕吐致逐渐消瘦、脱水。	②预防静脉血栓：重症患者进行下肢各关节伸屈锻炼。 ③加强口腔护理：禁食期间应保持患者口腔清洁。 ④肩关节功能锻炼：指导患者进行上肢的上举与外展训练。 ⑤胃肠减压及胸腔闭式引流管的护理：注意观察胃液及胸液颜色、性质、量，定时挤压胸引流管，若术后血清样胸液过多或粉红色中伴有脂肪滴，应警惕乳糜胸可能。
晚期	持续胸痛或背痛。肿瘤压迫气管引起咳嗽和呼吸困难；侵犯气管形成食管气管瘘；侵犯喉返神经可出现声音嘶哑；侵犯主动脉可引起大出血。可发生淋巴和血行转移。患者可出现高度消瘦、脱水等恶病质。若有肝、脑等重要脏器的转移，可出现黄疸、腹水、昏迷等症状。	⑥伤口护理：保持局部清洁，注意有无切口感染、裂开及吻合口瘘的征象。 ⑦饮食护理 a.禁食期间嘱患者勿吞咽口水，遵医嘱经营养管及静脉高营养治疗。 b.食管及贲门术后5~7d，根据胃肠功能的恢复及术中吻合口张力、血供情况而决定进食时间。先少量饮水，无梗阻、疼痛、呕吐、腹泻等不良反应时可逐步进流食、半流食，3周后方可进普食。 c.给予富有营养的高蛋白、高维生素、低脂、少渣饮食，要少量多餐。 d.胃代食管术后，避免睡前、躺着进食，进食后端坐半小时防止反流。
并发症 食管吻合口瘘	术后持续发热或进食后突发的高热，可伴有寒战、胸痛、呼吸困难等，常发生在术后5~7d。	1.**营养支持**：立即禁食，肠外高营养治疗，也可经空肠造口滴入营养液。 2.**胃肠减压及胸腔闭式引流管的护理**：注意观察胃液及胸液颜色、性质、量，定时挤压胸引管。 3.**基础护理**：定时翻身及肢体功能锻炼，预防压疮。 4.**预防感染**：指导有效咳嗽，根据体征及药敏试验结果遵医嘱使用抗生素。 5.**心理护理**
并发症 乳糜胸	胸闷、气短、心悸甚至血压下降，胸腔闭式引流可为淡血性或淡黄色液，严重者引流液可导致糜状改变。	①严密监测生命体征，并做好记录。 ②胸腔闭式引流管的护理：及时引流胸腔内乳糜液，观察引流液颜色、性质、量。 ③营养支持：遵医嘱给予肠外高营养治疗。 ④必要时行胸导管结扎术。

第十节　胸壁结核

一　概　念

　　胸壁结核系胸壁软组织、肋骨和胸骨的结核病变，多为继发于肺、胸腹或纵隔的结核病变。

二　主要护理问题

　　1. 营养失调：低于机体需要量　与结核病变消耗有关。
　　2. 低效性呼吸型态　与胸廓运动受限、肺组织破坏、肺萎陷等有关。
　　3. 有感染的危险　与抵抗力下降有关。
　　4. 焦虑／恐惧　与担心手术及预后有关。

三　病情观察及护理措施

临床表现	病情观察	护理措施
局部症状	①早期无明显症状，局部不红，无热、无痛脓肿（寒性脓肿）。②按压可有波动感，穿刺可抽出黄白色脓液或少量干酪样物质。③脓肿穿破皮肤，常排出水样混浊脓液，无臭，伴干酪样物质，经久不愈，形成溃疡或窦道。	**1. 术前护理**①饮食指导：改善营养状况。给予高蛋白、高纤维素饮食，必要时根据医嘱输新鲜血，将血红蛋白提高到10g/L以上。②术前两周连续使用抗结核药，合并感染者术前使用抗生素1周。观察药物的效果，若出现眩晕、耳鸣、听力减退及肝功损害，应提醒医生调整药物。③卧床休息：局部制动，减轻疼痛，防止病理性骨折。④加强基础护理，防止压疮发生。⑤心理护理：解除焦虑情绪，使其积极配合治疗。⑥协助患者做好各项检查：术前要教会患者腹式呼吸，以免术后增加切口张力引起疼痛。⑦胸壁结核病灶清除术是为了避免残腔形成，导致疾病复发，胸带要加压包扎两周以上，向患者及家属讲清其重要意义，避免术后患者因不舒服自行放松胸带而影响康复。

续表

临床表现	病情观察	护理措施
全身症状	①少数患者可有低热、乏力、盗汗等表现。 ②若寒性脓肿继发化脓性感染，可出现急性化脓症状。	⑧脓肿较大且张力高的患者术前防止脓肿破溃，备皮时应动作轻柔，避免碰破。 ⑨嘱患者术前着柔软、棉质宽松的衣服，保持床单位清洁无渣屑，以防脓肿破溃。 ⑩执行术前医嘱。 **2. 术后护理** ①严密观察病情。 ②定时挤压引流管，保持引流通畅，同时观察引流液的颜色、性质及量，并做记录。 ③遵医嘱用药，术后抗结核治疗 6~12 个月，以防结核复发。 ④预防感染：a.术后 3d 内监测体温 4 次／日，观察白细胞变化。保证抗生素的正确应用，预防感染发生。b.切口敷料浸湿及时更换。c.保持引流通畅，早期拔管避免异物刺激使分泌物增多，减少感染的机会。

第十一节　胸腺瘤

一　概　念

胸腺瘤是最常见的纵隔肿瘤之一，起源于不同的胸腺上皮细胞或淋巴细胞。

二　主要护理问题

1. 有窒息的危险　与肌无力，分泌物不能自行咳出有关。
2. 睡眠型态紊乱　与呼吸肌无力，呼吸费力有关。
3. 吞咽功能障碍　与肌无力有关。
4. 呼吸型态紊乱　与术后肌无力恢复差，机械通气有关。

三　病情观察与护理措施

临床表现	病情观察	护理措施
胸闷 胸痛 咳嗽 胸前不适	① 50%~60% 无明显症状，常在查体时发现。 ② 25% 以上患者有瘤体侵犯或压迫纵隔引起胸闷、咳嗽、胸痛、呼吸困难、吞咽困难、反复发作的呼吸道感染等，少数患者出现声音嘶哑。 ③ 腺瘤胸腔内转移，可伴胸水，引起呼吸困难、胸痛、胸部不适等症状。远处转移以骨骼系统最为常见，引起相关的转移症状。 ④ 全身症状：体重减轻、疲劳、发热、盗汗等非特异性症状。	**1. 术前处理** ① 了解患者有无肌无力、吞咽、呼吸困难等症状和程度。 ② 观察痰液的性质、颜色和量，痰液不易咳时可给超声雾化吸入。 ③ 观察患者呼吸改善的情况，必要时采取半卧位或坐位，以减轻胸闷、喘憋、气急症状。遵医嘱给予氧气吸入，并做好用氧指导。 ④ 如果有上腔静脉压迫症状应选择下肢进行输液。 ⑤ 观察患者胸痛程度，必要时应用止痛药物并做好用药指导。 ⑥ 发热患者应给予物理降温或药物降温，协助多饮水，及时更换床单。 ⑦ 与患者沟通，做好心理护理。饮食宜高蛋白、高热量、高维生素、无刺激性食物，鼓励患者多饮水。 ⑧ 合并肌无力者术前服用胆碱能药物，并观察用药后反应。 **2. 术后护理** ① 按胸外科一般术后护理常规护理。 ② 密切观察有无肌无力危象：如肌力、吞咽情况，加强对患者呼吸监测，若出现呼吸困难症状，立即行气管切开，并以呼吸机辅助呼吸。 ③ 严密观察用药后反应：根据术前用药量及术后的一般情况，正确判断用药不足和用药过量的不同症状。密切观察有无胆碱能反拗危象。 ④ 术后应尽量避免一切加重神经-肌肉传递障碍的药物，如地西泮、吗啡、利多卡因等。 ⑤ 指导患者术后进行机体功能锻炼。
并发症 肌无力危象	呼吸困难、烦躁不安、发绀、气管内分泌物增多而无力排出致严重缺氧，严重者可引起急性呼吸衰竭，试验注射依酚氯铵，肌力增强则支持此诊断。	① 一旦出现重症肌无力危象，应迅速通知医生。 ② 遵医嘱给予吸氧、吸痰、做好气管插管或切开、人工呼吸机的准备工作；备好新斯的明等药物；果断地行气管切开术，呼吸机辅助呼吸，尽快解除危象，防止发生窒息。

续表

临床表现		病情观察	护理措施
	胆碱能危象	观察患者是否出现流涎、出汗、心率减慢、肌肉震颤等神经系统症状用以判断胆碱酯酶抑制剂用量不足或过量。	①立即停用抗胆碱酯酶，确保呼吸道通畅，积极做好抢救准备。 ②要坚持按医嘱治疗，不能擅自停药，过早停药。 ③避免劳累，避免滥用抗生素、心血管类药物。
	反拗危象	应用大量抗胆碱酯酶药物或完全停用此类药物均不能缓解，患者呼吸肌麻痹逐渐加重。	

第十二节　血　胸

一　概　念

胸膜腔内积血，称为血胸。

二　主要护理问题

1. 低效性呼吸型态　与胸膜腔积血压迫肺部有关。
2. 体液不足　与大量出血有关。
3. 有感染的危险　与组织损伤、积血有关。

三　病情观察与护理措施

临床表现	病情观察	护理措施
出血	小量：成人 <0.5L，一般无症状。 中量：0.5~1.0L 和大量（1.0L 以上）出血，低血容量以及休克表现，可出现脉速、血压下降、气促、四肢湿冷、末梢血管充盈不良等。	①吸氧：提高血氧饱和度。 ②建立静脉通路快速补液。 ③严密观察生命体征。 ④遵医嘱查血型：进行交叉配血，补充丢失的血液。 ⑤胸腔闭式引流管的护理：测量、记录胸腔引流量，以估计血液丢失量。连续3h，每小时胸液 >100ml，提示胸内活动性出血，

续表

临床表现		病情观察	护理措施
呼吸困难		中大量出血，积血压迫肺脏和纵隔，出现呼吸困难、发绀症状，气管向健侧移位，伤侧胸部叩诊浊音，呼吸音减弱或消失。	做好开胸探查的准备。 ⑥患者保持合理体位，血压平稳后采取半坐卧位以利于引流。 ⑦按医嘱综合应用抗生素，预防胸内感染。 ⑧健康教育：向患者介绍各种治疗及护理的意义和目的，解除焦虑、恐惧的心理，积极配合各项操作。 ⑨出院指导：指导患者出院后注意休息，加强营养，如有不适及时到医院就诊行X线检查了解胸内情况。
并发症	低血容量性休克	快速出血患者可出现脉速、血压下降、气促及低血容量性休克的表现。	①补液扩容，纠正休克。 ②严密观察胸液颜色、量、性状，记录每小时胸引流量。 ③进行性出血立即行剖胸探查止血。
	胸内感染	组织损伤、胸腔积血可引起肺部感染。	①保持胸引流管通畅。 ②协助患者取半坐卧位，利于引流。 ③凝固性血胸，病情稳定，2周左右剖胸或电视辅助胸腔镜手术，清除血凝块及附着在肺表面的纤维蛋白膜或纤维板。 ④按医嘱综合应用抗生素，预防胸内感染。
	呼吸困难	积血压迫肺部及纵隔可出现呼吸困难。	①及时清除胸膜腔积血。 ②病情稳定后，鼓励患者咳嗽和深呼吸运动，促使肺复张。

第十三节　支气管扩张

一　概　念

　　支气管扩张是由于支气管及其周围肺组织慢性化脓性炎症和阻塞，引起支气管组织结构较严重的破坏，形成管腔持久扩张和变形，是常见的慢性支气管感染性疾病，临床表现为慢性咳嗽伴大量黏液脓痰和反复咯血。

主要护理问题

　　1. 清理呼吸道无效　与痰液黏稠和体质虚弱有关。

　　2. 焦虑 / 恐惧　与突然或反复大咯血有关。

　　3. 有窒息的危险　与痰多、痰液黏稠或大咯血造成气道阻塞有关。

　　4. 营养失调：低于机体需要量　与反复感染导致机体消耗增加、摄入不足有关。

　　5. 活动无耐力　与营养不良、贫血有关。

　　6. 潜在并发症　休克或窒息、慢性呼吸衰竭、肺脓肿。

三　病情观察与护理措施

临床表现	病情观察	护理措施
慢性咳嗽大量脓痰	咳嗽、咳痰常在晨起和夜间卧床时加重，痰量每日可达数百毫升。阵发性咳嗽，与体位有关。痰液静置后可分三层：上层为泡沫、中层为黏液、下层为脓性物和坏死组织，若伴有厌氧菌感染会有痰液恶臭现象。	**1. 清除痰液：** ①遵医嘱给予祛痰药物。②遵医嘱雾化吸入使痰变稀薄，并辅以叩背，指导其做有效咳嗽。**2. 体位引流：** ①引流宜在饭前进行。②依病变部位不同而采取不同的体位。③引流时间可从每次 5~10min 加到每次 15~30min。④引流完毕予漱口并记录引流出痰液的量及性质。⑤引流过程中注意观察病情：若患者出现咯血、发绀、头晕、出汗、疲劳等情况，应及时终止引流。痰量较多的患者引流时，应注意将痰液逐渐咳出，避免发生痰液涌出过多而窒息。患有高血压、心力衰竭及高龄患者禁止体位引流。**3. 休息与卧位：** 有大咯血者应绝对卧床。**4. 饮食：** ①宜高热量、高蛋白质、富含维生素饮食，以补充消耗。②保持口腔清洁，勤漱口，以减少感染并增进食欲。③鼓励患者多饮水，每天 1500ml 以上，帮助痰液稀释，有利于排痰。**5. 加强病情观察，防止并发症发生****6. 加强用药护理**
反复咯血	此为本病的特点，从痰中带血到大量咯血。临床上咯血量分为：痰中带血；少量咯血 <100ml/d；中等量咯血 100~500ml/d；大量咯血 >500ml/d 或一次咯血 >300ml。	
反复肺部感染	同一肺段反复发生并迁延不愈。	
慢性感染中毒症状	可出现发热、乏力、食欲减退、消瘦、贫血等，儿童可影响发育。	
典型体征	在病变部位听到局限性、固定性湿啰音。部分患者有杵状指（趾）。长期反复感染多伴有营养不良和肺功能障碍。	

续表

临床表现		病情观察	护理措施
并发症	休克或窒息	短期内大咯血患者，可合并失血性休克或发生窒息。除内科积极止血、保持呼吸道通畅外，常需行急诊支气管动脉栓塞术等介入治疗。	**1. 清除过多的分泌物**：依病变区域不同进行体位引流，并配合雾化吸入。有条件的医院可通过纤维支气管镜行局部灌洗。 **2. 抗感染**：支气管扩张患者感染的病原菌多为革兰阴性杆菌，常见流感嗜血杆菌、肺炎克雷伯杆菌、铜绿假单胞菌等，可针对这些病原菌选用抗生素，应尽量做痰液细菌培养和药敏实验，以指导治疗。伴有基础疾病（如纤毛不动症）者，可根据病情，长期使用抗生素治疗。 **3. 提高免疫力**：低丙球蛋白血症、IgG亚类缺乏者，可用丙球蛋白治疗。 **4. 手术治疗**：病变部位肺不张长期不愈；病变部位不超过一叶或一侧者；反复感染药物治疗不易控制者，可考虑手术治疗。
	慢性呼吸衰竭	反复气道化脓性感染，晚期常因其本身和远端的结构广泛破坏，导致有效肺泡通气功能下降，出现低氧和（或）高二氧化碳血症，发展为呼吸衰竭；继之引起肺动脉高压、右心室肥厚扩张，发展为慢性肺源性心脏病。这是支气管扩张的主要死亡原因，应积极预防。	
	肺脓肿	支气管扩张一方面由于原有的结构受损，存在持续性感染，在此基础上局部感染加重难以控制时，易导致肺组织坏死，形成脓肿；另一方面由于长期下呼吸道永久性病理改变，不断出现呼吸道症状，易发生上呼吸道定植菌（尤其是厌氧菌）吸入，导致肺脓肿。由于有效抗生素的应用，肺脓肿的发生已有下降。	

第十四节　食管狭窄

一　概　念

食管狭窄是指因食管本身疾病或受外压而导致的食管腔道狭窄。常见的病因有食管黏膜因炎症破坏或化学药品腐蚀，修复后形成瘢痕而导致的狭窄；食管肿瘤如食管癌不同程度阻塞食管管腔而导致的狭窄；食管周围组织病变从外部压迫食管而导致的狭窄，如肺及纵隔肿瘤、动脉瘤、甲状腺肿等。

主要护理问题

1. 吞咽困难　与食管狭窄有关。

2. 疼痛　与癌症转移、侵犯神经及扩张时所致的机械性刺激有关。

3. 营养失调：低于机体需要量　与进食困难、进食减少或不能进食、消耗增加有关。

4. 体温升高　与食管–气管瘘所致的感染有关。

5. 焦虑　对介入治疗缺乏了解，担心疼痛及疾病预后有关。

6. 潜在并发症　食管–气管瘘、出血、疼痛、穿孔和破裂、内支架滑脱、内支架内狭窄和闭塞。

病情观察与护理措施

临床表现	病情观察	护理措施
异物感 进行性吞咽困难 全身症状	轻者表现为进食有异物感或食物滞留感。严重者有进行性吞咽困难甚至饮水困难、食物反流，进而出现脱水、无力、消瘦及低蛋白血症引起的全身水肿等营养不良的表现。	**1. 术前护理** ①心理护理：术前向患者及家属做好解释工作，解除患者对手术的恐惧心理，讲解手术治疗优点及安全性，解除患者思想顾虑并介绍患者与病友进行交流，增强治疗信心，主动配合治疗护理。 ②营养支持治疗： a. 指导进清淡易消化流质饮食，以少量多餐为原则，下咽时动作缓慢，避免急躁并讲解流质饮食种类，教会家属制作流质饮食的方法。 b. 如合并食管–气管瘘者指导患者禁食水，预防肺部感染并讲解目的意义。 c. 通过静脉途径供给足够的脂肪、蛋白质、糖类、维生素、电解质及抗感染等治疗以增强体质，提高患者术后耐受力。 d. 观察意识、生命体征变化并每天测量体重，观察营养状况。 ③口腔护理：保持口腔清洁是减少术后感染的有力措施。术前3d行口腔护理，鼓励患者刷牙，睡前、饭后勤漱口，以保持口腔清洁。 ④术前检查：胸部X线及心电图，血、尿、大便常规，出、凝血时间，肝肾功能检查，了解病变部位及长度并排除严重心肺疾病。 ⑤术前准备：术前8h禁食、水，留置胃肠减压，术前半小时肌内注射山莨菪碱，以减少消化液分泌。

续表

临床表现	病情观察	护理措施
		2. 术后护理 （1）饮食护理 ①禁食期间给予静脉营养支持，保持中心静脉管的畅通。给予葡萄糖、氨基酸、电解质、维生素、营养液等维持营养。要求24h均匀滴入，保持中心静脉插管处清洁、干燥，预防感染。 ②根据胃肠功能的恢复及术中吻合口张力、血供情况而决定进食时间。先少量饮水，无不良反应时可逐步进流食、半流食，3周后方可进普食，要少量多餐。结肠代食管术后进食时间宜适当延迟。 ③胃代食管术后，要少量多餐，避免睡前、平躺进食，进食后务必慢走，或端坐半小时，防止反流，裤带不宜过紧，进食后避免有低头弯腰的动作。 ④给予高蛋白、高维生素、低脂、少渣饮食，并观察进食后有无梗阻、疼痛、呕吐、腹泻等情况。若发现症状应暂停饮食。 （2）体位与活动 ①卧位指导及病情观察：指导置入支架的患者采取半卧位，减少食物反流，避免大幅度转身、弯腰动作，观察患者头部自由转动和抬头情况，放置高位支架者应指导患者头部勿过度摇摆，防止支架磨破大血管而出血，严密监测生命体征。观察患者有无心慌、气短、咳嗽、痰中带血、呕血及黑便，如有不适，及时告知医生，遵医嘱给予止吐、止痛、止血、制酸药物及抗生素。 ②饮食护理：食管扩张成型、支架置入术后均应观察食管是否通畅，患者进食宜采取从流食－半流食－普食逐步过渡的方法，术后当日可进温热流质，忌冷食，因为支架置入术后镍钛合金的支架可随温度变化而发生硬度变化，热胀冷缩，导致支架冷缩后发生滑脱，故嘱患者3d内禁食冷饮。3d后患者无疼痛或感染症状时可恢复正常饮食。指导支架置入患者进食应采取坐位，进食时应细嚼慢咽，禁食坚硬富含纤维素，有腐蚀性、黏性大的食物，并在餐后饮水，以清洁可能留在支架上的食物碎屑。伴有食管－气管瘘患者术后观察进食有无呛咳。

续表

临床表现	病情观察	护理措施
并发症	出血、疼痛	球囊扩张可使狭窄段黏膜发生不同程度的损伤，出现轻度疼痛和少量出血是正常的，3~5d 可自行愈合；大出血罕见，若出血量较多、疼痛较重时应立即报告医生处理，同时密切观察血压、脉搏的变化，明确出血的原因及部位后，遵医嘱给予止血、输血等处理。
	穿孔和破裂	这是消化道狭窄扩张成形术最严重的并发症。多在狭窄部位炎性水肿期过早进行扩张或导丝插入时形成假道而未及时发现，以及球囊直径过大、充盈膨胀过猛所致，表现为局部疼痛较重不缓解、出血不止，应注意观察疼痛的性质、持续时间、部位、伴出血的情况，若持续出血、呕血及黑便时，应嘱患者禁食并报告医生。

第十五章

神经外科

第一节 头颈部血管狭窄

一 概　念

　　动脉粥样硬化斑块形成是引起头颈部血管管腔狭窄的主要原因，脑血管狭窄则是造成缺血性脑血管病的重要病因和危险因素，狭窄的血管使得经过脑血管的血液减少，造成脑细胞缺血死亡。

二 主要护理问题

　　1. 知识缺乏　缺乏疾病相关知识。
　　2. 恐惧　与担心预后和治疗有关。
　　3. 有受伤的危险　与肢体无力、眩晕有关。

三 病情观察与护理措施

临床表现	病情观察	护理措施
脑缺血、缺氧	**短暂性脑缺血发作** ①短暂的神经功能缺失，24h内症状完全消失。 ②可以反复发作，间歇时间不规律。 ③症状随受累动脉不同而异。 a.颈动脉系统出现病变，对侧肢体麻木、无力、面肌瘫痪。 b.椎－基底动脉系统出现双眼阵发性黑蒙或同向性偏盲、眩晕、共济失调、复视、构音障碍和吞咽困难。	**1.常规护理：**①心理护理。多与患者进行有效的沟通，使其了解该病的发生、发展和预后的相关知识，主动配合治疗，树立战胜疾病的信心。②平卧位，以增加脑部供血。③低盐、低脂、高蛋白、高维生素饮食。 **2.介入治疗的护理：**①穿刺部位的准备：会阴部备皮。②心理护理，消除恐惧心理。③术前3d开始服用氯吡格雷75mg、肠溶阿司匹林300mg，1次/日。④术后术侧下肢制动6~8h，严密观察局部有无血肿形成及足背动脉搏动是否良好。⑤穿刺点沙袋压迫6~8h。⑥严密观察血压变化，严格控制血压。⑦支架术后，常规服用氯吡格雷75mg，肠溶阿司匹林300mg，1次/日。3个月后停服氯吡格雷，服用肠溶阿司匹林300mg，1次/日，6个月后改为100mg，1次/日，终身服用。
	脑梗死 ①可逆性神经功能障碍。 ①进展性卒中。 ③完全性卒中。	①输液、输血、补充血容量，防止休克。 ②使用抗生素控制感染。 ③使用止血剂，如氨甲苯酸、维生素K_1等。 ④对症处理：如需手术的应积极进行术前准备。
并发症　脑过度灌注综合征	**注意** ①生命体征及瞳孔、意识的变化。 ②血压的变化。 ③高颅压的征兆，防止脑疝。	①绝对卧床休息，床头抬高15°~30°。 ②头枕冰袋，降低脑代谢，保护脑细胞。 ③持续低流量吸氧。 ④保持呼吸道通畅，防止窒息和缺氧。 ⑤严格监测血压，使血压维持在基础血压的2/3。 ⑥脱水药物按时使用，降低颅内压，防止脑疝。

第二节　颅内动静脉畸形

一　概　念

　　颅内动静脉畸形是胎儿期脑血管发育过程中形成的变异血管团，属先天性疾病。病变处动脉和静脉直接相通，其间无毛细血管，形成脑动、静脉间的短路，产生一系列脑血流动力学的紊乱并导致相应临床症状。

二　主要护理问题

　　1. 潜在并发症　颅内出血、血管痉挛、脑疝、癫痫发作。
　　2. 疼痛　与颅内出血后血性脑脊液刺激有关。
　　3. 有受伤的危险　与癫痫发作有关。
　　4. 舒适度的改变　与头痛有关。
　　5. 知识缺乏　缺乏颅内动静脉畸形疾病相关知识。
　　6. 恐惧　与担心治疗效果、预后有关。

三　病情观察与护理措施

临床表现	病情观察	护理措施
出血	出血是常见的症状，如出血进行性增多可出现头痛加剧，颅内压增高，瞳孔改变，意识障碍逐渐加深并可出现脑疝危象。要观察生命体征的变化，尤其是血压的变化。	**1. 按疼痛特点指导有效缓解疼痛的方法**：如头枕冰袋，床头抬高15°～30°，播放舒缓的轻音乐，也可采用头部按摩，转移注意力。 **2. 休息与活动**：为避免出血加重或再出血，应卧床1～2周。昏迷者取半卧位，头偏向一侧或侧俯卧位，防止误吸；有躁动者，加强安全防范，必要时给予镇静药物。 **3. 饮食**：给予清淡、易消化、低盐低脂富含粗纤维素饮食，多食新鲜水果、蔬菜，保持大便通畅。急性出血期重症患者发病48h内禁食，以静脉营养为主；48h后仍不能进食者鼻饲饮食。 **4. 遵医嘱用药**：给予脱水药物（20%甘

续表

临床表现	病情观察	护理措施
		露醇、呋塞米等），止血药物（巴曲酶、氨甲苯酸、酚磺乙胺等），预防血管痉挛药物(尼莫地平)，抗癫痫药物(丙戊酸钠)，营养脑神经药物（小牛血清、依达拉奉等）。 **5.用药护理**：脱水药物的输注要快速(250ml 20％甘露醇需30min输完），确保针头在血管内，严防渗入皮下引起局部组织坏死，尼莫地平泵入时严格控制输入速度，防止泵入过快引起血压过低或酒精中毒，抗癫痫药物定时定量服用。
疼痛	头痛性质多为持续性钝痛，部位可为全脑疼痛，如伴有颅内压增高或颅内感染时可出现颈枕部疼痛、僵硬。 术后切口疼痛。	
癫痫	注意观察发作先兆、发作类型、癫痫持续时间、发作频率等。	①癫痫小发作及局限性发作时，指导患者服药治疗，观察用药后疗效，指导患者保持情绪稳定，避免激动等，以免诱发癫痫。 ②癫痫持续状态时除药物治疗外，为减少脑细胞的损坏，及时吸氧，氧流量2～3L/min。 ③保持呼吸道通畅，平卧位头偏向一侧，及时清理口腔及呼吸道分泌物，防止窒息，如吸痰困难者应行气管切开。 ④防止受伤：大发作时，为避免舌咬伤，上下牙齿间垫毛巾，不可强行按压抽搐的肢体，防止脱白或骨折。
其他症状	血管畸形大小及部位的不同，血肿压迫，可出现颅内占位效应、肢体功能障碍、精神异常等症状。	①根据出血情况及占位效应评估手术指征，积极做好术前准备。 ②有偏瘫者，注重肢体功能位的摆放及功能锻炼，促进肢体功能恢复。
术前	重点观察有无畸形血管破裂、出血及癫痫的发生。 心理有无恐惧。 肢体活动有无障碍。	①一般护理：预防再出血及癫痫的发生，卧床休息，保持病室安静整洁，避免不良刺激及控制血压。饮食清淡易消化，指导患者预防便秘的方法。 ②对意识清醒的患者讲解疾病的转归，治疗及手术等配合的注意事项，消除恐惧紧张心理，积极配合治疗护理，帮助患者树立战胜疾病的信心。

续表

临床表现	病情观察	护理措施
		③肢体功能障碍者早期行康复锻炼，提高自理能力。 ④给予介入、开颅术前常规护理，术区备皮，备血，禁食水，床上排便训练，呼吸道准备。
术后	介入术后观察穿刺部位有无渗血及皮下血肿。如出现意识障碍进行性加深及瞳孔改变、偏瘫、失语等，应考虑术后再出血或脑血管痉挛所致大面积脑梗或脑水肿加重。	①严密监测患者血压，瞳孔，意识，生命体征及肢体活动情况。 ②麻醉未清醒前去枕平卧，头偏向健侧，全麻清醒后床头抬高15°～30°。 ③呼吸道护理：保持呼吸道通畅，及时清理口腔及呼吸道分泌物，根据病情翻身、叩背，预防坠积性肺炎。 ④介入术后观察穿刺部位有无渗血及皮下血肿，每15min观察足背动脉搏动及皮温情况。指导患者麻醉清醒6h后多饮水，促进造影剂排出。 ⑤开颅术后引流管保持通畅，观察引流液性质，记录引流量及颜色。及时观察敷料有无外渗。如出现再出血及大面积脑梗死、脑水肿明显致脑疝时，应积极纠正脑疝并准备二次手术。 ⑥及时准确的执行医嘱，正确使用脱水药物并观察不良反应。 ⑦做好基础护理及专科护理。 ⑧进行饮食指导及康复锻炼，预防下肢深静脉血栓。

第三节　颅内动脉瘤

一　概　念

颅内动脉瘤是指颅内动脉壁的局限性中性膨出或瘤样突起。其症状主要由瘤体破裂出血引起，此前多无症状，少数可因局部瘤体压迫、动脉痉挛等造成相应症状和体征。

主要护理问题

1. 潜在并发症　继发性出血、脑动脉痉挛、脑梗死形成。
2. 意识障碍　与脑出血、脑水肿、颅内压力改变有关。
3. 自理能力缺陷　与意识改变、精神状态、卧床活动能力受限有关。
4. 恐惧　与突然发病、环境改变、治疗及护理有关。
5. 舒适度的改变　与疼痛有关。
6. 知识缺乏　缺乏诊断性检查、治疗、护理知识。

 病情观察与护理措施

临床表现	病情观察	护理措施
头痛	**瘤体占位** 小动脉瘤，可无症状。随着瘤体增大，出现头痛，开始轻微，逐渐加重为剧烈头痛，并伴有颈项强直、嗜睡、意识障碍等症状。	**1. 常规护理** ①卧位：头部抬高15°～30°，以利于减轻脑水肿；尽量减少搬动，避免震动头部；治疗前绝对卧床，期间禁止洗头、如厕、沐浴等活动。 ②饮食：清淡、易消化、含丰富维生素和蛋白质饮食，多食蔬菜水果，避免辛辣刺激性食物，戒烟酒。 ③有头痛症状者：注意保持环境安静，避免声光刺激，减少探视。也可应用物理方法缓解疼痛，必要时使用止痛剂。 ④有运动感觉障碍者：注意保持良好的功能体位，禁用冷、热水袋，防止足下垂及皮肤受损。 ⑤有精神症状者：保持周围环境的安全，烦躁不安时加床护栏，使用约束带防止坠床，必要时使用镇静剂。有定向力障碍者，应有人陪同，防止意外发生。 ⑥用药护理：注意药物作用和用法，观察药物疗效和不良反应，发生异常反应及时报告医生处理。 ⑦心理护理：关心患者，耐心告知病情，消除不安、焦虑、恐惧等不良心理，保持情绪稳定，安静休养。 **2. 术前护理** ①心理护理：理解和同情患者，耐心解答提问，使其积极配合手术。 ②改善营养状态，选择高蛋白、高维生素、低脂肪、清淡易消化饮食。

续表

临床表现	病情观察	护理措施
		③避免便秘、剧烈咳嗽、用力排便和打喷嚏等，以免增加动脉瘤破裂的风险。 ④做好一切术前准备，使患者安全进行择期手术。 **3. 术后护理** ①病情观察：密切观察生命体征、意识及瞳孔变化。 ②活动：根据手术方式，术后恢复情况，决定下床活动时机及方法。 ③做好基础护理，防止压疮。 ④饮食：进高热量、高蛋白、高维生素饮食。
并发症 继发性再出血	再出血是颅内动脉瘤最常见的并发症之一，当患者出现意识、瞳孔、生命体征及精神状态改变时，要警惕再出血的发生。	**1. 一般护理** ①卧位及饮食：取头高位，避免头部频繁活动。 ②饮食清淡、易消化、粗纤维，避免便秘。 ③吸氧及控制液体滴数，改善脑缺氧及减轻脑水肿。 ④高热者采用物理或药物降温，以减轻脑耗氧量。 ⑤做好基础护理，预防压疮、肺部感染的发生。 **2. 专科护理** ①出血后应卧床4~6周，保持安静，避免情绪激动，遵医嘱使用镇静药物。避免便秘及灌肠，以免腹压增大引起再出血。 ②遵医嘱使用止血药、镇静药、脱水药、维持血压在正常范围，降低颅内压。
脑动脉痉挛	动脉瘤破裂后易发生载瘤动脉近端痉挛，并分为广泛型、多节段型及局部型三类。动脉瘤破裂出血及动脉痉挛造成动脉支配区脑组织缺血坏死，瘤囊内血栓脱落及蔓延又可导致脑梗死。神经系统功能障碍多出现在3~15d，一般第8d为高峰期。	①及时报告医生，进行扩容、解痉治疗。 ②持续低流量吸氧，改善脑组织缺氧。 ③做好患者的心理护理。 ④血管造影、栓塞所致的痉挛常可持续3~4周，防治常用尼莫地平注射液持续泵入，同时给予补液、扩容与支持治疗。

续表

临床表现	病情观察	护理措施
脑梗死形成	术后血栓形成或血栓栓塞引起脑梗死是常见并发症之一。严重者可因脑动脉闭塞、脑组织缺血而死亡。	①术后应严密观察语言、运动和感觉功能的变化，经常与患者交流，以便及早发现病情变化。 ②如发现偏瘫、失语甚至神志不清等，应考虑脑梗死的可能，立即通知医生及时处理。 ③术后处于高凝状态，应常规给予短期（48h）肝素化，配合长期阿司匹林治疗，以防脑梗死。并密切观察有无出血倾向（每 10 ～ 30min 测血压一次，并详细记录），皮肤有无出血点及瘀斑等。

第四节　烟雾病

一　概　念

烟雾病即脑底异常血管网病，是一种原因未明的慢性进行性颅底动脉血管闭塞性疾病，常以单侧或双侧颈内动脉末端及大脑前、中动脉起始部动脉内膜缓慢增厚，管腔逐渐狭窄或闭塞，脑底穿通动脉代偿性形成吻合血管网为特征的疾病。因其在血管造影片上呈喷出的烟雾状而得名，临床上也称为 Moya-Moya 病，儿童多见。

二　主要护理问题

1. 潜在并发症　出血、缺血。
2. 疼痛　与颅内出血、血性脑脊液刺激有关。
3. 有受伤的危险　与一过性缺血致晕倒有关。
4. 知识缺乏　缺乏烟雾病相关知识。
5. 恐惧　与疼痛持续时间长及担心治疗和预后有关。

三　病情观察与护理措施

临床表现	病情观察	护理措施
出血	成年患者发病多表现为出血。如出血进行性增多可出现头痛加剧，颅内压增高，瞳孔改变，意识障碍并可出现脑疝危象。应严密观察生命体征的变化，尤其是血压的变化。	**1. 按疼痛特点指导应用有效缓解疼痛的方法**：如头枕冰袋，床头抬高15°～30°，播放舒缓轻音乐，转移注意力，也可采用头部热敷。 **2. 休息与活动**：为避免出血加重或再出血，应卧床1～2周，忌头部剧烈活动；昏迷者采取半卧位，头偏向一侧，或侧俯卧位，防止误吸；有躁动时，加强安全防范，必要时给予镇静药物。 **3. 饮食**：给予清淡，易消化，低盐低脂富含粗纤维素饮食，多食新鲜水果、蔬菜，保持大便通畅。急性出血期重症患者发病48h内禁食，以静脉营养为主；48h后仍不能进食者给予鼻饲。
头痛	多为持续性钝痛。可为全头痛，如伴有颅内压增高或颅内感染时可出现颈部疼痛、僵硬。术区切口疼痛。	**4. 遵医嘱用药**：给予脱水药物（20%甘露醇、呋塞米等），止血药物（巴曲酶、氨甲苯酸、酚磺乙胺等），预防血管痉挛药物（尼莫地平），营养脑神经药物（小牛血清、依达拉奉等），止痛药物（布洛芬缓释胶囊）等。 **5. 用药护理**：脱水药物的输注要快速（20%甘露醇250ml，应30min输完），确保针头在血管内，严防渗入皮下引起局部组织坏死。尼莫地平泵入时严格控制输入速度，防止泵入过快引起血压过低或酒精中毒。抗癫痫药物定时定量服用。
缺血	儿童发病主要表现为短暂性脑缺血发作（TIA），重点观察有无TIA、一过性黑蒙、缺血性脑卒中等表现。	**1. 一般治疗**：卧床休息，密切观察生命体征变化，给予氧气吸入。 **2. 饮食指导**：给予低盐、低脂、高纤维素饮食，昏迷患者给予鼻饲流食。 **3. 药物治疗**：静脉滴注活血药物（丹参多酚、红花黄素、银杏内酯等），营养脑神经药物（小牛血清、依达拉奉），口服抗凝药物（硫酸氢氯吡格雷、肠溶阿司匹林等）。 **4. 用药护理**：遵医嘱用药，指导患者定时定量服用抗凝药物，不可随意停药或减量，保证用药疗效。
偏瘫及感觉障碍	临床观察要点是有无肢体麻木或感觉异常，上下肢无力，若进行性加重，应警惕缺血加重。	①密切观察肢体活动及肌张力情况，每班定时评估肌力，详细记录。 ②根据瘫痪情况，选取适宜的健肢卧位。 ③每日进行肢体功能锻炼或康复理疗。 ④指导患者自护方法，提高预后生活自理能力。

续表

临床表现	病情观察	护理措施
术前	**监测生命体征** ①瞳孔意识变化情况。 ②肌力、肌张力情况。 ③有无头痛、呕吐等颅内压增高情况，并及时通报有关人员。	①监测生命体征。卧床休息，保持病室安静整洁；避免不良刺激及控制血压；饮食清淡易消化，指导预防便秘的方法。 ②对意识清醒的患者讲解疾病相关知识，消除恐惧紧张心理，积极配合治疗护理，帮助树立战胜疾病的信心。 ③肢体功能障碍者早期进行康复锻炼，提高预后自理能力。 ④开颅术前常规护理，术区备皮、备血、禁食水、床上排便训练、呼吸道准备。
术后	如出现意识障碍进行加深及瞳孔改变、偏瘫、失语等，应考虑开颅术后再出血、脑血管痉挛致大面积脑梗或脑水肿加重的可能。	①严密监测血压、瞳孔、意识、生命体征及肢体活动情况。 ②全麻未清醒前去枕平卧，头偏向健侧，清醒后床头抬高15°～30°。 ③呼吸道护理：保持呼吸道通畅，及时清理口腔及呼吸道分泌物，据病情翻身、叩背，预防坠积性肺炎。 ④保持引流管引流通畅，观察引流液性质，记录引流量及颜色，观察敷料有无渗出。如出现再出血及大面积脑梗，脑水肿明显致脑疝时，应积极纠正脑疝并准备二次手术。 ⑤及时准确执行医嘱，正确使用脱水药物并观察不良反应。 ⑥做好基础护理及专科护理。 ⑦指导饮食及康复锻炼。

第五节　癫　痫

一　概　念

　　癫痫是以大脑神经元反复异常放电，引起的突发性和短暂性大脑功能失调即痫性发作为特征的慢性病。可表现为运动、感觉、意识、自主神经、精神等多方面的功能障碍。

　　70%~75%患者经正规内科治疗，发作可得到控制或缓解；有20%～25%患者虽经科学地应用抗癫痫药物也难以控制发作，称为难治性癫痫。

二 主要护理问题

1. 恐惧　与担心手术创伤和危险有关。
2. 自理能力不足　与医源性限制有关。
3. 有受伤的危险　与癫痫发作意外受伤有关。
4. 气体交换受损　与癫痫持续状态、喉头痉挛所致呼吸困难或肺部感染有关。
5. 有颅压增高的危险　与手术创伤有关。

三 病情观察与护理措施

临床表现		病情观察	护理措施
部分性发作	简单性	无意识障碍，可分运动、体感或特殊感觉、自主神经和精神症状性发作。	**1. 视频脑电监测的护理** ①检查前遵医嘱停服抗癫痫药，发作频繁者酌情减药，以使监测过程尽量反映未用药前的实际状况。 ②洗净头发，禁抹发油、发胶，保证头皮与电极接触良好。 ③密切观察并记录发作的类型、表现及脑电波改变，备好发作时的急救药品。 ④做好安全护理，防止外伤。
	复杂性	有意识障碍。也可由简单部分性发作转化而来。	**2. 术前护理** ①心理护理：向患者介绍手术治疗的目的、方法及注意事项，消除恐惧心理，增强战胜疾病的信心。 ②术前准备：剃头（术前一天晚、术晨各一次），抗生素过敏试验，训练床上大小便，更换病服。
	继发泛化	由部分起始扩展为GTCS（全身强直-阵挛性发作）。	**3. 术后护理** ①床头抬高 15° ~ 30°，利于颅内静脉回流。保持呼吸道通畅，吸痰、吸氧。 ②注意观察发作先兆、类型、持续时间等，并防止受伤。观察用药反应及疗效。并发症的观察与预防：继发性脑水肿的预防，继发性颅内血肿的观察。 **4. 发作前的预防护理** ①房间安静，避免引起情绪波动的一切因素。可在室内活动，不要单独外出。床旁备好压舌板、开口器等抢救物品。

续表

临床表现	病情观察	护理措施
全面性发作	**失神发作** **1. 典型失神发作:**意识中断 3~15s;可伴简单自动症;脑电图（EEG）示双侧对称 3Hz 棘－慢波或多棘慢波,背景波正常。 **2. 不典型失神发作:** EEG 示双侧对称 1.5~2.5Hz 棘－慢波或多棘慢波,背景波异常。	②若出现先兆时自行就地躺下,以防抽搐时摔倒、跌伤。 ③做好心理护理,及时了解患者的心理情况,保持精神愉快,避免过度兴奋或悲伤。 **5. 发作时的护理** ①如果出现全身性发作,为避免跌伤应立即采取保护措施,若在站立或行走中突然发作,应迅速扶其躺下。 ②注意观察发作情况,并详细记录全过程。特别是神志与瞳孔的变化、眼球凝视和转头方向,以及抽搐部位、持续时间等。 ③发作时注意保护头部和四肢,摘下眼镜、义齿,解开衣领、腰带。 ④平卧、头转向一侧,清理呼吸道分泌物,防止呕吐物引起窒息,并给予吸氧。 ⑤用缠有纱布的压舌板置于上下臼齿之间,以防舌咬伤。用手托住下颌,避免下颌关节脱位。 ⑥有人陪护,加床档,防止坠床。 ⑦对精神运动性发作者,要专人陪护,防自伤、伤人或走失。 ⑧保持病室安静,避免强烈声、光刺激。 **6. 发作后的护理** ①抽搐停止后,呼吸如未恢复,应紧急进行人工呼吸。 ②给予氧气吸入。 ③发作时伴大汗淋漓、大小便失禁者,发作后应及时擦干,更换清洁内衣裤,预防感冒。 ④卧床休息,进高热量易消化饮食,避免过饱。
	肌阵挛发作 ①两侧对称性眼、面、颈、四肢或躯干短暂肌阵挛性跳动,无强直性成分。 ②脑电图呈多棘慢波发放。	
	强直性发作 全身或部分肌肉强烈收缩,不伴阵挛。EEG 可见低电位 10Hz 棘以上棘波。	
	阵挛性发作 重度阵挛性抽动,伴意识丧失。之前无强直期。	
	强直－阵挛性发作(大发作) 全身强直－阵挛性发作。 **强直期:** 约持续 20s。 **阵挛期:** 持续约 1min 或更长。 EEG: 发作期为 10Hz 棘波样节律,阵挛期间棘慢波。	

续表

临床表现	病情观察	护理措施
	发作期间为多棘慢波或尖慢波。	
失张力发作	EEG多棘－慢波或低电位快活动。表现为局部或全身肌张力突然降低，易跌倒。	

第六节　药物依赖

一　概　念

　　为非医疗用途、长期、反复并以不断增加用药剂量为特征的强迫性自行药物摄入行为。概念：依赖是一组认知、行为和生理症状群。尽管明白成瘾物质会带来问题，但依然继续使用。这种自我用药导致耐药性增加、戒断症状和强迫性觅药行为，即不顾一切后果的冲动性使用药物。

　　依赖可分为躯体（生理）和心理（精神）依赖。前者是由反复用药造成的病理性适应状态，表现为耐受性增加和戒断症状；后者则为用药后出现的欣快感，驱使使用者寻求这种感觉反复用药，表现为渴求状态。

二　主要护理问题

　　1. 焦虑　与药物的戒断症状有关。
　　2. 恐惧　与担心手术创伤及预后有关。
　　3. 安全问题　与患者的觅药行为导致离院外出有关。

三　病情观察与护理措施

临床表现		病情观察	护理措施
戒断综合征：焦虑、不安、失眠、厌食、肌肉骨骼等广泛性疼痛；并出现多汗、流涕、流泪、瞳孔散大、脉搏、呼吸加快等症状。		**减少或中断药物滥用后** ①患者的情绪稳定，自愿积极配合治疗。 ②戒断症状的评估。 ③对毒品的渴求程度。 ④脱毒时间的评估。	①术前脱毒瘾。尿检和催瘾试验：阴性者方可入院行手术治疗。 ②使患者对疾病有一定了解，能正确对待疾病，配合治疗。 ③介绍并让患者认识毒品的危害，使其自觉远离毒品，学会拒绝。 ④介绍治疗成功病例，增强治疗信心。 ⑤加强陪护，避免患者单独外出。 ⑥使患者尽快熟悉环境，预防性清理各种有可能使患者受伤的障碍物。了解影响患者情绪和安全的因素，及时给予协调解决。 ⑦注意营养均衡，规律饮食。 ⑧必要时遵医嘱使用镇静剂，提高睡眠质量。
手术并发症	继发性颅内出血	①多发生于术后24~48h内。 ②观察并记录生命体征及瞳孔、意识的变化：意识障碍加深、瞳孔进行性散大，说明出血加重。 ③注意观察有无颅内压增高症状：头痛、恶心、呕吐、血压升高、脉搏呼吸缓慢等表现。	①绝对卧床休息，减少搬动。 ②持续低流量吸氧、心电及血氧饱和度监测。及时观察意识、瞳孔、生命体征等变化，若有异常改变，应高度重视，并及时报告医生。 ③保持呼吸道通畅，防止窒息和缺氧。 ④头枕冰袋，降低脑代谢，保护脑细胞。 ⑤遵医嘱快速输入脱水剂，降低颅内压。 ⑥遵医嘱使用止血药如氨甲苯酸、酚磺乙胺、巴曲酶等。 ⑦若患者烦躁应给予保护性约束。
	术后感染	**1. 切口感染：**多发生在术后3~4d，临床表现为切口再次疼痛，局部有明显红肿、压痛及脓性分泌物。 **2. 颅内感染：**多发生在术后3~4d，临床表现：头痛、呕吐、发热、嗜睡，甚至出现谵妄、抽搐，脑膜刺激征阳性，腰穿脑脊液浑浊，白细胞增加，压力增高。	①保持伤口敷料清洁干燥，避免抓挠伤口，如敷料出现潮湿、外渗，立即通知医生及时更换。 ②保持呼吸道通畅，及时清理呼吸道分泌物。按时翻身叩背、咳痰。 ③遵医嘱及时准确使用抗生素，并注意观察用药反应。 ④密切监测体温、意识、瞳孔、血压、脉搏等的变化。

续表

临床表现		病情观察	护理措施
并发症	发热	与术后组织吸收热、靶点毁损反应有关。多发生在术后 3~5d，一般为 3d。体温在 37.5℃~39.0℃ 之间波动。	①体温在 38.5℃ 以下先给予物理降温，温水或酒精擦浴，30min 后复测体温。 ②体温 38.5℃ 以上除物理降温外，应通知主管医生，遵医嘱给予药物降温，30min 后复测体温。 ③做好基础护理和生活护理，每日口腔护理 2 次，饮食后漱口。口唇干燥者涂抹液状石蜡或唇膏，口腔溃疡者贴敷溃疡膜。 ④给予高热量、高蛋白、高维生素、低脂肪、易消化的流食或半流食，鼓励患者多饮水，防止虚脱。 ⑤做好皮肤护理，按时擦浴，保持床单位清洁、干燥、平整。 ⑥密切观察、记录发热规律，按时测量体温：38.5℃ 以上每日 4 次，38.5℃ 以下每日 2 次。

第七节　酒精依赖

一　概　念

　　酒精依赖是由于长期、反复饮酒导致对酒渴求的一种心理状态，可连续或周期性出现，明知对健康有害，仍每天饮用，以体验饮酒后的某种"快感"心理效应，若一天不饮酒就会出现极度痛苦的不适感，这种渴望常很强烈，俗称"酒瘾"。

二　主要护理问题

　　1. 有受伤的危险　与饮酒后幻觉有关。
　　2. 恐惧　与担心手术创伤及预后有关。
　　3. 知识缺乏　缺乏对手术的了解和配合。

三　病情观察与护理措施

临床表现	病情观察	护理措施
饮酒强迫感、晨饮、戒断症状反复出现，如震颤、幻觉、癫痫发作等。	①饮酒强迫感、耐受量逐渐增加。 ②患者的情绪稳定，积极配合治疗。 ③戒断症状的评估。 ④对酒的渴求程度。	**1. 心理护理：** 使患者对疾病有一定了解，能正确对待疾病，配合治疗。讲解手术过程及配合的重要性，消除思想顾虑和恐惧心理。介绍成功的病例，增强战胜疾病的信心。 **2. 休息与活动：** 使患者尽快熟悉环境，预防性清理各种可能使患者受伤的障碍物。了解影响患者情绪和安全的因素，及时给予协调解决。 **3. 饮食：** 注意营养均衡，规律饮食。
并发症 — 继发性颅内出血	①出血多发生于术后 24～48h 内。 ②注意观察生命体征及瞳孔、意识的变化：意识障碍加深、瞳孔进行性散大。 ③注意观察有无颅内压增高症状：头痛、恶心、呕吐，血压升高、脉搏、呼吸缓慢等表现。	①绝对卧床休息，避免搬动。 ②持续低流量吸氧、心电及血氧饱和度监测。观察意识、瞳孔、生命体征等变化，若在原有基础上有异常改变，应高度重视，及时报告医生。 ③保持呼吸道通畅，防止窒息和缺氧。 ④头枕冰袋，降低脑代谢，保护脑细胞。 ⑤遵医嘱快速输入脱水剂。 ⑥遵医嘱使用止血药如氨甲苯酸、酚磺乙胺、巴曲酶等。 ⑦若烦躁给予保护性约束。
并发症 — 术后感染	**1. 切口感染：** 多发生在术后 3～4d，临床表现为患者感到切口再次疼痛，局部有明显红肿、压痛及脓性分泌物。 **2. 颅内感染：** 多发生在术后 3～4d，临床表现：头痛、呕吐、发热、嗜睡，甚至谵妄、抽搐，脑膜刺激征阳性，腰穿脑脊液浑浊、白细胞增加。	①保持伤口敷料清洁干燥，如出现潮湿、外渗，立即通知医生及时更换，避免抓挠伤口。 ②遵医嘱及时准确使用抗生素，并注意观察用药不良反应。 ③做好基础护理及专科护理，如口腔、皮肤护理等。 ④按时监测体温，体温高时先行物理降温，若超过 38.5℃，物理降温无效者，立即通知医生给予药物治疗，并密切观察记录体温变化。

第八节 帕金森病

一 概 念

帕金森病又称震颤麻痹，是中老年常见的神经系统变性疾病，以静止性震颤、运动减少、肌僵直、姿势步态异常为临床特征，主要病理改变是黑质多巴胺（DA）能神经元变性和路易小体形成。

二 主要护理问题

1. 有受伤的危险　与步态不稳或肢体活动不灵有关。
2. 躯体活动障碍　与功能障碍所致震颤、肌僵直、姿势步态异常、随意运动等有关。
3. 焦虑　与症状反复出现病程迁延不愈有关。
4. 便秘　与活动减少、药物副作用有关。
5. 知识缺乏　缺乏疾病相关知识与药物治疗知识。

三 病情观察与护理措施

临床表现	病情观察	护理措施
静止性震颤、僵直、运动迟缓，其他症状	①情绪稳定，积极配合治疗。 ②自主神经功能状况。 ③生活自理能力和肢体活动情况。 ④服药依从性及药物副作用，原有症状改善程度。	**1. 心理护理**：让患者对疾病有一定了解，能以良好的心态正确对待疾病，配合治疗。讲解手术过程及配合的重要性，消除其思想顾虑和恐惧心理。介绍疾病的转归和预后，鼓励患者战胜疾病。 **2. 休息与活动**：让患者尽快熟悉环境，预防性清理各种可能伤及患者的障碍物。了解影响患者情绪和安全的因素，及时给予协调解决。 **3. 饮食**：多食蔬菜、水果、低蛋白饮食，以免影响药物吸收。吞咽困难者，指导其缓慢进食。 **4. 遵医嘱**：脑深部电刺激术前，要进行美多巴冲击试验，预测效果。术晨停服治疗帕金森病药物，利于观察术中效果，术后需遵医嘱服药。

续表

临床表现		病情观察	护理措施
并发症	继发性颅内出血	①出血多发生于术后24～48h内。 ②注意观察生命体征及瞳孔、意识的变化，意识障碍加深、瞳孔进行性散大，需及时、积极处理。 ③注意观察有无颅内压增高症状：头痛、恶心、呕吐、血压升高、脉搏呼吸缓慢等表现。	①绝对卧床休息，减少搬动。 ②持续低流量吸氧、心电及血氧饱和度监测。及时观察意识、瞳孔、生命体征等变化，若有异常改变，应高度重视，及时报告医生。 ③保持呼吸道通畅，防止窒息和缺氧。 ④头枕冰袋，降低脑代谢，保护脑细胞。 ⑤遵医嘱快速输入脱水剂。使用止血药如氨甲苯酸、酚磺乙胺、巴曲酶等。 ⑥若烦躁可给予保护性约束，必要时用镇静剂。
	术后感染	**1. 切口感染：** 多发生在术后3～4d，患者感到切口再次疼痛，局部有明显红肿、压痛及脓性分泌物。 **2. 颅内感染：** 多发生在术后3～4d，出现头痛、呕吐、发热、嗜睡，甚至谵妄、抽搐，脑膜刺激征阳性，腰穿压力增高，脑脊液浑浊，白细胞增加。	①保持伤口敷料清洁干燥，如出现潮湿、外渗，立即通知医生及时更换，避免抓挠伤口。 ②保持呼吸道通畅，及时清理呼吸道分泌物。按时翻身、叩背、咳痰或吸痰。 ③遵医嘱及时准确使用抗生素，并注意观察不良反应。 ④做好基础及专科护理，如口腔、皮肤护理等。 ⑤按时监测体温，体温高时先行物理降温，若超过38.5℃，且物理降温无效者，立即通知医生给予药物治疗，并密切观察体温变化。

第九节　精神分裂症

一　概　念

　　精神分裂症是一组病因未明且最常见的精神疾病。具有感知、思维、情感、行为等多方面的障碍，以精神活动和环境不协调为特征。

二　主要护理问题

　　1. 不合作　与自知力缺乏有关。

　　2. 感知改变　与精神病性症状有关。

　　3. 自理能力缺陷　与疾病本身有关。

4. 睡眠型态紊乱　与疾病影响有关。

5. 进食障碍　与幻觉、妄想有关。

6. 有暴力行为的危险　与幻觉、妄想有关。

7. 有逃跑的危险　与幻觉、妄想及自知力缺乏有关。

8. 高热　与术后组织吸收热、靶点毁损反应有关。

三　病情观察与护理措施

临床表现	病情观察	护理措施
认知障碍 幻觉 妄想 暴力行为	**评估** ①幻觉、妄想的内容、程度、频率、持续时间等。 ②患者的个人卫生、营养和睡眠情况。 ③自知力障碍的程度。评估社会心理状况。 ④可能的原因或诱因。 ⑤了解暴力行为的特点。 ⑥了解患者是否有走失现象。	**1. 安全和生活护理** ①提供良好的住院环境。严格执行病区安全管理与检查制度，做好入院介绍，合理安排病房（特殊患者住单间）。并注意清理不安全物品，如玻璃、绳子、刀片等。 ②减少外界刺激，合理安排术前检查和术前准备。 ③注意服务态度，建立良好的护患关系。 **2. 心理护理**：鼓励其说出对疾病和有关症状的认识及感受，树立治疗信心。 **3. 交流技巧**：根据不同类型的精神症状，采取不同的交流方式：说服、回避、诱导等。仔细搜集病史，掌握发病情况。 **4. 住院期间加强陪护**：密切观察有无异常情况。 **5. 遵医嘱监督按时服药**：避免漏服、不服致病情反复发作。 **6. 躁狂发作时，遵医嘱使用镇静剂，并适当使用约束带，并防止受伤**
并发症	继发性颅内出血	①多发生于术后24～48h内。 ②注意观察生命体征及瞳孔、意识的变化：意识障碍加深、瞳孔进行性散大。 ③观察有无颅内压增高症状：头痛、恶心、呕吐、血压升高、脉搏减慢、呼吸缓慢等。	①绝对卧床休息，减少搬动。 ②持续低流量吸氧、心电及血氧饱和度监测。观察意识、瞳孔、生命体征等变化，若在原有基础上有异常改变，应高度重视，及时报告医生。 ③保持呼吸道通畅，防止窒息和缺氧。 ④头枕冰袋，降低脑代谢，保护脑细胞。 ⑤遵医嘱快速输入脱水剂。 ⑥遵医嘱使用止血药如氨甲苯酸、酚磺乙胺、巴曲酶等。 ⑦若烦躁应给予保护性约束。

续表

临床表现		病情观察	护理措施
并发症	术后感染	**1. 切口感染：** 多发生在术后 3～4d，表现为患者感到切口再次疼痛，局部有明显红肿、压痛及脓性分泌物。 **2. 颅内感染：** 多发生在术后 3～4d，表现为头痛、呕吐、发热、嗜睡，甚至出现谵妄、抽搐，脑膜刺激征阳性、腰穿脑脊液浑浊、白细胞增加。	①避免抓挠伤口，保持伤口敷料清洁干燥，如出现潮湿、外渗，立即通知医生及时更换。 ②遵医嘱及时准确使用抗生素，并注意观察用药不良反应。 ③密切监测体温、意识、瞳孔、变化。
	发热	与术后组织吸收热、靶点毁损反应有关。多发生在术后 3~5d。一般为 3d，体温在 37.5℃～38.5℃之间波动。	①体温在 38.5℃ 以下给予物理降温（温水擦浴或酒精擦浴），30min 后复测体温。 ②体温超过 38.5℃除物理降温外，应通知主管医生，遵医嘱给予药物降温，30min 后复测体温。 ③做好基础护理和生活护理。每日口腔护理两次，饮食后漱口。口唇干燥者涂抹液状石蜡或唇膏，口腔溃疡者使用溃疡膜。 ④给予高热量、高蛋白、高维生素、低脂肪、易消化的流食或半流食，鼓励患者多饮水，防止虚脱。 ⑤做好皮肤护理，按时擦浴，保持床单位清洁干燥、平整。 ⑥密切观察发热规律，按时测量体温：38.5℃以上每日 4 次，38.5℃以下每日两次。

第十节 神经性厌食症

一 概念

神经性厌食症是以自己有意地严格限制进食、使体重下降至明显低于正常标准体重、并导致严重营养不良，仍恐惧发胖并拒绝正常进食为主要特征的一种进食行为障碍。90% 见于青少年女性。

二 主要护理问题

1. 严重营养缺乏　与有意限制进食有关。
2. 精神障碍　与过度控制体重、恐惧发胖有关。
3. 潜在并发症　继发性颅内出血、术后感染。

三 病情观察与护理措施

临床表现	病情观察	护理措施
睡眠障碍、精神障碍、严重营养缺乏、低体重、暴饮暴食、过度运动、自我诱发呕吐、排便	①患者情绪稳定，积极配合治疗。 ②评估幻觉、妄想的内容、程度、晨发或持续等。 ③评估患者的营养和睡眠情况。 ④评估自知力障碍的程度。 ⑤评估社会心理状况。 ⑥评估可能的原因或诱因。	**1.安全和生活护理** ①提供良好的病房环境。严格执行病区安全管理与检查制度，做好入院介绍，并注意清理病房的不安全物品，如：玻璃、绳子、刀片等。 ②减少外界刺激，合理安排术前检查和术前准备。 ③注意服务态度，建立良好的护患关系。 **2.心理护理：**鼓励其说出对疾病和有关症状的认识及感受，树立治疗信心。 **3.加强与患者交流，介绍健康的饮食方式：**让其了解厌食症及其危害，了解健康体重的标准和营养情况的判断。 **4.住院期间加强陪护：**密切观察患者有无异常情况。密切观察患者饮食情况。 **5.鼓励患者建立正确的审美观**

续表

临床表现	病情观察	护理措施
并发症 继发性颅内出血	①出血多发生于术后24~48h内。 ②注意观察生命体征及瞳孔、意识的变化：若意识障碍加深、瞳孔进行性散大，说明出血加重。 ③注意观察有无颅内压增高症状：头痛、恶心、呕吐、血压升高、脉搏减慢、呼吸缓慢等。	①绝对卧床休息，减少搬动。 ②持续低流量吸氧、心电及血氧饱和度监测。及时观察患者的意识、瞳孔、生命体征等变化，若有异常改变，应高度重视，及时报告医生。 ③保持呼吸道通畅，防止窒息和缺氧。 ④枕冰袋，降低脑代谢，保护脑细胞。 ⑤遵医嘱快速输入脱水剂降低颅内压。 ⑥遵医嘱使用止血药如氨甲苯酸、酚磺乙胺、巴曲酶等。 ⑦若患者烦躁应给予保护性约束。
术后感染	**1.切口感染**：多发生在术后3~4d，表现为：切口再次疼痛，局部有明显红肿、压痛及脓性分泌物。 **2.颅内感染**：多发生在术后3~4d，表现为头痛、呕吐、发热、嗜睡，甚至出现谵妄、抽搐，脑膜刺激征阳性，腰穿脑脊液浑浊、白细胞增加、压力增高。	①保持伤口敷料清洁干燥，避免抓挠伤口。如敷料出现潮湿、外渗，立即通知医生及时更换。 ②遵医嘱及时准确使用抗生素，并注意观察用药反应。 ③做好基础护理及专科护理，如口腔、皮肤护理等。 ④按时监测体温，体温高时先行物理降温。若体温超过38.5℃，物理降温无效者，通知医生给予药物治疗，并密切观察体温变化。

第十一节　垂体瘤

一　概　念

垂体瘤是一组从垂体前叶和后叶及颅咽管上皮残余细胞发生的肿瘤，是蝶鞍区最常见的肿瘤，多为良性。发病率约为1/10万。占颅内肿瘤的10%～20%，以女性多见，常发生于垂体前叶和腺垂体。

二　主要护理问题

1. 焦虑／恐惧　与担心手术痛苦与危险、住院环境陌生有关。
2. 知识缺乏　与缺乏疾病相关指导有关。

3. 自理能力缺陷　与视力、视野障碍有关。

4. 潜在并发症　尿崩症。

5. 电解质紊乱　与尿崩症有关。

6. 体温升高　与开颅手术及感染有关。

三　病情观察与护理措施

临床表现	病情观察	护理措施
内分泌失调	①泌乳素腺瘤表现为闭经、泌乳、不育三联征。 ②生长激素腺瘤表现为儿童巨人症、成人面容改变、肢端肥大症。 ③促肾上腺皮质激素腺瘤表现为高血压、向心性肥胖、满月脸(Cushing综合征)、女性多见。 ④促甲状腺激素腺瘤表现为饥饿、多食、多汗、震颤、情绪烦躁等甲亢症状。 ⑤促性腺激素腺瘤表现为性欲下降、男性多见。	**1.心理护理：** 据情向患者及家属讲解疾病的相关知识,消除思想顾虑,积极配合。 **2.安全护理：** 视力及视野障碍的患者要有专人陪护、防止跌伤、烫伤;有癫痫病史者应询问发作的先兆症状、持续时间、性质和次数,嘱按时服抗癫痫药物,并设专人陪护。 **3.术前一般护理** ①术前3d用氯霉素滴眼液或氯麻滴鼻液,用呋喃西林溶液或口洁灵漱口,预防口鼻腔感染。 ②经鼻蝶入路的手术,术前1d剪鼻毛,练习张口呼吸。 ③预防感冒,保持呼吸道通畅,避免用力咳嗽。
视力、视野障碍	典型的表现为双颞侧偏盲,还可导致视力下降及视盘萎缩。	④常规检查肝功、肾功、血常规、出凝血时间、血型、乙肝、梅毒、艾滋病抗体、胸透、心电图等,必要时检查视力、视野。 ⑤术前配血,一般配血400～800ml。 ⑥头皮准备,术前晚、术晨各剃头一次。 ⑦术前8h禁水,12h禁食。 ⑧床上练习大小便。
尿崩症	主要表现为多尿、烦渴与多饮,24h尿量可多达5~10L,但最多不超过18L。尿比重常在1.005以下,尿色淡如清水。	**4.术后护理** ①保持呼吸道通畅,经鼻入路手术者,全麻清醒后应观察1~2h以后,再拔除气管插管,以防咽部充血引起窒息,勿用力咳嗽和打喷嚏。 ②严密观察生命体征及意识瞳孔的变化,警惕术后继发颅内血肿。

续表

临床表现	病情观察	护理措施
头痛、颅内压增高	早期头痛多位于眶后、前额、双颞部，程度轻，间歇发作；晚期出现颅内压增高，头痛较剧烈可伴恶心、呕吐。	③卧位与活动，全麻未醒取去枕平卧位，头偏向一侧，清醒后床头抬高15°～30°，以利于静脉回流，降低颅内压，减轻脑水肿。经鼻蝶入路手术者，若无脑脊液鼻漏、尿崩症、恶心、呕吐电解质紊乱时，术后第2天可下床活动。开颅术后病情平稳者，术后5~d天可下床活动。 **5. 预防感染**：术后应用抗生素。 **6. 术后脑脊液鼻漏的护理**：抬高床头30°，患侧卧位，禁止擤鼻，避免咳嗽及用力屏气，保持大便通畅。 **7. 术后尿崩症的护理**：若术中损伤垂体柄，术后24h可出现尿崩症，因而要密切观察并记录尿量。 **8. 术后电解质紊乱的护理**：尿崩时易引起电解质紊乱，应密切观察有无低钠或高钠血症，并给予对症处理：低钠血症时鼓励患者多进食含钠高的食物如咸菜；高钠血症时则多饮白开水。 **9. 高热的护理**：按常规执行。 **10. 饮食护理**：经口鼻入路术后24h，生命体征及病情平稳，意识清醒，无呕吐者可进高热量、高维生素、高蛋白流质或半流质饮食如牛奶、稀饭、馄饨、鸡蛋羹、龙须面等；开颅术后6~8h生命体征及病情平稳，意识清醒无呕吐者可进食。
并发症 — 脑脊液鼻漏	血性液体自鼻腔、耳部流出，痕迹的中心呈红色而周边清澈或鼻孔流出的无色液体干燥后成不结痂状，在低头用力、压迫颈静脉等情况下流量增加。	
并发症 — 颅内出血	**1. 观察** 以下情况提示有颅内出血，要及时通知医生处理 ①全麻清醒后再次出现意识障碍加重。 ②患侧瞳孔短暂缩小继之进行性散大，光反应迟钝或消失。 ③病变对侧出现逐渐加重的面、舌及肢体中枢性瘫痪。 ④颅内压增高症状进行性加重。 **2. 处理** ①快速静脉输注或推注20%甘露醇250~500ml。 ②保持呼吸道通畅，吸氧，必要时行气管插管辅助呼吸。 ③积极做好术前准备，行开颅血肿清除或减压术。	
并发症 — 垂体功能低下	表现为乏力、倦怠、少动、食欲减退、基础代谢率低下等。	

续表

临床表现		病情观察	护理措施
	水、电解质紊乱	①观察并记录尿量、颜色、性状，患者的意识，皮肤弹性，24h尿量有无超过2500ml。②低钠或高钠血症可引起意识淡漠、恶心、呕吐，低钠血症可致皮肤脱水弹性差；高钠血症可致皮肤致密水肿。③低钾血症时会出现四肢无力、倦怠。	
	鼻腔大出血	术后1～3d观察鼻腔填塞条渗血情况及鼻腔气囊引流管引流情况，若填塞条渗血较多或引流管引流液>10ml并呈现鲜红色血性。警惕有无鼻腔大出血，术后1～2周观察患者有无呕血、呼吸困难、血压下降、鼻腔有无突发性出血等。	①立即配合医生进行积极抢救，清理口腔及呼吸道分泌物，进行心电监测；有休克者取平卧位，头偏向一侧，建立静脉通道，行补液扩容处理，做好配血输血准备。②联系耳鼻喉科急会诊，行后鼻孔填塞止血，若效果不佳，积极术前准备，在鼻内镜下寻找出血点进行双极电凝止血，若效果仍不理想，应立即行脑血管造影，了解颈外动脉解剖，上颌动脉及其分支有无畸形和出血，寻找出血部位进行栓塞止血。

第十二节　脑膜瘤

一　概　念

脑膜瘤是指由脑膜组织形成的肿瘤，是常见的颅内肿瘤，多为良性。

二　主要护理问题

1. 恐惧　与担心手术危险和预后有关。
2. 有受伤的危险　与视力、视野缺损，癫痫及认知障碍有关。
3. 潜在并发症　脑疝、继发性颅内出血。

4.体温升高　与开颅手术有关。

5.自理能力缺陷　与神经肌肉功能障碍有关。

三　病情观察与护理措施

临床表现		病情观察	护理措施
一般部位	大脑凸面	不同程度的头痛、呕吐、精神障碍、肢体运动障碍及视路受压出现视力、视野改变,颅内压增高表现。	**1. 术前护理** ①心理护理：据情向患者及家属讲解疾病相关知识,消除思想顾虑,积极配合手术。 ②安全护理：a.肿瘤位于矢状窦旁、中部、额顶部者应注意观察肢体活动情况,协助患者日常生活（如厕、洗漱、进食等）,以免摔伤。b.有癫痫病史者应注意观察癫痫发作的先兆症状、持续时间、类型和次数、嘱按时服抗癫痫药物,并设专人陪护。c.有精神症状的患者,应加强巡视、专人陪伴防止发生意外。有视力下降的患者要有家属陪护,以免受伤或摔伤。 ③观察病情：主要观察患者头痛情况,有无颅内压增高的症状,如有剧烈头痛、呕吐、视力急剧下降等,要及时报告医生处理。 ④术前常规准备：备皮,备血（体积>3cm、窦旁的脑膜瘤视情况备血1000ml）常规检查,练习床上解大小便,禁食水。 **2. 术后护理** ①呼吸道护理：保持呼吸道通畅,鼓励患者咳嗽排痰,昏迷患者每2h翻身拍背一次,及时吸净呼吸道分泌物及呕吐物,防止发生吸入性肺炎。 ②体位护理：全麻未醒时,去枕平卧位,头偏向一侧,醒后给予彻底吸痰后拔除气管插管。术后24h内患侧保持在头的上侧,每2h协助翻身一次。
	矢状窦旁为最常见类型	①癫痫常为首发症状,常表现为口角或面部抽搐,也可为癫痫大发作。 ②精神障碍,表现为痴呆、情感淡漠或欣快,也可出现性格改变。 ③肢体无力或感觉障碍。	
	镰旁	癫痫、颅内压增高、视野改变。	
	脑室内	颅内压增高为主症,表现为头痛、视盘水肿,晚期对侧肢体偏瘫,少数出现癫痫、对侧同向性偏盲。	

续表

临床表现	病情观察	护理措施
		③严密观察病情变化：包括神志、瞳孔、生命体征的变化；注意引流管情况，防止术后继发血肿的发生。 ④饮食护理：术后第 1 天，生命体征及病情平稳，意识清醒，无呕吐者可进高热量、高维生素、高蛋白流质或半流质饮食，如牛奶、稀饭、馄饨、鸡蛋羹、龙须面等。 ⑤高热的护理：术后 3～7d 为伤口吸收热的过程，此期出现发热时，体温若在 38.5℃以下应先行物理降温（温水擦浴、头枕冰袋），若体温持续超过 38.5℃采用物理降温效果不佳时，可遵医嘱给予退热剂，并密切观察体温，警惕术后伤口感染。 ⑥加强饮食护理，改善患者营养。
颅底脑膜瘤 — 蝶骨嵴脑膜瘤	①视力下降、失明、眼球突出。 ②瞳孔散大、光反应消失、角膜反应差、眼球运动障碍。 ③头痛、癫痫。	**1. 术前护理** ①做好心理护理：消除焦虑、恐惧感，指导患者以积极的态度配合治疗和护理。 ②加强术前营养支持：给予高热量、高蛋白、高维生素饮食，以增强机体抵抗力。
颅底脑膜瘤 — 鞍结节	①视力、视野障碍。 ②头痛以额部为主，少数出现精神障碍。	③完善各项术前检查及落实术前讨论。 ④做好术前健康教育。 ⑤积极完善术前准备：完成皮试、配血、灌肠、术前用药等项目。鞍旁位置脑膜瘤周围血管丰富，必要时做全脑血管造影术的准备，备血 1000ml。
颅底脑膜瘤 — 嗅沟	①嗅觉逐渐丧失。 ②颅内压增高可引起视盘水肿、视力障碍。 ③精神症状表现为兴奋、幻觉、妄想。	⑥手术日晨起，碘酊消毒头部并戴一次性帽子、准备好病历、术前用药、CT 或核磁片，做好患者准备。 ⑦贵重物品妥善保管。 ⑧未安排进监护室的患者，备好麻醉床、监护仪、吸痰器及吸氧设施。
颅底脑膜瘤 — 桥小脑角	①听力障碍、耳鸣、头晕。 ②面肌抽搐、面瘫、面部麻木、感觉减退、角膜反射消失、颞肌萎缩。 ③走路不稳、眼颤、患侧共济失调。 ④吞咽发呛、声音嘶哑。	**2. 术后护理** ①术后安返病房时，与手术室护士、主管医生及麻醉医生一起床旁交接患者（术中情况、麻醉方式、物品交接及患者皮肤交接、生命体征及血氧饱和度情况、各种引流管情况等）。

续表

临床表现		病情观察	护理措施
颅底脑膜瘤	小脑幕	①小脑体征：如指鼻和轮替动作不准确等共济失调症状。 ②视野障碍：视皮质受累致象限盲或同向偏盲。 ③颅内高压继发视盘水肿。	②术后卧位要求：a.全麻未清醒时去枕仰卧，头偏向健侧；全麻清醒后彻底清除呼吸道分泌物并拔除全麻插管，头枕冰袋，抬高床头15º～30º。b.较大肿瘤术后，患侧保持在上方。c.经鼻蝶入路术后半坐卧位。d.颈椎手术、后颅凹手术，头颈和脊柱的轴线保持一致。e.后组脑神经受损、吞咽功能障碍者应侧卧位。f.幕下开颅术后翻身时应保护头部，避免脑干移位，造成呼吸骤停。 ③呼吸道护理：多采用半俯卧位或侧卧位，根据病情定时翻身、叩背，预防坠积性肺炎；及时清除呼吸道和口腔分泌物。舌后坠阻塞气道时，改半俯卧位或放置咽部通气管。 ④伤口观察及护理：观察伤口有无渗血渗液，如有及时通知医生更换敷料。保持伤口引流管固定妥善、引流通畅，防止引流管扭曲、折叠、脱出等；观察引流液色、量、性状并记录。 ⑤患者如诉头痛，应评估头痛的部位、性质，结合生命体征等综合分析头痛的原因，及时通知医生，对症处理。 ⑥观察病情变化：及时准确记录生命体征，注意有无颅内压增高的征象。 ⑦药物治疗：及时准确地执行医嘱，正确使用脱水药物，并注意观察是否有低血钾症候。 ⑧做好基础护理及专科护理，如口腔护理、皮肤护理及并发症的护理。 ⑨预防便秘及下肢深静脉血栓。
	枕骨大孔	①一侧颈部枕下疼痛，手和上肢麻木，双上肢无力。 ②肢体肌肉萎缩，后组脑神经症状。 ③步态不稳、平衡障碍等小脑症状。 ④颅内压增高。	
	海绵窦区	头痛、眼球突出、眼肌麻痹、视力视野改变，三叉神经第一、二支分布区疼痛或麻木。	
	眼眶与颅框沟通区	眼球突出，眼球运动障碍，视力减退；晚期可出现球结膜水肿、视盘水肿、继发视神经萎缩，甚至失明。	

续表

临床表现		病情观察	护理措施
并发症	颅内继发血肿	①出血多发生于术后24～48h内；患者意识障碍逐渐加重。 ②大脑半球术后出血具有幕上占位的症状：意识障碍加深、患侧瞳孔进行性散大、血压增高、脉压增大、呼吸深慢、脉搏缓慢有力，呈现库氏反应及颅内高压症状。 ③后颅窝术后出血出现幕下占位的表现：剧烈头痛、频繁呕吐，颈项强直、强迫头位、呼吸慢而节律不齐，甚至骤停。 ④脑室内术后出血可有高热、抽搐、昏迷、生命体征严重紊乱。	①严密观察引流液的颜色和量，有大量鲜红色血液流出，应高度重视。 ②动态观察患者的意识、瞳孔、生命体征、神经系统体征等，若有异常改变，应高度重视，随时CT复查，排除颅内出血等。 ③遵医嘱给予止血类药物，必要时行血肿清除术。 ④若有烦躁，应给予适当的处理。
	脑疝	**1. 头痛：**头痛若进行性加重，且伴恶心、喷射性呕吐，可考虑为脑疝。 **2. 瞳孔变化：**两侧瞳孔是否等大等圆，对光反射的灵敏度。 **3. 意识情况：**通过交谈、疼痛刺激及肢体活动情况来判断意识障碍程度。 **4. 生命体征：**血压升高、脉搏变慢、呼吸深慢，是颅内压增高的早期症状。	①发现脑疝先兆症状，立即告知医生，同时给予脱水药物（20%甘露醇）快速静滴，降低颅内压。 ②迅速做好术前准备。 ③呼吸停止时迅速进行气管插管，使用简易呼吸器辅助呼吸。 ④对慢性硬膜下血肿或脓肿部位已确定的患者，情况紧急时配合医师先做脑室穿刺引流，降低颅内压，赢取手术抢救时机。 ⑤对颅内压增高患者一般禁忌腰穿和高压灌肠。

第十三节　脑干肿瘤

一　概　念

脑干由延髓、脑桥、中脑三部分组成，其中任一部位发生的占位性病变统称为脑干肿瘤。临床上常见的为胶质瘤、海绵状血管瘤、血管网状细胞瘤、转移瘤。

二　主要护理问题

1. 潜在并发症　脑疝、继发性颅内出血。
2. 体温升高　与开颅手术影响体温调节中枢有关。
3. 自理能力缺陷　与神经、肌肉功能障碍和认知障碍有关。
4. 脑神经损害　与手术后Ⅸ、Ⅹ脑神经损害有关。
5. 胃肠道出血　与脑干区域术后直接或间接引起自主神经中枢功能紊乱，致胃酸分泌增加、胃肠蠕动增强、血管痉挛、胃肠黏膜缺氧、溃烂和出血有关。
6. 术后意识障碍　与术后脑干水肿有关。
7. 呼吸障碍　与手术造成脑干水肿或术后脑干不适宜的复位，引起脑干功能障碍有关。

三　病情观察与护理措施

临床表现	病情观察	护理措施
交叉性麻痹	即患侧的脑神经麻痹和对侧的偏瘫。 ①中脑肿瘤如位于底部，有对侧的痉挛性偏瘫及偏身感觉障碍，病侧的动眼神经麻痹。 ②中脑顶盖部的肿瘤可引起粗大的震颤动作、舞蹈动作及Magnus位置性反射（当将头部转向一侧时，该侧的上肢屈曲，下肢伸直；如将头部转向	**1. 禁止短期内摄入大量水分，以免加重脑水肿** **2. 心理护理：**据情向患者讲解疾病的有关知识，消除思想顾虑，积极配合手术。 **3. 术前护理** ①预防感冒，保持呼吸道通畅，避免用力咳嗽。 ②常规检查肝、肾功能、血常规、出凝血时间、血型、乙肝、梅毒、艾滋病抗体、胸透、心电图等。必要时检查视力、视野及内分泌功能。

续表

临床表现		病情观察	护理措施
交叉性麻痹		对侧，则对侧的肢体出现上述姿势）。 ③脑桥肿瘤产生病侧的周围性面瘫及外展神经麻痹、复视、对侧偏瘫等。如肿瘤涉及三叉中脑束，可有病侧面部感觉减退、角膜反射迟钝或消失、咀嚼无力等。如肿瘤偏于外侧，可有自发的水平或垂直性眼震，晚期可有双侧共济失调征。	③术前配血。 ④头皮准备：术前晚、术晨各剃头一次。 **4.术后护理** ①卧位要求：麻醉未清醒前取平卧位，头偏向一侧；清醒后取头高位（床头抬高15°~30°），利于颅内静脉回流，降低颅内压。 ②保持呼吸道通畅，防止窒息和缺氧。 ③严密观察神志、瞳孔的变化，防止脑疝发生。 ④预防脑水肿，控制输液速度（成人40~60滴/分，小儿20~40滴/分），限制液体入量（每天不超过2500ml）。 ⑤预防并发症：胃肠道出血、肺部感染等。
呕吐及呃逆		为延脑肿瘤突出症状。病侧有第9、10、11、12对脑神经损害症状，表现为咽喉反射消失、吞咽呛咳、软腭麻痹、悬雍垂偏向对侧、声音嘶哑、病侧舌肌萎缩伴随舌肌纤维颤动，对侧偏瘫。	⑥高热的观察与护理：脑干术后多发生中枢性高热，其次是术后肺部、泌尿系或颅内感染等引起的感染性高热。由于丘脑下部受损致丘脑功能紊乱，术后高热呈稽留热，是中枢性高热的表现。对中枢性高热采用亚冬眠加冰块物理降温，对于感染性高热除大量使用抗生素外，可给予糖皮质激素治疗或用退热药肌内注射，同时给予30%~50%酒精擦浴。
并发症护理	继发颅内出血、脑水肿、脑疝	**1.观察** 若有以下情况，提示有继发颅内出血或脑疝发生，要及时通知医生处理： ①全麻清醒后再次出现意识障碍加重。 ②引流袋内有大量新鲜血液流出。 ③患侧瞳孔短暂缩小继之进行性散大，光反应迟钝或消失。 ④病变对侧出现逐渐加重的面、舌及肢体瘫痪。 ⑤颅内压增高症状进行性加重。 **2.处理** ①快速静脉输注或推注20%甘露醇250~500ml。 ②保持呼吸道通畅，给予吸氧，必要时行气管插管辅助呼吸。 ③积极做好术前准备，行开颅血肿清除或减压术。	⑦术后面部麻木的防烫伤。 ⑧脑神经损害：常为第9、10对脑神经损害加重，吞咽呛咳造成呼吸道感染，可行气管切开及鼻饲，以防止感染并维持营养。 ⑨呼吸功能不好者，给予呼吸机辅助呼吸。 **5.心理护理**

第十四节　斜坡肿瘤

一　概　念

斜坡是颅骨的一个特殊区域，位于颅底深部中央。纯粹来自斜坡的肿瘤少见，主要是岩骨－斜坡交界处。岩斜区可发生多种病变，最常见的是脑膜瘤，其次是脊索瘤。

二　主要护理问题

1. 潜在并发症　脑疝、继发性颅内出血。
2. 体温升高　与开颅手术影响体温调节中枢有关。
3. 自理能力缺陷　与神经、肌肉功能障碍和认知障碍有关。
4. 脑神经损害　与术后Ⅸ、Ⅹ脑神经损害有关。
5. 胃肠道出血　与脑干区域手术直接或间接损伤自主神经中枢功能紊乱，引起胃酸分泌增加，胃肠蠕动增强，血管痉挛，胃肠黏膜缺氧、溃烂和出血有关。
6. 术后意识障碍　与术后脑干水肿有关。
7. 呼吸障碍　与手术造成脑干水肿或术后脑干复位不当，引起脑干呼吸中枢功能障碍有关。

三　病情观察与护理措施

临床表现	病情观察	护理措施
头痛	首发症状，多见于顶枕部	**1. 禁止短时间内大量摄水，以免加重脑水肿** **2. 心理护理：** 据情向患者讲解疾病的有关知识，消除思想顾虑，积极配合手术。 **3. 术前护理** ①预防感冒，保持呼吸道通畅，避免用力咳嗽。 ②常规检查肝功、肾功、血常规、出凝血时间、血型、乙肝、梅毒、艾滋病抗体、胸透、心电图等，必要时检查视力、视野及内分泌功能。 ③术前给予配血：一般开颅术配血 400~800ml。颅内动脉瘤、动静脉畸形、脑膜瘤等配血 1000~2000ml。
脑神经损害	以三叉神经和面神经损害常见，出现面部麻木和面瘫。也可见听力减退、复视。	
后组颅神经症候	吞咽困难、咳嗽、声嘶、咳嗽无力、舌瘫等。	
小脑共济失调	站立不稳、步态不稳。	

续表

临床表现		病情观察	护理措施
视力障碍		肿瘤压迫视神经、视交叉或视束，出现视力减退及视野缺损，时间长者发生失明。	④头皮准备：术前一晚、术晨各剃头一次（前额开颅手术需剃眉毛）。 **4. 术后护理** ①卧位要求：麻醉未清醒前取平卧位，头偏向一侧；清醒后取头高位，床头抬高15°～30°，以利颅内静脉回流，降低颅内压。保持呼吸道通畅，防止窒息和缺氧。
并发症护理	继发颅内出血、脑水肿、脑疝	**1. 观察**：若有以下情况，提示有继发颅内出血或脑疝，要及时通知医生处理。 ①全麻清醒后再次出现意识障碍加重。 ②引流袋内有大量新鲜血液。 ③患侧瞳孔短暂缩小继之进行性散大，光反应迟钝或消失。 ④病变对侧出现逐渐加重的面、舌及肢体瘫痪。 ⑤颅内压增高症状进行性加重。 **2. 处理** ①快速静脉滴注或静推20%甘露醇250～500ml。 ②保持呼吸道通畅、吸氧，必要时行气管插管辅助呼吸。 ③做好术前准备，行开颅血肿清除或减压术。	②严密观察病情及术后继发出血。 ③预防脑水肿，控制输液速度（成人40～60滴/分，小儿20～40滴/分），限制液体入量，每天不超过2500ml。 ④预防并发症：泌尿系感染、皮肤压伤等。 ⑤高热的观察与护理：体温≥38.5℃除物理降温外，必要时遵医嘱给予药物降温。 ⑥术后尿崩的观察与处理。 ⑦术后面瘫的护理。 ⑧饮水呛咳、吞咽困难者，给予鼻饲饮食，防止误吸。

第十五节 听神经瘤（听神经鞘瘤）

一 **概 念**

听神经鞘瘤一般起源于听道内前庭神经鞘膜。绝大多数发生于听神经的前庭部分，少数在耳内岛部。约占脑桥小脑区肿瘤的85%。多为具有完整包膜的良性肿瘤。

主要护理问题

1. 潜在并发症　脑疝、继发性颅内出血。
2. 有误吸的危险　与听神经瘤术后引起的饮水呛咳、吞咽困难等有关。
3. 脑脊液漏　与开颅手术时常开放乳突气房，术中骨蜡封堵不严密或遗漏死角有关。
4. 面神经功能损伤　与肿瘤大小、术者的显微手术技巧、面神经监测仪的应用相关。
5. 三叉神经损伤　与肿瘤的侵犯和手术创伤有关。
6. 后组脑神经损伤　与肿瘤巨大并与后组脑神经粘连或手术创伤有关。
7. 耳聋、耳鸣、眩晕、平衡障碍　与听觉和前庭神经损伤有关。

病情观察与护理措施

临床表现	病情观察	护理措施
听力丧失	为听神经瘤最常见的症状，见于95%以上患者，表现为患侧渐进性、高频感音性耳聋。	**1.心理护理**：据情向患者讲解疾病的有关知识，消除思想顾虑，积极配合手术。 **2.注意保护患者**：有神经麻痹者应注意饮食、饮水及洗脸水温度，以免烫伤患者。有耳聋及动作不协调者应协助其日常生活(包括如厕、洗漱、进食等)以免摔伤。眩晕患者不能单独外出，防跌倒，耳鸣患者注意保持病房安静。
耳鸣	多在听力下降前或同时出现，常为单侧持续性高调耳鸣，其发生机制与听力丧失一样。	**3.密切观察病情**：主要观察头痛情况，有无颅内压增高症状，如头痛加剧、呕吐、复视等，若出现报告医生及时处理。 **4.术前护理** ①预防感冒，保持呼吸道通畅，避免用力咳嗽。 ②常规检查肝功、肾功、血常规、出凝血时间、血型、乙肝、梅毒、艾滋病抗体、胸透、心电图等，必要时检查视力、视野及内分泌功能。
前庭功能受损	表现为眩晕和平衡功能失调。眩晕出现在早期阶段，平衡功能失调出现在晚期阶段。	③术前配血(一般配400~800ml)。 ④头皮准备：术前晚、术晨各剃头一次。 **5.术后护理** ①保持呼吸道通畅。若手术损伤舌咽、迷走神经，可引起患者不同程度的吞咽困难、呛咳、咳嗽无力、
面神经功能障碍	发生于疾病的晚期阶段，表现为病变侧面部肌肉的抽搐和(或)麻痹症状。	主动排痰困难而引发肺部感染，故术后应保持呼吸道通畅，鼓励患者咳嗽咳痰；昏迷者每2h翻身拍背一次，及时吸净呼吸道分泌物和呕吐物，防止

续表

临床表现	病情观察	护理措施
三叉神经功能异常	见于50%的听神经瘤患者。最常见的症状为患侧角膜反射消失，面部三叉神经支配区感觉麻木或疼痛。症状与肿瘤大小密切相关。	吸入性肺炎的发生。 ②体位。听神经瘤切除后，术野形成空腔，如果突然改变体位，脑干向患侧移动，压迫呼吸中枢，可致呼吸骤停。因此，翻身时需动作轻柔，严格轴线翻身。体积较大的肿瘤术后72h内严禁向患侧卧位，防止脑干移位。 ③严密观察病情变化。听神经瘤位于后颅窝脑桥小脑角区，靠近脑干，解剖关系复杂而重要，加上手术时间长、难度大，术后应严密观察神志、瞳孔、生命体征的变化，尤其是呼吸的变化。注意引流管情况，防止术后继发血肿的发生。 ④饮食护理。有后组脑神经损伤者常伴有声音嘶哑、呛咳，故术后3d暂禁食；术后第一口饭，必须由护士亲自试喂，若无呛咳再给予流食，以后逐渐给予半流食。必要时给予鼻饲饮食，防止呛食引起误吸。三叉神经损伤者面部感觉丧失，进食时要防止烫伤。 ⑤眼部护理。有面神经、三叉神经损伤时，出现患侧眼睑闭合不全、角膜反应迟钝、异物进入，容易发生角膜炎及溃疡，严重者可造成失明。故需注意眼部清洁，保护角膜。必要时滴眼药水和涂抹眼膏，戴眼罩或盖凡士林纱布。 **6. 脑脊液漏的护理** ①严格卧床休息，保持患侧卧位，抬高床头15°～30°至脑脊液漏停止后3~5d。 ②禁止擤鼻，禁止从患侧吸痰、留置胃管、吸氧等。 ③严禁堵塞。 ④避免用力咳嗽，防止空气入颅引起外源性气颅或感染。 ⑤做好口腔护理。 **7. 脑疝急救** ①观察有无剧烈头痛：若头痛进行性加重，且伴恶心、喷射性呕吐，可考虑为脑疝。 ②瞳孔变化：两侧瞳孔是否等大等圆，对光反射的灵敏度。 ③意识情况：通过交谈、疼痛刺激及肢体活动情况判断意识障碍程度。
并发症 — 术区再出血	发生率约为1%～2%，多见于脑组织与肿瘤的接触面，包括脑干和脑桥臂。小脑半球不恰当牵拉或脑压板的过度使用也可导致术后出血。桥小脑角区出血非常危险，可直接压迫脑干引起意识障碍和呼吸改变，也可压迫第四脑室引起梗阻性脑积水使病情急转直下，需急诊手术清除。	
并发症 — 脑脊液漏	血性液体自鼻腔、耳部流出，流出液痕迹的中心呈红色而周边清澈或鼻孔流出的无色液体干燥后呈不结痂状，在低头用力、压迫颈静脉等情况下流量增加。	
并发症 — 脑积水	主要由小脑水肿、血肿或脑室内出血所致，第四脑室阻塞可引起急性脑积水，如不及时行脑室外	

续表

临床表现	病情观察	护理措施
	引流可致急性脑疝，甚至呼吸骤停。	④生命体征：血压升高、脉搏变慢、呼吸深慢，是颅内压增高的早期症状。
面神经损伤	出现术侧面肌瘫痪。损伤程度不一，面部症状恢复期也不等，个别难以恢复。	⑤处理 a.发现脑疝先兆，立即告知医生，同时给予脱水药物（20％甘露醇）快速静滴，以降低颅内压。 b.迅速做好术前准备。 c.呼吸停止时迅速行气管插管，并使用简易呼吸器辅助呼吸。
后组脑神经麻痹	舌咽、迷走神经损伤所致的饮水呛咳和吞咽困难对患者生活影响很大。此时需防止吸入性肺炎，进食时取半卧位或坐位，吃半流食以减少呛咳。严重吞咽困难影响进食者应早期鼻饲以保证营养，如长期不能好转可行胃造瘘术。	d.对慢性硬膜下血肿或脓肿部位已确定的患者，情况紧急时配合医师先做脑室穿刺引流，降低颅内压，以赢取手术抢救时机。 e.颅内压增高患者一般禁忌腰穿和高压灌肠。 **8.合理使用抗生素** **9.改善患者营养状况**

第十六节　神经胶质瘤

一　概　念

　　神经胶质瘤亦称胶质细胞瘤，简称胶质瘤，是发生于神经外胚层的肿瘤。分为两类：一类大多数由神经系统的间质细胞即神经胶质细胞形成；另一类由神经系统的实质细胞（即神经元）形成。由于目前无法区分两者，且胶质瘤远多于神经元肿瘤，一般都称为神经胶质瘤。

二　主要护理问题

　　1.潜在并发症　脑疝、尿崩症。
　　2.语言沟通障碍　与失语有关。
　　3.恐惧　与担心手术危险和预后有关。

三 病情观察与护理措施

临床表现	病情观察	护理措施
颅内压增高	头痛、呕吐、视盘水肿等，呕吐多见，可为早期的唯一表现（刺激迷走神经核），其症状较明显。	应用术中唤醒麻醉技术的功能区电刺激监护，准确定位肿瘤及周围正常组织功能。 **1. 术后护理** ①卧位要求：麻醉未清醒前取平卧位，头偏向一侧；清醒后取头高位（床头抬高15°～30°），利于颅内静脉回流，降低颅内压。 ②保持呼吸道通畅，防止窒息和缺氧。 ③严密观察病情，预防术后继发性脑出血。 ④预防脑水肿，控制输液速度（成人40～60滴/分，小儿20～40滴/分），限制液体入量，每天不超过2500ml。 ⑤预防并发症、泌尿系感染、皮肤压伤等。 ⑥高热的观察与护理：体温≥38.5℃，除物理降温外，遵医嘱给予药物降温。 ⑦术后密切观察，记录尿量。 ⑧饮水呛咳、吞咽困难者，给予鼻饲饮食，防止误吸。 ⑨心理护理。 **2. 伽马射线立体定向治疗系统** ①治疗前洗头，移去身上的金属物品，正常饮食。 ②观察局部出血情况，预防放射性脑水肿，3个月后复查。 **3. 化疗药物治疗**：是目前治疗肿瘤的主要手段之一，作用在肿瘤细胞生长繁殖的不同环节上，抑制或杀死肿瘤细胞。 ①化疗药物使用原则：现配现用，按照顺序输入。输入之前，先输注20%甘露醇，最好采用深静脉，浅静脉留置要防止外渗。 ②化疗不良反应及护理 a. 胃肠道反应：营养均衡，低脂肪高碳水化合物、高维生素和矿物质饮食，饭后2~3h用药最佳。化疗前30min肌肉注射止吐药物，有条件可在听音乐、看电视中接受化疗，以分散其注意力，化疗中恶心、呕吐及时处理，呕吐严重者给予静脉营养。
癫痫	1/3的患者以癫痫为首发症状或主要症状。	
精神障碍	肿瘤侵犯胼胝体至对侧半球的患者有明显的精神障碍，包括：反应迟钝、注意力涣散、情感异常、记忆力减退、定向力及计算力下降。	
失语	肿瘤位于优势半球语言中枢会出现运动或感觉性失语。	
视野缺损	肿瘤累及视觉传导通路或视觉中枢，出现幻视、视野缺损。	
偏瘫	肿瘤位于额叶中央前回附近者，常出现不同程度的对侧肢体偏瘫，步态蹒跚，站、坐不稳。	
并发症	继发颅内出血、脑水肿脑疝	若有以下情况，提示有继发颅内出血或发生脑疝，要及时通知医生处理： ①全麻清醒后再次出现意识障碍加重。

续表

临床表现	病情观察	护理措施
	②引流袋内有大量新鲜血液流出。 ③病变对侧出现逐渐加重的面、舌及肢体瘫痪。 ④颅内压增高症状进行性加重，甚至出现脑疝症状，即患侧瞳孔短暂缩小继之进行性散大，光反应迟钝或消失。	b.髓抑制：化疗药物最常见的副作用。化疗同时按医嘱给予升白细胞药物，定期复查血象；白细胞低于 $1.0×10^9$/L 应遵医嘱，实施隔离治疗和护理，限制探视，避免交叉感染。 c.脱发：影响患者自尊的严重问题，因此，化疗前应把这一可能告知患者，使其有心理准备，并告知化疗结束后，头发还会重新长出。 ③化疗药物外渗的预防及处理 a.化疗药物应按要求配制，先以不含化疗药物的液体穿刺血管，穿刺成功无液体外渗后再换含有化疗药物的液体。 b.静脉推注时，先回抽见回血方可推注，推注过程中反复回抽观察，推注速度不宜太快，以免发生静脉炎，推注时间以 10～15min 为宜。 c.静脉滴注时应及时巡视观察，注意并询问患者的感觉。输入结束后再换上不含化疗药物的液体冲洗静脉通路。 d.一旦发生药物外渗，立即停止输注，患肢制动，拔掉针头，抽吸出残留在针头、输液管中的药物或是疑有外渗的药物。避免外渗部位受压，抬高患肢。 e.使用特殊药物发生外渗，给予热敷或冷敷处理。按指导注射相应的解毒剂，无解毒剂时用地塞米松 5mg+ 利多卡因 100mg 局部封闭。 f.通知医生，讨论外渗部位是否需要进一步处理。 g.密切观察，准确记录渗漏情况。

第十七节　颅咽管瘤

一　概　念

颅咽管瘤是由外胚叶形成颅咽管时，残余上皮细胞发展起来的胚胎残余组织肿瘤，多生长于蝶鞍上方，为颅内最常见的先天性肿瘤，在鞍区肿瘤中占第二位。儿童多见。

二 主要护理问题

1. 潜在并发症 脑疝、继发性颅内出血。
2. 体温升高 与开颅手术有关。
3. 自理能力缺陷 与神经、肌肉功能障碍和认知障碍有关。
4. 恐惧 与担心手术危险和预后有关。
5. 尿崩 与垂体瘤激素分泌异常有关。
6. 有误吸的危险 与听神经瘤术后引起的饮水呛咳、吞咽困难等有关。

三 病情观察与护理措施

临床表现	病情观察	护理措施
视神经功能障碍	①肿瘤压迫视神经、视交叉或视束，出现视力减退及视野缺损，时间长者可失明。②肿瘤压迫一侧视神经时，出现同侧视神经萎缩或失明，压迫视交叉时表现双颞侧偏盲。③压迫一侧视束，则表现为双眼同向性偏盲。	**1. 常规护理** ①心理护理：据情向患者讲解疾病的相关知识，消除思想顾虑，积极配合手术。 ②安全护理：有视力及视野障碍者要有专人陪护，防止跌伤、烫伤。 ③病情观察：注意有无水、电解质失调的症状，记录24h尿量、性质及颜色，有无尿崩症征象。 **2. 术后护理** ①卧位要求：麻醉未清醒前取平卧位，头偏向一侧；清醒后取头高位，床头抬高15°～30°，利于颅内静脉的回流，降低颅内压。 ②保持呼吸道通畅，防止窒息和缺氧。 ③严密观察病情变化：包括神志、瞳孔、生命体征的变化，注意引流管情况，防止术后血肿的发生，同时观察并记录尿量及有无水电解质紊乱，配合医生做好电解质的化验监测，发现问题及时报告医生处理。 ④高热护理：体温≥38.5℃时，除物理降温外，必要时遵医嘱给予药物降温。 ⑤饮食护理 a. 术后第1天，生命体征及病情平稳，意识清醒，无呕吐者可进高热量、高维生素、高蛋白流质或半流质饮食(稀饭、馄饨、鸡蛋羹、龙须面等)。
内分泌异常	术前43%～90%的患者可发生激素水平的异常，所有的腺垂体激素都可能受累。	
丘脑下部功能紊乱	肿瘤侵犯丘脑下部时，常有基础代谢率低下，多饮多尿、嗜睡、昏睡、黏液性水肿、神情淡漠或体温调节障碍。	
颅内压增高症状	晚期肿瘤长入第三脑室并阻塞室间孔，引起侧脑室扩大而出现颅内压增高。患者有头痛、呕吐、视力减退和视盘水肿；小儿可表现为头颅增大、颅缝分离及囟门隆起。	

续表

临床表现	病情观察	护理措施
并发症	丘脑下部损伤	丘脑下部是自主神经系统重要的皮质下中枢，与机体内脏活动、内分泌、物质代谢、体温调节及维持意识和睡眠有重要关系，损伤者可出现尿崩症、中枢性高热或体温不升、意识不清、抽搐及胃肠道应激性溃疡出血等。	b.低钠血症时鼓励多进食含钠高的食物如咸菜；高钠血症时多饮白开水。注意有无低钾血症的发生，鼓励患者多进食含钾高的饮料及水果，避免含糖多的食物，以免血糖升高，产生渗透性利尿，使钾排出增加。 c.尿崩者鼓励多饮水，同时遵医嘱给予去氨加压素口服。 ⑥颅内压增高的护理 a.床头抬高15°～30°，以利脑静脉回流，减轻脑水肿。 b.保持呼吸道通畅，防止窒息和缺氧。 c.持续低流量吸氧，改善脑缺氧状况。 d.严密观察头痛、呕吐状况及生命体征的变化和意识障碍的程度，异常时及时通知医生。 e.严格控制液体摄入量，特别是含钠的液体，每日不得超过750ml，并详细记录24h出入量。 ⑦术后5～7d一般情况良好、病情平稳者，可适当练习下床活动。
	水电解质平衡紊乱	观察并记录尿量、颜色、性状，以及患者的意识、皮肤弹性。低钠或高钠血症会导致患者意识淡漠、恶心、呕吐，低钠血症致皮肤脱水、弹性差；高钠血症致皮肤致密水肿；低钾血症时患者会出现四肢无力甚至截瘫。	
	垂体功能低下	表现为乏力、倦怠、少动、食欲减退、基础代谢率低下等。	

第十九节　内镜治疗颅内肿瘤

一　概　念

内镜控制显微神经外科 (ECM)，是在内镜影像的导引下，借用内镜的光源及监视系统，使用常规显微神经外科手术器械完成手术。典型的 ECM 是在神经内镜下经单鼻孔切除垂体腺瘤，目前已成为常规手术。

二 主要护理问题

1. 恐惧　与担心手术风险和预后、对住院环境陌生有关。
2. 潜在并发症　继发颅内出血、感染、脑脊液鼻漏、癫痫。
3. 知识缺乏　初次患病缺乏疾病相关知识。
4. 体温升高　与手术有关。
5. 有受伤的危险　与视力、视野缺损，癫痫及认知障碍有关。
6. 自理能力缺陷　与神经肌肉功能障碍有关。
7. 便秘　与长期卧床、胃肠蠕动减慢、排便方式改变有关。

三 病情观察与护理措施

临床表现	病情观察	护理措施
垂体瘤（经鼻手术）	①内分泌失调的临床表现：a.女性出现闭经、泌乳，男性出现阳痿、性功能减退。b.出现巨人症、肢端肥大。c.高血压、向心性肥胖。d.甲亢、甲减。 ②头痛，视力、视野障碍，癫痫，颅内压增高。 ③尿崩症（肿瘤压迫垂体柄和下丘脑所致）。	**1. 做好患者及其家属的心理护理** **2. 安全护理**：视力障碍或视野缺损的患者应由家属陪护，以免受伤。有精神症状的患者，应加强巡视、专人陪护，防止发生意外。 **3. 病情观察**：密切观察患者有无剧烈头痛、视力障碍甚至失明、意识障碍等。 **4. 一般护理**：积极完善术前准备。经鼻手术，术前3d用氯霉素滴眼液滴鼻，用呋喃西林溶液或口洁灵漱口，预防口鼻腔感染；术前1d剪鼻毛，练习张口呼吸。 **5. 术后护理** ①保持呼吸道通畅。 ②根据病情选择合适的卧位。 ③密切观察病情变化。 ④做好饮食护理。 ⑤严密监测体温变化，做好高热时的护理。 ⑥垂体瘤患者做好尿崩症的护理。 ⑦经鼻手术者按常规做好脑脊液鼻漏的护理。
前颅窝底的脑膜瘤（经眉弓手术）	①慢性头痛、癫痫为首发症状。 ②伴有精神症状，一侧或双侧视力减退或失明。 ③嗅觉、听觉及肢体运动障碍。 ④颅内压增高症状。	
脊索瘤（经鼻手术）	生长于斜坡上的脊索瘤。头痛为首发症状，伴有后组脑神经受损的表现。	

临床表现		病情观察	护理措施
并发症	继发出血	意识障碍逐渐加重。 血压增高、脉压增大。呼吸深慢、脉搏缓慢有力、呈现库欣（Cushing)反应及颅内压增高。 剧烈头痛、频繁呕吐、严重者呼吸骤停。 高热、抽搐、昏迷、生命体征紊乱。	①动态观察患者的意识、瞳孔、生命体征、神经系统体征等，若在原有基础上有异常改变，应高度重视，随时CT复查，排除颅内出血等。 ②遵医嘱给予止血类药物，必要时行血肿清除术。 ③若患者烦躁应给予适当处理。
	颅内感染	寒战、高热、颈项强直。 腰穿见脑脊液浑浊，压力升高。 脑脊液化验结果显示细胞数增高、糖含量低、蛋白含量高。	①严密监测体温变化，T≤38.5℃给予物理降温，T>38.5℃，物理降温效果不佳时，遵医嘱给予退热剂。 ②遵医嘱给予抗感染治疗。 ③合理安排陪人，预防交叉感染。
	脑脊液鼻漏	鼻腔有水样的液体流出。 严重者出现高热、颅内感染征象。	①嘱卧床休息，床头抬高15°～30°。 ②禁止擤鼻，勿用力咳嗽，保持大便通畅，防止腹压增加反射性引起颅内压升高。 ③鼻腔保持清洁，加强营养，全身使用抗生素。
	癫痫	轻者可出现嘴角不自主抽搐，四肢不自主的颤抖。 重者伴有意识障碍，全身性抽搐。	①一旦出现癫痫发作，应立即将患者平卧，头偏向一侧，迅速松开衣领和裤带，将毛巾塞于上下牙齿之间，以免咬伤舌头。 ②不可强行按压抽搐的身体，以免骨折或脱臼。 ③如出现癫痫持续状态，尽快控制发作，在患者未完全清醒前禁止喂水、喂食和服药。 ④昏迷患者要防止缺氧，及时吸痰、吸氧，必要时气管切开，高热时给予物理降温及抗生素，预防肺部感染。

第十九节 小脑肿瘤

一 概　念

　　小脑位于后颅窝内,由两个小脑半球和中间的小脑蚓部构成,在脑桥和中脑的后方、延髓的上方,其下部组成第四脑室的盖。小脑肿瘤约占脑瘤的 16%,髓母细胞瘤、星形细胞瘤及室管膜瘤多见于儿童,血管网状细胞瘤及脑膜瘤多见于成人。

二 主要护理问题

　　1.脑疝　与肿瘤压迫、影响脑脊液循环有关。
　　2.自理能力缺陷　与共济失调有关。
　　3.安全隐患　与共济失调、肌张力降低、眼球震颤致行动不便、易跌倒有关。

三 病情观察与护理措施

临床表现	病情观察	护理措施
颅内压增高	小脑肿瘤早期即可影响脑脊液循环,致颅内压增高,表现为进行性加重的头痛、频繁的喷射性呕吐等。	**1.心理护理**:根据情况向患者讲解疾病的有关知识,消除思想顾虑,积极配合手术。 **2.安全护理** ①有共济失调或肌张力降低者协助患者日常生活(包括如厕、洗漱、进食等),以免摔伤。
枕骨大孔疝	后颅窝容积较小,颅内压过高时可导致枕骨大孔疝(小脑疝至枕骨大孔)。	②密切观察病情:主要观察有无颅内压增高症状,如头痛加剧、呕吐、复视等,并报告医生及时处理。警惕脑疝的发生。 **3.术前护理** ①预防感冒,保持呼吸道通畅,避免用力咳嗽。
共济运动障碍	小脑半球肿瘤表现为患侧肢体的共济失调,肢体运动时不能协调。查体见指鼻试验、轮替试验、跟膝胫试验呈阳性等;小脑蚓部	②常规检查肝功、肾功、血常规、出凝血时间、血型、乙肝、梅毒、艾滋病抗体、胸透、心电图等,必要时检查视力、视野及内分泌功能。 ③术前给予配血:一般开颅术配 400~800ml;颅内动脉瘤、动静脉畸形、脑膜瘤等配 1000~2000ml。

续表

临床表现	病情观察	护理措施
共济运动障碍	小脑半球肿瘤表现为患侧肢体的共济失调，肢体运动时不能协调。查体见指鼻试验、轮替试验、跟膝胫试验呈阳性等；小脑蚓部肿瘤主要表现为躯干性平衡障碍，出现坐立不稳、行走步基宽、闭目难立征阳性等。	④头皮准备：术前晚、术晨各剃头一次（前额开颅手术需剃眉毛）。 **4.术后护理** ①保持呼吸道通畅。 ②体位的护理。 ③严密观察病情变化：包括神志、瞳孔、生命体征，尤其颅内压情况，防止脑疝的发生。 ④饮食护理：无特殊情况，一般术后6~8h后进流质饮食，渐进半流食、普食，注意少量多餐。 ⑤脑疝急救 a.观察有无剧烈头痛：若头痛呈进行性加重，且伴恶心、喷射性呕吐，应警惕脑疝的发生。 b.瞳孔变化：观察两侧瞳孔是否等大等圆，对光反射的灵敏度。 c.意识情况：通过交谈、疼痛刺激及肢体活动情况来判断意识障碍程度。 d.生命体征：血压升高、脉搏变慢、呼吸深慢，是颅内压增高的早期症状。 e.发现脑疝先兆，立即告知医生，同时给予脱水药物（20%甘露醇）快速静滴，以降低颅内压。 f.迅速做好术前准备，进行手术治疗。 g.呼吸停止者迅速行气管插管，使用简易呼吸器辅助呼吸。 h.对慢性硬膜下血肿或脓肿部位已确定的患者，情况紧急时配合医师先做脑室穿刺引流，降低颅内压，赢取手术抢救时机。 i.颅内压增高患者一般禁忌腰穿和高压灌肠。
肌张力改变	常表现为患侧肌张力减低，腱反射也随之减低或消失。	
眼球震颤	以水平震颤常见，也可为垂直或其他，系动眼各肌之间共济失调及前庭功能受损所致。	
并发症护理 — 继发颅内出血、脑疝	若患者有以下情况，提示有继发颅内出血或发生脑疝，要及时通知医生处理： ①全麻清醒后再次出现意识障碍加重。 ②引流袋内有大量新鲜血液。 ③患侧瞳孔短暂缩小继之进行性散大，光反应迟钝或消失。 ④病变对侧出现逐渐加重的面、舌及肢体瘫痪。 ⑤颅内压增高症状进行性加重。	

第二十节　畸胎瘤

一　概　念

颅内畸胎瘤罕见，约占颅内肿瘤的 0.5%，可发生于任何年龄，最好发于松果体区，其次为鞍上区、第三脑室、第四脑室、垂体窝等部位。畸胎瘤来源于胚胎期第 3、第 4 鳃囊和鳃裂，包括三个胚层组织，为实性混合瘤。

二　主要护理问题

1. 脑疝　与术后继发性颅内出血或脑水肿有关。
2. 体温升高　与术后吸收热或感染有关。
3. 自理能力缺陷　与神经、肌肉功能障碍和认知障碍有关。
4. 恐惧　与担心手术危险和预后有关。
5. 尿崩　与肿瘤侵犯第三脑室底有关。

三　病情观察与护理措施

临床表现	病情观察	护理措施
头痛	首发症状，多见于顶枕部。	**1. 禁止短期内摄入大量的水分，以免加重脑水肿**
脑神经损害	三叉神经和面神经受累，常见听力减退、复视、面瘫等。	**2. 心理护理**：据情向患者讲解疾病的有关知识，消除思想顾虑，积极配合手术。
后组脑神经症候	吞咽困难、声嘶、咳嗽无力。	**3. 术前护理** ①预防感冒，保持呼吸道通畅，避免用力咳嗽。
视力障碍	肿瘤压迫视神经、视交叉或视束，出现视力减退及视野缺损，时间长者发生失明。	②完善常规检查。 ③头皮准备：术前一晚、术晨各剃头一次，酒精擦拭，戴无菌帽。

续表

临床表现	病情观察	护理措施
并发症	继发颅内出血、脑水肿、脑疝	①若患者有以下情况，提示有继发颅内出血或发生脑疝，要及时通知医生处理。 a.全麻清醒后再次出现意识障碍加重。 b.引流袋内有大量新鲜血液流出。 c.病变对侧出现逐渐加重的面、舌及肢体瘫痪。 d.颅内压增高症状进行性加重。 e.患侧瞳孔先一过性缩小继而进行性散大，光反应迟钝或消失，警惕脑疝发生。 ②处理 a.快速静脉输注或推注20%甘露醇250～500ml。 b.保持呼吸道通畅，给予吸氧，必要时行气管插管辅助呼吸。 c.积极做好术前准备，行开颅血肿清除或减压术。	**4.术后护理** ①卧位要求，麻醉未清醒前取平卧位，头偏向一侧；清醒后取头高位，床头抬高15°～30°，利于颅内静脉回流，降低颅内压。 ②保持呼吸道通畅，防止窒息和缺氧。 ③严密观察病情，预防术后继发性出血。 ④预防脑水肿，控制输液速度（成人40～60滴/分，小儿20～40滴/分），限制液体入量，每天不超过2500ml。 ⑤预防并发症，如泌尿系感染、皮肤压伤等。 ⑥高热的观察与护理。体温≥38.5℃除物理降温外，必要时遵医嘱给予药物降温。 ⑦术后尿崩的观察与处理。 ⑧术后面瘫的护理。 ⑨饮水呛咳、吞咽困难者，给予鼻饲饮食，防止误吸。 ⑩心理护理和康复护理。

第二十一节　脑挫裂伤

一 概　念

脑挫裂伤是指暴力打击头部造成脑组织的器质性损伤。症状与脑震荡相似，但程度重，有脑损伤局灶症状、体征和蛛网膜下腔出血，意识障碍也较重、较久。

二 主要护理问题

1. 清理呼吸道无效　与痰液黏稠、咳嗽无力有关。
2. 潜在并发症　颅内压增高、消化道出血、颅内感染。
3. 有受伤的危险　与意识不清、躁动有关。
4. 自理能力下降或受限　与神经功能受损有关。

三 病情观察与护理措施

临床表现	病情观察	护理措施
意识障碍及头痛	①是最突出的临床表现之一。 ②伤后多立即昏迷，病情轻重不同昏迷时间由数分钟至数小时、数日、数月不等。长期昏迷多有广泛脑皮质损坏或脑干损伤存在，可致死亡。	①做好引流管的护理。 ②消化道出血的护理 a.留置胃管，行胃肠减压。 b.定时给予8%去甲肾上腺素冰盐水或云南白药胃内灌注。 c.密切观察出血情况及血压、脉搏的变化，必要时输新鲜血，以补充血容量。 d.遵医嘱定时给予抗酸及止血药静脉滴注。
病灶定位症状	头痛、呕吐、头昏等症状程度较重，持续较久。如仅伤及额、颞叶前端等"哑区"无神经系统损害表现；脑皮质功能受损出现瘫痪、失语、视野缺损、感觉障碍及癫痫。	③脑水肿的护理 a.输液速度均匀。 b.抬高床头15°～30°，利于颅内静脉回流，降低颅压。 c.遵医嘱定时给予脱水及利尿药静脉滴注。 d.持续低流量吸氧。 e.每日液体量限制在2500ml,其中氯化钠不超过750ml/d。
生命体征	①多有明显改变，一般早期都有血压下降、脉搏细弱及呼吸浅快，伤后不久逐渐恢复。若短期内生命体征自行恢复且血压持续升高，脉压增大，两慢一高应警惕颅内继发血肿或脑水肿的发生。 ②体温可轻度升高，一般约38℃,持续高热者多伴有下丘脑损伤。	④躁动患者应防止坠床，给予保护性约束，必要时给予镇静剂。 ⑤做好基础护理，防止皮肤压伤、泌尿系感染等。 ⑥受伤早期的床上功能锻炼以及恢复期的功能训练。 ⑦高热的护理。 ⑧气管切开的护理。 ⑨不能经口进食的给予鼻饲营养液。

续表

临床表现		病情观察	护理措施
脑膜刺激征		伴蛛网膜下腔出血者，常有脑膜刺激征象，表现为闭目、畏光、蜷曲而卧、低热、恶心、呕吐，颈项强直。	
并发症	脑疝	若有以下情况，提示有脑疝发生，要及时通知医生处理： ①进行性意识障碍加重。 ②患侧瞳孔短暂缩小继之进行性散大，光反应迟钝或消失。 ③病变对侧出现逐渐加重的面、舌及肢体中枢性瘫痪。 ④颅内压增高症状进行性加重。 ⑤出现喷射状呕吐。	①快速给予静脉推注 20% 甘露醇。 ②保持呼吸道通畅，给予吸氧，必要时行气管插管辅助呼吸。 ③积极做好术前准备。
	术后感染	**1. 切口感染**：多发生在术后 3~5d。临床表现：患者感到切口再次疼痛，局部有明显红、肿、压痛及脓性分泌物。 **2. 颅内感染**：多发生在术后 3~4d。临床表现：头痛、呕吐、发热、嗜睡，甚至出现谵妄、抽搐，脑膜刺激征阳性；腰穿脑脊液浑浊、白细胞增加，压力升高。 **3. 肺部感染**：多发生在术后 1 周，如不能及时控制，可因高热导致或加重脑水肿甚至发生脑疝。	①保持伤口敷料清洁干燥。 ②保持呼吸道通畅，及时清除呼吸道分泌物。 ③持续气道湿化，翻身叩背、肺部理疗。 ④保持引流管无菌，避免逆行感染。 ⑤遵医嘱按时使用抗生素。 ⑥体温高时行物理降温，并密切监测体温变化。

第二十二节 颅内血肿

一 概 念

颅内血肿是颅脑损伤致颅内出血在某一部位积聚，达一定体积时形成有占位效应的血肿。临床常见的有硬膜外、硬膜下、脑实质内、脑室内、脑干血肿等。

二 主要护理问题

1. 清理呼吸道无效　与痰液黏稠、咳嗽无力有关。
2. 潜在并发症　颅内压增高、消化道出血、颅内感染。
3. 有受伤的危险　与意识不清、躁动有关。
4. 自理能力下降或受限　与神经功能受损有关。

三 病情观察与护理措施

临床表现	病情观察	护理措施
硬膜外血肿	**1.中间清醒期**：昏迷—清醒—昏迷。 **2.颅压增高表现**：头痛、呕吐加剧、烦躁不安，两慢一高。 **3.神经系统体征**：早期较少出现，当血肿不断增大引起颞叶钩回疝时出现意识障碍加重，生命体征紊乱、瞳孔散大、肢体偏瘫。	**1.术前护理** ①意识：意识分清醒、嗜睡、昏睡、浅昏迷及深昏迷。如发现意识障碍加深、病情恶化，及时报告医生并积极抢救。 ②瞳孔：监测瞳孔大小、对称度及光反应的灵敏度；一侧瞳孔明显散大、光反射消失或迟钝，表明已有脑疝形成；双侧瞳孔同时散大，伴有呼吸节律的改变或去大脑强直，说明脑疝晚期。 ③生命体征：根据病情监测并记录生命体征。若出现脉搏慢而洪大，呼吸深而慢，血压升高的"两慢一高"症状，说明颅内压升高，有脑疝发生的可能。
亚急性硬膜下血肿	脑挫裂伤较轻，出血速度慢，常有中间清醒期，后表现为头痛、呕吐逐渐加剧、烦躁不安及意识障碍进行性恶化，脑疝形成时转入昏迷。	④症状和体征：头痛、呕吐和视盘水肿是颅内压升高三个主要症状；躁动不安也是颅内压增高、脑疝形成的早期征象；观察双侧肢体的活动度、力度是否相等，如出现一侧肢体活动障碍，应及时处理。

续表

临床表现		病情观察	护理措施
急性硬膜下血肿		①好发于额颞顶区，进行性颅内压增高显著。②意识障碍较为突出，常表现为持续性昏迷，进行性恶化，较少出现中间清醒期。生命体征变化突出。	**2.术后护理**①严密监测生命体征，做好家属及患者的心理护理。②躁动患者应防止坠床，给予保护性约束，必要时应用镇静剂。③做好基础护理，防止皮肤压伤、泌尿系感染等。④伤后早期的床上功能锻炼及恢复期的功能训练。⑤高热的护理，气管切开的护理。⑥不能经口进食的给予留置胃管鼻饲营养餐。⑦引流管护理a.硬膜外引流管引流袋低于创腔，术后留置1～2d，可适当给予负压引流。硬膜下引流管引流袋低于创腔30cm，术后留置3～5d。b.头低脚高位，术后不使用脱水剂也不限制水分摄入。c.脑室引流管高于侧脑室10～15cm，术后留置7d，在使用抗生素情况下可适当延长至10～14d。d.引流速度不能过快，引流量<500ml/d，拔管前1d试行抬高引流袋或夹闭引流管24～48h，观察无不适方能拔管。
慢性硬膜下血肿		①慢性颅内压增高，神经功能障碍及精神症状。②头痛、乏力、智能下降、轻偏瘫及眼底水肿。③老年人以痴呆、精神异常、偏瘫为多。	
脑内血肿		①好发于额叶及颞叶前端。②颅内压增高的症状，多无明显的定位症状或体征，累及功能区出现偏瘫、失语。③偏盲、偏身感觉障碍及局灶性癫痫。	
并发症	脑疝	①观察有无剧烈头痛：头痛若进行性加重，且伴恶心、喷射性呕吐，可考虑为脑疝。②观察瞳孔变化：两侧瞳孔是否等大等圆，对光反射的灵敏度。③观察意识情况：通过交谈、疼痛刺激及肢体活动情况来判断意识障碍程度。④观察生命体征：血压升高、脉搏变慢、呼吸深慢，是颅内压增高的早期症状。	①发现脑疝先兆的症状，立即告知医师，同时给予脱水药物（20%甘露醇）快速静滴，以降低颅内压。②迅速做好术前准备，以便进行手术治疗。③呼吸停止时迅速进行气管插管，并使用简易呼吸器辅助呼吸。④对慢性硬膜下血肿或脓肿部位已确定的患者，情况紧急时配合医师，先做脑室穿刺引流，降低颅内压，赢取手术抢救时机。⑤对颅内压增高患者一般禁忌腰穿和高压灌肠。

续表

临床表现	病情观察	护理措施
颅内感染	多发生在术后 3~4d。临床表现：头痛、呕吐、发热、嗜睡，甚至出现谵妄、抽搐，脑膜刺激征阳性，腰穿脑脊液浑浊、白细胞增加。	①保持伤口敷料清洁干燥。 ②保持引流管无菌，避免逆行感染。 ③遵医嘱按时使用抗生素。 ④体温高时行物理降温，并密切监测体温变化。
消化道出血	①呕吐咖啡色胃内容物。 ②黑便。 ③胃肠减压引流出大量咖啡色胃内容物。	①留置胃管，行胃肠减压。 ②定时给予 8% 去甲肾上腺素冰盐水或云南白药胃内灌注。 ③密切观察出血情况及血压、脉搏的变化，必要时输新鲜血，以补充血容量。 ④遵医嘱定时给予抗酸及止血药静脉滴注。
颅内压增高	①头痛、恶心、呕吐、视盘水肿。 ②意识逐渐加深、瞳孔散大、烦躁不安。 ③两慢一高（呼吸、脉搏减慢，血压升高）。 ④颅内压监测 >200mmH$_2$O。	①快速静脉输注 20% 甘露醇。 ②保持呼吸道通畅，吸氧，必要时行气管插管辅助呼吸。 ③积极做好术前准备。

第二十三节　颅骨缺损

一　概　念

　　颅骨缺损部分是由于开放性颅脑损伤或火器伤所致，部分是由于不能复位的粉碎性或正常性骨折扩创术后，因肿瘤侵蚀颅骨或手术减压去除颅骨而致残留骨缺损。

二　主要护理问题

　　1. 恐惧　与担心手术和预后有关。
　　2. 潜在并发症　颅内出血、脑疝。
　　3. 焦虑　与颅骨缺损影响形象有关。

三　病情观察与护理措施

临床表现		病情观察	护理措施
颅骨缺损	<3cm	多无症状。	**1. 术前护理** ①心理护理。 ②积极完善术前相关检查、治疗。 ③完善术前准备工作（皮试、备血、术前用药等）。 **2. 术后护理** ①密切观察 a.生命体征及瞳孔、意识、肢体活动的变化。 b.有无颅内压增高症状：头痛、恶心、呕吐等。 ②患者烦躁时，通知医生，适当给予镇静剂。 ③吸氧，保持呼吸道通畅，防止窒息和缺氧。 ④定时翻身、叩背、吸痰，头枕冰袋，头偏向健侧。 ⑤妥善固定各引流管，保持引流通畅，防止逆流。
	>3cm	位于额部有碍美观和安全的缺损，常有头晕、头痛、局部痛、易怒、不安等表现。 患者对缺损区的头皮搏动、膨隆、塌陷存恐惧心理，怕晒太阳、怕震动甚至怕吵闹声，往往有自制力差、注意力不易集中和记忆力下降。 大片颅骨缺损会出现直立时塌陷，平卧时膨隆。	
并发症	颅内出血	①出血多发生于术后24～48h内。 ②头痛、呕吐、颈项强直。 ③患者烦躁不安，引流袋内有大量鲜红色血液流出。	①观察引流液的颜色和量。 ②观察患者的意识、瞳孔、生命体征、神经系统体征等，若在原有基础上有异常改变，应高度重视，随时CT复查，排除颅内出血。 ③遵医嘱给予止血类药物，必要时行血肿清除术。 ④若烦躁应给予适当的处理。
	脑疝	意识障碍加深、患侧瞳孔进行性散大、血压增高、脉压增大、呼吸深慢、脉搏缓慢有力及颅内压增高。	①发现脑疝先兆的症状，立即告知医师，同时给予脱水药物(20%甘露醇)快速静滴，以降低颅内压。 ②迅速做好术前准备，以便及时进行手术治疗。 ③呼吸停止应迅速进行气管插管，并使用简易呼吸器辅助呼吸。 ④对慢性硬膜下血肿部位已确定的患者，情况紧急时配合医师先做穿刺，降低颅内压后再手术。 ⑤对颅内压增高患者一般禁忌腰穿和灌肠。

第二十四节 脑震荡

一 概 念

脑震荡是颅脑损伤中最轻的一种，其特点是头部受伤后，立即发生短暂的脑功能障碍，病理解剖无明显变化，神经系统检查无阳性体征。经过较短的时间可自行恢复。可与其他脑损伤并存。

二 主要护理问题

1. 焦虑 与缺乏脑震荡相关知识，担心疾病预后有关。
2. 自理能力下降或受限 与神经功能受损有关。
3. 急性疼痛 与脑震荡有关。

三 病情观察与护理措施

临床表现	病情观察	护理措施
意识	伤后立即出现短暂性意识丧失，历时数分钟至10多分钟，一般不超过半小时。偶尔表现为瞬间意识混乱或恍惚，多无昏迷。意识恢复后常有头痛、恶心、呕吐、眩晕、畏光及乏力症状。往往伴有明显的近事遗忘现象。	①心理护理：根据病情及时消除患者对疾病的恐惧心理。 ②保持大便通畅，避免用力排便，必要时采取相应措施。预防感冒，避免用力咳嗽。环境要安静舒适，减少不良刺激。 ③搬运患者时，动作轻稳，坐起时禁止用力过猛。 ④卧床休息7~14d，给予镇静、镇痛对症药物治疗，但要避免使用吗啡类药物。 ⑤密切观察患者的精神状态、意识状况、临床症状及生命体征。 ⑥床头抬高15°～30°，以利于脑静脉回流，减轻脑水肿。 ⑦保持呼吸道通畅，防止窒息和缺氧，给予持续低流量吸氧，改善脑部缺氧状况。
自主神经功能紊乱	心率减慢、血压下降、面色苍白、出冷汗、呼吸骤停继而浅弱及四肢松软等一系列症状。	
恢复期	常伴有头痛、头昏、恶心、呕吐、耳鸣、畏光、失眠等症状，一般数周数月后逐渐消失。神经系统检查无阳性体征，颅脑CT及脑脊液正常。	

续表

临床表现		病情观察	护理措施
并发症	脑外伤后综合征	头昏、眩晕、头痛、情绪不稳定、容易疲倦失眠、注意力不集中、记忆力减退、喜怒无常易激动等。	①认真倾听患者陈述，做全面细致的检查，对其病痛表示关心，让其认识疾病预后良好，解除忧虑，树立信心，战胜疾病。②头痛可适当给予镇痛药，但不宜用麻醉类及吗啡类药物，以免成瘾。鼓励患者积极参加户外活动，锻炼身体，生活规律，纠正不良习惯和嗜好。③尽早恢复力所能及的工作，主动参与社交，建立良好的人际关系。

第二十五节　颅内压增高

一　概　念

颅内压增高是由颅脑疾病导致颅腔内容物体积增加或颅腔容积缩小，超过颅腔可代偿的容量，导致颅内压持续高于 $200mmH_2O$（2.0kPa），出现头痛、呕吐和视盘水肿为主要表现的综合征。

二　主要护理问题

1. 潜在并发症　脑疝。
2. 舒适度的改变　与头痛、恶心有关。
3. 自理能力缺陷　与神志不清有关。
4. 有皮肤完整性受损的危险　与长期卧床有关。

三　病情观察与护理措施

临床表现	病情观察	护理措施
头痛	部位不定，进行性加重	**1.一般护理:** ①体位（床头抬高30°）。②吸氧。③饮食，补液（适当限制水、钠摄入，预防脑水肿）。④保持正常体温，防治感染。⑤密切观察病情。⑥生活护理。
呕吐	喷射性呕吐	
视盘水肿	可伴火焰状出血与渗出。	

续表

临床表现	病情观察	护理措施
外展神经麻痹、复视	外展神经在颅底走行最长，高颅压时易受压迫而产生单侧或双侧麻痹及复视。	**2. 防止颅内压骤然升高**：①卧床休息。②保持呼吸道通畅。③避免剧烈咳嗽和便秘。④及时控制癫痫发作。⑤躁动的处理：防止强制约束，以免挣扎使颅压增高。
癫痫发作	局限性或全身性抽搐。	**3. 药物治疗**：①脱水剂（交替应用脱水药物，防止颅内压反跳）。②糖皮质激素（观察有无糖皮质激素诱发的应激性溃疡、出血、感染等不良反应）。
生命体征变化	**1. 脉搏**：颅内压增高愈重，缓脉愈明显。 **2. 呼吸**：急性高颅压时，最初呼吸深而慢，后不规则或叹息样呼吸，最后可突然停止。 **3. 血压**：颅压增高愈重，反射性血压上升愈高，至晚期延髓衰竭时血压则下降。 **4. 意识**：因高颅压和脑水肿，使大脑皮质及脑干网状结构缺血、缺氧，可引起不同程度的意识障碍。 **5. 瞳孔**：早期忽大忽小；如一侧散大，光反应消失，说明形成了颞叶钩回疝。	**4. 冬眠低温治疗**：①安置单间，室温在18℃～20℃为宜。②先冬眠后降温：一般降至肛温32℃～34℃较合适。③冬眠中注意意识、瞳孔、生命体征变化，若血压低于70mmHg则应停止冬眠。④复温时宜先停物理降温，再停冬眠，并保温，自然升温。 **5. 脑室引流的护理**：①引流管：妥善固定引流管，引流管管口须高于侧脑室平面10～15cm，以维持正常颅内压。②引流速度及量：每日引流量以不超过500ml为宜。③保持引流通畅。④观察并记录脑脊液的颜色、量及性状。⑤严格遵守无菌操作原则。⑥拔管：开颅术后脑室引流管一般放置3～4d。⑦脑脊液分流术后的护理：严密观察病情，判断分流术效果。 **6. 脑疝的急救与护理**：①快速静注脱水剂，并留置导尿管监测尿量。②保持呼吸道通畅，必要时气管插管。③发生枕骨大孔疝可行脑室引流，颞肌下减压（小脑幕切迹疝）、枕下减压（枕骨大孔疝）或脑脊液分流术。
耳鸣、眩晕	高颅压可使迷路、前庭受刺激，以及内耳充血，患者可出现耳鸣和眩晕。	**7. 维持正常的体液容量**：①呕吐的护理：及时清理呕吐物，防止误吸，观察并记录呕吐物的量和性质。②脱水治疗：脱水剂可使钠、钾等排出过多，引起电解质紊乱，应注意观察，遵医嘱适当补充。③观察记录：记录24h出入量，注意脱水症状及电解质平衡。 **8. 缓解疼痛**：①镇痛：遵医嘱应用镇痛剂，但禁用吗啡、哌替啶，以免抑制呼吸中枢。②避免加重头痛的因素，如咳嗽、打喷嚏、弯腰、低头以及用力活动等。

第二十六节　脑积水

一　概　念

脑积水是指由于各种原因引起的脑脊液分泌过多、循环受阻或吸收障碍而导致脑脊液积聚致脑室扩大并伴有相应症状的状况。

二　主要护理问题

1. 潜在并发症　脑疝。
2. 有颅内压增高的风险　与原发病有关。
3. 恐惧　与担心手术风险和预后有关。

三　病情观察与护理措施

临床表现		病情观察	护理措施
成人脑积水	高颅压性脑积水	头痛、恶心、呕吐、视力障碍、共济失调。	**1. 术前护理** ①心理护理：向患者介绍手术治疗的目的、方法及注意事项，消除其恐惧心理，增强战胜疾病的信心。 ②术前准备：剃头（术前晚、术晨各一次），洗澡、抗生素试验，训练床上大小便，更换病服。 **2. 术后护理** ①密切观察生命体征、意识、瞳孔变化。 ②定时测量患儿头围，询问有无恶心、呕吐等情况。 ③头偏向一侧、床头抬高15°～30°，利于颅内静脉回流。 ④保持大便通畅，避免用力排便，必要时采取相应措施。 ⑤预防感冒，保持呼吸道通畅，避免用力咳嗽。
	正常颅压性脑积水	①步态不稳为首发症状。 ②记忆力障碍。 ③尿失禁。	
儿童脑积水	先天性脑积水	先天性脑积水几乎都是由脑脊液循环通道阻塞所致，尤其是大脑导水管和第四脑室出口部位的阻塞。表现为头围明显增大，晚期可出现"日落现象"。	

续表

临床表现		病情观察	护理措施
儿童脑积水	获得性脑积水	**常见于以下几种情况** ①脑室出血后脑积水。 ②感染性脑积水。 ③外伤后脑积水。 ④与肿瘤有关的脑积水。 ⑤颅骨异常性脑积水（如颅骨狭小等）。	
并发症	分流系统受阻	为最常见的并发症，可发生在从手术室到术后数年的任何时间内，最常见于术后6个月。	①遵嘱给予镇静剂或者镇痛剂，确保休息质量。 ②移动患者时，动作轻稳，坐起时禁止用力过猛。颅内压增高时避免搬动。 ③保持呼吸道通畅，预防并发症。 ④对症护理：抽搐时通知医生给予抗痉剂，有缺氧指征时吸氧，高热时给予退热处理。 ⑤术后第2天给予高蛋白、高维生素、易消化饮食。
	感染	感染可造成智力损害、脑室内形成分隔腔，甚至死亡。根据受累部位可分为伤口感染、脑炎、脑膜炎、脑脓肿、腹膜炎、分流管感染。多发生在分流术后两个月内。	
	分流过度或不足	**1. 分流过度**：儿童多见，出现典型的低颅压性头痛。 **2. 慢性硬膜下血肿或积液**：常见于正常颅压性脑积水术后，因应用低阻抗分流管，导致脑脊液引流过度、颅内低压，使血液渗出。 **3. 分流不足**：术后症状无改善，影像学检查脑室扩大依然存在或改善不明显。主要原因是使用分流管阀门压力不适当，导致脑脊液引流不畅。	
	裂隙脑室综合征	是指分流术后数年出现颅内压增高的症状，CT检查发现脑室形态小于正常，检查分流管阀门为按下后再充盈缓慢，提示分流管脑室端阻塞。	
	其他并发症	**1. 引流管脑室端**：分流管误插入视神经通路旁时，可引起单眼失明、同向偏盲或双颞侧偏盲等症状。 **2. 引流管腹腔端**：脏器穿孔、分流管移位、腹腔感染。 **3. 癫痫**	

第十六章

皮肤科

第一节　带状疱疹

一　概　念

　　带状疱疹是由水痘－带状疱疹病毒感染引起，以沿周围神经分布的群集疱疹为特征常伴有明显神经痛的病毒性皮肤病。

二　主要护理问题

　　1.疼痛　与水痘－带状疱疹病毒侵犯神经节有关。

　　2.感染的危险　与免疫力低下和疱疹破溃有关。

　　3.视力减退　与病毒侵犯眶上神经、疱疹累及眼部有关。

　　4.预防脑膜炎（主要针对头面部带状疱疹的患者）　与病毒本身直接从脊髓神经前、后根向上侵犯到中枢神经系统或发生变态反应有关。

　　5.皮肤完整性受损　与疾病本身有关。

　　6.焦虑　与患者对疱疹的恐惧、担心疾病愈后有关。

三　病情观察与护理措施

临床表现	病情观察	护理措施
簇集性水疱	观察皮疹的部位、皮疹变化，有无糜烂及感染	**1.常规护理** ①保持病室内空气清新，温度、湿度适宜。 ②加强营养，给予高蛋白、高热量、高维生素饮食，有疱疹的患者应禁忌辛辣刺激食物。 ③适当锻炼，增强机体抵抗力。 ④注意保暖，预防感冒。 **2.皮疹护理** ①穿宽松棉质衣物，避免对皮损处摩擦。 ②积极治疗疱疹，防止水疱破溃后继发感染。 ③局部如有破损应及时换药，疱疹较大者应及时抽取疱液，同时用无菌纱布包扎，保护创面，避免感染。 ④皮损处涂药后尽量暴露患处，不能暴露者，可以用单层的灭菌纱布覆盖伤口，并嘱患者卧床时尽量避免摩擦及压迫患处。
神经痛	观察疼痛的部位、性质、程度	**疼痛护理** ①安慰患者，让患者感到温暖，树立治疗的信心。 ②分散注意力，老年患者让其家属陪伴，多与其交谈，减轻思想压力。 ③穿宽大棉质衣裤，以免摩擦患处增加疼痛，气温高时可暴露患处。 ④协助患者采取健侧卧位及保护性体位以减轻疼痛。 ⑤遵医嘱给予止痛及营养神经药物治疗。 ⑥遵医嘱使用高能红光照射治疗，达到止痛、消炎、促进神经修复的作用。水疱破溃可湿敷治疗。 ⑦沿神经走形或者疱疹分布给予拔火罐或针灸治疗。
并发症	脑膜炎 / 观察有无头痛、呕吐、体温升高及瞳孔、意识变化	①早期发现，采取隔离治疗。 ②卧床休息，保持病室安静。 ③饮食：食用低脂肪、高纤维、高维生素、高蛋白的食物。 ④密切观察患者病情变化，严密监测患者的生命体征及瞳孔变化。观察患者有无头痛、呕吐、血压升高和脉搏变慢等症状。观察头痛的部位、持续时间和严重程度。注意呕吐的次数和特点。及早发现，及时报告医生。 ⑤严密观察患者的言语反应、对答是否切题、对疼痛的刺激反应、肢体活动等，以此判断患者的意识清醒度是否减退。 ⑥避免患者情绪激动，嘱患者保持大便通畅。 ⑦若发现患者发热，要及时采取护理措施，使患者体温控制良好。 ⑧多数病毒性脑膜炎患者可完全恢复，加强心理护理，解除焦虑情绪，采取正确的态度，积极配合治疗。

临床表现	病情观察	护理措施
视力减退	观察患者有无视力减弱，严重者可出现失明	①请眼科会诊。 ②眼部分泌物多时用生理盐水冲洗眼部，嘱患者不宜长时间紧闭双眼，应活动眼球，并交替使用抗生素眼药水和抗病毒眼药水滴眼每两小时2次。 ③洗脸毛巾保持清洁，勿让污水溅入眼内。 ④角膜疱疹有破溃时，要防止眼球受压，滴药时动作轻柔。 ⑤定期检查视力情况。

第二节　荨麻疹

一　概　念

　　荨麻疹是一种常见皮肤病，由各种因素致使皮肤黏膜血管发生暂时性炎性充血与大量液体渗出，造成局部水肿性损伤，临床表现以风团为特征。可分为急性荨麻疹、慢性荨麻疹、血管神经性水肿及丘疹性荨麻疹。

二　主要护理问题

　　1. 焦虑　与起病急、皮肤瘙痒、健康状况突然变化有关。

　　2. 瘙痒　与全身或局部风团有关。

　　3. 疼痛　与过敏引起胃肠道痉挛有关。

　　4. 皮肤完整性受损　与疾病所致的血管炎性反应等因素有关。

　　5. 有过敏性休克的可能　与过敏有关。

　　6. 有窒息的危险　与过敏引起喉头黏膜水肿有关。

　　7. 知识缺乏　缺乏疾病相关知识。

三　病情观察与护理措施

临床表现	病情观察	护理措施
皮疹	观察皮疹的变化及瘙痒程度	①保持床单位清洁、干燥、平整，穿宽松棉质衣物。 ②修剪指甲避免搔抓，瘙痒剧烈时，可用无菌棉签擦拭或用手轻拍。影响睡眠时，遵医嘱给予抗组胺类药物。 ③禁食辛辣刺激性食物及海鲜、牛羊肉等，多食清淡、易消化的食物。
腹痛	观察疼痛的性质及程度	①出现腹痛时，暂禁食、水，采取舒适体位。 ②注意保暖，必要时可按摩或热敷腹部。 ③遵医嘱给予抗过敏、解痉药物并观察疗效。 ④讲解疾病的相关知识，鼓励患者树立战胜疾病的信心。
并发症	喉头水肿	观察有无胸闷气短、呼吸困难	①密切观察呼吸频率、节律。 ②告知患者如有不适，立即通知医务人员。 ③遵医嘱给予抗组胺药物及糖皮质激素药物，防止发生喉头黏膜过度水肿等现象。 ④如患者出现喉头水肿，立即给予急救药品、吸氧、建立静脉通路，准备气管插管或气管切开，积极配合医生进行急救。 ⑤耐心安慰及指导患者正确对待疾病，避免过度紧张，树立治疗信心。
	过敏性休克	观察生命体征变化、意识及尿量	①密切观察患者生命体征及意识，给予心电监护。 ②住单间，保持环境安静，避免不必要的搬动。 ③卧床休息，注意保暖，取休克卧位，防止患者坠床。 ④及时清除呼吸道分泌物，给予氧气吸入。 ⑤遵医嘱给予抗过敏治疗并观察疗效。 ⑥观察尿量，必要时留置导尿。

第三节　湿　疹

一　概　念

　　湿疹是由多种内、外因素引起的表皮及真皮浅层炎症，是在急性阶段以丘疱疹为主，慢性阶段以表皮增厚和苔藓样变为主的瘙痒性皮肤病。

二　主要护理问题

1. 瘙痒　与各种刺激、过度洗烫、肥皂热水擦洗、精神紧张及过度疲劳有关。
2. 有感染的可能　与搔抓所致皮肤破损、湿敷垫不清洁、机体抵抗力下降有关。
3. 皮肤完整性受损　与皮肤瘙痒、抓挠有关。
4. 知识缺乏　缺乏疾病的认知知识、缺少相关教育和获取病情信息的途径。
5. 生活方式改变　与忌食辛辣、酒类、刺激性及异体蛋白食物有关。
6. 焦虑　与经济情况、疾病反复发作有关。

三　病情观察与护理措施

临床表现	病情观察	护理措施
渗出、水肿、瘙痒、苔藓样变	**急性湿疹** 观察皮疹的范围及程度，有无瘙痒。 观察皮损有无渗出、红、肿、热、痛等。 **慢性湿疹** 观察皮损有无肥厚及表面粗糙程度，了解患者心理状况。	**1. 皮肤护理：**勿用热水烫洗，皮肤瘙痒避免搔抓，婴儿或者儿童将其双手加以约束，以防抓伤加重病情。指导患者穿宽松棉质的衣服，减少对皮肤的摩擦。保持湿敷垫清洁，如渗出液较多时 1～2h 更换一次，避免粘有分泌物的敷料停留于皮损处刺激创面和周围的正常皮肤。 **2. 饮食护理：**禁忌辛辣刺激性食物，对过敏源未查清者暂不食用异体蛋白质及鱼虾类食物。 **3. 遵医嘱用药：**向患者讲解外用药的作用、使用方法及治疗意义。 **4. 心理护理：**安慰鼓励患者，讲解病情，减轻思想负担，树立信心，取得配合。 **5. 瘙痒护理：**修平指甲，避免摩擦及用手搔抓皮损，必要时戴手套或用纱布包裹双手。保持病房环境安静，分散转移患者注意力。瘙痒剧烈影响夜间睡眠者，遵医嘱使用抗组胺类药物及外用止痒药物。 **6. 知识缺乏：**评估患者文化程度及对疾病的了解程度。向患者讲解疾病相关知识，各项检查、治疗和用药及饮食知识。教会患者和家属观察皮损及皮肤护理的方法。 **7. 焦虑：**多与患者沟通，理解、关心患者。指导患者正确认识疾病、积极配合治疗。以成功的病例鼓励患者，使患者树立战胜疾病的信心。
并发症　感染	是由于急性湿疹继发引起，出现红、肿、热、痛及脓性分泌物，局部淋巴结肿大，发热等全身症状。	①严格无菌操作，及时清理分泌物，保持创面清洁、干燥。 ②创面行细菌培养及药敏试验，合理使用抗生素。 ③监测体温变化，定期复查血常规，遵医嘱及时给予退热药物。

第四节 大疱性类天疱疮

一 概 念

大疱性类天疱疮是一种慢性泛发性表皮下大疱性皮肤病，好发于老年人。以紧张性大疱为特征，免疫病理发现基底膜有 IgG 和 C3 补体沉积，多无黏膜损害，小部分患者在口腔上出现非瘢痕性水疱和糜烂。

二 主要护理问题

1. 皮肤完整性受损　与水疱引起的皮损有关。
2. 继发感染　与搔抓、皮肤破溃有关。
3. 有体液不足的危险　与水疱破溃后大量渗液有关。
4. 体温升高　与感染有关。
5. 焦虑　与病情难以控制有关。
6. 躯体移动障碍　与长期卧床有关。
7. 自我形象紊乱　与服用糖皮质激素使体形变化有关。

三 病情观察与护理措施

临床表现	病情观察	护理措施
红斑、水疱、糜烂	观察皮疹有无瘙痒、皮疹的颜色、水疱的大小、有无糜烂面、疼痛程度	**1.皮肤护理：**大水疱可在严密消毒下用注射器抽取疱液；糜烂及渗出时用 0.02% 呋喃西林溶液湿敷；大面积湿敷时使用生理盐水，防止发生药物中毒，红斑处用氧化锌油外涂。糜烂创面严重时，可用支架支撑盖被，烤灯烤干创面或用高能红光照射。注意保护患者隐私。 **2.黏膜护理：**口腔糜烂者，指导患者正确漱口；眼部受损者，帮助患者按时滴注眼药水，应活动眼球，及时清理分泌物；会阴部糜烂时用 0.02% 呋喃西林溶液湿敷 2 次／日，便后保持清洁。 **3.饮食护理：**指导患者进食高蛋白、高维生素、易消化的食物，补充水分及电解质。

续表

临床表现		病情观察	护理措施
			4. 心理护理：安慰鼓励患者，讲解病情，减轻思想负担，使其积极配合治疗。 **5. 预防感染**：尽量住单间，限制探视人员，每日紫外线消毒病室，保持床单位清洁干燥。 **6. 激素的副作用**：定期监测血压、血糖的变化，观察患者有无上腹疼痛的情况及大便的颜色，出现应激性胃溃疡时应及时报告医生并给予相应的处置措施。 **7. 生活护理**：生活不能自理者，协助家属做好基础护理。勤翻身、拍背，按摩骨突处，促进局部血液循环，防止褥疮和坠积性肺炎的发生。
并发症	应激性溃疡	观察疼痛的部位及性质，有无呕血及便血	**1. 一般治疗**：①卧床休息，密切观察患者生命体征。②可给全流食，症状重者禁食水，必要时行胃肠减压。③记录24h出入液量。 **2. 止血措施**：①一般性止血：如氨甲苯酸、酚磺乙胺等。②保护胃黏膜：如西咪替丁、奥美拉唑等。 **3. 补充血容量**：必要时立即急查血型及做好交叉配血准备，迅速建立多条静脉通路，输注血制品、乳酸林格液、羧甲淀粉等。

第五节　药　疹

一　概　念

　　药疹又称药物性皮炎，是药物通过各种途径包括口服、注射、吸入等进入人体，在皮肤黏膜上引起的炎症反应，严重时还可累及内脏引起损害。

二　主要护理问题

　　1. 体温升高　与过敏引起皮肤黏膜炎症反应有关。
　　2. 皮肤完整性受损　与本病引起局部皮肤及黏膜糜烂有关。

3. 疼痛　与局部皮肤、黏膜破溃、糜烂有关。

4. 营养失调：低于机体需要量　与代谢增加、发热及表皮剥脱使消耗增加、食欲下降有关。

5. 有感染的危险　与皮损面广、表皮脱落、机体抵抗力下降有关。

6. 知识缺乏　对治疗方案、疾病过程、出院后的注意事项不了解。

7. 焦虑　与病情危重有关。

三　病情观察与护理措施

临床表现	病情观察	护理措施
红斑、水疱、糜烂、渗出、发热	观察皮损的范围及部位，有无炎症、糜烂、渗出，体温及肝肾功是否正常。 观察角膜、结膜有无损害。	**1. 体温过高**：每日定时监测生命体征，遵医嘱定时查血常规，了解白细胞计数及中性粒细胞检查结果。针对高热患者，遵医嘱物理降温，协助患者多饮水，清淡饮食，选择营养丰富易消化的高热量食物。给予抗生素，并观察疗效及不良反应。病室每日定时通风，紫外线消毒。做好口腔护理，及时更换衣物及被单。 **2. 皮肤完整性受损**：保持床铺清洁、干燥、平整，穿宽松棉质衣服。勿搔抓、撕剥皮损，医护人员做各项治疗时严格无菌操作。重视患者黏膜的护理。①口腔护理：指导患者及时漱口，口唇糜烂、渗液者给予0.02%呋喃西林溶液湿敷，口唇皲裂者用液状石蜡外涂保护。②鼻腔护理：鼻腔有血痂者用液状石蜡软化痂皮。③眼部护理：生理盐水冲洗眼部，必要时遵医嘱给予滴眼液。④外阴及肛周护理：有糜烂、渗液者给予0.02%呋喃西林溶液湿敷局部，睡前给予红霉素软膏或莫匹罗星软膏外用，注意排尿、排便后保持局部清洁。疱大时用无菌注射器抽取疱液，并保持疱壁完整。 **3. 疼痛**：保持病室安静，通过心理安慰和转移疗法减轻患者疼痛。做任何治疗时动作轻柔，勿撕扯皮损造成患者疼痛。及时评估患者疼痛的程度。 **4. 营养失调**：评估患者营养状况，鼓励患者进食高热量、高蛋白、高维生素、易消化的食物，口腔糜烂影响进食者应流质饮食，必要时鼻饲饮食。鼓励患者多饮水，加速有毒物质排泄。及时复查肝肾功能。 **5. 感染的危险**：尽量将患者安置于床位较少的房间，限制探视与陪护人员。保持病室环境清洁，每日用紫外线消毒一次，做各种治疗时严格无菌操作，保持床单、被褥、衣服清洁。 **6. 焦虑**：向患者讲解疾病的相关知识，让患者了解病情、治疗方案以减轻思想顾虑。耐心倾听患者的感受，鼓励患者说出恐惧的原因，并做出有针对性的疏导。

续表

临床表现	病情观察	护理措施
并发症 低蛋白血症	观察糜烂、渗出面，全身水肿情况，电解质变化及精神状态。	**1.饮食护理：**进食高蛋白、高热量、流质饮食以补充蛋白质。 **2.一般治疗：**静脉补充蛋白、纠正电解质失衡。 **3.生活护理：**抬高水肿的下肢，勤翻身，床单位清洁干燥，防止形成压疮。
眼睑粘连	观察眼睑糜烂面、双眼活动情况及视力。	①请眼科会诊。 ②眼部分泌物多时用生理盐水冲洗眼部，嘱患者不宜长时间紧闭双眼，应活动眼球，并交替使用眼药水滴眼。 ③定期检查视力情况。

第六节　银屑病

一　概　念

　　银屑病俗称"牛皮癣"，是一种慢性、复发性、炎症性皮肤病，典型皮损为鳞屑性红斑，根据临床表现分为寻常型、脓疱型、关节型及红皮病型，其中寻常型占99%。

二　主要护理问题

　　1.自我形象的紊乱　与全身皮损有关。
　　2.焦虑　与疾病复发有关。
　　3.知识缺乏　缺乏疾病相关知识。
　　4.体温升高　与感染，伴淋巴结肿大有关。
　　5.活动受限　与关节疼痛有关。

三　病情观察与护理措施

临床表现		病情观察	护理措施
红斑、丘疹、鳞屑	寻常型	观察皮疹变化，有无点状出血，瘙痒程度。	**1. 常规护理** ①心理护理：详细了解病情，分析诱因及反复发作的原因，耐心细致的心理疏导，解除思想负担，但也要说明本病特点，安慰患者。 ②饮食护理：给予高蛋白、低脂肪饮食，维持正常的新陈代谢。有高热者，予以流质或半流质饮食，多饮水，多食粗纤维食物，保持大便通畅。忌食辛辣刺激性食物，如海鲜、牛羊肉及烟酒等。 ③关节护理：注意保暖，适当活动及按摩关节，减少关节僵硬、变形。 ④眼部护理：生理盐水冲洗双眼，遵医嘱使用氯霉素眼液及红霉素眼膏交替滴双眼。 ⑤外阴护理：注意保持局部清洁、干燥，便后温水清洗局部。 **2. 皮肤护理** ①床单位清洁、干燥，及时清理鳞屑，随时更换被浸湿的床单、棉垫等。 ②皮损广泛，脱屑明显的患者尽量住单间，注意室内温湿度适宜，定时通风消毒。 ③观察皮损变化，根据不同皮损及不同时期皮损，采用不同的外用药物，加速皮损的修复。 ④保持皮肤清洁，及时更换病服，若疱壁破溃，防止继发感染。 ⑤鳞屑脱落较多的应多翻身，按摩受压部位，防止皮肤长时间摩擦、受压引起破溃。 ⑥进行封色治疗、黑光治疗、中药药浴治疗应交代好注意事项，并严密观察皮损变化。
	脓疱型	观察有无高热、全身不适，红斑上是否出现无菌性脓疱。	
	关节型	观察关节有无红肿疼痛、功能障碍、关节变形。	
	红皮病型	观察全身皮肤有无弥漫性潮红、大量鳞屑脱落、发热、畏寒、全身不适等。	
并发症	低蛋白血症	因大量鳞屑脱落，使体内蛋白丢失，出现面部及双下肢水肿，严重者出现全身水肿、食欲不振、电解质紊乱。	进食高蛋白、高热量饮食，静脉补充蛋白，纠正电解质，抬高水肿的下肢，勤翻身，保持床单位清洁干燥，预防压疮的形成。

第七节　过敏性紫癜

一　概　念

　　过敏性紫癜是一种系统性毛细血管和细小血管的变态反应性炎症。导致血液外渗至皮下、黏膜下和浆膜下。表现为皮肤黏膜瘀点、瘀斑、关节疼痛、腹痛和肾脏损伤。

二　主要护理问题

　　1. 皮肤受损　与变态反应有关。
　　2. 关节疼痛　与关节腔内浆液渗出有关。
　　3. 腹痛　与肠壁血管炎有关。
　　4. 排尿异常、体液过多　与肾脏损伤有关。
　　5. 感染的危险　与使用糖皮质激素药物有关。
　　6. 出血倾向　与血管壁的免疫复合物损伤有关。

三　病情观察与护理措施

临床表现	病情观察	护理措施
瘀点、瘀斑	观察皮疹颜色、部位。	**1. 皮肤护理**：嘱患者穿宽松、棉质衣物，避免对皮损处摩擦。保持皮肤清洁、干燥，剪短指甲避免搔抓，防止抓破皮肤继发感染，瘙痒剧烈时遵医嘱给予止痒剂。教会家属和患者观察皮疹形态、数量、部位是否出现反复；有无血疱形成。
腹痛	观察腹痛性质、程度，有无呕血、便血等现象的发生。	**2. 饮食护理**：寻找过敏源，避免接触过敏源，避免进食可诱发本病的食物，如鱼、虾、蟹、蛋、奶及烟酒等，给予清淡、易消化饮食，多食新鲜水果、青菜，避免过硬及刺激性食物，肾型紫癜应给予低盐饮食。
关节痛	关节肿胀及疼痛程度。	**3. 腹痛的护理**：安慰患者，多与患者交流转移注意力，腹痛时嘱患儿卧床休息，暂禁饮食；腹痛明显者遵医嘱给予解痉止痛药物。禁止腹部热敷，以防肠出血。观察患者有无呕吐、腹泻，并注意排泄物的颜色。提供安静、舒适的住院环境，观察大便颜色，出现血

续表

临床表现		病情观察	护理措施
肾脏损伤		观察尿量及尿常规情况、肾脏损伤程度。	便应及时报告医生，并做好记录。 **4.关节肿胀的护理：**卧床休息，待肿胀消退、疼痛缓解后逐渐下床活动。关节疼痛者，应抬高双下肢，使肌肉放松，减轻疼痛；疼痛明显者，遵医嘱给予对症处理，同时注意关节保暖。 **5.肾脏损害的护理：**急性期卧床休息，减少活动，准确记录24h尿量，定时复查尿常规。
并发症	肠梗阻	观察患者表情、腹痛的性质、部位、程度、持续时间及呕吐物、排泄物的量、性状、颜色等。	**1.一般治疗：**禁食，行胃肠减压；糖皮质激素治疗；西咪替丁抑制胃酸、保护胃黏膜治疗；抗过敏、补液对症支持治疗。 **2.腹痛护理：**当腹痛加剧，呕吐咖啡色胃内容物时，立即行腹部立位片及腹部B超，若出现肠梗阻立即转外科进行手术治疗。鼓励患者采取交谈、看书、听音乐等活动分散注意力。嘱患者卧床休息，忌热敷腹部。

第八节　结节性痒疹

一　概　念

　　结节性痒疹是以圆顶形丘疹、苔藓样结节、奇痒为特征的瘙痒性、炎症性皮肤病。分布于四肢，以小腿外侧多见。常见于成年女性。

二　主要护理问题

　　1.瘙痒　与各种刺激、过度烫洗、搔抓、精神紧张有关。

　　2.有感染的可能　与搔抓所致皮肤破溃、外界污染、机体抵抗力下降有关。

　　3.皮肤完整性受损　与皮肤瘙痒、搔抓有关。

　　4.知识缺乏　缺乏疾病的相关知识，缺少相关教育和获取病情信息的途径。

　　5.生活方式改变　与忌食辛辣、酒类、刺激性及异类蛋白食物等有关。

　　6.自我形象紊乱　与皮肤红褐色结节、色素沉着有关。

　　7.焦虑　与疾病迁延不愈、反复发作有关。

三　病情观察与护理措施

临床表现	病情观察	护理措施
结节、瘙痒	①观察皮损的范围及瘙痒程度。 ②有无破溃及感染症状。 ③观察患者心理状态。	**1. 皮肤护理：**嘱患者穿宽松棉质衣物，避免对皮损处摩擦。如瘙痒严重时，可用手轻拍或用无菌棉签擦拭，避免搔抓；勿用热水烫洗及刺激性皂类清洗；指导患者听音乐、多与他人交谈，转移注意力，减轻瘙痒。如患者行皮损内注射时，应注意无菌操作；行放射治疗时应保护周围正常皮肤。皮损处保持清洁卫生，防止继发感染，同时预防蚊虫叮咬。 **2. 饮食护理：**禁忌辛辣刺激性食物，对过敏源未查清者暂不食异类蛋白及鱼虾海鲜类、牛羊肉等食物，禁浓茶、烟酒、咖啡；多食新鲜水果、蔬菜，少食甜食。 **3. 心理护理：**多与患者沟通，安慰、关心患者，讲解疾病的相关知识，减轻思想负担，使其积极配合，树立治疗信心，早日康复。

第九节　皮肌炎

一　概　念

　　皮肌炎是一种主要累及皮肤和横纹肌的自身免疫性结缔组织病。各年龄组均可发病，但多见于 40 ~ 60 岁的人群，女性发病率为男性的 2 倍。

二　主要护理问题

　　1. 发热　与炎症反应有关。

　　2. 皮肤完整性受损　与皮肤瘙痒、抓挠有关。

　　3. 舒适度改变　与疾病所致红斑引起瘙痒有关。

　　4. 活动无耐力　与疾病累及横纹肌导致肌力下降有关。

　　5. 自理能力下降　与疾病侵犯横纹肌、低钾血症有关。

　　6. 低效性呼吸型态　与膈肌、呼吸肌受累有关。

　　7. 有呛咳、窒息的危险　与咽喉及食管、腭部肌受累有关。

　　8. 有受伤的危险　与肌力下降有关。

　　9. 有感染的危险　与机体抵抗力下降有关。

　　10. 焦虑　与病程漫长及不易治愈影响日常生活有关。

　　11. 知识缺乏　缺乏疾病和用药的相关知识。

三 病情观察与护理措施

临床表现	病情观察	护理措施
发热	观察体温的变化、热型、持续时间及伴随症状。	①监测生命体征，观察体温的变化。 ②体温超过39℃时应物理降温或遵医嘱给予降温药物，体温高于38.5℃时测体温4次/日。注意观察热型、持续时间、伴随症状。 ③加强口腔护理。 ④加强皮肤护理，出汗较多时，应及时更换衣服及床单、被套，清洁皮肤，保持床单位清洁干燥。 ⑤多饮水，给予高热量、高维生素、清淡易消化的饮食。
红斑	观察皮损的部位及皮损变化。	①评估皮肤受损的程度、部位。 ②穿宽松棉质衣裤，保持皮肤清洁干燥。 ③清水清洁皮肤，忌用肥皂或香皂清洗，避免使用化妆品。 ④避免日光直接照射皮肤。 ⑤寒冷季节注意保暖，防止发生"雷诺现象"。 ⑥戒烟，尽量避免饮用咖啡等刺激性食物，以免刺激血管，引起末梢血管收缩。 ⑦加强对溃疡处皮肤的清创、换药。
肌无力	①观察患者四肢的活动度。 ②观察患者吞咽情况，声音是否发生改变。 ③观察患者呼吸及心率有无改变。	①评估患者的护理需要，与患者、家属共同制订护理计划，确定患者的活动方式，评估患者的自理能力。 ②提供并指导患者使用能便于活动又保证安全的设施，如将呼叫器放于患者手边、床栏、扶手、拐杖，患者活动耐力增强时及时鼓励活动。 ③注意患者的安全，防跌倒、坠床等意外发生。 ④视病情让患者取半坐位，协助患者的生活护理。 ⑤密切观察患者的呼吸频率，发现异常及时报告医生。 ⑥急性呼吸困难发作时，遵医嘱给予氧气吸入。必要时备抢救仪器，如呼吸机、抢救用药、气管切开包等。 ⑦吞咽障碍时，遵医嘱静脉补液，加强营养。进食速度不宜过快，防止发生呛咳、窒息的危险。必要时鼻饲高蛋白、高热量、高维生素的流质饮食。
并发症 · 肿瘤	本病10%～52%并发肿瘤。年龄在40岁以后，如发现本病时未发现肿瘤者，应3～6个月定期检查。	尽早进行各项检查，排除肿瘤的发生，加强观察，早发现、早治疗。

第十节　黑色素瘤

一　概　念

黑色素瘤是一种起源于黑素细胞的皮肤恶性肿瘤，恶性程度高、易转移、预后差。可发生于正常皮肤，也可由色素痣恶变形成。

二　主要护理问题

1. 恐惧　与疾病恶性程度、易转移有关。
2. 疼痛　与手术切除病灶有关。
3. 发热　与使用干扰素有关。
4. 焦虑　与经济状况、病情恶性程度有关。

三　病情观察与护理措施

临床表现	病情观察	护理措施
黑色斑、结节、溃烂、出血	观察近期斑片有无增大，色素有无加深，斑片有无破溃，局部淋巴结有无肿大	①心理护理：安慰鼓励患者，讲解有关疾病知识，减轻思想负担，积极配合治疗。 ②饮食护理：饮食宜清淡，多样化，宜多食新鲜蔬菜、水果，加强饮食营养，提高机体抵抗力。 ③避免长期日晒和接触煤焦油类物质。 ④观察皮损变化，是否出现卫星灶，有恶变者应劝患者及早治疗。 ⑤需要做手术者，术前皮肤严格消毒，术后仔细观察伤口愈合情况，必要时口服抗生素，防止感染。 ⑥避免摩擦患处，衣裤鞋袜应宽松柔软。 ⑦发热的护理：给予一般物理降温，保持病室通风，温湿度适宜，多饮水。 ⑧养成良好的生活习惯，避免过度劳累。 ⑨对于化疗患者，治疗前、治疗中及治疗后必须查血、尿常规及肝功能，以便及时采取对应治疗。 ⑩对放疗患者，需进行健康教育，保护好射野皮肤，多用肥皂、洗涤剂清洗，忌用手抓、涂刺激性药物。

第十一节 尖锐湿疣

一 概　念

　　尖锐湿疣是由人乳头瘤病毒感染引起并通过性行为传播的皮肤黏膜良性增生性病变，是最常见的性传播疾病之一。

二 主要护理问题

　　1. 创面感染　与手术去除疣体后创面有关。
　　2. 疼痛　与创面未愈合有关。
　　3. 舒适　与流状物侵犯皮肤黏膜有关。
　　4. 焦虑　与本病易复发并有传染性有关。
　　5. 知识缺乏　缺乏尖锐湿疣感染途径及预防措施。

三 病情观察与护理措施

临床表现		病情观察	护理措施
乳头状增生物		观察皮疹变化、皮疹的部位。	**1. 创面护理：** 治疗后观察疣体及伤口变化，防止出血、感染发生。 **2. 心理护理：** 讲解本病的相关知识，减轻患者心理负担，乐观的心态是最好的治疗药物。 **3. 饮食护理：** 患者应少食海鲜类食物，忌食辛辣刺激性食物，如烟、酒等；宜食高蛋白富含维生素类饮食，保持大便通畅。 **4. 生活护理：** 预防感冒，加强锻炼，增强机体抵抗力。 **5. 健康教育：** 宣传预防知识，告知此病易复发，应积极配合治疗。督促患者的性伴侣同时进行治疗。
并发症	癌变	疣体生长过度，呈巨大型，容易形成溃疡，侵入较深的组织。是介于尖锐湿疣及鳞状细胞癌之间的肿瘤。	早期、正规治疗，防止恶变，加强观察，彻底去除疣体。

第十二节　丹　毒

一　概　念

　　丹毒是由溶血性链球菌感染引起的皮肤及皮下组织内淋巴管及其周围软组织的急性炎症，好发于小腿、足背及面部。

二　主要护理问题

　　1. 皮肤完整性受损　与皮肤出现红斑、丘疹、水疱、血疱、疱壁破裂及脱屑有关。
　　2. 疼痛　与局部炎症有关。
　　3. 体温过高　与局部感染及炎症有关。
　　4. 自理能力下降　与面部丹毒影响视物模糊、下肢丹毒要求患者制动有关。
　　5. 知识缺乏　缺乏疾病相关知识。
　　6. 焦虑　与患者担心疾病预后或者疾病有复发的可能有关。

三　病情观察与护理措施

临床表现	病情观察	护理措施
红斑、水疱、糜烂、渗出	观察皮疹的部位、皮疹变化，有无糜烂及感染。	①急性期卧床休息，小腿丹毒应充分暴露、抬高、制动并避免碰撞、接触致热物质等。 ②保持皮肤清洁干燥。避免搔抓，防止局部二重感染。 ③颜面部丹毒应注意清洁口腔、鼻及外耳道，酌情给予漱口液、洗鼻剂及滴耳液。 ④局部有大疱，可用无菌注射器抽取疱液后再用 0.02% 呋喃西林液湿敷。
疼痛	观察疼痛的部位、性质、程度。	①安慰患者，使患者感到温暖，树立治疗的信心。 ②分散注意力，老年患者让其家属陪伴，多与其交谈，减轻思想压力。 ③穿宽大棉质衣裤，以免摩擦患处增加疼痛，气温高时可暴露患处。 ④协助患者采取健侧卧位及保护性体位以减轻疼痛。 ⑤小腿丹毒患者，协助抬高患肢休息。 ⑥遵医嘱给予止痛药物治疗。 ⑦遵医嘱使用高能红光照射治疗，达到止痛、消炎作用。

临床表现		病情观察	护理措施
体温过高		观察体温的变化。	①监测感染征象,定时监测生命体征。定时查血常规,了解白细胞及中性粒细胞的检查结果。 ②物理降温或者药物降温,半小时后观察体温变化。 ③病室定时通风,空气消毒。 ④严格执行无菌操作。 ⑤协助患者多饮水,做好口腔护理,及时更换患者汗湿的衣裤、被单等。
自理能力下降		评估自理能力程度。	①患者活动不便时,将生活用品放在便于取放的位置。 ②协助卧床患者完成漱口、进食、排便及个人卫生等生活护理。 ③为患者提供疾病预后的信息,指导和鼓励患者最大限度地完成自己的事情。
焦虑		观察患者心理及情绪变化。	①向患者介绍疾病的有关内容,让患者了解病情,了解治疗方案,减少思想顾虑。 ②耐心倾听患者感受,鼓励患者说出恐惧的原因,并做出有针对性的疏导。 ③介绍与患者有关的医护人员及其他丹毒治愈病例,增加患者治病的信心。 ④指导家属共同缓解患者焦虑心理,如谈一些开心的事情、听音乐、看电视等。
并发症	败血症	观察有无发热、严重毒血症状、皮疹、瘀点、肝脾大和白细胞数增多等。	①早期发现,采取隔离治疗。 ②卧床休息,保持病室安静。 ③饮食:食用低脂肪、高纤维、高维生素、高蛋白的食物。 ④密切观察患者病情变化,严密监测患者的生命体征。及早发现,及时报告医生,给予相应处置。 ⑤抗感染、抬高患肢、外用弹力袜、绷带及外科手术。 ⑥若发现患者发热,要及时采取护理措施,使患者体温控制良好。
	象皮肿	观察皮肤和皮下组织有无增生,皮肤皱褶是否加深,皮肤是否增厚、变硬、粗糙,有无棘刺和疣状突起,外观是否类似大象皮肤。	

第三部分

妇产科疾病护理观察指引

第十七章

妇　科

第一节　急性盆腔炎

一　概　念

女性内生殖器及周围的结缔组织、盆腔腹膜发生炎症时称为盆腔炎，临床分为急性和慢性两种。

二　主要护理问题

1. 疼痛　与盆腔炎症有关。
2. 体温过高　与急性盆腔炎症有关。
3. 知识缺乏　缺乏经期卫生知识。

三　病情观察与护理措施

临床表现	病情观察	护理措施
1.轻者下腹痛伴发热，白带增多。 2.重者寒战、高热、头痛。 3.急性者下腹有压痛、反跳痛、肌紧张，脓肿形成。	①监测生命体征及血常规。 ②观察下腹疼痛程度、性质、有无压痛、反跳痛、肌紧张。 ③下腹包块及局部压迫刺激症状。	①卧床休息：取半卧位以利脓液积聚于直肠子宫陷凹而使炎症局限。 ②遵医嘱给予抗生素及中药治疗。 ③监测体温变化，必要时给予物理降温。 ④每日用0.1%苯扎溴铵冲洗会阴两次。 ⑤避免不必要的妇科检查。 ⑥注意个人卫生，保持外阴皮肤的清洁。 ⑦经期卫生知识宣教。 ⑧1个月内禁止盆浴及性生活。

第二节　功能失调性子宫出血

一　概　念

由神经内分泌功能失调引起的异常子宫出血，称为功能失调性子宫出血，简称功血，分无排卵型功血和排卵型功血两类。

二　主要护理问题

1. 焦虑　与知识缺乏、担心治疗效果有关。
2. 活动无耐力　与月经过多、经期延长造成贫血有关。
3. 有感染的危险　与出血多、持续不净及免疫力降低有关。
4. 舒适的改变　与应用激素引起的不良反应（恶心、呕吐）有关。

三　病情观察与护理措施

临床表现	病情观察	护理措施
月经周期不规律，月经量时多时少，淋漓不尽。 贫血。 流产，不孕。	①经期长短不一，长者可达1～2个月。 ②密切观察病情变化，如有无头晕、眼花、乏力、血压下降、生命体征异常等。 ③观察阴道出血量、出血程度、实验室检查、血红蛋白含量及白细胞计数等。 ④观察贫血症状：有无乏力、面色苍白、心慌等。 ⑤有无精神紧张、抑郁不振、感到无助、食欲不振、情绪波动等。 ⑥基础体温测定：有无单相型或双相型改变，活动后呼吸、脉搏加快等阳性症状。	**1. 饮食指导：**加强营养，补充铁剂（如猪肝、豆角、蛋黄、胡萝卜、葡萄干等），维生素C和蛋白质，改善全身情况，按照患者的饮食习惯，与患者共同制订饮食计划，保证患者获得足够的营养。 **2. 绝对卧床休息：**置患者平卧位，减少搬动，注意保暖。 **3. 维持正常血容量：**观察并记录患者的生命体征、出入量，嘱患者保留出血期间使用的会阴垫及内裤，以便医护人员准确估计出血量。 **4. 重度贫血患者：**感头晕、乏力时应卧床休息，保证充足的睡眠和休息，遵医嘱给予配血、止血、输血。 **5. 预防感染：**严密观察与感染有关的迹象，如体温、脉搏、子宫体压痛等。检测白细胞计数和分类，同时做好会阴护理，保持局部清洁。如有感染征象及时与医生联系并遵医嘱给予抗生素治疗。

第三节　卵巢肿瘤

一　概　念

卵巢肿瘤是女性生殖器三大肿瘤之一，多为恶性。可发生于任何年龄。其发病可能与家族史、高胆固醇饮食、内分泌因素有关。

二　主要护理问题

1. 营养失调：低于机体需要量　与癌症慢性消耗、化学药物的副作用及腹水影响食欲有关。

2. 预感性悲哀　与切除子宫、卵巢有关。

3. 焦虑 / 恐惧　　与得知患卵巢肿瘤需手术、害怕疼痛、性功能丧失有关。

4. 疼痛　　与卵巢肿瘤蒂扭转或肿瘤破裂、出血、感染有关。

三　病情观察与护理措施

临床表现		病情观察	护理措施
食欲减退，腹胀、腹痛，腹部包块，腹水。		卵巢良性肿瘤，发展缓慢，早期多无症状；卵巢恶性肿瘤，早期多无自觉症状，晚期饭量减少、体重减轻、消化不良、腹水、腹胀、腹部包块、疼痛。	①提供高营养、易消化饮食，指导家属食物的选择和搭配。②允许患者表达其哀伤并关心体贴患者。③向患者及家人讲解治疗方案及疾病预后，使其对死亡有一定的心理准备。④与家属共同探讨对死亡的态度，鼓励家属多给予患者关心和支持。⑤按腹部手术护理常规认真做好术前准备及术后护理。
并发症	卵巢囊肿蒂扭转	蒂扭转的典型症状是体位改变后突然发生一侧下腹剧痛，常伴恶心、呕吐甚至休克。	①及时配合做好相关检查及急诊手术准备。②建立静脉通道，立即止血并配血。③备好急救物品，配合医生急救抢救。④腹部、外阴备皮，留置尿管。⑤嘱患者禁食、水，做好患者的心理护理。

第四节　子宫肌瘤

一　概　念

子宫肌瘤是女性生殖器肿瘤中常见的一种良性肿瘤，来源于子宫平滑肌组织，主要是子宫平滑肌细胞增生所致。

二　主要护理问题

1. 疼痛　　与肌瘤血流阻断，肌瘤局部组织缺血、坏死有关。

2. 出血　与肌瘤缺血变性，肌瘤组织脱落引起出血有关。

3. 排泄型态异常　与子宫肌瘤压迫膀胱、直肠有关。

4. 活动无耐力　与继发贫血有关。

5. 知识缺乏　缺乏疾病及治疗的相关知识。

6. 焦虑 / 恐惧　与介入治疗知识了解甚少及担心预后有关。

三　病情观察与护理措施

临床表现	病情观察	护理措施
月经过多、下腹部包块、继发贫血、压迫症状、不孕或流产。	①月经过多：月经周期缩短，经期延长，经量增多。 ②下腹部可触摸到包块，质硬且形态不规则，尤其当膀胱充盈时明显。 ③长期月经过多导致贫血，严重时患者有乏力、气短、面色苍白、心慌等症状。 ④当包块增大可压迫邻近脏器，引起尿频、尿急、尿潴留、便秘等。 ⑤妊娠时，大的肌瘤会造成习惯性流产或早产。	**一、术前护理** **1. 心理护理：**子宫作为女性的生殖器官，是女性自我认同的重要部分，对于子宫的损伤或切除会造成女性精神心理的缺失感。患者因缺乏对疾病的认识，所以从入院开始就要进行入院宣教，认真评估患者的心理状态，给予其安慰、鼓励。因介入治疗子宫肌瘤是一种新技术，患者对这种新技术肯定会持有疑虑，术前详细向患者及家属介绍这一新疗法的技术原理及手术方法、疗效、注意事项，让患者了解其具有微创、安全、恢复快等优点，并能保留正常子宫及子宫生理功能，还可避免手术的创伤打击及术后的一系列并发症，增强患者对该手术治疗的信心。并告知患者术中及术后可能出现的相关症状的原因及对策，以消除患者顾虑，减轻其心理压力，使其更好配合治疗。同时让患者在手术前得到充分休息，保证情绪稳定。 **2. 保持充足营养，积极纠正贫血：**①评估患者的贫血程度，向患者讲解贫血的原因、临床表现、治疗及护理。②饮食教育：患者可进高热量、高维生素、高蛋白、易消化、含铁高的食物，多食新鲜水果、蔬菜，预防便秘。③指导患者卧床休息，避免劳累。④必要时遵医嘱行纠正贫血治疗。

续表

临床表现	病情观察	护理措施
		3. 手术日期应避开发热期和经期： 一般选择经后 1 周至经前 1 周，该时期子宫内膜完整、光滑，可减少术后感染的机会。 **4. 术前检查：** 配合医生详细询问病史，月经量多少、经期长短、周期等情况。有无药物及碘过敏史，做好抗生素皮试。协助做好相关检查，包括胸片、心电图、超声及血常规、凝血系列、血液生化等方面的检查，并做好生命体征监测及记录。 **5. 常规护理：** 术前会阴部备皮，注意观察穿刺部位及远端动脉搏动情况，以便术中、术后对照。注意观察患者心理活动情况，术前给予镇静药，如安定 10mg 肌注。常规给予预防性抗感染治疗。 **6. 术前 3d 进行阴道擦洗，预防感染。** **二、术后护理** **1. 一般护理：** 术后卧床 24h，盐（沙）袋压迫穿刺点 6～8h 并嘱患者术侧肢体制动。观察患者穿刺部位有无渗血及皮下血肿，保持穿刺点清洁干燥，及时更换敷料，密切观察远端肢体的血运情况，如发现异常及时报告医生处理。告知患者避免咳嗽及增加腹压的动作。在严格要求体位的同时，也要注意皮肤的护理，可协助患者稍伸屈健侧下肢或将手从健侧下肢插入骶尾部，轻轻按摩，防止压伤皮肤。卧床 24h 后协助患者下床适当活动。 **2. 预防感染：** ①向患者讲解术后感染的危险因素及预防措施。②保持会阴部清洁、干燥，每天更换内裤，经常清洗。③鼓励患者多饮水，保持每日尿量 1500ml 左右。④每日测体温 4 次，观察有无感染倾向。⑤遵医嘱静脉输入抗生素 3～5d。 **3. 饮食护理：** ①部分患者由于栓塞反应会出现剧烈呕吐，应暂禁饮食，观察呕吐物的颜色、量、性质及呕吐次数，并将患者头偏向一侧，以防

续表

临床表现	病情观察	护理措施
		止呕吐物误入气管引起呛咳或窒息。同时遵医嘱应用止吐药物（如：盐酸托烷司琼静滴），呕吐后立即给予漱口，及时倾倒呕吐物，整理床铺。待呕吐缓解后，进清淡流食或半流食逐渐过渡至普食。②无胃肠道反应的患者可进高蛋白、高热量、高维生素饮食。 **4. 术后反应的观察和护理：**①疼痛护理。安慰患者，耐心解释疼痛的原因，双侧子宫动脉栓塞后，肌瘤血流阻断，肌瘤局部组织缺血、坏死，加之栓塞剂注入可引起疼痛。要准确及时观察疼痛部位、时间、性质及程度，遵医嘱给予对症处理。可根据疼痛程度给予止痛药，如吲哚美辛栓、氨酚羟考酮、曲马多等；剧烈疼痛或中度疼痛在使用弱麻醉性药物效果欠佳时，可使用哌替啶、布桂嗪，但其副作用有恶心、呕吐、呼吸抑制等，易产生成瘾性及耐药性。也可用镇静剂和暗示疗法，转移注意力，减轻患者疼痛。②发热的护理。栓塞术后多数患者当日或次日可出现发热，持续1周左右，系瘤体坏死组织吸收所致。一般体温在37.5℃～38.5℃，无须特殊处理，但应注意观察体温的变化。及时给予抗感染治疗，预防感染并发症发生。发热期间可给予物理降温，高热持续不下者，可给予退热药物治疗。出汗较多的患者应及时更换衣被，记录出入量，补充体液，防止体液丧失过多引起水电解质紊乱。③阴道出血。阴道出血以黏膜下肌瘤较多见，子宫动脉栓塞后，肌瘤缺血坏死，肌瘤组织脱落引起出血，一般出血量较少，3～5d即可停止，无须特殊处理，保持外阴清洁。但应注意观察分泌物颜色、量的多少及相关伴随症状。④便秘、腹胀的护理。因卧床和药物作用，多数患者都有便秘情况发生。术后可服用番泻叶水或口服缓泻剂，必要时可用开塞露，帮助通便，效果明显。

第五节　子宫内膜癌

一　概　念

　　子宫内膜癌是指子宫内膜发生的癌，又称子宫体癌。以腺癌为主，是女性生殖系统常见的三大恶性肿瘤之一，高发年龄为 58 ～ 61 岁，约占女性癌症总数的 7%，占女性生殖道恶性肿瘤的 20% ～ 30%。

二　主要护理问题

　　1. 绝望　与疾病诊断有关。
　　2. 睡眠型态紊乱　与环境变化有关。
　　3. 知识缺乏　缺乏疾病相关知识。

三　病情观察与护理措施

临床表现	病情观察	护理措施
不规则阴道流血，绝经后阴道出血，阴道液体排出增多，晚期有恶臭，疼痛，全身症状。	①阴道少量出血，淋漓不尽。②早期为浆液性或浆液血性排液，晚期合并感染则有脓血性液体排出，并有恶臭。③晚期癌肿浸润周围组织，压迫神经引起下腹部和腰骶部疼痛。④癌灶侵犯宫颈，堵塞宫颈管导致宫腔积脓时，出现下腹胀痛及痉挛样疼痛。⑤晚期出现贫血、消瘦、发热、衰竭等恶病质表现。	①向患者介绍住院环境：为患者提供安静、舒适的睡眠环境，减少夜间不必要的治疗程序。②严密监测生命体征的变化。③加强临床基础护理：保持外阴部的清洁，防止感染。④帮助患者树立自信心：耐心讲解疾病相关知识，治疗护理方案及术前术后注意事项。向患者解释子宫内膜癌是女性生殖器官恶性肿瘤中预后较好的一种。⑤需手术患者按腹部手术护理：术后须避免长时间端坐及便秘等增加腹压的动作，以免增加切口局部的张力，影响切口愈合。⑥高热时进行物理降温及药物降温。⑦有疼痛的患者应尽量减轻疼痛，提高其生活质量。⑧加强营养，逐渐增加活动量，避免重体力运动。

第六节　子宫内膜异位症

一　概　念

具有活动功能的子宫内膜组织生长在宫腔以外的部位并引起相应的症状和体征，称为子宫内膜异位症。

二　主要护理问题

1. 焦虑　与知识缺乏、药物不良反应和不孕有关。
2. 疼痛　与出血刺激、下腹部疼痛有关。
3. 营养失调：贫血　与长期痛经影响食物摄入，月经量过多致失血有关。

三　病情观察与护理措施

临床表现	病情观察	护理措施
下腹痛 月经异常 其他特殊症状：腹痛，腹泻、便秘。	①既往有痛经史，继发性、进行性加重。 ②经量增多、经期延长或经前点滴出血。 ③腹泻的次数、量及性质。 ④腹痛的性质、部位、有无伴随恶心、呕吐和肛门坠胀感等。	**1. 心理护理：** 关心和理解患者的不良情绪反应，多与患者及家属交流沟通，争取家属支持，减轻其心理压力，鼓励患者树立治疗信心，并适当解释、指导患者正确面对问题、处理问题。 **2. 治疗期间：** 耐心听取患者及家属提出的问题，并给予适当的解释与指导。 **3. 药物治疗：** 讲解激素药物的服药方法、用药量、注意事项及不良反应（如恶心、食欲不振、乏力、闭经、体重增加等）与应对措施，使其有充分的心理准备，解除思想顾虑，积极配合治疗，提高疗效。 **4. 分散疗法：** 指导患者看书、看电视、聊天，参加力所能及的工作等分散注意力。 **5. 注意观察病情：** 如出现急性腹痛，需注意是否为异位囊肿破裂征象，应及时通知医生，并做好剖腹探查的术前各项准备工作。 **6. 饮食指导：** 指导患者进高蛋白、高维生素营养饮食，提高机体抵抗力。 **7. 手术患者按腹部手术护理**

第七节 宫颈癌

一 概 念

宫颈癌是妇科最常见的恶性肿瘤，多发生于 40～60 岁，病因不明，一般认为与早婚（20 岁之前结婚）、过早性生活（≤ 18 岁已有性生活）、早育、性生活紊乱、病毒感染等因素有关。

二 主要护理问题

1. **疼痛** 与晚期病变浸润、肿块压迫盆腔壁及下肢神经或广泛子宫切除、盆腔淋巴清扫术后创伤有关。

2. **恐惧** 与宫颈癌的诊断、担心生命安危及生活质量下降有关。

3. **潜在并发症** 阴道大出血。

三 病情观察与护理措施

临床表现	病情观察	护理措施
接触性出血 白带增多 阴道出血 阴道排液 疼痛	同房后或妇科检查后阴道少量出血，白带增多，色黄有异味或血性白带，晚期癌灶侵蚀较大血管，阴道大量出血或阴道排液，味臭；若病变浸润、肿块压迫盆腔壁及下肢神经表现为腹痛、腰痛或下肢痛。	**1. 心理护理：**介绍诊疗过程中可能出现的不适及有效的应对措施，解除患者的恐惧心理。告知宫颈癌的预后，鼓励患者以乐观的态度积极配合治疗。 **2. 提供舒适的休息环境：**耐心解释患者提出的问题，尽最大努力满足各种生活所需。针对发病因素，进行健康知识教育，积极配合手术。 **3. 阴道大量出血：**出现有出血性休克表现时，应立即平卧，给予吸氧并注意保暖；用窥阴器扩开阴道，用无菌纱布填塞，压迫宫颈；迅速建立静脉通路，立即止血并配血，备好急救物品，配合医生积极抢救。 **4. 术前护理：**术前 3d 进半流质或流质饮食，训练床上排尿方法，腹部及外阴备皮，清洁灌肠，术前半小时留置尿管。 **5. 术后护理：**术后禁饮食。严密观察生命体征及阴道出血情况，保持各种引流管通畅，观察引流液的量及性状；留置尿管持续开放 5～7d 者，每日更换引流袋，用 0.1% 苯扎

续表

临床表现	病情观察	护理措施
		溴铵清洗会阴 2 次 / 日；拔尿管前 3d 应定时开放，夹闭尿管，并以训练膀胱功能，拔管后 24 ~ 36h 测残余尿，如残余尿在 100ml 以内可继续观察，100ml 以上需留置尿管。
并发症 尿潴留	膀胱膨胀程度；排尿的次数及量；测量残余尿量。	①根据病情嘱患者多饮水。 ②拔管前 3d 夹闭尿管，2h 开放一次，有尿意时及时开放。 ③拔管后及时排尿，排尿不畅时采取暗示疗法促排尿，如听流水声，并热敷外阴等。

第八节 恶性葡萄胎与绒毛膜癌

一 概 念

葡萄胎组织侵入子宫肌层或转移至子宫外，即为侵蚀性葡萄胎。绒毛膜癌是一种高度恶性肿瘤，绝大多数继发于葡萄胎；25% 发生于流产和足月分娩后，少数发生于正常生产及异位妊娠之后；多发生于育龄期，少数在绝经后。

二 主要护理问题

1. 有感染的危险 与化疗后骨髓抑制，机体抵抗力降低有关。

2. 营养失调：低于机体需要量 与化疗药物致胃肠道反应及阴道流血致失血有关。

3. 自我形象紊乱 与化疗副作用引起的脱发、血色素沉淀有关。

4. 知识缺乏 缺乏有关妊娠滋养细胞疾病的相关知识。

5. 潜在并发症 贫血、阴道大出血、肺转移。

三 病情观察与护理措施

临床表现	病情观察	护理措施
阴道流血 腹痛 子宫异常增大、变软 假孕症状 转移灶症状	①持续的阴道不规则出血，量多少不定。 ②病灶穿破浆膜层或坏死继发感染，出现急性腹痛及脓性白带。 ③葡萄胎清宫后4~6周子宫未恢复至正常大小，仍大于停经月份。 ④乳房增大，乳晕着色。 ⑤肺转移：咳嗽、血痰。 ⑥阴道转移：阴道壁呈紫蓝色结节突起，破溃后易引起大出血。 ⑦脑转移：头痛、呕吐、抽搐。	**1.严密观察阴道出血量及阴道排出物有无水疱状组织** **2.定时测量生命体征并记录**：注意观察转移症状，如发现异常立即告知医生。 **3.密切观察病情**：发现阴道大量出血时，配合医生做好急救工作，必要时做好手术准备。 **4.心理护理**：向患者及家属解释疾病的原因、治疗方法及效果，减轻患者恐惧心理，帮助树立信心。 **5.饮食护理**：指导患者进食高蛋白、高热量、高维生素、易消化饮食，以增强机体抵抗力，避免感冒，并鼓励进食。 **6.化疗护理**：①指导患者适当活动，加强营养；病房定时开窗通风，减少探视人员，保持安静舒适；注意保持皮肤及外阴清洁以防感染。定时测体温及检测白细胞值。②巡视患者，若发现静脉化疗部分渗出，立即更换部位，并冷敷患处。③向患者讲解化疗副反应（如恶心、呕吐、无食欲等）及应对措施。 **7.手术患者按腹部手术护理**
并发症 — 大出血	阴道大量出血、腹痛、晕厥伴出冷汗、口渴、休克等症状。	①密切观察病情变化并记录。 ②立即给予卧床休息，呼吸困难者采取半坐卧位，注意保暖，氧气吸入。 ③大咯血者取卧位，头偏向一侧，防止窒息。 ④抽血、配血、建立静脉通路，补充血容量，做好术前准备。
并发症 — 肺转移	咳嗽、反复咯血。	

第十八章

产　科

第一节　前置胎盘

一　概　念

　　胎盘正常附着于子宫体部的后壁、前壁或侧壁。妊娠 28 周后，胎盘附着于子宫下段，甚至胎盘下缘达到或覆盖宫颈内口，其位置低于胎儿的先露部，称为前置胎盘。前置胎盘是妊娠晚期出血的主要原因之一，为妊娠期的严重并发症，如处理不当，则会危及母婴生命。

二　主要护理问题

　　1.潜在并发症　失血性休克。
　　2.胎儿有受伤的危险　与出血导致胎盘供血不足有关。
　　3.有感染的危险　与孕妇失血致贫血、机体抵抗力下降有关。
　　4.焦虑　与出血、担心胎儿安危有关。
　　5.便秘　与长期卧床、缺乏活动有关。

三　病情观察与护理措施

临床表现	病情观察	护理措施
无痛性反复阴道流血	**完全性** 初次出血时间早，约在妊娠 28 周左右，反复出血的次数频繁，量较多，有时一次大量出血即可使患者陷入休克状态。	①绝对卧床休息，取左侧卧位，保证日常需求得到满足。 ②加强会阴护理，保持会阴清洁干燥，防止逆行感染。 ③饮食指导：进食高蛋白、高维生素、富含铁及粗纤维的食物。 ④讲解相关知识，减少恐惧心理。 ⑤严密观察出血情况，配血备用。 ⑥严密观察生命体征，及早发现休克的早期症状和体征。 ⑦注意孕妇的主诉，如有腰酸、下腹坠胀等感觉，应及时通知医生，早做处理。 ⑧遵医嘱给氧，以增加胎儿血氧供应。 ⑨胎儿宫内情况监测：指导孕妇自数胎动，每日 3 次，每次 1h。每次胎动次数相加乘 4 为 12h 胎动，不应少于 10 次。每日 6 次监测胎心音，必要时行胎心监护。 ⑩禁止性生活和阴道检查及肛查。 ⑪遵医嘱给药，如止血药、宫缩抑制剂（硫酸镁等）、镇静剂等。 ⑫若有大量出血，应取头低足高位，在短期内补足血容量、保持静脉通畅，同时遵医嘱做好术前准备、新生儿抢救准备。
	边缘性 初次出血发生较晚，多在妊娠 37～40 周或临产后，量较少。	
	部分性 初次出血时间和出血量介于上述两者之间。	
并发症	失血性休克 当前置胎盘出现大量失血时，可危及母婴生命安全。孕妇可导致失血性休克，胎儿可出现胎死宫内。	如出血难以控制，应适时果断行剖宫产术，立即结束分娩，能达到迅速止血的目的，是处理前置胎盘最安全最有效的方法，也是处理前置胎盘严重出血的急救手段。术前应积极纠正休克，输液、输血以补充血容量，这些措施不但可抢救孕妇本人，而且也可改善胎儿在宫内的状态。

第二节 胎膜早破

一 概 念

临产前胎膜破裂，称为胎膜早破。破膜时间超过 24h，感染率增加 5~10 倍，妊娠满 37 周后的胎膜早破发生率为 10%，妊娠 37 周以内的胎膜早破发生率为 2.0% ~ 3.5%。胎膜早破可引起早产、脐带脱垂及母婴感染。

二 主要护理问题

1. 有胎儿受伤的危险 与妊娠不足月及其他并发症有关。
2. 有感染的危险 与胎膜破裂后，下生殖道内病原体容易上行引起逆行感染有关。
3. 焦虑 与相关知识缺乏，担心胎儿的生命安全有关。

三 病情观察与护理措施

临床表现	病情观察	护理措施
阴道流液	突然有较多的液体从阴道流出，少数可混有胎脂及胎粪。	①胎位异常、胎露尚未衔接者应绝对卧床休息，以侧卧为宜，抬高臀部，以防脐带脱垂。如胎位正常，且胎头已衔接，嘱患者注意卧床休息，可适当坐起和下床大小便。 ②破膜后立即听胎心音，观察羊水量及其性状、气味、颜色并记录，若羊水混有胎粪，提示胎儿缺氧、立即左侧卧位、吸氧、并通知医生。 ③监测胎心变化，胎心监测 2 次 / 日，多普勒胎心监测 6 次 / 日，教会孕妇自数胎动。 ④预防感染：监测体温、脉搏、呼吸，及早发现感染征象；会阴放置消毒垫，并勤更换以保持外阴清洁；减少肛门指检和阴道检查的次数；破膜 12h 以上者应遵医嘱预防性使用抗生素。 ⑤为促进胎肺成熟，遵医嘱使用地塞米松。 ⑥嘱进食营养丰富、易消化、富含粗纤维食物。 ⑦训练进行床上大小便。 ⑧心理护理：帮助孕妇分析目前情况，讲解胎膜早破的影响，鼓励孕妇积极参与护理。

临床表现		病情观察	护理措施
并发症	脐带脱垂	如破膜后出现胎心率异常，行阴道检查在宫颈口外触到条索状搏动物，搏动频率和胎心音同步或在阴道内或宫颈口外触及脐带，应高度警惕脐带脱垂，需立即处理。	①胎心正常、宫口未开者应立即取头低臀高位，用手保护脐带并上推先露部至骨盆入口以上，减少脐带受压，同时可将脐带消毒放入阴道内，避免外界冷空气刺激，使脐带血管痉挛致循环障碍，立即行剖宫产术。手术时需用内诊手持续保护脐带和上推胎头，并做好新生儿的抢救工作。②若脐带脱垂时宫口已开全，胎心尚好并无骨盆异常可立即行经阴道助产分娩。③若确定新生儿不能成活或已确定胎儿死亡者，可根据具体情况选择合适的分娩方式。

第三节　产后出血

一　概　念

　　胎儿娩出后24h内阴道流血量达到或超过500ml或剖宫产时超过1000ml者，称为产后出血，是分娩期严重并发症，居我国产妇死亡原因的首位。产后出血一般发生在胎儿娩出后至胎盘娩出前、胎盘娩出至产后2h、产后2~24h三个时期，多发生在前两期。

二　主要护理问题

　　1. 潜在并发症　失血性休克。
　　2. 有感染的危险　与大量失血后机体抵抗力降低有关。
　　3. 恐惧　与大量出血危及产妇生命安全有关。
　　4. 活动无耐力　与失血后身体虚弱有关。

三　病情观察与护理措施

临床表现	病情观察	护理措施
阴道流血过多	产后24h内阴道流血量超过500ml。可伴有面色苍白、心慌、出冷汗、头晕、表情淡漠、尿少、血压下降等。胎儿娩出后立即发生阴道流血，多考虑软产道损伤；胎儿娩出后数分钟出现阴道流血常与胎盘因素相关；胎盘娩出后的出血多为子宫收缩乏力或胎盘胎膜残留；持续性的阴道流血，无血凝块为凝血功能障碍。	①迅速建立静脉通路，注意保暖，低流量吸氧。 ②遵医嘱抽血查血型、交叉配血。 ③遵医嘱补液或输血。 ④协助医生查找出血原因并积极止血。由宫缩乏力引起出血者，应立即按摩子宫、注射宫缩剂。由软产道裂伤引起出血者，应迅速缝合止血。由胎盘因素引起者，在输液备血前提下，行人工剥离胎盘术或清宫术。因凝血功能障碍引起者，遵医嘱及时补充凝血因子。 ⑤观察血压、脉搏、呼吸、尿量、阴道流血量和子宫底高度并记录。 ⑥向产妇和家属讲解疾病相关知识，做好健康教育，安抚患者家属。 ⑦每天用银尔洁进行会阴冲洗两次，垫消毒会阴垫并勤更换。每次大小便后用温开水清洗会阴。稳定后可嘱产妇采取半卧位，以利于恶露排出，并观察恶露的量及性状、气味。 ⑧遵医嘱使用抗生素，以预防感染。 ⑨观察体温的变化，如有发热及时通知医生。 ⑩饮食指导：嘱产妇进食高热量、高蛋白、高维生素、含铁丰富的食物，以补充营养，纠正贫血，增强抵抗力，鼓励少食多餐。
并发症 失血性休克	产后出血者如果出现烦躁、打哈欠、口渴、出汗、脉搏细速等现象即为休克早期表现，立即报告医生。	①立即报告医生，建立多条静脉通路，吸氧、保暖、取平卧位，立即配血等。 ②分秒必争，若产妇表情淡漠、肤色苍白湿冷、脉搏110～120/min、收缩压<80～90mmHg、尿量<30ml/h，表示休克已进入代偿期。护理人员应备好抢救药品，配合医生全力抢救，制订护理计划并做好观察记录，根据产妇意识、面色、脉搏、尿量、血压等判断血容量是否补足。

临床表现	病情观察	护理措施
		③正确判断出血量，用量杯准确测量出血量或用称重法计算敷料上每次的血量，做到准确无误，为输血、输液提供依据。 ④配合医生采取有效止血措施：对宫缩乏力者立即按摩子宫同时应用宫缩剂，以促进子宫收缩；有软产道裂伤者，给予结扎血管、缝合伤口；有胎盘胎膜残留者，立即行手剥离胎盘、刮宫等措施，以迅速止血；因凝血功能障碍引起者，遵医嘱及时补充凝血因子。 ⑤根据出血量及产妇全身情况补液和补血，把握早期、快速、足量补液三个环节，以尽快使休克得到纠正。输液量的多少应综合患者的全身情况，补液不足可能导致抢救失败，过多可能导致肺水肿和心衰而加重病情，应提高警惕。 ⑥保守治疗无效时行手术治疗，包括子宫动脉栓塞术、子宫动脉结扎术和子宫切除术。
弥散性血管内凝血(DIC)	持续阴道流血，血液不凝，止血困难，全身部位出血。	①配合医生积极寻找病因并去除，是控制DIC最根本的措施。 ②病情观察：监测生命体征，注意意识的变化，记录尿量和性质，观察皮肤颜色、温度和末梢感觉，有无各器官栓塞的症状和体征。使用加温毯进行保暖。 ③避免搬动，保持呼吸道通畅，持续吸氧。 ④尽快输新鲜全血，补充血小板、纤维蛋白原或凝血酶原复合物、凝血因子。 ⑤肝素的使用。在DIC高凝期使用，但对已形成的血栓无效。禁用于DIC后期继发纤溶亢进期、颅内出血、溃疡病出血及原有严重出血性疾病。在使用之前应备好等量鱼精蛋白，预防因肝素过量加剧出血倾向。在肝素抗凝过程中，补充新鲜凝血因子。补充抗血小板聚集药，如阿司匹林、双嘧达莫、低分子右旋糖酐等药。血浆抗纤溶治疗，常用氨甲苯酸、6-氨基己酸等，适用于继发纤溶亢进为主的DIC晚期,早期禁用。

第四节　妊娠期高血压疾病

一　概　念

妊娠期高血压疾病是妊娠期特有的疾病，多数发生在妊娠 20 周至产后两周，临床表现为高血压、蛋白尿、水肿，严重时出现抽搐、昏迷、心功能衰竭，甚至母婴死亡。

二　主要护理问题

1. 组织灌注量改变　与全身小动脉痉挛有关。
2. 体液过多（水肿）　与各种因素引起水、钠潴留有关。
3. 有受伤的危险（母亲）　与硫酸镁治疗或子痫抽搐有关。
4. 有受伤的危险（胎儿）　与胎盘血管痉挛致低氧有关。
5. 焦虑　与担心疾病对母子身体影响有关。
6. 知识缺乏　缺乏妊娠期高血压的相关知识。

三　病情观察与护理措施

临床表现	病情观察	护理措施
高血压	收缩压 ≥ 140mmHg 或舒张压 ≥ 90mmHg 或较孕前基础血压增加 30/15mmHg。	①嘱卧床休息，以左侧卧位为宜。②饮食指导：嘱进食高蛋白质、高维生素、富含铁、钙及锌等微量元素的食品，减少脂肪摄入，全身水肿者应限制食盐。③讲解疾病相关知识，取得配合，减轻焦虑，有助于抑制高血压疾病的发展。④观察血压变化尤其是舒张压的变化，以判断病情的变化。⑤定时送检尿常规及 24h 尿蛋白定量检查。⑥重视自觉症状，随时观察有无头痛、眼花、胸闷、恶心及呕吐等症状，一旦出现临床症状，表示病情进展，已进入子痫前期阶段，要及时处理。
蛋白尿	24h 尿蛋白 ≥ 300mg。	

临床表现		病情观察	护理措施
水肿		为自踝部逐渐向上延伸的凹陷性水肿，经休息水肿不消退，体重每周增加 >0.5kg。	⑦注意观察有无并发症的发生，重症孕妇须注意有无胎盘早剥、DIC、脑出血、肺水肿、急性肾衰竭等并发症发生。 ⑧加强胎儿监护，讲解自数胎动的办法，定时听胎心，进行胎心监护。必要时间断吸氧，增强胎儿宫内对缺氧的耐受能力。 ⑨治疗中注意药物的不良反应。应用硫酸镁时，应注意观察膝腱反射、血压、尿量等情况，注意硫酸镁的用药总量和滴速，防止发生硫酸镁中毒，同时应备有 10% 葡萄糖酸钙 10ml 作为解毒剂。 ⑩分娩后 24 ~ 48h 仍应注意防止发生产后子痫，尽可能安排安静的休息环境，监测血压，限制探视和陪护人员。
并发症	子痫	子痫抽搐进展迅速，前驱症状短暂，表现为抽搐、面部充血、口吐白沫、深昏迷。随之深部肌肉僵硬，很快发展成典型的全身高张性阵挛惊厥、有节律的肌肉收缩和紧张，持续 1 ~ 1.5min，其间患者无呼吸运动。此后患者抽搐停止，呼吸恢复，但仍昏迷，最后意识恢复，但困惑、易激惹、烦躁。	**1. 控制抽搐:** 25% 硫酸镁 20ml 加 25% 葡萄糖液 20ml 静脉推注（推注时间须 >5min），继之以 2g/h 静脉滴注，维持血药浓度。同时应用有效镇静药物，如安定 10mg 静脉推注。20% 甘露醇 250ml 快速静脉滴注降低颅压。 **2. 血压过高时应用降压药物** **3. 纠正缺氧和酸中毒:** 间断面罩吸氧，根据二氧化碳结合力及尿素氮值给予适量的 4% 碳酸氢钠纠正酸中毒。 **4. 终止妊娠:** 抽搐控制后 2h 可考虑终止妊娠。对于早发性高血压治疗效果较好者，可适当延长孕周，但须严密监护孕妇和胎儿。 **5. 保持环境安静**，避免声光刺激；吸氧，防止口舌咬伤；防止窒息；防止坠地受伤；密切观察体温、脉搏、呼吸、血压、神志、尿量等。密切观察病情变化，及早发现心力衰竭、脑出血、肺水肿、肾衰竭、DIC 等并发症，并积极处理。

第五节 妊娠合并心脏病

一 概 念

妊娠合并心脏病是产科严重的合并症，妊娠、分娩及产褥期均可能使心脏病患者的心脏负担加重而诱发心力衰竭，是孕产妇死亡的重要原因之一，其发病率为 1% ~ 4%，在孕产妇死亡因素中居第 2 位，为非产科死因的第 1 位。

二 主要护理问题

1. 活动无耐力　与心脏功能不良、缺氧有关。
2. 自理能力缺陷　与需要卧床休息有关。
3. 预感性悲哀　与担心自己与胎儿的安危有关。
4. 有受伤的危险　与心脏病有关。
5. 潜在并发症　充血性心力衰竭。

三 病情观察与护理措施

临床表现	病情观察	护理措施
心慌、胸闷、气短。咳嗽、咯血及粉红色泡沫样痰，唇面发绀，脉搏加快。	轻微活动后出现胸闷、心悸、气短或咳嗽频繁、不能平卧或端坐呼吸、发绀、呼吸困难、疲乏、咳嗽并痰中带血、气促加重、脉搏快、肺底部有持续性啰音。	①卧床休息避免劳累或情绪激动，每日应有 10h 睡眠，必要时半卧位吸氧。②饮食：以高蛋白、高维生素、低盐低脂为原则，多食新鲜水果及蔬菜。③严密观察生命体征，记出入量。④控制液体滴速，不宜过快，预防心衰和肺水肿的发生。⑤用洋地黄者，应严格遵守给药时间和剂量，并熟悉洋地黄药物的用法、用量，了解其毒性反应，严密观察药物副作用。⑥严密观察产程进展情况，凡产程进展不顺利或心功能不全进一步恶化者，应协助医生做好剖腹产术前准备。

续表

临床表现	病情观察	护理措施
		⑦分娩后腹部放置沙袋24h，以减少回心血量，减轻心脏负担。密切观察生命体征变化，注意观察心力衰竭早期症状，避免心力衰竭的发生，尤其产后72h内。 ⑧预防感染，遵医嘱使用抗生素。 ⑨预防产后出血。产后子宫收缩不良者，应按摩子宫，同时肌注缩宫素，预防产后出血的发生。禁用麦角新碱，以避免静脉压增高而发生心力衰竭。 ⑩选择合适的喂养方式。心功能1～2级的产妇可以哺乳，但应避免劳累。心功能3级以上者，及时回奶，并指导人工喂养方式。
并发症	心力衰竭	轻微活动后即出现胸闷、心悸、气短；休息时心率>110/min，呼吸频率>20/min；夜间常因胸闷而突然坐起或到窗口呼吸新鲜空气；肺底部出现少量持续性湿啰音，咳嗽后不消失。	嘱患者取半卧位或端坐卧位，双腿下垂，必要时轮扎四肢，并立即通知医生。高流量吸氧，湿化瓶内加浓度为30%～50%酒精。心电监测患者生命体征及心电图情况。建立静脉通道，遵医嘱应用强心、利尿、扩血管、镇静、平喘及激素类药物。必要时留置导尿，记24h出入量。

第六节　妊娠合并糖尿病

一　概　念

　　妊娠合并糖尿病包括两种情况，即妊娠前已有糖尿病和妊娠后才发生或首次发现的糖尿病，后者又称妊娠期糖尿病，占糖尿病孕妇的80%。

二　主要护理问题

　　1.营养失调：高于机体需要量　与摄入量超过新陈代谢的需要量有关。

　　2.舒适的改变　与会阴瘙痒有关。

　　3.焦虑　与担心胎儿安危有关。

4. 有低血糖的危险　与胰岛素用量相对过多，糖摄入量相对不足有关。

5. 有感染的危险　与糖尿病时，白细胞多种功能缺陷，杀菌作用明显减低有关。

三　病情观察与护理措施

临床表现	病情观察	护理措施
"三多""一少"	多饮、多尿、多食及体重明显减轻。	**1. 对于不宜妊娠者应劝其避孕，已妊娠者应及早引产** **2. 妊娠期：**遵医嘱定期做实验室检查，注意尿糖、尿酮体、血糖值。指导合理饮食，根据个体情况制定食谱。加强孕期卫生宣教，积极控制感染。监测胎心、计胎动，如有胎儿宫内窘迫，及时发现并处理。按医嘱使用胰岛素，不可过量或不足，防止发生低血糖或酮症酸中毒。 **3. 分娩期：**严密观察产程进展及胎儿情况。鼓励进食，保证热量供应。注意血糖波动情况，预防低血糖，遵医嘱及时调整胰岛素用量。需剖宫产的孕妇做好术前准备。为减少新生儿呼吸窘迫综合征的发生，分娩前按医嘱给予地塞米松肌注，促使胎儿肺泡表面物质的产生。 **4. 产褥期：**胎盘娩出后，抗胰岛素激素迅速下降，遵医嘱胰岛素减量。注意体温变化，防止感染发生。重症糖尿病产妇不宜哺乳，应回奶。糖尿病新生儿属高危儿，应注意保暖、吸氧、血糖监测，防止发生低血糖。
并发症 酮症酸中毒	发生在早期可致胎儿畸形，发生在孕中晚期易导致胎儿窘迫甚至胎死宫内。	在监测血气、血糖、电解质并对症治疗的同时，可应用小剂量胰岛素静滴，每 1～2h 监测血糖一次，如血糖 >13.9mmol/L 应将胰岛素加入生理盐水静滴，血糖 ≤ 13.9mmol/L 开始用 5% 葡萄糖盐水加入胰岛素静滴，酮体转阴后可改为皮下注射。

第七节　妊娠合并贫血

一　概　念

　　贫血是妊娠期最常见的合并症，属高危妊娠范畴。妊娠期由于血容量增加较红细胞增加相对为多，导致血液稀释，血红蛋白值及红细胞数相对下降，出现所谓的"生理性贫血"。当血红蛋白低于100g/L、红细胞数低于3.5×10^{12}/L或红细胞压积在30%以下时，则视为病理性贫血，应予以治疗。临床以缺铁性贫血最为常见，其次为巨幼红细胞性贫血。

二　主要护理问题

　　1.活动无耐力　与贫血、缺氧、食欲不振有关。

　　2.有感染的危险　与贫血导致机体抵抗力下降有关。

　　3.有外伤的危险　与贫血引起头晕眼花、疲乏无力有关。

　　4.焦虑　与担心胎儿安危有关。

　　5.知识缺乏　缺乏贫血的相关知识。

三　病情观察与护理措施

临床表现	病情观察与护理措施
主要表现为疲倦、乏力。重者可表现为甲床、口唇、面色苍白、水肿、头晕、乏力、心慌、气短及食欲不振等典型症状。	①嘱进食高热量、高维生素、高蛋白、含铁丰富的食物，如鱼、瘦肉、动物肝、菠菜等食物。 ②积极纠正母体贫血。遵医嘱给予铁剂治疗，讲解服用方法。饭后服用以减少胃肠刺激，同时摄取维生素C或酸性果汁以促进吸收。 ③嘱其多卧床休息，取左侧卧位，坐起或站起时动作要慢，以防体位性低血压发生。 ④重度贫血者，遵医嘱给予少量多次输血，并观察有无输血反应。 ⑤必要时遵医嘱吸氧，以增加胎儿的血氧供应。 ⑥待产期间嘱自测胎动计数，按时听胎心，如有异常及时处理。 ⑦产后密切观察子宫收缩及阴道出血情况，监测生命体征及尿量，防止出血性休克的发生。 ⑧做好会阴护理，用0.1%苯扎溴铵会阴冲洗2次/日，勤换消毒会阴垫。 ⑨视产妇病情决定喂养方式：轻度贫血可母乳喂养，中度贫血混合喂养，重度及极重度贫血需人工喂养。 ⑩遵医嘱使用抗生素预防感染。

续表

临床表现		病情观察与护理措施
并发症	贫血性心脏病、充血性心力衰竭	①患者取半卧位或端坐位,双腿下垂,必要时轮扎四肢。立即通知医生。 ②高流量吸氧,湿化瓶内加 30% ~ 50% 酒精。 ③建立静脉通道。遵医嘱应用强心、利尿、扩血管、镇静、平喘及糖皮质激素类药物。 ④监测患者生命体征以及心电图情况。 ⑤必要时留置导尿,记录24h出入量。
	失血性休克	①建立双静脉通路,及时合理补液、输血以恢复有效循环血量。补液原则为先晶后胶、先快后慢。 ②保持呼吸道通畅。遵医嘱高流量吸氧,昏迷患者应头偏向一侧或置入通气管,以免舌后坠,有气道分泌物及时清除。严重呼吸困难可行气管插管或气管切开,必要时使用呼吸机辅助呼吸。 ③改善组织灌注。取头低脚高位,注意保暖。 ④观察患者生命体征、意识、表情、皮肤色泽、肢端温度、瞳孔及尿量。如面色口唇转红润,尿量 >30ml/h,提示休克好转。 ⑤记录出入量:抢救治疗过程中,准确记录输入液体的种类、数量、时间、速度等。 ⑥预防感染,遵医嘱应用抗生素。
	胎儿宫内窘迫	首先应左侧卧位、低流量吸氧并立即行胎心监测,根据监测结果决定治疗方案,必要时尽快终止妊娠。同时应积极治疗妊娠合并症或并发症。
	早产	尽量卧床休息,左侧卧位。如胎膜未破,应抑制宫缩,尽可能维持继续妊娠;如胎膜已破,早产不可避免时,应尽力设法提高早产儿存活率。
	死胎	一经确诊,尽早引产,引产时应严密观察产程,防止并发症。产后仔细检查胎盘、脐带及胎儿,寻找死胎发生的原因。胎儿死亡4周尚未排出者应做有关凝血功能检查,凝血功能异常者使用药物使纤维蛋白原和血小板恢复有效止血水平,然后再引产,引产前配备新鲜血,注意预防产后出血和感染。
	产褥感染	①加强营养,增强机体抵抗力,贫血严重者少量多次输新鲜血或血浆。 ②如会阴伤口或腹部伤口感染,应行切开引流,采取半卧位。 ③根据药敏试验结果选用抗生素。 ④体温 >38℃,暂停哺乳。必要时行物理降温并做好口腔护理。 ⑤注意会阴清洁,每次大小便后用温开水冲洗干净,勤换卫生巾及内裤。 ⑥防止褥疮:对病情严重、长期卧床患者应经常更换体位,加强皮肤护理,防止压疮的发生。

第八节　妊娠合并病毒性肝炎

一　概　念

病毒性肝炎是严重危害健康的传染病，是由多种肝炎病毒引起的以肝脏损害为主的传染病。流行广泛，妊娠的任何时期都有被肝炎病毒感染的可能，其中乙型肝炎病毒感染最常见。在妊娠这一特殊的生理时期，肝炎不仅使病情复杂化，也对胎儿产生一定的影响。重症肝炎也是我国孕产妇死亡的主要原因之一。

二　主要护理问题

1. 营养失调：低于机体需要量　与厌食、恶心、呕吐导致摄入不足有关。

2. 知识缺乏　缺乏病毒性肝炎感染途径、传播方式、自我保健、隔离知识及孕期的自我保健知识。

3. 具有传染性　与肝炎为传染性疾病有关。

4. 活动无耐力　与肝细胞受损有关。

5. 有皮肤完整性受损的危险　与皮肤黄疸引起瘙痒有关。

6. 焦虑　与担心预后及母婴传播有关。

7. 母乳喂养中断　与保护性隔离及母婴分离有关。

三　病情观察与护理措施

临床表现	病情观察	护理措施
甲型	粪－口途径传播	**1. 妊娠期** ①自孕28周开始在医生指导下，每个月注射高效价免疫球蛋白直至妊娠终止。 ②注意休息：每天应保证9h睡眠，避免重体力劳动，做到劳逸结合。 ③饮食：加强营养，进食优质蛋白食物、新鲜水果和蔬菜。 ④遵医嘱使用保肝药物，避免使用可能损害肝脏的药物（如四环素）、镇静剂及麻醉剂。 ⑤向孕妇及其家属讲解肝炎对母婴的影响，以及消毒隔离的重要性。
乙型	①宫内传播 ②产时传播 ③产后传播	
丙型	母婴传播	
丁型	传播途径与HBV相同，经体液、血液或注射途径传播，但母婴传播途径较少见	
戊型	粪－口途径传播	

续表

临床表现	病情观察	护理措施
		2. 分娩期 ①安置在隔离产房分娩。 ②注意出血及凝血功能情况，遵医嘱用药及配血。 ③接产时要特别注意防止产道损伤及新生儿产伤、窒息、羊水吸入等，以减少母婴垂直传播。缩短第二产程，必要时行阴道助产。 ④产后遵医嘱使用缩宫素，促进子宫收缩。 ⑤遵医嘱使用对肝脏无损伤的广谱抗生素预防感染。 ⑥所用物品严格消毒。凡接触过肝炎产妇的器械、布类物品、产妇的排泄物、沾有血迹的用物等，均需用 0.2% ~ 0.5% 过氧乙酸浸泡消毒。 **3. 产褥期** ①根据医嘱按摩子宫，观察子宫复旧及恶露情况，预防产后出血。 ②一般认为母血 HBsAg、HBeAg、抗 -HBc 三项阳性或后两项阳性的产妇，均不宜母乳喂养；HBV-DNA 阳性者不宜母乳喂养。目前主张只要新生儿接受免疫，仅 HBsAg 阳性母亲可以母乳喂养。要向产妇及其家属讲解不宜母乳喂养的原因，使其理解和配合，并教会人工喂养新生儿知识及技能。产妇回乳不能用增加肝脏负担的雌激素，可口服生麦芽冲剂并用芒硝外敷乳房。 ③新生儿实行保护性隔离 4 周，并注射乙肝疫苗和（或）高效价乙肝免疫球蛋白。 ④应继续实施保肝措施，保证足够的休息及营养，避免疲劳，并注意落实避孕措施。
并发症	肝性脑病	①限制蛋白质摄入：每天应 <0.5g/kg，增加碳水化合物的摄入，每天提供热量 7431.2kJ（1800kcal）以上。 ②保持大便通畅，减少和抑制肠道有毒物质的吸收。按医嘱口服新霉素抑制大肠杆菌生长，减少游离氨及其他有毒物质的形成。严禁肥皂水灌肠，以抑制肠道内氨的吸收。

临床表现	病情观察	护理措施
		③如有肝性脑病前驱症状可用降血氨药物，改善脑功能。常用药物有：谷氨酸钠或其钾盐、精氨酸、六合氨基酸及胰高血糖素、胰岛素的联合应用。 ④预防及治疗 DIC：DIC 往往是重症肝炎患者的致死原因。对重症肝炎患者应密切注意凝血机制障碍或 DIC 迹象。当发生 DIC 需用肝素治疗时，注意肝素的用量宜小不宜大，同时应严密观察有无出血倾向。 ⑤分娩期应做好输血准备，缩短第二产程，减少体力消耗。 ⑥按医嘱应用促进子宫收缩的药物，防止产后出血，防止休克。 ⑦预防感染，严格消毒隔离制度，产后按医嘱应用对肝脏损伤小的广谱抗生素，防止诱发肝性脑病。 ⑧所用物品须用 0.2% ~ 0.5% 过氧乙酸浸泡消毒。 ⑨严密观察生命体征，出现脑水肿时可应用 20% 甘露醇快速静滴，降低颅内压。

第十九章

生殖医学

第一节　异位妊娠

一　概　念

正常妊娠时，受精卵着床于子宫腔内膜，当受精卵于子宫腔以外着床时称异位妊娠，习称宫外孕。异位妊娠依受精卵着床部位不同而分为输卵管妊娠、卵巢妊娠、腹腔妊娠、阔韧带妊娠、宫颈妊娠。异位妊娠是妇产科常见的急腹症，其中输卵管妊娠最常见，占异位妊娠95%。

二　主要护理问题

1. 疼痛　与异位妊娠发生有关。
2. 潜在并发症　出血性休克。
3. 恐惧　与担心手术失败有关。
4. 有感染的危险　与孕妇失血致贫血、机体抵抗力下降有关。

三　病情观察与护理措施

临床表现	病情观察	护理措施
停经 腹痛 阴道流血	**急性** ①异位妊娠部位破裂时，患者突感一侧下腹部撕裂样疼痛，常伴恶心、呕吐，随后血液由局部、下腹流向全腹，疼痛亦遍及全腹，占44%；刺激横隔下或放射至肩部疼痛占22%；血液积聚于子宫直肠陷窝可出现肛门坠胀感。 ②阴道出血：胚胎死亡后，由于内分泌发生变化，使子宫内膜开始脱落导致阴道出血，量不多，往往淋漓不净，个别阴道出血较多似月经，有时排出内膜碎片或蜕膜管型，当病灶清除后，出血则停止。	**1. 术前护理** ①绝对卧床休息。 ②持续吸氧、心电监测、血氧饱和度监测。 ③建立静脉通路，急查血常规、凝血、备血，做好交叉配血试验并按急诊手术要求迅速做好术前准备。 ④做好术前准备包括会阴部备皮、留置导尿。 ⑤加强心理护理，向患者讲解手术的目的及手术配合方法，讲解成功救治案例，缓解患者紧张情绪。 ⑥胃肠道准备：暂禁饮食，必要时留置胃管，禁忌灌肠操作。 **2. 术后护理** ①与手术室护士进行床头详细交接患者：包括意识、血压、脉搏；查看患者伤口敷料；查看并妥善固定引流管及标识；明确正在输注的液体；交接好组织标本，了解术中出血情况及有无特殊注意事项。 ②吸氧、心电监测。 ③全麻患者未清醒时，嘱患者去枕平卧6～8h，密切监测生命体征。 ④观察伤口敷料干燥情况。 ⑤保持会阴部清洁，会阴擦洗2次/日。
	陈旧性 指输卵管妊娠流产或破裂后病程长，经反复内出血病情逐渐稳定，此时胚胎死亡，绒毛退化，内出血停止，腹痛减轻，形成的血肿逐渐机化变硬，与周围组织及器官粘连。临床特点为阴道不规则出血、阵发性腹痛、附件肿块及低热，低热为腹痛内血液吸收过程引起，如合并感染则出现高热。	①密切观察患者的生命体征，重视患者的主诉，注意阴道流血量、腹痛情况。 ②密切观察病情变化，注意患者有无出血增多、腹痛加剧、肛门坠胀感明显等表现。 ③以卧床休息为主，翻身活动改变体位宜慢，以避免腹压增大，从而减少异位妊娠破裂的机会。 ④保持会阴部清洁，做好生活护理。 ⑤协助患者制定饮食计划，进食含铁、蛋白高的食物，如动物肝脏、鱼肉及黑木耳等，以促进血红蛋白的增加，增强患者的抵抗力。 ⑥保持大便通畅，禁灌肠，禁用镇静剂。 ⑦遵医嘱给予药物治疗。

续表

临床表现	病情观察	护理措施
并发症	失血性休克	当宫外孕破裂出现大量失血时,会危及患者生命安全。可导致患者发生失血性休克。	①立即去枕平卧,给予氧气吸入,建立静脉通路,遵医嘱输血、输液,补充血容量。 ②做好交叉配血试验,输血准备。 ③遵医嘱准确、及时给药。 ④严密监测生命体征,每10～15min测一次血压、脉搏、呼吸,并记录。 ⑤注意孕妇尿量,以协助判断组织灌流量。 ⑥观察阴道流血量、颜色及性质,注意腹痛部位、性质及伴随症状。 ⑦及时复查血常规,根据血红蛋白及红细胞计数,判断贫血及时纠正。 ⑧术后严密观察生命体征,尤其是应注意阴道流血、腹腔内出血及子宫收缩情况。

第二节 卵巢过度刺激综合征

一 概　念

卵巢过度刺激综合征（OHSS）是一种人体对促排卵药物产生过度反应,以双侧卵巢多卵泡发育、卵巢增大、毛细血管通透性异常,急性体液和蛋白外渗进入第三间隙为特征而引起一系列临床症状的并发症。

二 主要护理问题

1. 舒适的改变　与腹胀、腹痛、呼吸困难有关。
2. 营养失调:低于机体需要量　与低蛋白有关。
3. 焦虑　与担心孕育是否成功有关。
4. 知识缺乏　缺乏辅助生殖的医学知识。
5. 潜在并发症　卵巢囊肿破裂或扭转、血栓。

三 病情观察与护理措施

临床表现	病情观察	护理措施
卵巢囊性肿大，毛细血管通透性增加，体液积聚于组织间隙，引起腹腔积液、胸腔积液，伴局部或全身水肿。	**轻度** 症状和体征多于注射人绒毛膜促性腺激素（HCG）后的 3～7d 出现，表现为胃胀、食欲差，下腹不适，沉重感或轻微下腹痛。B 超检查卵巢增大，直径 ≤5cm。 **中度** 有明显下腹胀痛，可有恶心、呕吐、口渴，偶伴腹泻，体重增加 ≥3kg，B 超检查卵巢增大，直径为 5～10cm 腹腔积液为 4.5kg。 **重度** ①重度 OHSS 特征，出现肝功能不全和胆汁淤积。 ②腹水临床证据。 ③血细胞比容 ≥45%（比基线升高 ≥30%），WBC ≥15×10^9/L，少尿，血肌酐 1.0~1.5mg/dl，肌酐清除率 ≥50ml/min。	①严密观察生命体征。 ②体位：半卧位，减少呼吸困难的程度，卧床休息，活动时动作要慢，以防因增大的卵巢引起卵巢囊肿扭转。 ③氧气吸入。 ④合理安排输液顺序。 ⑤饮食护理：高蛋白、高维生素、易消化饮食，禁生冷食物，限制盐和水的摄入，少吃产气食物如豆类、糖类、碳水化合物等，多食新鲜蔬菜、瓜果及黑木耳等，以便纠正低蛋白血症及降低血液黏稠度。 ⑥心理护理：患者往往多年不孕，心理问题较为突出，多数患者长期受家庭、社会的压力和较重的经济负担及对体外辅助生殖抱有太高的期望和不了解，使得患者会出现焦虑、担忧和恐惧。 ⑦皮肤护理：因患者体内蛋白质低、全身水肿、皮肤弹性差所以要保持床单位整洁、平整、干燥。 ⑧对有腹水者应抽腹水，以减轻症状，有胸水引起呼吸困难的，可做胸腔引流。 ⑨每日晨空腹固定时间测量体重及腹围。 ⑩根据食物含水量表准确记录患者出入量。 ⑪药物治疗的观察和护理。 ⑫下肢静脉血栓的预防：指导患者进行股四头肌等长收缩锻炼，每次收缩 10s，每 10s 为一组，每天完成 5～10 组；进行膝关节屈伸运动，踝关节做背屈及环绕运动，重复 15 次，每天完成 2～3 次，利用踝泵运动加速静脉回流速度。

续表

临床表现		病情观察	护理措施
危重度		①张力性腹水。 ②血细胞比容 ≥ 55%。 ③ WBC ≥ 25×10^9/ L。 ④肌酐 ≥ 1.6mg/dl、血肌酐清除率 <50ml/min。 ⑤血栓栓塞。 ⑥急性呼吸窘迫综合征（ARDS）。	
并发症	下肢静脉血栓	①患肢疼痛与肿胀情况，触摸患肢动脉搏动。 ②观察疼痛的性质、持续时间和程度。 ③观察有无出血倾向。	①必要时遵医嘱给予止痛剂。 ②严密观察病情变化，尤其注意有无头痛、呕吐、意识障碍等颅内出血迹象。发现异常及时报告医生。 ③根据病情可用50%硫酸镁局部反复湿敷。 ④血栓再通后，还要坚持使用抗凝药物3个月，预防复发，服药期间继续观察有无出血倾向。 ⑤加强基础护理，保持患肢清洁，预防感染，避免病情加重或复发。 ⑥饮食清淡、忌油腻辛辣食物，进食低脂肪、高蛋白且富含纤维素食物，保持大便通畅。

第三节　子宫内膜息肉

一　概　念

　　子宫内膜受雌激素持续作用发生局灶性增生。一般为基底层内膜的局限性增生，慢慢向上生长突出子宫内膜表面。初起时基底宽，以后逐渐形成蒂，即为息肉。息肉可单发或多发，小者 1 ~ 2mm，大者可充满宫腔。

二　主要护理问题

　　1. 知识缺乏　缺乏子宫内膜息肉相关知识。

　　2. 焦虑　与子宫内膜息肉的预后是否影响受孕有关。

三 病情观察与护理措施

临床表现	病情观察	护理措施
月经紊乱	月经过多，经期延长，不规则出血或闭经数月突然大量出血。	**1. 心理护理：** 向患者及家属解释该治疗方案的优点，解除患者及家属的思想顾虑，使患者紧张的心情得到放松，主动配合治疗，达到预期目标。讲解有关疾病知识，纠正错误认识。为患者提供表达内心顾虑、恐惧、感受和期望的机会，消除其不必要的顾虑，增强康复信心。 **2. 术前护理：** 胃肠准备，术前6h禁食水，行阴道灌洗，无须留置导尿，但在进行手术前嘱患者排空膀胱。 **3. 术后护理：** 观察排尿情况，早期督促、指导和协助患者排尿，排尿困难者可诱导排尿，必要时给予导尿。注意观察阴道出血情况，如有大量鲜血流出，应及时报告医生，遵医嘱给予处理。如无异常一般术后24h撤掉宫腔气囊导尿管。 **4. 疼痛的护理：** 术后患者可出现不同程度的疼痛，嘱患者自行放松多可缓解，若不能缓解者可给予镇痛剂。 **5. 会阴护理：** 术后会阴擦洗，每日两次，以免造成置管期间宫腔逆行感染。 **6. 饮食护理：** 可进营养丰富的软食，减少刺激性食物的摄入，限制豆类等含雌激素高的食物。
并发症	过度水化综合征 先出现心率缓慢、脉压增大，继而出现血压降低、恶心、呕吐、头痛、焦虑不安、呼吸困难、咳嗽、咳粉红色泡沫痰，严重者可发生神经功能紊乱和昏迷等。	①立即停止手术，进行抢救。 ②遵医嘱肌内注射呋塞米20mg，静脉注射地塞米松5mg。 ③急查血清钾、钠、氯、二氧化碳结合率、血糖等，每小时1次。 ④补充高渗氯化钠，首次量为1/3，一般为200～300ml，以后根据患者知觉决定输高渗氯化钠还是等渗氯化钠。 ⑤对患者进行特别护理，严密观察生命体征，临床症状一般在12～24h之后消失。 ⑥记录患者生命体征及病情变化。

第四节　先兆流产

一　概　念

指妊娠 28 周前，出现少量阴道出血，常为暗红色或血性白带，无妊娠物排出，伴有轻微下腹痛和腰酸的一种疾病。

二　主要护理问题

1. 预感性悲哀　与可能失去胎儿有关。
2. 知识缺乏　缺乏疾病相关知识。
3. 有感染的危险　与反复出血致机体抵抗力下降有关。
4. 有组织灌注量改变的危险　与出血有关。

三　病情观察与护理措施

临床表现	病情观察	护理措施
停经 腹痛 阴道出血	观察阴道流血的量与色。	①应绝对卧床休息,告知绝对卧床休息的重要性,并协助完成日常生活护理。 ②观察阴道流血量和腹痛情况,如出血量多于月经量,及时通知医生,给予处理。 ③协助患者制订饮食计划,禁食生冷刺激食物,多食新鲜蔬菜、水果易消化饮食。 ④心理护理,鼓励孕妇表达其内心感受,尤其是不良情绪的宣泄。向患者讲解成功救治案例,增强战胜疾病的信心,鼓励家属和朋友给予心理支持,共同承担结果。 ⑤监测体温变化,定期复查血常规,若体温异常或白细胞总数及分类异常升高,则提示有感染的可能。 ⑥保持会阴部清洁,会阴擦洗每日 2 次,并嘱患者每次大小便后及时用温水清洗会阴部。 ⑦根据孕妇孕激素水平,遵医嘱给予孕激素支持治疗。

续表

临床表现	病情观察	护理措施
	观察患者腹痛的部位与性质。	⑧建立静脉通路，立即抽血做交叉配血，做好输血准备。 ⑨密切监测生命体征变化。 ⑩若需手术治疗，要及时做好术前准备，清宫术后护理。术后注意观察阴道出血量及子宫收缩情况。
并发症	大出血 早期会有少而鲜红或暗红色血液自阴道流出，继而随着腹痛，进一步宫缩，出现大量鲜红色血液。	①立即报告医生，根据医嘱密切观察患者出血量、色。 ②监测生命体征变化。 ③嘱患者绝对卧床休息，告知绝对卧床休息的重要性。 ④因有时难免流产或不全流产可造成严重大失血，甚至休克。必要时遵医嘱给患者输血，遵医嘱及时补充血容量。 ⑤尽早行清宫术，及时做好术前准备。术后密切监测生命体征变化情况，阴道出血量及子宫收缩情况。 ⑥注意个人卫生：孕妇应勤更换内衣、内裤，但不宜盆浴，擦浴时注意不要着凉。要特别注意会阴部清洁，可每晚用清洁温水清洗外阴部，以防止病菌感染。 ⑦协助患者制订饮食计划，加强营养。禁忌辛辣刺激，油腻食物。进食如动物肝脏、鱼肉、豆类、绿叶蔬菜以及新鲜水果蔬菜等，以促进血红蛋白的增加，增强患者的抵抗力。
	感染 体温升高	①密切观察体温变化，如体温升高 >38.5℃，给予持续物理降温。 ②遵医嘱给予抗生素抗感染治疗。 ③保持床单位清洁干燥，会阴擦洗 2 次 / 日，勤更换内衣、内裤。 ④加强营养，增强机体抵抗力。

第五节 卵巢囊肿

一 概 念

卵巢囊肿属广义上的卵巢肿瘤的一种，各种年龄均可患病，但以 20 ～ 50 岁的女性最为多见。卵巢肿瘤是女性生殖器常见肿瘤，有各种不同的性质和形态，即单一型或混合型、一侧性或双侧性、囊性或实质性、良性或恶性，其中以囊性多见，恶性变的程度很高。早期诊断困难，就诊时 70 % 已属晚期，很少能得到早期治疗，5 年存活率始终徘徊在 20% ～ 30%，是威胁妇女生命最严重恶性肿瘤之一。

二 主要护理问题

1. 舒适的改变 与腹胀、腹痛有关。
2. 焦虑 与担心手术是否顺利有关。
3. 知识缺乏 缺乏腹腔镜手术治疗卵巢囊肿的相关知识。

三 病情观察与护理措施

临床表现	病情观察	护理措施
白带增多，月经失调	卵巢囊肿在临床上多表现有小腹疼痛、小腹不适、白带增多、白带色黄、白带异味、月经失常，而且通常小腹内有一个坚实而无痛的肿块，有时性交会发生疼痛。当囊肿影响到激素分泌时，可能出现诸如阴道不规则出血或体毛增多等症状。如果卵巢囊肿发生蒂扭转，则有严重腹痛腹胀、呼吸困难、食欲降低、恶心及发热等。较大的囊肿会对膀胱附近造成压迫，引起尿频和排尿困难等。	**1. 术前护理** ①向患者解释手术的目的及注意事项。 ②做皮试、备皮（包括剃术区的毛发和清洁脐部）、备血。 ③阴道灌洗，早晚各灌肠各一次。 ④告知患者术前禁食 12h，禁饮 6h。 ⑤遵医嘱留置导尿，并告知患者留置导尿的目的、注意事项及尿袋的使用方法。 ⑥备好术中所需药品及物品，遵医嘱给患者术中带药并让患者或患者家属签字。 ⑦急症患者入院后无饮食医嘱暂禁食。 ⑧告知患者入手术室前只穿病号服并协助手术室护士接患者入手术室。 ⑨备好监护仪及吸氧装置。

临床表现		病情观察	护理措施
			2. 术后护理
			①与手术室护士进行床头详细交接：包括患者的意识、血压、脉搏；查看患者伤口敷料；查看并妥善固定引流管及标识；明确正在输注的液体；交接好组织标本；了解有无特殊注意事项。
			②吸氧、心电监测。
			③全麻患者未清醒时测血压、呼吸、脉搏每小时1次，直至全麻清醒后4h。
			④嘱患者去枕平卧6～8h。6～8h以后鼓励患者双腿在床上活动并尽早下床活动促进肠蠕动以防肠粘连；了解患者肛门排气情况，排气后可进食流质、半流质饮食逐渐过渡到普食。
			⑤维持静脉的通畅，留置导尿管通畅并妥善固定防止脱落，及时评估患者术后排尿情况；做好会阴擦洗护理。
并发症	切口感染	切口出现红、肿、热、痛、胀。	①感染早期予以局部热敷或理疗，使用有效的抗菌药，促使炎症消散吸收。 ②当感染或脓肿形成时，应拆除局部缝线，用血管钳撑开并充分散开伤口，清理切口后，放置凡士林油纱条（布）以引流分泌物，定期更换辅料，争取二期愈合。 ③必要时取分泌物做细菌培养和药物治疗。

第四部分

儿科疾病护理观察指引

第二十章

儿 科

第一节 急性感染性喉炎

一 概 念

急性感染性喉炎是指喉部黏膜急性弥漫性炎症。多见于婴幼儿。

二 主要护理问题

1. 低效性呼吸型态 与喉头黏膜水肿、分泌物增多有关。
2. 恐惧 与呼吸困难、烦躁不安有关。
3. 体温过高 与感染有关。
4. 潜在并发症 急性喉梗阻。

三 病情观察与护理措施

临床表现		病情观察	护理措施
发热		不同程度发热。	**1.一般护理**：①保持病室安静、清洁，空气清新、流通，室温18℃～22℃，相对湿度50%～60%为宜。②治疗护理操作集中进行，减少刺激，使患儿安静休息。③舒适卧位或抬高床头。 **2.对症护理**：①保持呼吸道通畅，及时清除呼吸道分泌物。②遵医嘱使用糖皮质激素类雾化吸入减轻喉头水肿，缺氧者给予氧气吸入。③烦躁不安者水合氯醛灌肠镇静，禁止使用有呼吸抑制作用的阿片类药物，如安定、吗啡等。④每4h测体温一次，体温升高＞38℃者，可采用物理降温（头置冰袋、温水擦浴）；体温升高＞38.5℃者,遵医嘱给予药物降温。 **3.饮食指导**：营养丰富、易消化流食或半流食，鼓励患儿多饮水，补充足够水分。 **4.遵医嘱用药**：抗生素（青霉素、头孢菌素），糖皮质激素类（地塞米松、氢化可的松、甲泼尼龙静滴，布地奈德混悬液雾化吸入），退热药（右旋布洛芬栓肛塞、布洛芬混悬液口服）等。 **5.用药护理**：①抗生素现用现配，进行过敏试验，观察药物不良反应。②糖皮质激素控制速度，向家属讲解药物相关知识及注意事项。
声音嘶哑		说话声沙哑，哭闹时加重，伴有吸气性喉鸣。	
犬吠样咳嗽		咳嗽呈单声，如同犬吠。	
吸气性呼吸困难		吸气费力，鼻翼扇动，三凹征明显。 口鼻周围发绀或苍白、指（趾）端发绀。 血氧饱和度下降、心动过速、烦躁不安、出汗。	
并发症	急性喉梗阻	按吸气性呼吸困难的轻重，将喉梗阻分为四度。 Ⅰ度：活动或哭闹后出现吸气性喉鸣及呼吸困难。	①保持病室安静，抬高床头或斜坡卧位。 ②集中治疗及护理，减少刺激，使患儿安静休息，必要时给予镇静处理。

续表

临床表现	病情观察	护理措施
	Ⅱ度：安静时也有喉鸣及吸气性呼吸困难，肺部听诊可闻及喉传导音或管状呼吸音，心率加快。 Ⅲ度：除上述症状外，患儿因缺氧出现烦躁不安、口唇及指趾发绀、双眼圆睁、惊恐万状、头面出汗、肺部呼吸音降低、心率快、心音低钝。 Ⅳ度：渐显衰竭、昏睡状态，由于呼吸微弱，三凹征可不明显，面色苍白发灰，肺部呼吸音几乎消失，心率失常，心音钝、弱。	③氧气吸入，纠正缺氧状态。 ④保持呼吸道通畅，及时清理呼吸道分泌物。 ⑤遵医嘱给予糖皮质激素类药物减轻喉头水肿，抗生素控制感染。 ⑥有严重缺氧征象或Ⅲ度以上喉梗阻者，及时行气管切开术。

第二节 支气管肺炎

一 概 念

支气管肺炎是由不同病原菌及其他因素引起的支气管壁及肺泡的炎症。多见于 2 岁以下婴幼儿。

二 主要护理问题

1. 气体交换受损 与肺部炎症所致的通气与换气功能障碍有关。

2. 清理呼吸道无效 与呼吸道分泌物过多、感染、咳嗽无力有关。

3. 体温过高 与肺部感染有关。

4. 活动无耐力 与感染及氧气供应不足有关。

5. 营养失调：低于机体需要量 与摄入不足、消耗增加有关。

6. 潜在并发症 心力衰竭、中毒性脑病、中毒性肠麻痹、脓胸。

7. 焦虑 / 恐惧 与呼吸困难、烦躁不安有关。

三　病情观察与护理措施

临床表现		病情观察	护理措施
发热		①热型不定，多为不规则热，亦可为弛张热或稽留热。 ②新生儿、重度营养不良体温可不升或低于正常。	**1. 一般护理**：①保持病室安静，空气清新、流通，室温 18℃～22℃，相对湿度 50%～60% 为宜。②半卧位或抬高床头 30°～60°。③集中治疗及护理，减少刺激，使患儿安静休息，必要时遵医嘱给予水合氯醛灌肠镇静。④每 4h 测体温一次。 **2. 调整饮食**：营养丰富、易消化流食或半流食，鼓励患儿多饮水，补充足够水分。婴儿伴有喂养困难者，给予鼻饲喂养。
咳嗽		①咳嗽频繁。 ②早期为刺激性干咳，极期咳嗽减轻，恢复期咳嗽有痰。	**3. 改善呼吸**：①保持呼吸道通畅，协助翻身、拍背，必要时给予吸痰护理，痰液黏稠可给予雾化吸入稀释痰液。②氧气吸入，氧流量 0.5～1L/min，氧浓度 <40%。缺氧明显者面罩给氧，氧流量 2～4L/min，氧浓度 50%～60%。
气促		①多在发热、咳嗽后出现。 ②呼吸 40～80/min，可见鼻翼扇动和三凹征。	**4. 遵医嘱给药**：抗生素（头孢菌素类），止咳剂（咳喘宁、肺力咳），化痰药（氨溴特罗），糖皮质激素（地塞米松、氢化可的松）等。 **5. 用药护理**：①抗生素现用现配。②止咳、化痰糖浆与其他药物同服时最后服用。③酚妥拉明等血管活性药物严格控制液体速度。④补钾的输注速度 <0.3mmol/（kg·h），浓度 <40mmol/L(0.3%)。
并发症	心力衰竭	①突然烦躁不安、面色发绀、皮肤苍白或发灰。 ②心率突然 >180/min，心音低钝、奔马律。 ③呼吸突然加快 >60/min。 ④颈静脉怒张，肝脏迅速增大。 ⑤尿少或无尿，颜面、眼睑及下肢水肿。	①立即取斜坡卧位或半卧位，保持安静，操作集中进行，避免反复刺激。 ②禁食，保持呼吸道通畅，及时清理呼吸道分泌物。 ③吸氧，必要时人工辅助通气、气管插管、呼吸机辅助呼吸。 ④严格控制液体量和速度，8～10 滴/分。 ⑤遵医嘱给药：水合氯醛灌肠镇静、毛花苷 C 强心、呋塞米利尿、酚妥拉明扩血管等。

续表

临床表现	病情观察	护理措施
		⑥监测生命体征、血氧饱和度,观察皮肤颜色、尿量、有无腹胀等。
中毒性脑病	①烦躁或精神萎靡、嗜睡,前囟隆起。 ②眼球上窜、凝视,球结膜水肿。 ③反复惊厥,有脑膜刺激征。 ④呼吸节律不整,瞳孔对光反应迟钝或消失。	①去枕平卧,头偏向一侧,保持安静,操作集中进行。 ②禁食,保持呼吸道通畅,及时清理呼吸道分泌物。 ③吸氧,必要时人工辅助通气、气管插管、呼吸机辅助呼吸。 ④严格控制液体量和速度,8~10滴/分。 ⑤遵医嘱给药:水合氯醛灌肠镇静、安定止惊、甘露醇降颅压等。 ⑥监测生命体征、血氧饱和度,观察皮肤颜色、意识、瞳孔等。
中毒性肠麻痹	①一般为食欲减退、呕吐和腹泻、腹胀。 ②消化道出血时呕吐物为咖啡色,排柏油样便。 ③发生中毒性肠麻痹时出现严重腹泻,呼吸困难加重。	①绝对禁食,及时清除呕吐物。 ②持续胃肠减压,保持安静,操作集中进行。 ③吸氧,吸痰,保持呼吸道通畅。 ④严格控制液体量和速度,8~10滴/分。 ⑤遵医嘱给药:思密达保护胃黏膜、西咪替丁抑酸、酚磺乙胺止血等。 ⑥监测生命体征、血氧饱和度,观察大便颜色、尿量、腹胀等。

第三节　腹　泻

一　概　念

　　腹泻,也称腹泻病,是一组由多病原、多因素引起的以大便次数增多和大便性状改变为特点的消化道综合征。6个月至2岁的婴幼儿好发。

二　主要护理问题

　　1.排便型态紊乱:腹泻　与喂养不当、感染导致胃肠功能紊乱有关。

　　2.体液不足　与腹泻、呕吐丢失过多和摄入量不足有关。

3. 体温过高　与肠道感染有关。

4. 营养失调：低于机体需要量　与摄入不足有关。

5. 有皮肤完整性受损的危险　与大便次数增多，频繁刺激臀部皮肤有关。

6. 潜在并发症　低钾血症、低钙血症、低镁血症、酸中毒。

7. 知识缺乏　患儿家长缺乏合理喂养知识、卫生知识及腹泻的护理知识。

三　病情观察与护理措施

临床表现	病情观察	护理措施
腹泻	**轻型腹泻** 大便次数增多，量不多，稀薄或带水，颜色呈黄色或黄绿色，常见白色或黄白色奶瓣和泡沫，有酸味。 便前因腹痛而哭闹不安，便后安静。 **重型腹泻** 大便每日十余次至数十次，量多，呈黄绿色水样或蛋花汤样，含有少量黏液。少数患儿有少量血便，有腥臭味。 有脱水、电解质紊乱和全身中毒症状。	**1. 一般护理**：①感染性腹泻与非感染性腹泻患儿分室居住，做好床边隔离，各项操作前后认真洗手，防止交叉感染。②准确记录呕吐物及大小便次数、颜色、量、性状及气味。密切观察生命体征及尿量。 **2. 调整饮食**：轻症不禁食，不增加或改变婴儿食物，暂停辅食和脂肪类食物。严重呕吐暂时禁食 4～6h，但不禁水，好转后继续喂食，由少到多、由稀到稠。 **3. 遵医嘱用药**：补液，口服蒙脱石散、嗜酸乳杆菌等。 **4. 用药护理**：蒙脱石散空腹服用，每包50ml 温开水稀释。微生态制剂可以放入奶汁中服用，药物需要在 4℃～8℃环境下放置。 **5. 健康教育**：①指导家长护理患儿前后认真洗手，消毒食具、衣物、尿布，防止交叉感染。②保持呼吸道通畅，及时清除口鼻腔呕吐物，必要时行吸痰护理。③加强会阴部卫生，保持床单位清洁、整齐。④添加辅食应遵循根据月龄由少到多、由一种到多种、由稀到稠的原则，患病期间不添加辅食。母乳喂养者避免夏季断奶。
呕吐	**轻型呕吐** 食欲不振，偶有恶心或呕吐。 **重型呕吐** 食欲低下，呕吐频繁，有时进水即吐，严重者可吐咖啡色液体。	

续表

临床表现		病情观察	护理措施
脱水		**轻度** 精神状态无改变,皮肤弹性稍差,口腔黏膜稍干燥,眼窝、前囟轻度凹陷,有眼泪,尿量减少。 **中度** 烦躁或萎靡,皮肤弹性差,口腔黏膜干燥,眼窝前囟凹陷明显,眼泪少,尿量明显减少。 **重度** 昏睡或昏迷,皮肤弹性极差,口腔黏膜极干燥,眼窝、前囟凹陷极明显,无眼泪,少尿或无尿。	①轻、中度脱水而无呕吐者可服ORS(口服补液盐),服用期间让患儿多饮水,防止高钠血症的发生。如患儿出现眼睑水肿应停止服用ORS液。 ②严重脱水者静脉补液,补液原则:先快后慢,先盐后糖,见尿补钾。补液中密切观察患儿皮肤弹性、前囟、眼窝凹陷及尿量等情况。
臀红		臀部皮肤发红,严重者表皮破损。少数可见红色、针尖大小皮疹,高出皮肤。	①每次便后用温水清洗臀部并吸干,避免使用含酒精的纸巾擦拭,保持臀部及会阴部皮肤干燥、清洁。 ②选用浅色、柔软、吸水性好的棉质尿布,禁用不透气的塑料布或橡皮布。 ③勤换尿布,污染尿布用中性皂液清洗、日光暴晒后使用。 ④臀红者涂抹3%～5%鞣酸软膏或40%氧化锌油,并按摩片刻。 ⑤皮肤破损者臀部尽可能暴露于空气中。
并发症	电解质紊乱	低钾血症:血钾<3.5mmol/L,精神萎靡、不哭或哭声低下、吃奶无力、腹胀。 低钙、低镁血症:手足抽搐、惊厥。	①禁食,去枕平卧,头偏向一侧。 ②保持呼吸道通畅,及时清理呼吸道分泌物。 ③吸氧,保持安静,操作集中进行。 ④严格控制液体量和速度,8～10滴/分。 ⑤遵医嘱给药:补充钾盐、钙、镁。 ⑥监测生命体征、血氧饱和度,观察皮肤颜色、意识、尿量等。
	代谢性酸中毒	轻度酸中毒症状不明显,仅有呼吸稍增快。 中、重度酸中毒可出现呼吸深大、心率增快、口唇樱红、呼气有酮味、恶心、呕吐、厌食、精神萎靡、烦躁不安、嗜睡甚至昏迷。	①去枕平卧,头偏向一侧,保持安静。操作集中进行。 ②禁食,保持呼吸道通畅,及时清理呼吸道分泌物。 ③吸氧,必要时人工辅助通气、气管插管、呼吸机辅助呼吸。 ④严格控制液体量和速度,8～10滴/分。 ⑤遵医嘱给药:补液、碳酸氢钠碱性药物纠酸。 ⑥监测生命体征、血氧饱和度,观察皮肤颜色、意识、尿量等。

第四节　胃食管反流病

 概　念

　　胃食管反流病是指胃十二指肠内容物反流入食管引起的不适应和（或）食管炎症的一种疾病。反流物主要是胃酸和胃蛋白酶，另外尚有十二指肠液、胆酸、胰液等。

主要护理问题

　　1. 有窒息的危险　与新生儿、小婴儿溢奶和呕吐有关。
　　2. 营养失调：低于机体需要量　与反复呕吐导致能量和各种营养素摄入不足有关。
　　3. 慢性疼痛　与胃内容物反流导致反流性食管炎有关。
　　4. 知识缺乏　患儿家长缺乏体位治疗、饮食疗法和药物治疗的相关知识。
　　5. 潜在并发症　反流性食管炎、肺炎。

病情观察与护理措施

临床表现	病情观察	护理措施
呕吐	①婴幼儿进食后呕吐，有时在夜间或空腹，表现为溢乳、吐泡沫，严重者呈喷射状。②年长儿多伴反胃、反酸、嗳气。③呕吐物为胃内容物，有时含少量胆汁。	**1.调整体位：** 新生儿和小婴儿取前倾俯卧位，上身抬高30°。年长儿在清醒状态下取直立位和坐位，睡眠时保持右侧卧位，将床头抬高20°～30°，以促进胃排空，减少反流频次及反流物误吸。 **2.合理喂养：** ①少量多餐，食物稠厚。婴儿增加喂奶次数，严重反流行鼻饲喂养。年长儿以高蛋白、低脂肪饮食为主。②睡前2h不予进食，保持胃处于非充盈状态。避免酸性饮料、高脂饮食、巧克力和辛辣食物。 **3.一般护理：** ①卧床休息、限制活动，婴幼儿吃奶后减少翻动。②保持呼吸道通畅，及时清除口鼻腔反流物。③保持床单位清洁、整齐，加强口腔卫生。 **4.遵医嘱用药：** 促胃肠动力药（多潘立酮），抗酸和抑酸药（西咪替丁、氢氧化铝），胃黏膜保护剂（蒙脱石散）。

续表

临床表现	病情观察	护理措施
呛咳	①突然发生的刺激性咳嗽。 ②伴随呕吐或胃内容物反流入口腔。	**5.用药护理：**①口服药进餐前半小时及睡前服用，不能与橘子汁同服。②不能吞服时将药片磨碎。
喂养困难	①婴幼儿易激惹、夜惊，进食时哭闹、拒乳，进食后溢乳、呕吐。 ②年长儿咽下疼痛，严重反流出现胸骨下端烧灼感，导致反流性食管炎。	

第五节　缺铁性贫血

一　概　念

　　缺铁性贫血是指体内铁缺乏致使血红蛋白的合成减少而引起的一种小细胞低色素性贫血。6个月至2岁婴幼儿发病率高。

二　主要护理问题

　　1.活动无耐力　与贫血致组织器官缺氧有关。

　　2.营养失调：低于机体需要量　与铁的供给不足、吸收不良、丢失过多或消耗增加有关。

　　3.有感染的危险　与机体免疫功能低下有关。

　　4.知识缺乏　家长及年长患儿缺乏本病的防护知识。

三　病情观察与护理措施

临床表现		病情观察	护理措施
苍白		①面、耳廓、手掌等皮肤苍白。②睑结膜、口唇等黏膜苍白。③甲床苍白。	**1.合理安排休息与活动**：一般不需卧床休息，适当活动，以不感疲劳为度，但避免剧烈运动。 **2.调整饮食**：①纠正不良饮食习惯，如鲜牛奶喂养时，必须加热煮沸。②提倡母乳喂养。③合理搭配饮食，含铁丰富的食物有动物血、黑木耳、紫菜、海带、肝、瘦肉、鱼等。抑制铁吸收的食物有茶、牛奶、蛋类、咖啡等。④正确添加辅食。 **3.对症护理**：①头晕者缓慢活动，专人看护，避免突然坐起或站立，防止摔倒跌伤。②保持病室安静，集中治疗及护理，减少刺激。③与感染患儿分室居住，避免交叉感染。④严重者吸氧，减轻心脏负担。 **4.遵医嘱用药**：口服铁剂，静脉输血。 **5.应用铁剂的护理**：①铁剂对胃肠道有刺激，应在两餐之间服用。②铁剂与维生素C、稀盐酸合剂同服，利于吸收。③抗酸药物、钙剂可抑制铁吸收，禁忌同时服用。④铁剂可使牙齿染黑，可使用吸管或滴管服药。⑤服用铁剂，大便颜色变黑或呈柏油样，停药后恢复正常。 **6.输血的护理**：认真核对血型及交叉配血，严格执行无菌操作，输血速度宜慢，同时观察输血反应。
活动受限		活动无耐力，易疲乏。活动后出现胸闷气喘。	
非造血系统症状	神经系统	小婴儿烦躁不安或精神萎靡，易激惹。年长儿诉头晕、耳鸣、眼前发黑、表情淡漠、注意力不集中，记忆力、理解力下降。	
	消化系统	食欲减退、恶心、腹胀或便秘。偶有口腔炎、舌炎。	
	心血管系统	明显贫血时心率增快，严重者心脏扩大甚至心力衰竭。	
	免疫系统	抵抗力低下，常合并感染。	

第六节　血小板减少性紫癜

一　概　念

　　血小板减少性紫癜是一种免疫性疾病，特点是自发性出血、血小板减少、出血时间延长和血块收缩不良。

二 主要护理问题

1. 出血　与血小板减少有关。
2. 有感染的危险　与机体抵抗力低下有关。
3. 恐惧　与出血有关。
4. 知识缺乏　家长及年长患儿缺乏疾病的相关知识。

三 病情观察与护理措施

临床表现	病情观察	护理措施
皮肤黏膜出血	针尖大小皮内或皮下出血点，或为瘀斑和紫癜，分布不均匀，碰撞部位多见。常伴有鼻出血或齿龈出血。	**1. 一般护理：**①卧床休息、限制活动。②与感染患儿分室居住，定时监测生命体征。③保持病室安静，空气清新、流通，室温18℃～22℃。 **2. 对症护理：**①保持皮肤清洁，穿宽松衣裤，修剪指甲，避免擦伤或抓伤，如有破溃及时处理，防止出血和感染。②选择软毛刷刷牙，禁止挖鼻孔，避免外伤。③减少肌内注射或深静脉穿刺抽血，延长穿刺处压迫时间。④呕血、便血者取侧卧位，禁食、水。⑤保持大便通畅，多食新鲜蔬菜及水果，以免用力大致腹压增高而诱发颅内出血。⑥监测生命体征、皮肤出血点、瘀斑、尿量、尿色情况，记录出入量。 **3. 调整饮食：**高热量、高蛋白、高维生素、无渣流质或半流质饮食，禁食坚硬、多刺的食物。 **4. 遵医嘱用药：**止血药（酚磺乙胺、氨甲苯酸、巴曲酶、凝血酶），抑制胃酸分泌剂（奥美拉唑、西咪替丁），免疫球蛋白，糖皮质激素（地塞米松）。 **5. 用药护理：**①止血药尽早使用，凝血酶冷藏放置。②丙种球蛋白控制输注速度，常温放置时间不宜超过30min。
消化道出血	呕血、便血、腹痛。	
肾脏出血	血尿、腰痛。	
颅内出血	烦躁不安、嗜睡、头痛、呕吐，甚至惊厥、昏迷。 若呼吸变慢或不规则、双侧瞳孔不等大、对光反应迟钝或消失提示脑疝。	

第七节　热性惊厥

一　概　念

热性惊厥是指发热性疾病中体温骤然升高，使脑神经功能紊乱导致大脑皮质神经元过度放电，导致暂时性脑功能障碍。不包括颅内感染和颅脑病变引起的急性惊厥。首发年龄3个月至5岁间。

二　主要护理问题

1. 有窒息的危险　与惊厥发作、咳嗽反射和呕吐反射减弱有关。
2. 有受伤的危险　与抽搐、意识障碍有关。
3. 体温过高　与感染或惊厥持续状态有关。
4. 焦虑　与缺乏惊厥的相关知识有关。

三　病情观察与护理措施

临床表现		病情观察	护理措施
发热		热性疾病初期体温骤然升高 >39℃。	**1. 维持正常体温：**①4h测体温一次，体温>38℃，采取物理降温措施：头部冷湿敷、头置冰袋、温水擦浴或冷盐水灌肠等；体温>38.5℃，遵医嘱给予药物降温。②卧床休息，鼓励患儿多饮水。③及时更换汗湿衣裤，防止受凉。④保持病室安静、清洁，空气清新、流通，室温18℃~22℃，相对湿度50%~60%为宜。
惊厥	单纯性	全身性强直－阵挛样发作，持续时间5~10min内。 一次热程中仅有1~2次发作，总次数≤4次，发作后短暂嗜睡，不留神经系统症状。	**2. 惊厥发作护理：**①立即去枕平卧，头偏向一侧，松解衣领，清除口鼻腔分泌物，防止误吸。②将舌轻轻向外牵拉，将缠有纱布的开口器或压舌板放在患儿上下白齿之间，防止舌咬伤。③建立静脉通路，遵医嘱给予地西泮、苯巴比妥钠、水合氯醛等止惊。④不强行按压躯干及四肢，防止外伤。⑤床边设置床护栏，专人看护，防止坠床。
	复杂性	局限性或不对称性发作，持续时间≥15min。 24h内反复多次发作，总次数≥5次，有癫痫危险。	

续表

临床表现	病情观察	护理措施
		3. 饮食：营养丰富、易消化流食或半流食。 **4. 遵医嘱用药**：镇静剂，止惊药（水合氯醛、地西泮、苯巴比妥钠），肛塞退热药（右旋布洛芬栓），口服退热药（布洛芬混悬液），抗生素（头孢菌素类）等。 **5. 用药护理**：①抗生素计量准确，现用现配，进行过敏试验，观察药物不良反应。②有惊厥发作史者及早降温。③止惊药缓慢输注。

第八节　中枢神经系统感染

一　概　念

中枢神经系统感染是指各种细菌及病毒侵犯脑实质而引起颅内急性感染。

二　主要护理问题

1. 体温过高　与细菌感染或病毒血症有关。
2. 营养失调：低于机体需要量　与摄入不足、机体消耗过多有关。
3. 有受伤的危险　与惊厥发作有关。
4. 急性意识障碍　与脑实质炎症有关。
5. 躯体移动障碍　与昏迷、瘫痪有关。
6. 恐惧　与担心预后不良有关。
7. 潜在并发症　颅内压增高、脑疝。

三　病情观察与护理措施

临床表现	病情观察	护理措施
发热	热型不定。小婴儿体温可不升或低于正常。	**1. 发热护理** **2. 惊厥护理** **3. 意识障碍护理：**①保持病室安静，减少刺激，治疗护理集中进行。②保持呼吸道通畅，遵医嘱给予氧气吸入。③昏迷或颅内压增高的患儿取头肩抬高30°卧位，头偏向一侧。④长期卧床的患儿翻身、拍背排痰每2h一次，防止坠积性肺炎及褥疮的发生；肢体按摩、被动康复功能锻炼2～3次/日，每次20～30min，预防肌肉萎缩、关节变形。颈项强直不可强行纠正。⑤吞咽困难及不能进食者予以鼻饲，口腔护理3次/日。⑥尿潴留或尿失禁患儿给予留置尿管，会阴部护理2次/日。⑦出汗后及时更换衣服，皮肤护理1次/日。⑧监测生命体征、意识、瞳孔等变化。⑨安慰患儿及家属，增强其战胜疾病的信心。 **4. 饮食：**清淡、易消化、营养丰富的饮食。 **5. 遵医嘱用药：**抗生素，降颅压（甘露醇、地塞米松），止惊药（地西泮、苯巴比妥钠）等。 **6. 用药护理：**①抗生素现用现配，进行过敏试验，观察药物不良反应。②甘露醇30min内输注完毕。③止惊药缓慢输注。
惊厥发作	反复发作，多为全身性发作。	
意识障碍	小婴儿烦躁不安，易激惹，哭声高尖。 年长儿头痛，意识逐渐从精神萎靡、嗜睡、昏睡、浅昏迷到深度昏迷。	
活动受限	小婴儿吸吮力差、拒乳。 年长儿常见颈项强直、意识障碍时无自主活动，部分患儿伴有偏瘫或肢体瘫痪。	
并发症	颅内压增高	剧烈头痛、喷射性呕吐、躁动不安、惊厥，重者昏迷。 小婴儿前囟饱满和张力增高，易激惹，哭声高尖。	①卧床休息，头偏向一侧，防止窒息。 ②保持安静，避免不必要刺激。 ③保持呼吸道通畅，吸氧。 ④头置冰袋或采取人工亚低温，减轻脑代谢，预防脑疝的发生。 ⑤遵医嘱快速滴入甘露醇、静脉注射呋塞米等利尿剂降低颅内压。 ⑥控制液体的摄入，维持水电解质及酸碱平衡。 ⑦密切观察患儿生命体征、意识状态、瞳孔的变化，发现异常及时通知医生。

续表

临床表现	病情观察	护理措施
脑疝	意识障碍加重，双侧瞳孔不等大，对光反应迟钝，呼吸不规则。	**1. 保持呼吸道通畅：**吸痰，打开气道，必要时机械通气。 **2. 药物处理：**立即给予甘露醇、糖皮质激素等降低颅内压。 **3. 病情观察：**严密观察意识、瞳孔、生命体征及尿量变化。

第九节 急性炎症性脱髓鞘性多神经根病

一 概　念

　　急性炎症性脱髓鞘性多神经根病，又称吉兰-巴雷综合征，主要以肢体对称性、弛缓性瘫痪为主，侵犯脑神经、脊神经，常有运动神经受累，重症患儿累及呼吸肌的一种周围神经系统疾病。

二 主要护理问题

　　1. 低效性呼吸型态　与呼吸肌麻痹、咳嗽反射消失有关。
　　2. 躯体活动障碍　与瘫痪、感觉障碍有关。
　　3. 营养失调：低于机体需要量　与吞咽困难影响进食有关。
　　4. 焦虑/恐惧　与病情危重、担心预后有关。

三 病情观察与护理措施

临床表现	病情观察	护理措施
瘫痪	四肢弛缓性瘫痪，双侧基本对称。 由下肢向上发展，进行性加重，不超过 3～4 周。 部分患者可见面瘫。	**1. 一般护理：**①保持病室安静，减少刺激，治疗护理集中进行。②保持呼吸道通畅，遵医嘱给予氧气吸入。③舒适卧位，翻身拍背排痰每 2h 一次，防止坠积性肺炎及压疮的发生。④监测生命体征、意识、瞳

续表

临床表现	病情观察	护理措施
感觉障碍	症状相对较轻，数日内消失。神经根痛，皮肤感觉过敏，肢端有手套、袜套感觉。多汗、便秘、一过性尿潴留。	孔等变化。⑤安慰患儿及家属，鼓励其树立战胜疾病的信心。 **2. 对症护理：**①瘫痪肢体按摩、被动康复功能锻炼 2～3 次／日、每次 20～30min，预防肌肉萎缩、关节变形。②吞咽困难及不能进食者予以鼻饲，口腔护理 3 次／日。③颈项强直不可强行纠正。 **3. 机械通气护理：**①妥善固定气管插管，防止脱出。②气管内吸痰每 2h 一次，保持管路通畅。③严格无菌操作，及时倾倒储液瓶内冷凝水，防止继发感染。④监测生命体征，调整呼吸机参数。⑤针对家属进行安全教育。
吞咽困难	呛咳、流涎、口腔唾液堆积、进食困难。	
呼吸费力	呼吸急促、声音低微、发绀。	**4. 饮食：**清淡、易消化、营养丰富的饮食。 **5. 遵医嘱用药：**大剂量免疫球蛋白冲击治疗。 **6. 用药护理：**丙种球蛋白控制输注速度，常温放置时间不宜超过 30min。

第十节　急性肾小球肾炎

一　概　念

急性肾小球肾炎是一组不同病因所致的感染后免疫反应引起的急性弥漫性肾小球炎性病变。

二　主要护理问题

1.体液过多　与肾小球滤过率下降有关。

2.活动无耐力　与水肿、血压升高有关。

3.潜在并发症　高血压脑病、严重循环充血、急性肾衰竭。

4.知识缺乏　患儿及家长缺乏本病护理知识。

三 病情观察与护理措施

临床表现	病情观察	护理措施
少尿	新生儿尿量 <1.0ml/（kg·h） 婴幼儿尿量 <200ml/24h 学龄前儿童尿量 <300ml/24h 学龄儿童尿量 <400ml/24h	**1. 一般护理：** ① 保持病室安静，空气清新、流通，室温18℃～22℃，相对湿度50%～60%。②与感染患者分室居住，避免交叉感染。准确记录24h出入量，用利尿药时测体重，1次/日。观察尿色及尿量变化，取晨尿送检2次/周。密切观察血压、脉搏、呼吸变化及伴随症状。 **2. 保证休息：** ①起病2周内卧床休息，待水肿消退、血压降至正常、肉眼血尿消失后，可下床轻微活动或户外散步。②1～2个月内活动量限制，3个月内避免剧烈活动。尿红细胞减少，血沉正常可上学，但需避免体育活动。Addis计数正常后恢复正常生活。 **3. 饮食护理：** ①低盐、优质蛋白、高糖饮食。②少尿期限制钠盐及水摄入，食盐量每日1～2g，水肿消退后每日3～5g（一啤酒盖约为2g）。有氮质血症时限制蛋白质入量。 **4. 遵医嘱用药：** 抗生素（青霉素类、硝普钠），利尿剂（氢氯噻嗪、呋塞米），降压药（硝苯地平、卡托普利）。 **5. 用药护理：** ①利尿剂需准确记录出入量，观察体重、水肿变化。②硝普钠应现配现用，放置时间不超过4h，注意避光输液。
水肿	初为眼睑及颜面部水肿，严重者全身水肿。 呈非凹陷性水肿，2~3周内消退，尿量随之增加。	
血尿	起病均有血尿，轻者仅有镜下血尿，50%~70%患儿有肉眼血尿，多在1～2周内转为镜下血尿。 酸性尿呈浓茶色或烟蒂水样，中性或弱碱性尿呈鲜红色或洗肉水样。	
高血压	学龄前儿童血压>120/80mmHg。 学龄儿童血压>130/90mmHg。 青少年血压>150~160/100～110mmHg。	

续表

临床表现		病情观察	护理措施
并发症	高血压脑病	血压骤升、剧烈头痛、烦躁不安、恶心、呕吐、复视或一过性失明、惊厥、昏迷。	①立即取斜坡卧位或半卧位，头偏向一侧。 ②保持呼吸道通畅，病室安静，控制液体速度。 ③遵医嘱迅速给予甘露醇降颅压、地西泮镇静、呋塞米利尿。 ④严密观察血压变化及伴随症状。
	急性充血性心力衰竭	突然烦躁不安、面色苍白或发灰。安静时心率增快，婴儿>180/min,幼儿>160/min,心音低钝、奔马律。 呼吸困难，青紫突然加重，安静时呼吸>60/min，少尿或无尿。 肝在短时间内迅速肿大，超过肋下3cm。	①立即取斜坡卧位或半卧位，四肢下垂，减少回心血量。 ②保持呼吸道通畅，病室安静，呼吸困难给予氧气吸入。 ③遵医嘱迅速给予地西泮镇静、呋塞米利尿、毛花苷C强心等。 ④严格控制液体速度及水、钠摄入量，准确记录24h出入量。 ⑤监测生命体征、血氧饱和度，观察皮肤颜色、尿量、水肿等变化。
	急性肾衰竭	尿少、尿闭、全身水肿、胸水、腹水。 电解质紊乱：高钾、高磷、高镁和低钠、低钙。 代谢性酸中毒：精神萎靡、乏力、嗜睡、呼吸深长、面色发灰、口唇樱桃红色。 氮质血症：食欲减退、恶心、呕吐、意识障碍、惊厥、昏迷。	①取去枕平卧位，头偏向一侧。 ②保持呼吸道通畅，病室安静，呼吸困难给予氧气吸入。 ③遵医嘱迅速给予碳酸氢钠纠酸，补充电解质等。 ④严格控制液体速度及水、钠摄入量，准确记录24h出入量。 ⑤选择高糖、低优质蛋白、富含维生素食物，预防感染。 ⑥监测动脉血气变化、皮肤颜色、意识状态、尿量等变化。

第十一节　肾病综合征

一　概　念

　　肾病综合征是一组由多种原因引起的肾小球基底膜通透性增高，导致大量蛋白质从尿中丢失的临床综合征。

二　主要护理问题

　　1. 体液过多　与低蛋白血症导致的水钠潴留有关。

　　2. 营养失调：低于机体需要量　与大量蛋白由尿中丢失有关。

　　3. 有感染的危险　与免疫力低下有关。

　　4. 有皮肤完整性受损的危险　与高度水肿有关。

　　5. 潜在并发症　感染、电解质紊乱、血栓。

　　6. 焦虑　与病情反复及病程迁延不愈有关。

三　病情观察与护理措施

临床表现	病情观察	护理措施
高度水肿	起初眼睑水肿，逐渐遍及全身，呈凹陷性。 严重者有腹水或胸腔积液，阴囊水肿。	**1. 一般护理：**①保持病室安静，空气清新、流通，室温18℃～22℃，相对湿度50%～60%。②与感染患者分室居住，病室消毒1次/日。准确记录24h出入量，用利尿药时测体重1次/日。观察尿色及尿量变化，取晨尿送检2次/周。密切观察水肿情况及尿量变化。 **2. 适当休息：**水肿消退可适当活动，但不要过度疲劳。严重水肿和高血压时需卧床休息。 **3. 皮肤护理：**①保持衣服清洁、柔软、干燥、平整、减少对皮肤刺激。②卧床患儿定时更换体位，防止压疮。阴囊水肿者可给予阴囊带托起，减少坠痛，防止破溃，并保持局部清洁、干燥，必要时无菌纱布覆盖，预防感染。给药时避免肌内注射，防止液体外渗。

续表

临床表现	病情观察	护理措施
		4. 饮食：优质蛋白、少量脂肪、足量碳水化合物和高维生素饮食。 **5. 遵医嘱用药**：抗生素（青霉素类），利尿剂（氢氯噻嗪、呋塞米），糖皮质激素（甲泼尼龙）等。 **6. 用药护理**：利尿剂需准确记录出入量，观察体重、水肿变化。 **7. 健康教育**：①向患儿及家属解释预防感染的重要性。②糖皮质激素需向家属讲解药物相关知识及注意事项、副作用等。
并发症	感染 常见于呼吸道、皮肤、泌尿道感染，出现咳嗽、发热、尿急、尿痛等。	①感染患者分室居住，限制探视，进行保护性隔离。 ②病室通风 2 次/日，紫外线消毒 1 次/日。 ③注意个人卫生，加强口腔及皮肤护理。 ④医护人员注意手卫生，减少医源性感染。 ⑤对症护理。
	电解质紊乱 常见低钠、低钾、低钙血症。低钠血症多见：厌食、乏力、懒言、嗜睡、血压下降，甚至休克、惊厥。	**1. 控制感染** **2. 纠正饮食**：①大量蛋白尿期间蛋白摄入量不宜过多。②尿蛋白消失后长期使用糖皮质激素治疗期间需补充蛋白。重度水肿时不必过分限制钠、水的入量。 **3. 观察利尿剂、糖皮质激素药物作用，监测尿量变化**
	血栓 **下肢深静脉血栓**：双侧下肢水肿程度不同，不随体位变化而变化。 **下肢动脉血栓**：下肢疼痛伴足背动脉搏动消失。阴囊水肿呈紫色。皮肤突发紫癜并迅速扩散。 **肺栓塞**：不明原因咳嗽、咯血或呼吸困难。 **脑梗死**：突发偏瘫、面瘫、失语或神志改变。	①急性期卧床休息，取平卧位，减少活动。 ②遵医嘱给予药物预防，如阿司匹林、尿激酶。注意观察药物不良反应，定期检查出凝血系列。 ③保护血管，避免在同一血管反复穿刺。 ④溶栓治疗时，注意观察出血情况。

第十二节 过敏性紫癜

一 概 念

过敏性紫癜又称亨－舒综合征，是以小血管炎为主要病变的血管炎综合征。

二 主要护理问题

1. 皮肤完整性受损　与变态反应性血管炎有关。
2. 疼痛　与关节、肠道变态反应性炎症有关。
3. 潜在并发症　消化道出血、紫癜性肾炎。
4. 焦虑　与缺乏本病相关知识有关。

三 病情观察与护理措施

临床表现	病情观察	护理措施
皮肤紫癜	双下肢、臀部对称性皮肤紫癜。 紫红色斑丘疹，高出皮面，部分融合成片，压之不褪色，数日转为暗红色，最终呈棕褐色消退。 皮疹有痒感，部分患者伴有荨麻疹和血管神经性水肿。	**1.一般护理：**①卧床休息、限制活动。②与感染患儿分室居住，定时监测生命体征。③保持病室安静，空气清新、流通，室温18℃～22℃。 **2.对症护理：**①保持皮肤清洁，穿宽松衣裤，修剪指甲，避免皮肤擦伤或抓伤，如有破溃及时处理，防止出血和感染。②呕血、便血者取侧卧位，禁食、水。腹痛时禁止腹部热敷。③关节肿痛者选择舒适体位，将受累关节放在合适位置，尽量减少活动，避免外伤。④监测生命体征、皮肤出血点、瘀斑、尿量、尿色等情况，记录出入量。
胃肠道症状	阵发性腹痛，以脐周或下腹部为主。 可伴有呕吐，部分患者有黑便或血便。	**3.调整饮食：**①避免异体蛋白摄入，如鸡蛋、牛奶、鱼、虾等。②无渣流质或半流质饮食，禁食坚硬、多刺的食物。 **4.遵医嘱用药：**抗过敏药（敏净冲剂、氯苯那敏），抑制胃酸分泌剂（奥美拉唑、西咪替丁），抗凝剂（尿激酶、肝素），糖皮质激素（地塞米松、甲泼尼龙）和免疫抑制剂（环磷酰胺、硫唑嘌呤）。

续表

临床表现	病情观察	护理措施
关节症状	膝、踝、肘、腕等大关节肿胀、疼痛，活动受限。 数日内消失，不留后遗症。	**5. 用药护理：**糖皮质激素治疗的过程中，食欲可明显增加，注意饮食节制，避免暴饮暴食。
肾脏症状	血尿、蛋白尿、管型尿，伴高血压、水肿时，称紫癜性肾炎。	
其他	偶见颅内出血、肺出血、心肌炎、心包炎。	

第十三节   皮肤黏膜淋巴结综合征

一 概 念

皮肤黏膜淋巴结综合征又称川崎病，是一种以变态反应性全身中、小动脉炎为主要病变的急性出疹性疾病。

二 主要护理问题

1. 体温过高   与感染有关。
2. 皮肤黏膜完整性受损   与皮肤、黏膜病变有关。
3. 潜在并发症   心脏受损。

三 病情观察与护理措施

临床表现		病情观察	护理措施
发热		体温 38℃ ~ 40℃，呈稽留热或弛张热。持续 7 ~ 14d 或更长，抗生素无效。	**1. 一般护理：**①急性期绝对卧床休息。②观察记录体温变化、热型。 **2. 对症护理：**①发热时采取物理降温措施，及时更换汗湿衣裤。②衣服质地柔软、透气，用软毛巾擦拭皮肤，不可用力过重，脱屑皮损不可撕脱。③保持口腔清洁，鼓励勤漱口，年幼儿进行口腔护理，口唇干裂者可涂护唇油。④生理盐水擦拭双眼 1 ~ 2 次 / 日，必要时涂抗生素眼膏。 **3. 调整饮食：**清淡、易消化、营养丰富的流食，禁食生、辛、硬的食物。鼓励患儿多饮水，口腔黏膜溃疡者，将食物晾凉后食用。 **4. 遵医嘱用药：**丙种球蛋白，抗凝药（阿司匹林、尿激酶、肝素），糖皮质激素（地塞米松、甲泼尼龙）等。 **5. 用药护理：**①阿司匹林需注意有无出血倾向。②丙种免疫球蛋白注意速度，常温放置不宜超过 30min。
皮肤表现		向心性、多型性皮疹和猩红热皮疹。肛周皮肤发红、脱皮。	
手足症状		急性期掌跖红斑、手足硬性水肿。恢复期指（趾）端膜状脱皮。	
黏膜充血		双眼球结膜充血，口唇红肿、干燥、皲裂或出血。舌乳头充血突起呈草莓舌。	
颈淋巴结肿大		单侧或双侧肿大，质硬、有触痛，热退后消散。	
并发症	心脏受损	冠状动脉损害发生率 15% ~ 25%，患者可出现精神萎靡、面色苍白、脉搏细速、胸闷气短、心律失常、心源性休克。	①绝对卧床休息，取半卧位。保持病室安静，烦躁不安给予镇静。 ②吸氧、建立静脉通路。监测生命体征，遵医嘱准确用药。 ③做好心理护理，消除紧张恐惧心理。

第十四节　儿童糖尿病

一　概　念

　　糖尿病是一组高血糖为特征的代谢性疾病。高血糖是由于胰岛素分泌缺陷或其生物作用受损，或两者兼有引起。98% 的儿童糖尿病为胰岛素分泌绝对不足所造成，称胰岛素依赖性糖尿病（1 型糖尿病）。

主要护理问题

1. 营养失调：低于机体需要量　与胰岛素缺乏所致代谢紊乱有关。
2. 有感染的危险　与蛋白质代谢紊乱所致抵抗力低下有关。
3. 潜在并发症　酮症酸中毒、低血糖。
4. 知识缺乏　患儿及家长缺乏糖尿病控制的有关知识。

三 **病情观察与护理措施**

临床表现		病情观察	护理措施
血糖高		空腹血糖>7.0mmol/L。 餐后2h高于11.1mmol/L。	**1. 一般护理**：①卧床休息，血糖控制后适当活动。②与感染患儿分室居住，定时监测生命体征、血糖变化。③保持病室安静，空气清新，室温18℃～22℃，注意保暖，避免受寒。④保持口腔、皮肤清洁，预防感染。 **2. 合理饮食**：低糖、低脂、高蛋白饮食，少量多餐，定时、定量。 **3. 遵医嘱用药**：胰岛素。 **4. 用药护理**：①饭前半小时给药，监测血糖值。②每次注射更换部位，注射点相隔1～2cm，以免局部皮下脂肪萎缩硬化。
营养失调		典型症状：多饮、多尿、多食和体重下降。 婴儿多饮、多尿不易发现，很快发生脱水和酮症酸中毒。 儿童夜尿增多发生遗尿。 年长儿出现消瘦、精神不振、倦怠乏力。	
并发症	低血糖	心悸、脉速、无力、多汗，严重者惊厥、昏迷、休克。多发生在午夜到凌晨。	①立即平卧，进食糖水，必要时50%葡糖糖静注。 ②监测血糖值。教会患儿及家属识别低血糖的反应。
	酮症酸中毒	精神欠佳、恶心、呕吐。 呼吸深长，气味中产生腐烂苹果味。 脉搏细速、血压下降，甚至嗜睡、昏迷。	①吸氧，保持呼吸道通畅。 ②建立两条静脉通路，纠正脱水、酸中毒及电解质紊乱。 ③密切观察生命体征、血糖、血气。

第二十一章
新生儿科

第一节　早产儿

一　概　念

　　早产儿又称未成熟儿，是指出生时胎龄满 28 周而未满 37 周、出生体重 <2500g、身长不足 47cm 的活产婴儿。

二　主要护理问题

　　1. 不能维持自主呼吸　与呼吸中枢不成熟、肺发育不良、呼吸肌无力有关。

　　2. 体温过低　与体温调节中枢功能不完善、棕色脂肪少、产热能力差有关。

　　3. 喂养困难　与吸吮能力差及吞咽功能不协调有关。

　　4. 潜在并发症　呼吸暂停、感染、新生儿坏死性小肠结肠炎、黄疸。

三　病情观察与护理措施

临床表现	病情观察	护理措施
低体温	体温不升或体温偏低（低于36℃）	**1.一般护理：**保暖。早产儿采用暖箱保暖，根据体重、胎龄、体温、出生日龄调节暖箱温度，相对湿度保持在55%~65%，室温保持在24℃～26℃。不同体重新生儿的中性温度如下：

出生体重（kg）	中性温度			
	35℃	34℃	33℃	32℃
1.0	出生10d内	10d以后	3周以后	5周以后
1.5		出生10d内	10d以后	4周以后
2.0		出生2d内	2d以后	3周以后
>2.5			出生2d内	2d以后

临床表现	病情观察	护理措施
低体重	体重<2500g	
喂养困难	吸吮力弱、吞咽反射弱，胃容量小常出现哺乳困难。	**2.专科护理：**①斜坡卧位，头偏向一侧。②早产儿消化吸收能力差，但生长发育所需营养物质多。因此早产儿最好母乳喂养，无法母乳喂养者以早产儿配方乳为宜。喂乳量根据早产儿耐受力而定，以不发生胃潴留及呕吐为原则。吸吮能力差者可用滴管、胃管鼻饲喂养。③每天详细记录出入量、准确称体重，以便分析、调整补充营养量的多少。
并发症　呼吸困难	呼吸浅快费力、三凹征阳性、呼吸暂停、四肢末梢及皮肤黏膜发绀。	**1.一般护理：**①保持呼吸道通畅，早产儿仰卧时可在肩下垫软枕，避免颈部弯曲、呼吸道梗阻。②出现发绀时应查明原因，同时给予吸痰，吸入氧浓度以维持动脉血氧分压50～70mmHg或经皮血氧饱和度90%～95%为宜，<29周的早产儿维持在85%～92%。③合理喂养，注意保暖，预防感染。 **2.专科护理：**呼吸暂停者给予拍打足底、托背、刺激皮肤等处理，给予俯卧位减少呼吸暂停的发生。 **3.用药护理：**给予呼吸兴奋剂及纳洛酮、氨茶碱等。药物剂量准确、给药方法正确，严格控制输液滴速，防止液体外渗，观察用药后反应及药物不良反应。

续表

临床表现	病情观察	护理措施
感染	反应差、吃奶差、体温偏高。胃内潴留、血氧饱和度下降、皮肤颜色发绀，实验室检查白细胞及炎性指标升高。	1. **一般治疗**：遵医嘱使用抗生素抗感染治疗。 2. **专科护理**：①注意保暖。②喂养：必要时遵医嘱给予母乳或配方奶鼻饲喂养，每2h一次或每3h一次。③加强皮肤护理，每日温水擦浴，保持皮肤清洁，翻身拍背，每2h一次。④严格执行无菌操作，护理人员相对固定，贯彻手卫生，强调每次接触患儿前后洗手，严格控制交叉感染。加强消毒隔离。 3. **用药护理**：药物剂量准确，给药方法正确，严格控制输液滴速，防止液体外渗，观察用药后反应及药物不良反应。
新生儿坏死性小肠结肠炎	反应差、拒乳、呕吐、腹胀、腹泻和黏液血便。呕吐物为黄绿色或咖啡色胃内容物。严重患儿腹胀迅速加重，肠鸣音减弱，甚至消失。腹胀明显可见腹壁静脉。重者发生腹膜和肠穿孔，最后发展为呼吸衰竭、休克、DIC甚至死亡。	1. **一般治疗**：以禁食、维持水电解质和酸碱平衡、供给营养及对症治疗为主。 禁食时间：一旦确诊应立即禁食，轻者5～6d，重者10～14d或更长。腹胀明显时给予胃肠减压。记录引流液颜色、量和性状。 2. **饮食护理**：①恢复喂养标准：腹胀消失，大便潜血转阴，腹部X线平片正常，一般状况明显好转遵医嘱喂养。②喂养：恢复喂养时先从试喂糖水、稀释奶开始，以后根据病情逐渐增加稀释奶浓度，过渡至普通奶制品。 3. **遵医嘱用药**：给予抗生素抗感染，静脉营养补充液体及维持机体需要。 4. **密切观察病情变化**：观察呕吐及腹胀情况，记录大便的次数、性质、颜色及量，严格记录24h出入量。
黄疸	皮肤黏膜黄染，消退时间延长至2～4周。	1. **一般护理**：保暖、喂养、预防感染。 2. **给药护理**：①口服退黄药物：茵栀黄口服液退黄或苯巴比妥钠诱导患儿葡萄糖醛酸转移酶产生增加，减轻黄疸，观察大便颜色。口服微生态制剂（复方嗜酸乳杆菌）减少肝肠循环，保持大便通畅，减少肠道对胆红素再吸收从而减轻黄疸。②遵医嘱使用白蛋白，2℃～8℃冰箱冷藏保存，输液前半小时取出放置于室温下复温，输液过程缓慢，观察药物不良反应。 3. **专科护理**：加强观察皮肤黄染消退情况，必要时行蓝光治疗。

第二节　新生儿呼吸窘迫综合征

一　概　念

新生儿呼吸窘迫综合征指生后自然呼吸，继而发生进行性呼吸困难、发绀、呻吟等急性呼吸窘迫症状和呼吸衰竭。多见于早产儿，胎龄越小，发病率越高。患儿肺内形成透明膜为其主要病变，故又称新生儿肺透明膜病。

二　主要护理问题

1. 低效性呼吸型态　与肺表面活性物质缺乏导致肺不张、呼吸困难有关。
2. 气体交换受损　与肺表面活性物质缺乏及肺透明膜形成有关。
3. 营养失调：低于机体需要量　与摄入量不足有关。
4. 有感染的危险　与机体免疫力低下有关。
5. 潜在并发症　肺部感染、肺出血、颅内出血、支气管发育不良。

三　病情观察与护理措施

临床表现	病情观察	护理措施
呼吸困难	2～6h内出现呼吸困难，呈进行性加重，表现为皮肤青紫，呼气性呻吟、节律不整，吸气时胸廓凹陷，出现鼻翼扇动、肌张力低下、呼吸暂停甚至呼吸衰竭。	**1. 一般护理：**①保持呼吸道通畅，及时清理口鼻腔分泌物。②氧气吸入。③保暖。④积极喂养。保证营养供给，不能吸吮、吞咽者给予鼻饲喂养。⑤预防感染。因患儿多为早产，住院时间长，抵抗力低下，极易发生交叉感染，做好消毒隔离工作。⑥密切观察病情，严格执行手卫生制度。⑦各项操作轻柔集中，避免反复穿刺造成医源性感染。⑧保持病室空气清新，做好皮肤及基础护理工作。 **2. 呼吸道护理** ①需要气管插管给药，除紧急情况外给药后6h内不做气管内吸痰。置患儿正确体位：平卧，头偏向一侧，颈肩部抬高2.0cm，有利于气道畅通。

续表

临床表现		病情观察	护理措施
			②对于精神反应好的患儿可给予鼻饲喂养，并观察喂养耐受情况（即有无呕吐、腹胀等情况）。③烦躁哭闹的患儿给予适当的皮肤安慰、轻柔抚触等。
并发症	颅内出血	患儿易激惹，嗜睡、昏迷，呼吸增快或减慢、不规则或暂停，前囟隆起，血压增高，抽搐，角弓反张，脑性尖叫，肌张力增高、减弱或消失。	**1. 预防：** 及时补充维生素 K，治疗操作集中进行，避免搬动患儿头部。 **2. 一般护理：** ①保持安静，减少搬动，避免声光刺激。②取头中位或右侧卧位，头肩略垫高 15°～30°。③保持患儿体温在 35.5℃～36.5℃。每 4h 测体温一次。④加强喂养，防止呕吐呛咳，合理用氧。⑤保持呼吸道通畅，及时清除呼吸道分泌物。⑥控制入液量，每天 50～60ml/kg。
	肺出血	主要与早产缺氧有关，常发生于病程的 2~4 天。	①密切观察病情、意识及生命体征，注意保暖，合理用氧。 ②机械通气辅助呼吸：正压呼吸可使肺泡扩张，减少血液渗出，纠正低氧是治疗此病关键措施。 ③纠正凝血机制异常，补充血容量，给予巴曲酶止血。 ④限制液体入量，碳酸氢钠纠正酸中毒，抗感染治疗。 ⑤改善微循环。 ⑥吸痰时注意观察有无出血，吸痰负压 ≤ 0.02MPa。
	支气管肺发育不良	长时间吸入高浓度氧和机械通气，造成肺损伤，肺纤维化导致本病。	**1. 预防：** 合理用氧，尽量给予低流量间断吸氧，尽早停氧。严格掌握气管插管及机械通气指征。 **2. 一般护理：** 保证营养素的供给，对吸吮力弱者可给予鼻饲喂养，喂奶前回抽残留。保持呼吸道通畅，及时吸净口鼻腔分泌物，采取舒适体位。严密观察患者生命体征的变化，控制好液体速度及量。合理用氧，保持空气清新，预防感染，合理使用抗生素。

第三节　新生儿黄疸

一　概　念

　　新生儿黄疸是指新生儿由于体内红细胞破坏增加或肝胆系统对胆红素的代谢异常，使血中胆红素增高、皮肤及器官黄染，甚至脑功能障碍的一组临床症状。临床可分为生理性黄疸和病理性黄疸。

二　主要护理问题

　　1. 潜在并发症　胆红素脑病。
　　2. 知识缺乏　家长缺乏黄疸护理相关知识。

三　病情观察与护理措施

临床表现	病情观察	护理措施
皮肤黏膜黄染	**生理性黄疸** 出生后 2～3d 出现皮肤黄染。 5～7d 达高峰。 10～14d 黄疸消退。 早产儿最迟可延迟到4周。 一般情况好，吃奶反应好。	**1. 一般护理：**①密切观察病情，注意皮肤、巩膜、大小便的颜色变化及神经系统的临床表现，若出现拒乳、嗜睡、肌张力减退等胆红素脑病早期表现立即报告医生，做好抢救准备。②喂养：黄疸期间对吸吮力弱的患儿按需调整喂养方式如少量多餐，间歇喂养等，保证奶量摄入。 **2. 专科护理：**①实施光照疗法和换血疗法，补液，保证水分供给。②光疗过程中注意监测体温，有无皮疹、腹泻及青铜症的发生，照射前后监测胆红素值。③光疗过程中注意遮挡眼睛及会阴部。 **3. 遵医嘱用药：**白蛋白和肝酶诱导剂，纠正酸中毒，以利于胆红素和白蛋白结合，减少胆红素脑病发生。 **4. 用药护理：**应用人血白蛋白、静注人免疫球蛋白，注意剂量准确，合理储存，严格控制液体速度，防止液体外渗，注意用药后有无发热、皮疹、恶心、呕吐等不良反应。

续表

临床表现		病情观察	护理措施
皮肤黏膜黄染		**病理性黄疸** 黄疸在出生后24h内出现。持续时间长、程度重。黄疸退而复现，精神反应、吃奶欠佳。血清结合胆红素 >340μmol/L。	
并发症	胆红素脑病	**1. 警告期：**表现为嗜睡、吸吮反射减弱和肌张力减退。 **2. 痉挛期：**肌张力增高、发热、抽搐、呼吸不规则。 **3. 恢复期：**肌张力恢复、体温正常、抽搐减少。 **4. 后遗症期：**眼球运动障碍、耳聋、智力障碍或牙釉质发育不良等。	遵医嘱给予光照疗法、换血疗法，纠正贫血对症治疗（静注白蛋白及血浆，纠正酸中毒、缺氧），密切观察患儿意识、抽搐及伴随症状，监测胆红素值。

第四节　新生儿窒息

一　概　念

新生儿窒息是指婴儿出生后呼吸抑制或无自主呼吸，从而导致低氧血症、高碳酸血症和混合性酸中毒。

二　主要护理问题

1. 不能维持自主呼吸　与缺氧引起呼吸中枢抑制有关。
2. 气体交换受损　与羊水、气道分泌物吸入阻塞通气／换气有关。
3. 体温偏低　与缺氧环境温度低有关。
4. 潜在并发症　颅内出血、缺血缺氧性脑病。

三　病情观察与护理措施

临床表现	病情观察	护理措施
反应差、皮肤青紫或苍白、呼吸浅表不规则、肌张力低	**青紫型（轻度）** 全身皮肤青紫，呼吸表浅和不规律，心率常减慢（80～120/min），肌张力正常，刺激有反应，Apgar 评分为 4～7 分。 **苍白型（重度）** 全身皮肤苍白，呼吸缓慢且弱，心率常减慢（60～80/min），肌张力低下，刺激无反应，喉反射消失，Apgar 评分为 0～3 分。	**1. 对症处理：** 复苏程序按 A→B→C→D 步骤进行，顺序不能颠倒。 ①保暖：置患儿于辐射台，立即擦干头部及全身羊水血迹以减少散热。②清理呼吸道：立即清理呼吸道，保持呼吸道通畅。摆正体位，颈部轻微仰伸打开气道，弹足底或托背刺激呼吸。经以上处理出现自主呼吸，心率 >100/min，给予保暖观察。③建立呼吸：新生儿经清理呼吸道和刺激等初步的复苏后仍无自主呼吸或呼吸微弱，心率 <100/min，或持续性青紫，立即给予人工气囊辅助呼吸，频率 40～60/min。如自主呼吸不规律，或心率 <100/min，须进行气管插管正压通气。④恢复循环：气管插管正压通气 30s，心率 <60/min 应立即胸外心脏按压。⑤药物治疗：建立静脉通路；保证药物应用：胸外心脏按压不能恢复正常循环时，遵医嘱给予 1∶10 000 肾上腺素 0.1～0.3ml/kg 静脉或气道内给药，如果心率 <100/min，可根据病情酌情使用碳酸氢钠纠酸、扩容。 **2. 专科护理：** ①给予新生儿暖箱保暖，每 4h 测体温一次。②出生 72h 内头置冰袋，降低脑细胞基础代谢率，保护脑细胞。使用冰袋时外罩布套，注意保护皮肤，防止皮肤损伤。③复苏后评估监测呼吸、心率、血压、尿量、肤色、SpO$_2$ 及窒息所致的神经系统症状等，注意维持内环境稳定，控制惊厥，治疗脑水肿。
并发症　颅内出血	①可出现激惹、嗜睡、昏迷、呼吸暂停或不规则。 ②前囟隆起，抽搐，脑性尖叫，眼球凝视、斜视。 ③肌张力早期增高，以后降低。 ④瞳孔不等大、对光反应差。	①严密观察病情、生命体征改变，如意识状态、囟门张力、呼吸、肌张力和瞳孔变化。 ②保持病室安静，抬高头部，减少噪音，一切必要的治疗操作集中进行，尽量减少对患儿刺激，以防加重颅内出血。 ③合理用氧：根据缺氧程度，注意用氧方式及浓度，维持血氧饱和度在 85%～95%，防止氧浓度过高或时间过长导致氧中毒。 ④维持体温稳定：给予暖箱保暖。

续表

临床表现		病情观察	护理措施
并发症	缺氧缺血性脑病（HIE）	根据病情分级 **1.轻度：**表现为兴奋、激惹、肌张力正常。 **2.中度：**嗜睡、反应迟钝、肌张力低，可出现惊厥。 **3.重度：**意识不清、昏迷、肌张力低、前囟张力高、反射减退、瞳孔不等大。	**1.给氧：**及时清除呼吸道分泌物，保持呼吸道通畅。根据缺氧情况，可给予鼻导管（0.5～1L/min）或头罩吸氧（4～6L/min），必要时行无创呼吸机辅助通气或气管插管呼吸机辅助呼吸。 **2.监护：**严密监护心率、呼吸、血压、SpO_2 等，注意观察意识状态、瞳孔、前囟张力及抽搐症状，观察药物反应。 **3.亚低温治疗护理：** ①降温：头置冰袋，维持体温在 35.5℃～36°，同时注意保暖。②复温：亚低温结束后，必须给予复温。复温时间>5h，保证体温上升速度不高于每小时 0.5℃，避免快速复温引起低血压。复温过程中监测体温，每测体温一次。 **4.观察面色、反应、末梢循环情况：**详细记录出入量。如出现心率过缓、心律失常，及时报告医生停止亚低温治疗。

第五节 新生儿寒冷损伤综合征

一 概 念

新生儿寒冷损伤综合征，由于寒冷损伤、感染或早产引起的皮肤和皮下脂肪变硬，常伴低体温，甚至出现多器官功能损害，其中以寒冷损伤最为多见，称寒冷损伤综合征。

二 主要护理问题

1.体温过低 与新生儿体温调节功能低下、寒冷、早产、感染、窒息有关。

2.营养失调：低于机体需要量 与吸吮无力、热量摄入不足有关。

3.有感染的危险 与免疫、皮肤黏膜屏障功能低下有关。

4.皮肤完整性受损 与皮肤硬肿、水肿有关。

5.潜在并发症 休克、肺出血、DIC、急性肾衰竭。

6.知识缺乏 家属缺乏相关育儿知识。

三　病情观察与护理措施

临床表现		病情观察	护理措施
轻度	肛温≥35℃	硬肿范围<20%	器官功能无明显改变。反应差、体温降低、吸吮力弱、拒乳。	**1. 复温措施：**①若肛温<30℃，一般将患儿置于比自身肛温高1℃~2℃的暖箱中复温。每小时升高箱温0.5℃~1℃，箱温不超过34℃，在12~24h内恢复体温。②若肛温>30℃，减少散热使体温回升，置暖箱保暖，一般体温6~12h内恢复正常。
中度	肛温<35℃	硬肿范围在20%~50%	器官功能明显低下。反应差，皮肤硬肿按压轻度凹陷。	**2. 一般护理：**严密观察精神状态、生命体征、大小便、皮肤硬肿消退情况。根据体重及体温调节合适箱温。严格无菌操作及手卫生，预防感染。 **3. 饮食护理：**根据患儿日龄、体重计算所需热卡。吃奶欠佳者，应用液体补充热卡。保证足够的液体及热量供给。
重度	肛温<30℃	硬肿范围>50%	心率缓慢、微循环障碍。硬肿发生的顺序：小腿→大腿外侧→下肢→臀部→面颊→上肢全身。可并发肺出血、DIC、急性肾衰竭。	**4. 遵医嘱用药：**合并感染者应用抗生素。 **5. 用药护理：**使用抗生素，进行药敏试验，剂量准确，现用现配，控制速度及量，观察药物不良反应。
并发症	休克	患儿出现反应差，体温不升，呼吸微弱，全身皮肤发花。		**1. 预防：**加强疾病观察，做好基础护理。 **2. 护理：**给予保暖，吸氧，建立静脉通路，补充血容量，维持有效循环。打开气道，必要时建立人工气道，维持有效呼吸。
	肺出血	患儿出现反应差，呼吸微弱，口鼻腔可见血性分泌物。		**1. 预防：**及时去除病因及治疗原发病。 **2. 护理：**①密切观察病情意识及生命体征。②注意保暖。③合理用氧。④机械通气辅助呼吸：正压呼吸可

续表

临床表现		病情观察	护理措施
并发症			使肺泡扩张，减少血液渗出，纠正低氧，是治疗此病关键措施。⑤纠正凝血机制异常，补充血容量：可给予巴曲酶止血。⑥限制液体入量，碳酸氢钠纠正酸中毒，抗感染治疗。⑦改善微循环。⑧吸痰时注意观察有无出血，吸痰负压不可过大。
	急性肾衰竭	患儿可表现嗜睡、呕吐、拒乳，相继会出现呼吸深长、抽搐、出血、高血压。	**1. 预防：**严格控制液体及水钠摄入量，观察水肿、尿量，准确记录24h出入量。及时去除病因及治疗原发病。 **2. 护理：**少尿期，去除病因及治疗原发病。尽可能供给足够能量。限制水钠摄入，保持出入量平衡。纠正代谢性酸中毒，监测动脉血气动态变化。必要时进行透析治疗。多尿期，准确记录尿量，监测血压。
	DIC	患儿穿刺部位出血不止或凝血时间延长。	**1. 预防：**密切观察病情，如穿刺部位出血不止，警惕DIC发生。 **2. 护理：**避免反复穿刺，合理喂养，预防感染，使用止血药及抗凝药，必要时备好抢救器材。

第六节　新生儿捂热综合征

一　概　念

　　新生儿捂热综合征多发生于炎热的夏季，系因过度保暖、捂热过久引起的一组以缺氧、高热、大汗、抽搐、昏迷及呼吸循环衰竭为主的症候群。

二　主要护理问题

1. 高热　与保暖过度有关。
2. 脱水　与高热、大汗有关。
3. 呼吸困难　与机体缺氧有关。
4. 潜在并发症　惊厥、各脏器功能衰竭。

三　病情观察与护理措施

临床表现		病情观察	护理措施
高热		出现高热、大汗淋漓，严重者会造成脱水和电解质紊乱，甚至循环衰竭。	**1. 一般护理：** ①立即去除捂热原因，将患儿移至空气清新处，松解患儿衣被，去除体表散热障碍，给予物理降温。②监测患儿体温，避免受凉。及时更换被汗渍或尿渍浸湿的衣被，保持清洁干燥，使患儿舒适。 **2. 对症治疗：** ①根据患儿丢失的水分及脱水的程度给予静脉补充水、电解质及能量，加强营养支持。②观察患儿体温情况及病情变化。
呼吸困难		由于长时间捂热导致缺氧，不同程度的低氧血症可导致呼吸困难，表现为呼吸急促、费力，点头、张口呼吸，三凹征，呼吸暂停，皮肤发绀。	**1. 一般护理：** 取舒适卧位，抬高头胸部，保持呼吸道通畅，合理喂养，少量多餐或鼻饲喂养，做好消毒隔离。 **2. 对症治疗：** ①呼吸支持，给予氧气吸入，改善机体缺氧症状。一般病情较轻者采用面罩给氧，缺氧症状未见缓解时，可根据血气分析结果调节吸氧浓度；病情较重者进行气管插管机械通气，及时清除呼吸道分泌物，保持氧气装置和呼吸道通畅。②密切观察病情变化，发现异常及时报告。
并发症	惊厥	表现为双眼斜视、凝视、呼吸暂停及四肢划船样，伴血氧饱和度下降。	**1. 预防：** 昏迷患儿取仰卧位，头偏向一侧，及时清除口鼻分泌物，保持呼吸道通畅，病室保持安静，各种护理操作要轻柔，集中进行。患儿高热大汗甚至抽搐昏迷，须做好口腔护理、皮肤护理。 **2. 处置：** 加强安全护理，抽搐时遵医嘱应用药物控制抽搐，防治脑水肿。

第七节　新生儿肺炎

一　概　念

新生儿肺炎按病因不同分为感染性肺炎和吸入性肺炎。感染性肺炎是新生儿时期最常见的一种严重呼吸道疾病，以细菌、病毒、衣原体等引起的肺炎为主。吸入性肺炎是指胎儿或新生儿吸入了羊水、胎粪及乳汁等而引起的肺部感染。

二　主要护理问题

1. 清理呼吸道无效　与呼吸急促，新生儿咳嗽反射功能不良及无力排痰有关。
2. 气体交换受阻　与肺部炎症有关。
3. 体温调节无效　与感染后机体免疫反应有关。
4. 营养失调：低于机体需要量　与摄入困难、消耗增加有关。
5. 潜在并发症　心力衰竭。

三　病情观察与护理措施

临床表现	病情观察	护理措施
呼吸急促	**感染性肺炎** 患儿反应差、哭声弱、拒乳呛奶、口吐泡沫、呼吸 >40/min，严重者出现点头呼吸、鼻阻，偶有咳嗽。 **吸入性肺炎** 患儿生后 12~24h 出现呼吸浅快 > 40/min、呻吟、三凹征、鼻翼扇动、皮肤发绀。	**1. 基础护理：**①保持病室安静，空气清新、流通，室温22℃～24℃，相对湿度50%～60%为宜。②半卧位或抬高床头30°～60°，保证充足的热量与水分，喂养宜少量多次，呛咳严重者，可给予鼻饲喂养，注意保暖，预防感染。③集中治疗及护理，减少刺激，使患儿安静休息。④每 4h 测体温一次。 **2. 对症处理** ①保持呼吸道通畅，及时清除呼吸道分泌物。②缺氧者遵医嘱给予氧气吸入。低流量吸氧，氧流量 0.5～1L/min，氧浓度 >30%。缺氧明显者面罩给氧或空氧混合仪，氧流量 3～5L/min，氧浓度 30%～40%。取舒适体位，每次翻身拍背后给予吸痰，保持呼吸道通畅。

续表

临床表现	病情观察	护理措施
		3.用药护理：①抗生素现用现配。②止咳、化痰糖浆与其他药物同服时最后服用。③使用酚妥拉明等血管活性药物严格控制液体速度。 **4.用药护理：** 注意药物剂量准确及抗生素现用现配，使用雾化吸入治疗时用纱布遮挡颜面，防止皮肤吸收或对眼睛造成损害，治疗完毕及时擦洗面部皮肤，观察用药不良反应。
并发症 心力衰竭	突然烦躁不安，面色发绀，皮肤发灰或发花；吃奶差，吃奶时气促明显。 心率突然 >150～160/min，心音低钝、奔马律。 呼吸突然加快 >60/min，肝脏迅速增大。	①立即取斜坡卧位或半卧位，保持安静，操作集中进行，避免反复刺激。 ②禁食，保持呼吸道通畅，及时清理呼吸道分泌物。 ③吸氧，必要时人工辅助通气、气管插管、呼吸机辅助呼吸。 ④严格控制输液速度。 ⑤遵医嘱给药：水合氯醛灌肠镇静、毛花苷 C 强心、呋塞米利尿、酚妥拉明扩血管等。 ⑥监测生命体征、血氧饱和度，观察皮肤颜色、尿量、有无腹胀等。
呼吸衰竭	患儿呼吸快、呻吟、吸气时三凹征明显，可伴有反应差、嗜睡、激惹、肌张力低下。	①保持呼吸道通畅，定时翻身拍背吸痰。 ②合理吸氧，应低流量持续给氧。维持 PaO_2 65~85mmHg 为宜。 ③病情危重者，必要时给予呼吸机辅助呼吸。

第八节　新生儿腹泻

一　概　念

新生儿腹泻，也称腹泻病，是一组由多病原、多因素引起的以大便次数增多和大便性状改变并伴有全身不适症状为特点的消化道综合征。

二 主要护理问题

1. 体液不足　与腹泻、呕吐丢失过多和摄入量不足有关。
2. 营养失调：低于机体需要量　与摄入不足有关。
3. 体温过高　与肠道感染有关。
4. 有皮肤完整性受损的危险　与大便次数增多，频繁刺激臀部皮肤有关。
5. 潜在并发症　低钾血症、低钙血症、低镁血症、酸中毒。
6. 知识缺乏　患儿家长缺乏合理喂养知识、卫生知识及腹泻的护理知识。

三 病情观察与护理措施

临床表现	病情观察	护理措施
腹泻	**轻型腹泻** 大便次数每日10次左右，量不多，稀薄或带水，颜色呈黄色或黄绿色，有酸臭味。可伴有低热、吃奶差。便前因腹痛而哭闹不安，便后安静。 **重型腹泻** 大便每日十余次至数十次，量多，呈墨绿色黏液便、灰白色胶冻样、白色糊状或蛋花汤样等，含有少量黏液。少数患儿有少量血便，有腥臭味。有脱水、电解质紊乱和全身中毒症状。	**1. 一般护理：**①感染性腹泻与非感染性腹泻分室居住，做好床边隔离，各项操作前后认真洗手，防止交叉感染。②准确记录呕吐物及大小便次数、颜色、量、性状及气味。密切观察生命体征及尿量。 **2. 专科护理**　保持臀部清洁干燥，勤换尿布，便后用温水清洗臀部皮肤，并涂抹抚触油，如有臀红，可涂抹2%氧化锌油或鞣酸软膏。 **3. 调整饮食：**轻症不禁食，严重呕吐暂时禁食4~6h，但不禁水。 **4. 遵医嘱用药：**补液，口服蒙脱石散、嗜酸乳杆菌等。 **5. 用药护理：**蒙脱石散保护胃肠黏膜需在喂奶前30min服用，每次1g稀释16~17ml温开水。微生态制剂可以放入奶汁中服用，药物需要在2℃~8℃环境放置。严格执行用药剂量，遵循补液原则，保证液体通畅无外渗，准确记录出入量，根据患儿情况调整输液速度。 **6. 健康教育：**①指导家长护理患儿前后认真洗手，消毒食具、衣物、尿布，防止交叉感染。②保持呼吸道通畅，及时清除口鼻腔呕吐物，必要时行吸痰护理。③加强会阴部卫生，保持床单位清洁、整齐。④患病期间坚持母乳喂养。

续表

临床表现	病情观察	护理措施
呕吐	**轻型腹泻** 精神、吃奶欠佳，偶有恶心或呕吐。 **重型腹泻** 哭闹、呻吟、食欲低下、呕吐频繁，有时一吃即吐，严重者可吐咖啡色液体。	
脱水	**轻度** 精神状态无改变，皮肤弹性稍差，口腔黏膜稍干燥，眼窝前囟轻度凹陷，有眼泪，尿量减少。 **中度** 烦躁或萎靡，皮肤弹性差，口腔黏膜干燥，眼窝前囟明显凹陷，眼泪少，尿量明显减少。 **重度** 昏睡或昏迷，皮肤弹性极差，口腔黏膜极干燥，眼窝前囟凹陷极明显，无眼泪，少尿或无尿。	**纠正体液不足的护理** ①新生儿生理需要量水为 100 ～ 120ml/(kg·d)。 | 脱水程度 | 24h补液总量（ml/kg）| | 轻度 | 120 ～ 150 | | 中度 | 150 ～ 200 | | 重度 | 200 ～ 250 | ②遵医嘱静脉补液严格控制输液速度，补液原则：先快后慢，先盐后糖，见尿补钾。补液过程中密切观察患儿皮肤弹性、前囟、眼窝凹陷及尿量等情况。
臀红	①臀部皮肤发红，严重者表皮破损。 ②少数可见红色、针尖大小皮疹，高出皮肤。	**臀部皮肤护理** ①每次便后用温水清洗臀部并吸干，避免使用含酒精的纸巾擦拭，保持臀部及会阴部皮肤干燥、清洁。 ②选用浅色、柔软、吸水性好的棉质尿布，禁用不透气的塑料布或橡皮布。 ③勤换尿布，污染尿布用中性皂液清洗、日光暴晒后使用。 ④臀红者涂抹 3% ～ 5% 鞣酸软膏或 40% 氧化锌油，并按摩片刻。 ⑤皮肤破损者臀部尽可能暴露于空气中。

续表

临床表现		病情观察	护理措施
并发症	电解质紊乱	**1.低钾血症:** 血钾<3.5mmol/L,精神萎靡、不哭或哭声低下、吃奶无力、腹胀。 **2.低钙、低镁血症:** 手足抽搐、惊厥。	①禁食,去枕平卧,头偏向一侧。 ②保持呼吸道通畅,及时清理呼吸道分泌物。 ③吸氧,保持安静,操作集中进行。 ④严格控制液体量和速度。 ⑤遵医嘱给药:补充钾、钙、镁。 ⑥监测生命体征、血氧饱和度,观察皮肤颜色、意识、尿量等。
	代谢性酸中毒	①轻度酸中毒症状不明显,仅有呼吸稍增快。 ②中、重度酸中毒可出现呼吸深大、心率增快、口唇樱红、呼气有酮味、精神萎靡、烦躁不安、嗜睡甚至昏迷。	①去枕平卧,头偏向一侧,保持安静,操作集中进行。 ②禁食,保持呼吸道通畅,及时清理呼吸道分泌物。 ③吸氧,必要时人工辅助通气、气管插管、呼吸机辅助呼吸。 ④严格控制液体速度。 ⑤遵医嘱给药:补液,用碳酸氢钠碱性药物纠酸。 ⑥监测生命体征、血氧饱和度,观察皮肤颜色、意识、尿量等。

第九节　新生儿坏死性小肠结肠炎

一　概　念

新生儿坏死性小肠结肠炎是由于多种原因引起肠黏膜损害,使之缺血、缺氧,导致小肠、结肠发生局部或弥漫性坏死的一种疾病。

二　主要护理问题

1.体温过高　与肠道感染有关。

2.腹胀　与肠壁组织坏死有关。

3.腹泻　与肠道炎症有关。

4.体液不足　与液体丢失过多及补充不足有关。

5.潜在并发症　肠穿孔、腹膜炎、败血症等。

三　病情观察与护理措施

临床表现		病情观察	护理措施
腹胀		**轻症** 中度腹胀	**1. 一般护理：** 监测体温　根据体温给予物理降温。 **2. 专科护理：** ①禁食时间：一旦确诊应立即禁食，轻者 5 ~ 7d，重者 10 ~ 14d 或更长。腹胀明显时给予胃肠减压。胃肠减压的患儿做好口腔护理。②呕吐患儿右侧卧位头偏向一侧，及时清除呕吐物。记录呕吐物色、量。③监测心率、血压变化，观察大便性状及变化。④每次排便后清洗臀部涂抹氧化锌油，减少大便刺激皮肤，保护皮肤。⑤进食：腹胀消失，大便潜血转阴。⑥喂养：恢复喂养先从试喂糖水、稀释奶，以后根据病情逐渐增加稀释奶浓度，加奶后如症状复发，需再次开始禁食。观察腹胀消退情况及引流物色、质、量，及时记录。 **3. 遵医嘱用药：** 全身应用抗生素，静脉补充液体和高营养液，根据情况可给予支持治疗。纠正脱水、电解质紊乱及酸中毒。 **4. 用药护理：** 抗生素现用现配，剂量准确，定时输入，加强巡视，防止液体外渗，禁食患儿严格控制液体滴速，液体匀速输入，准确记录 24h 出入量。
		重症 腹胀明显	
呕吐		**轻症** 可无呕吐	
		重症 呕吐频繁（呕吐物为黄绿色或咖啡色胃内容物）。	
腹泻		**轻症** 大便 2 ~ 3 次 / 日，为稀便。	
		重症 大便 >3 次 / 日为，果冻样便	
便血		**轻症** 绿色、褐色或便中带血	
		重症 果酱样或柏油样黑便、便中带血、有腥臭味	
并发症	败血症	反应差，不哭不动，皮肤灰暗，呼吸暂停。	**1. 一般护理：** ①保持病室安静整洁，温湿度适宜。②加强皮肤及口腔护理，采取隔离措施。③斜坡卧位，密切观察生命体征及腹部情况。 **2. 对症治疗：** ①合理使用抗生素，早期、联合、足量用药。②对症支持治疗，给予暖箱保暖、吸氧、纠正酸中毒及电解质紊乱。③保证能量供给，必要时输血或人免疫球蛋白支持治疗。
	腹膜炎	呕吐，腹部压痛，肠鸣音弱。	密切观察病情，针对病因积极控制感染。呕吐患儿右侧卧位，头偏向一侧，及时清理口腔内呕吐物，防止窒息发生。
	肠穿孔	腹部压痛，肌紧张，腹部X线片气液平面。	**1. 卧位与饮食：** 取斜坡卧位、禁食并行胃肠减压。 **2. 密切观察病情：** 监测生命体征，注意腹部压痛情况及局部皮肤颜色。 **3. 警惕肠穿孔：** 一旦发生，立即外科手术治疗。

第十节　新生儿败血症

一　概　念

新生儿败血症指新生儿期细菌侵入血液循环，并在其中繁殖和产生毒素所造成的全身感染。

二　主要护理问题

1. 体温不升、发热　与全身感染有关。
2. 营养失调：低于机体需要量　与吸吮无力及摄入不足有关。
3. 皮肤完整性受损　与局部感染病灶有关。
4. 潜在并发症　化脓性脑膜炎。

三　病情观察与护理措施

临床表现	病情观察	护理措施
患儿早期反应差，异常体温，不吃，不哭，不动。当发生严重败血症时可出现中毒性肠麻痹或发生弥散性血管内凝血等。	①早期精神反应吃奶欠佳，哭声弱，体温异常，继而出现嗜睡、不吃、不哭、不动。②严重败血症可出现中毒性肠麻痹，表现为腹胀，肠鸣音减低。或发生弥散性血管内凝血、呕血、便血或肺出血，呼吸、循环衰竭，硬肿症等。	**1. 一般护理：**①病情观察，加强巡视，如出现面色青灰、呕吐、脑性尖叫、前囟饱满提示脑膜炎的可能，如皮肤发花、四肢厥冷等异常及时报告医生，积极处理。②维持体温恒定：患儿体温易波动，除感染因素外，还易受环境因素影响。体温低或体温不升时注意保暖，体温高时予以物理降温，并给予充足的水分，新生儿一般不用药物降温。 **2. 喂养：**保证营养供给，除经口喂养外，必要时给予鼻饲喂养或结合病情给予静脉营养。 **3. 专科护理：**①采取保护性隔离，严格执行手卫生制度。②消除局部感染灶：如脐炎、皮肤破损、鹅口疮、脓疱疹等，及时处理，防止感染灶蔓延扩散。 **4. 遵医嘱用药：**早期、联合、足量运用有效抗生素，一般10~14d。对症支持治疗，纠正酸中毒及电解质紊乱，可静注人免疫球蛋白。 **5. 用药护理：**①抗生素现用现配，计量准确、定时，病原菌明确者严格按药敏试验用药。②免疫球蛋白2℃~8℃冰箱冷藏，使用前室温中放置半小时，应注意保护血管，有计划地交替选择穿刺部位。防止液体外渗，观察用药不良反应及药物副作用。

续表

临床表现	病情观察	护理措施
并发症	新生儿化脓性脑膜炎	表现为易激惹、前囟紧张、尖叫、呕吐、颅缝增宽、惊厥合并脑疝。	**1. 一般治疗：**①取斜坡卧位，头偏向一侧，持续心电、血氧饱和度监测，密切观察患儿生命体征、意识、瞳孔变化。②定期复查血培养及脑脊液检查。③保证营养供给，维持水、电解质平衡，除经口喂养外，喂养困难患儿给予鼻饲喂养。 **2. 对症治疗：**①抗感染治疗：明确病原菌者严格按药敏试验用药。②止惊药：10% 水合氯醛灌肠、安定及苯巴比妥钠静注。③降颅压：20% 甘露醇快速静滴。④必要时输注全血、血浆、丙种球蛋白。

第十一节　新生儿破伤风

一　概　念

新生儿破伤风是因破伤风杆菌经脐部侵入引起的一种急性严重感染。主要表现为牙关紧闭和全身肌肉强直性痉挛，病死率很高。

二　主要护理问题

1. 有窒息的危险　与呼吸肌和喉肌痉挛、呼吸道分泌物阻塞有关。
2. 喂养困难　与面肌痉挛、张口困难有关。
3. 营养失调：低于机体需要量　与不能进食、抽搐消耗有关。
4. 潜在并发症　感染、抽搐。

三　病情观察与护理措施

临床表现	病情观察	护理措施
抽搐	**咀嚼肌痉挛** 潜伏期 4~8d。 多为 2~14d。 口张不大、吸吮困难。 面肌紧张,"苦笑"面容。	**1. 控制痉挛,保持呼吸道通畅:** ①药物应用:遵医嘱注射破伤风抗毒素(用前作皮试)、镇静剂等。②遵医嘱给予10%水合氯醛、苯巴比妥钠、安定等药物控制、解除肌肉痉挛、抽搐,抗毒素药静脉注射,抗生素使用,青霉素共用10d。③用氧:有缺氧者间断给予面罩或头罩吸氧,避免鼻导管吸氧(鼻导管插入和氧气直接刺激黏膜可使患儿不断受到不良刺激,加剧骨骼肌痉挛)。④病室环境安静、避光,专人护理,禁止一切不必要的刺激。各项治疗操作集中进行。⑤密切观察病情变化:监测生命体征,专人护理,观察抽搐发生时间、强度、持续时间。
	全身骨骼肌痉挛 潜伏期 4~8d。多为 2~14d 发作时,口唇发绀,呼吸急促,吐沫,颈项强直、角弓反张、阵发性双拳紧握,呈角弓反张状。任何轻微刺激即可诱发阵发性痉挛、抽搐。影响的肌群:咀嚼肌→面肌→颈项肌→背腹肌→四肢肌群→膈肌和肋间肌。	**2. 喂养:** 病情允许给予鼻饲喂养。病情好转后,可用奶瓶喂养,喂奶时取斜坡卧位,并应注意观察面色、呼吸、吞咽情况,喂完后取右侧卧位,头偏向一侧,观察 10~15min,防止呕吐。 **3. 消毒隔离:** 接触性隔离,集中护理,减少刺激,入室穿隔离衣、戴口罩、帽子,接触过伤口的器械、患儿被服、奶具先用1%过氧乙酸浸泡30min,再行高压灭菌消毒。 **4. 用药后护理:** 严格控制液体量及滴速,防止液体外渗,抗生素现用现配,计量准确、定时,注意用药后不良反应及副作用。
并发症	**窒息** 呼吸肌和喉肌痉挛可引起窒息。表现为呼吸费力、呻吟、三凹征、呼吸暂停、皮肤发绀。	①严密观察病情变化,监测生命体征,注意皮肤颜色及呼吸动态。 ②保持呼吸道通畅,及时清除口腔、呼吸道分泌物。 ③缺氧者遵医嘱给予氧气吸入,选用面罩及头罩吸氧(氧流量3~5L/min)。
	抽搐 心率增快;血氧饱和度下降;面色、口唇发绀;呼吸急促;口腔分泌物较多、吐沫;双拳紧握、四肢强直样抽动呈角弓反张。	①密切观察病情变化:除专人守护外,加强监护。 ②保持病室安静,各项操作轻柔集中进行。 ③详细记录病情变化,尤其是惊厥发作持续时间、患儿面色、生命体征变化。 ④抽搐发作时,可给予地西泮、苯巴比妥钠及10%水合氯醛止惊治疗。 ⑤病情允许时,给予鼻饲喂养。病情好转后,逐渐过渡至人工喂养。

第五部分

其他专科疾病护理观察指引

第二十二章
耳鼻咽喉科

第一节　慢性化脓性中耳炎

一　概　念

　　是急性化脓性中耳炎症病程超过 6~8 周时，病变侵及中耳黏膜、骨膜或深达骨质造成不可逆损伤，常合并存在慢性乳突炎，称为慢性化脓性中耳炎。

二　主要护理问题

　　1. 疼痛　与耳局部炎症或耳部手术创伤有关。

　　2. 出血　与术中损伤血管有关。

　　3. 切口感染　与手术切口、抵抗力下降有关。

　　4. 潜在并发症　面瘫、耳源性脑脓肿。

　　5. 营养失调：低于机体需要量　与耳部疼痛导致摄入量减少，吸收障碍有关。

　　6. 知识缺乏　缺乏慢性化脓性中耳炎病防治知识。

　　7. 焦虑　与耳部反复流脓伴听力下降、病程迁延不愈有关。

三　病情观察与护理措施

临床表现		病情观察	护理措施
出血		观察耳部伤口敷料是否干燥、有无渗血；渗血者，观察渗血的颜色、面积大小、是否扩大。	①应用止血药。 ②通知医生，给予加压包扎。
伤口感染		每日4次监测体温变化及伴随症状。	①应用抗生素治疗。 ②体温超过38.5℃进行物理降温。
疼痛		疼痛多呈放射性疼痛，疼痛部位多为耳部及头部，一般呈持续性的疼痛，夜间尤为显著。	**1. 卧位**：术后1~2d会出现疼痛，嘱患者健侧卧位，避免术区受压，加重疼痛。 **2. 饮食**：遵循清淡、易消化、营养丰富的半流食、软食，忌食辛辣、刺激、坚硬的食物。 **3. 注意事项**：注意保暖，预防感冒，以免因咳嗽、打喷嚏及咀嚼时牵拉伤口引起疼痛，若术区疼痛加剧或发生耳廓软骨膜炎，可能是包扎过紧或术后感染，给予对症处理。 **4. 用药护理**：疼痛不能忍受者，必要时给予止痛剂。
并发症	面瘫	待患者全麻清醒后嘱患者做鼓腮动作，观察口角是否漏气，是否偏向健侧，双眼睑闭合是否完全。	**1. 一般治疗**：①营养神经治疗。②减轻面神经水肿治疗，一般给予地塞米松肌内注射等。③眼部护理：保持光线适宜，间断戴眼罩，使用润眼药物。 **2. 手术治疗**：保守治疗无效的情况下，给予面神经减压术或面部神经修复术。
	耳源性脑脓肿	体温不稳定、剧烈头痛、喷射状呕吐、意识障碍及脉搏迟缓等颅内压增高的表现。	①根据细菌培养及药物敏感试验，遵医嘱应用抗生素。 ②及时行乳突探查术及脓肿探查术。 ③行营养支持疗法及补充水、电解质。 ④颅内压增高时，可用脱水剂疗法以降低颅内压。 ⑤酌情应用糖皮质激素降低体温。 ⑥出现脑疝或脑疝前期症状时，应立即应用脱水剂,必要时吸氧、行气管插管术。

第二节 鼻出血

一 概 念

鼻出血也称鼻衄，可因鼻腔、鼻窦疾病引起，也可用因某些全身性疾病所致，前者较为多见，可为单侧出血，也可为双侧出血，鼻出血部位多在鼻中隔前下方的易出血区（利特尔动脉丛或克氏静脉丛）。

二 主要护理问题

1. 恐惧 / 焦虑　与鼻腔反复出血有关。
2. 有休克的危险　与大量出血有关。
3. 舒适度的改变　与鼻腔填塞有关。

三 病情观察与护理措施

临床表现	病情观察	护理措施
鼻腔前部出血	一般来自鼻中隔前下方的利特尔动脉丛，一般出血量较少，多见于儿童及青年。	**1.病情观察：**①密切观察患者生命体征变化，注意患者精神状态，面色，防止发生休克。②观察鼻出血的部位及量。 **2.治疗原则：**①前鼻孔填塞法：用凡士林纱条压迫止血。②后鼻孔栓塞：经前鼻孔填塞后还有血液流入咽部或由对侧前鼻孔涌出来，提示出血部位在鼻孔后面，行后鼻孔填塞，主要的填塞物是锥形纱球或用带通气管的气囊压迫，应观察患者呼吸，防止纱球掉入气管引起窒息。③鼻内镜下电凝止血治疗：在鼻内镜引导下探明出血部位，并对破裂血管进行直接电凝或压迫，是治愈鼻出血的主要手段。④鼻内镜下低温等离子射频治疗。采用低温等离子射频治疗电凝止血3~4s。致出血部位变白凝固，活动性出血停止或黏膜突起脱落。⑤针对鼻部外伤伴有鼻部畸形及传统止血方法无时，可选择数字减影血管造影（DSA）栓塞止血。它可直接显示出血部位，明确出血的主干动脉，止血效果可靠。
鼻腔后部出血	多来自下鼻道后端的鼻－鼻咽静脉丛，常见于老年人。	
鼻腔上部出血	常来自鼻中隔后上部，一般出血较剧，量较多，常伴有高血压。	

续表

临床表现	病情观察	护理措施
鼻腔黏膜弥漫性出血	常见于鼻黏膜广泛部位的微血管出血，出血量有多有少，常伴有全身性疾病，如肝肾功能损害、血液病等。	**3.卧位与活动**：患者取半坐卧位利于分泌物引流，减轻头面部充血，疑有休克时采取中凹卧位，头偏向一侧。 **4.饮食**：给予冷流食或温半流食，避免食用过烫、过辣等刺激性饮食，多进食含粗纤维饮食，保持大便通畅，预防便秘。止血后给予高蛋白，高维生素饮食，补充含铁食物。 **5.用药**：对出血较多的或出血不明的患者尽快建立静脉通道，及时补液、输血、应用止血药，如巴曲酶、氨基己酸、酚磺乙胺等。 **6.填塞层的护理**：经常观察鼻腔有无血液渗出，填塞物是否松动脱落；填塞后注意保持呼吸道通畅，必要时吸氧，嘱患者勿将血咽下，以免引起胃部不适；无论前鼻孔还是后鼻孔填塞，其填塞物须在24~48h抽出，一般不超过72h，避免压迫过久造成局部组织坏死，取出填塞物时动作要轻柔，缓慢或分次取出。 **7.心理护理**：患者大量出血时，会恐惧、害怕，医护人员应沉着冷静，多加安慰，关心、体贴患者生活上给予多方面帮助，取得患者信任，增强其战胜疾病的信心。

第三节　喉　癌

一　概　念

　　喉癌是头颈部常见恶性肿瘤，约占全身恶性肿瘤的1%~5%。在喉部恶性肿瘤中，鳞状细胞癌约占95%~98%，腺癌占2%，未分化癌、淋巴肉瘤和纤维肉瘤少见。

二　主要护理问题

　　术　前：

　　1.焦虑/恐惧　与患者对癌症的恐惧，担心预后有关。

　　2.知识缺乏　缺乏疾病相关知识。

　　3.家庭应对无效　缺乏疾病护理相关知识。

术　后：

1. 清理呼吸道无效　与气道分泌物多，咳嗽无力有关。
2. 有窒息的危险　与分泌物误吸手术切口有关。
3. 疼痛　与手术切口有关。
4. 潜在并发症　肺部感染、皮下气肿、咽瘘、切口出血、窒息、误咽呛咳。
5. 舒适度的改变　与声嘶、疼痛、吞咽困难及治疗有关。
6. 语言沟通障碍　与声音嘶哑、肿瘤侵犯有关。
7. 吞咽功能障碍　与肿瘤侵犯下咽及食管有关。
8. 焦虑　与担心手术的效果及预后、医疗费用支付困难有关。
9. 营养失调：低于机体需要量　与机体消化功能降低，体液、血液的丢失有关。

三　病情观察与护理措施

	临床表现	病情观察	护理措施
并发症	肺部感染	①密切监测体温变化每天4次。②观察患者咳嗽，咳痰情况及痰液颜色、性状，必要时行痰培养。	根据药敏试验结果，合理应用抗生素；增强营养，静脉高营养治疗；保持水电解质平衡；配合胸透、X线片、痰培养，适当进行胸部叩击、协助咳嗽、咳痰，但要避免用力过猛；严格遵守无菌技术操作，口腔护理每日2~3次，以减少感染的可能。
	皮下气肿	气管切开后如气体进入皮下组织即产生皮下气肿。部位：轻者仅限于颈部切口附近，重者可延及面、胸、背及大腿等。	单纯的皮下气肿一般不需特殊处理，约需6~8d可完全吸收；皮下气肿严重者，应及时拆除伤口缝线，以利气体排出；合并气胸及纵隔气肿时应请胸外科协助治疗。
	咽瘘	伤口形成瘘管，进食时食物由瘘口溢出。	①保持伤口及气管套管周围清洁，可利用负压吸引器将口腔及气管内分泌物吸净，防止污染伤口。②注意伤口有无出血，保持颈部引流管通畅，观察引流物性质、量、颜色并记录。③避免伤口感染，嘱患者术后勿做吞咽动作，保持胃管通畅，防止脱出。④提供足够的营养，遵医嘱静脉补充能量及应用抗感染药，并观察其结果。⑤协助早期下床活动，嘱患者不要过分伸展上肢及左右转动颈部，以免牵拉伤口，增加局部张力。

续表

临床表现		病情观察	护理措施
并发症	切口出血	术中止血不彻底,术后缝合线滑脱,患者剧烈咳嗽,活动时过度转动颈部。	①全麻清醒后取半卧位,以利于伤口引流。②密切观察引流液的性状、颜色和量,防止引流管扭曲、受压,保持颈部负压通畅。③嘱患者避免用力咳嗽,不可左右晃动颈部或过度伸展上肢,以免牵拉伤口引起出血。④如发现患者切口渗血或引流不畅时,要及时通知医生,配合医生进行紧急处理,如加压包扎、应用止血剂或镇静剂。
	窒息	为喉癌术后最危险的并发症,全身麻醉未清醒时,患者躁动不安,容易出现意外拔管,术后1~2d气管内血性分泌物及痰液较多且黏稠,容易堵塞气管套管,吸痰不彻底,清理内套管不及时。	①术后24h应有专人守护,密切观察生命体征,尤其是呼吸变化。②保持室内温暖湿润,套管口覆盖无菌湿纱布,保持湿润,术后每天清洗、消毒内套管3次,随时吸痰,当痰液黏稠时可在气管套管内滴入化痰药物,吸痰时间不宜过长,每次不超过15s,必要时吸氧。③当发现套管堵塞时,护士应立即拔出气管内套管,进行深部吸痰,并立即通知医生,进行处理。
	误咽呛咳	喉全部切除或部分切除术后,食物、唾液进入气管而引起的一种反射性咳嗽,容易引起吸入性肺炎。	①做好心理护理,鼓励患者树立战胜疾病的信心,指导患者正确进食,开始时宜进食一些黏团状的食物,如馒头、香蕉等,这样食物经过咀嚼可形成比较黏稠的团状物,不容易误入气管。②协助患者找出最适合自己进食的体位,这样可减少呛咳的发生。如果误咽严重,也可使用气囊充气法(即进食前将气囊充气6~8ml,待进食完毕后放掉余气,经反复练习,直至打气量逐渐减少到1~2ml,以后即可顺利经口进食)。

第四节　慢性扁桃体炎

 概念

　　慢性扁桃体炎多由急性扁桃体炎反复发作或因扁桃体隐窝引流不畅,窝内细菌、病毒滋生感染而演变为慢性炎症。

二 主要护理问题

1. 急性疼痛　与慢性扁桃体急性发作或手术引起的机械损伤有关。
2. 焦虑　与慢性扁桃体炎反复发作或担心并发症或手术等有关。
3. 知识缺乏　缺乏有关的治疗和自我保健知识。
4. 潜在并发症　创面出血、风湿热、急性肾炎等。
5. 有出血的危险　与手术损伤血管有关。
6. 营养失调：低于机体需要量　与疾病影响进食，营养摄入低于机体需要量有关。

三 病情观察与护理措施

临床表现	病情观察	护理措施
咽痛且反复发作	每遇感冒、受凉、劳累、睡眠欠佳或烟酒刺激后咽痛发作，并有咽部不适及堵塞感。平时症状多不明显，但常有急性发作病史。	①心理护理：患者产生消极情绪，多是因为知识缺乏所致，护士应加强知识宣教，帮助患者正确、客观地对待疾病。 ②戒烟酒，尽量避免受凉感冒。 ③帮助患者了解有关疾病的知识、手术方法等，告诉患者保持良好的心态是战胜疾病的关键。 ④保持口腔清洁，术前用银尔通漱口。 ⑤进食清淡，不要吃刺激性食物，多喝水，吃软食。 ⑥讲解手术的重要性、必要性，根据情况安排手术治疗。
咽干口臭	由于扁桃体内细菌繁殖生长及残留于扁桃体内的脓性栓塞物，常可致口臭、咽干、发痒、异物感。	
扁桃体肿大	多见于儿童，肿大的扁桃体可使吞咽困难、说话含糊不清、呼吸不畅或睡眠时打鼾。如扁桃体过度肿大，可能出现呼吸、吞咽或言语共鸣障碍。	①加强睡眠护理，改善通气症状：夜间应加强巡视，嘱患者采取侧卧位睡姿，防止舌根后坠，以增加口、咽气道间隙减轻或缓解阻塞症状；如患儿呼吸暂停时间过长，应将其叫醒，可抬高床头 15°~20°，改善通气。 ②作好室内温度、湿度的管理，床头放置加湿器或盛水的水盆，以湿化空气，增加室内湿度，缓解咽干程度。

临床表现		病情观察	护理措施
并发症	风湿性关节炎、风湿热、心脏病、肾炎	密切观察有无发热、关节酸痛、尿液变化等	出现并发症及时报告医生，请相关科室会诊，对症处理。
	创口出血	密切观察生命体征、神态、面色及口中分泌物的色、质、量，注意全麻未苏醒者有无频繁吞咽动作。	①手术当尽量少说话，避免咳嗽，轻轻吐出口腔分泌物，不要咽下。②勿食辛辣、生硬和过热食物，漱口时冲洗力度不要过大，以免损伤创面引起出血。

第五节　食管异物

一　概　念

　　食管异物是常见急症之一，可发生在任何年龄，以老人居多，幼儿次之。因异物可暂时停留在咽下部或食管入口部位狭窄处，可堵塞气道引起严重并发症，甚至危及生命，故必须及时处理。

二　主要护理问题

　　1. 急性疼痛　与异物刺激局部黏膜有关。

　　2. 有感染的危险　与异物停留时间久、引起继发感染有关。

　　3. 恐惧　与担心疾病的预后有关。

　　4. 潜在并发症　窒息、感染、食管周围脓肿、咽后壁脓肿、食管穿孔及出血等。

　　5. 知识缺乏　缺乏有关手术及预防食管异物的知识。

三　病情观察与护理措施

临床表现		病情观察	护理措施
胸骨后疼痛		进食时出现吞咽困难、胸骨后异物阻塞感及隐痛。疼痛的程度与异物的性质及形状有关。	①观察疼痛的规律及特点。 ②心理护理：患者产生不良情绪，多是因为知识缺乏所致，护士应加强知识宣教，帮助患者正确、客观地对待疾病。 ③术后疼痛不能耐受者，应给予镇痛剂。
呼吸困难、咳嗽、发绀		发生于婴幼儿，特别是在食管入口及食管上段的异物。异物较大或尖锐带刺者，可压迫喉或损伤黏膜引起炎症。	①了解患者身体的基本状况及异物的种类、大小、形状和存留的时间，禁食时间，院外有无处理及有无呛咳、咯血、便血等症状。 ②嘱患者卧床休息，禁饮食。观察患者有无大便潜血。患者应绝对卧床，防止异物如金属假牙活动刺伤大动脉引起大出血。 ③严密观察患者病情变化，注意患者有无疼痛加剧、发热及食管穿孔等并发症的症状。
异物梗阻感		吞咽困难与异物所造成的食管梗阻程度有关，多在吞咽后立即出现恶心、呕吐。	
反流症状		食物存留食管后可发生反流症状，其反流量取决于异物阻塞食管的程度和食管周围组织结构的感染状况，个别患者也可发生反射性呕吐。	①如患者体温升高、疼痛明显加重，则指示有感染存在，应先行抗感染治疗，予以禁食，静脉输液以补充营养，维持水、电解质平衡，待炎症控制，全身情况好转后，再行异物取出手术。 ②遵医嘱尽快完善各项术前检查，并嘱患者禁食、水 6~8h。
并发症	食管穿孔、出血、电解质紊乱	尖锐、粗糙、不规则的异物，如不及时取出可继发感染或食管穿孔。	①观察继发感染的存在。如患者体温升高、疼痛明显加重，则提示有感染存在，应先行抗感染治疗，予以禁食，静脉输液以补充营养，维持水、电解质平衡，待炎症控制，全身情况好转后，再行异物取出手术。 ②对于确定进行食管镜检查者，应配合医生做好各项工作，包括禁食、术前用药等。还应向患者及家属介绍手术方法、可能出现的情况、应注意的事项及如何配合等，并获得患者及家属同意手术的承诺。 ③食管镜检查取出异物后，如食管损伤较重或有继发感染者，术后应禁食，给予补液等全身支持疗法，并使用抗生素控制感染。如疑有食管穿孔，应行鼻饲。
	纵隔炎和脓肿	纵隔炎和脓肿的临床症状为胸骨后剧烈疼痛、高热及全身中毒症状，甚至出现中毒性休克。	

续表

临床表现	病情观察	护理措施
气管－食管瘘	胸段食管穿孔可以穿入气管壁而形成气管－食管瘘，部分患者可因此出现食管狭窄或食管憩室，但临床很少见。	④对于焦虑较重的患者及家属，应予以安慰和开导，使其了解病情和治疗方法，消除紧张情绪和焦虑心理，积极配合治疗。 ⑤对患者及家属应进行预防食管异物发生的宣传教育。如进食要细嚼慢咽，不宜过于匆忙，牙齿脱落较多或用假牙托的老人尤应注意；损坏的假牙要及时修复，以免进食时松动脱落；教育小儿改正口含小玩具的不良习惯；误吞异物后，切忌自行吞服饭团、馒头等食物，以免加重损伤，造成取出困难。
呼吸道并发症	此类并发症多由食管内滞留液体或食物残渣反流吸入气管内，患者可出现呛咳、发热、呼吸困难等症状。	
大血管破裂出血	由食管异物引发的大血管破裂出血，以主动脉弓破裂最为多见，在病情早期（食管异物发生7d左右），有反复小量呕血或便血。	

第六节　阻塞性睡眠呼吸暂停低通气综合征

一　概　念

是指睡眠时上气道塌陷阻塞引起的呼吸暂停和低通气。常伴有打鼾、睡眠结构紊乱、频繁发生血氧饱和度下降、白天嗜睡、注意力不集中等症状。

二　主要护理问题

1. 舒适度的改变　与呼吸暂停及手术创伤有关。
2. 睡眠型态紊乱　与睡眠中出现打鼾、呼吸暂停和憋醒有关。
3. 有出血的危险　与手术损伤血管有关。
4. 有猝死的危险　与呼吸暂停的频率及持续时间有关。

三　病情观察与护理措施

临床表现		病情观察	护理措施
睡眠时打鼾		这种打鼾和单纯打鼾不同，音量大，十分响亮；鼾声不规则，时而间断。	①安排安静优雅的病房，以利于睡眠。 ②禁烟酒，预防感冒。 ③与其他患者分开安置，保证患者休息。 ④嘱患者进食清淡饮食。 ⑤建议患者侧卧或半坐卧位。
白天乏力嗜睡		白天乏力或嗜睡。	①根据不同的文化层次，针对其不同的心理特点，给予理解关心。 ②进行有关疾病知识的宣教，使其充分认识手术的必要性。 ③严重嗜睡患者，留陪人，以防意外发生。 ④建议患者减肥，此病多数因患者肥胖引起。
睡眠中发生呼吸暂停		较重的患者常常夜间出现憋气，甚至突然坐起，大汗淋漓，有濒死感。	①建议患者侧卧或半坐卧位。因平卧位时由于重力作用，软腭及舌根后塌，易阻塞气道，加重打鼾。 ②观察呼吸情况，必要时低流量吸氧。 ③安慰患者并让患者看到其准备的各种抢救用物，以消除患者突破性入睡的紧张情绪，鼓励患者保持最佳心理状态入睡。 ④密切观察患者入睡后呼吸、神态变化，特别是凌晨4~8时血压和神情的变化，因这段时间内易发生频繁呼吸暂停或猝死。 ⑤不服用中枢神经抑制药，因其可降低中枢神经系统兴奋性，加重呼吸暂停。
晨起头痛		由于缺氧，患者出现晨起头痛。	①限制探视人数，减少刺激因素，防止情绪激动和紧张。 ②晨起开窗通风，加强运动。
并发症	出血	全麻未醒者观察有无频繁吞咽动作，醒后嘱患者将口腔唾液轻轻吐入弯盘，勿咽下，以便观察伤口出血情况。	①手术当天不漱口，不说话，避免咳嗽，打喷嚏，震裂伤口。 ②及时用止血药物，颈部冰袋冷敷12h。 ③手术当天痰中带血丝，以后逐渐减少，为正常现象，若不断有鲜血吐出，及时通知医生。 ④密切监测呼吸、血压及心电图，及时吸出口咽部分泌物。

临床表现		病情观察	护理措施
	窒息	患者由于肥胖、颈粗短、舌根肥厚、血氧饱和度低、对缺氧耐受性差，若局部肿胀、分泌物滞留，易发生窒息，引起患者猝死。部分患者术前有高血压、心脏缺血等疾病，术后易发生心脑血管并发症。	⑤咽喉有水肿时，可给予适量激素，必要时行气管切开。 ⑥全麻清醒后督促患者采取侧卧位、半卧位休息，有助于患者呼吸。 ⑦尽早做好患者思想工作，术后进行有指导的吞咽训练，嘱患者小口多次进食，缓慢下咽，并告之此现象无特殊治疗，多在3个月内恢复。 ⑧术后4周内，切勿进食干硬、大块及酸、辣刺激性食物，保持口腔清洁，养成早晚刷牙及餐后漱口的卫生习惯。
	食物反流	术后进食时食物反流至鼻腔，导致打喷嚏、流涕等症状。	

第二十三章

眼 科

第一节 泪液排出系统疾病

一 概 念

泪液排出系统疾病是指泪道起始部（泪小点、泪小管、泪总管）管径窄细，位置表浅，并与结膜囊毗邻相通，容易受到炎症、外伤的影响而发生阻塞。

二 主要护理问题

1. 舒适的改变 与流泪、眼干有关。
2. 知识缺乏 缺乏泪道探通和鼻泪道吻合术的有关知识。
3. 有感染的危险 与术后伤口愈合不良有关。
4. 潜在并发症 切口出血、感染。

三 病情观察与护理措施

临床表现	病情观察与护理措施
流泪，泪道冲洗不通或不畅	①向患者说明治疗原发病的重要性，积极治疗原发病。 ②加强与患者的沟通及做好心理疏导，减轻患者焦虑、紧张情绪，积极配合治疗、护理工作。 ③及时通知患者及家属手术时间，使其在心理和物质上有所准备。 ④叮嘱家属陪护，减轻患者孤独焦躁感。嘱患者勿穿拖鞋行走，鞋子大小应合适。设置防滑标识，减少障碍物。 ⑤耐心讲解手术前后注意事项，以取得患者的信任和对手术的配合，减轻患者的心理负担。 ⑥手术当天不要进过热饮食，减少出血；嘱患者勿牵拉填塞物及擤鼻。 ⑦切口加压包扎2d，注意观察敷料是否在位有效，口咽是否还有渗血。 ⑧术后给予半坐卧位，利于伤口积血的引流。 ⑨注意休息，3~6个月内避免重体力劳动及剧烈运动。 ⑩日常护理工作中常给患者讲解用眼卫生、点眼方法、疾病护理常规等。 ⑪术后7d拆线。嘱患者继续行泪道冲洗，定期随访，学会滴鼻药和滴眼药。

第二节　斜　视

一　概　念

　　两眼不能同时注视一目标，而仅能用一眼注视，另一眼的视轴表现不同程度的偏斜，此现象称为斜视。

二　主要护理问题

　　1. 潜在并发症　复视。
　　2. 知识缺乏　缺乏斜视相关知识。
　　3. 焦虑　与对斜视的预后缺乏信心有关。

三　病情观察与护理措施

临床表现		病情观察与护理措施
眼位不正		①及时通知患者及家属手术时间，使其在心理和物质上有所准备。 ②耐心讲解手术前后注意事项，以取得患者的信任和对手术的配合，减轻患者的心理负担，全麻患者按全麻手术护理。手术前后禁食 4~6h。局部麻醉者，为防止手术中牵拉眼肌引起眼心反射，术前不能饱食。 ③术后当日包扎术眼，保持敷料干燥、清洁。 ④注意术眼卫生，1 个月内避免游泳，预防眼部感染。术后给予抗生素滴眼液点眼。 ⑤术后 3 个月内避免揉眼，碰触术眼。 ⑥出院 1~2 周后到医院复诊。
并发症	复视	对术后出现复视者，向家属解释只是暂时现象，鼓励患者主动看清晰物象，不要刻意去寻找复像，一般 1 周后逐渐消失。告知患者如果情绪紧张，越注意寻找复像，复像就越难消失。

第三节　青光眼

一　概　念

　　青光眼是一组以特征性视神经萎缩和视野缺损为共同特征的疾病，病理性眼压增高是其主要危险因素。眼压升高水平和视神经对压力损害的耐受性与青光眼视神经萎缩和视野缺损的发生和发展有关。青光眼是主要致盲眼病之一，有一定遗传倾向。在患者的直系亲属中，10%~15% 的个体可能发生青光眼。

二　主要护理问题

　　1. 急性疼痛　与眼压升高有关。
　　2. 感知紊乱、视力障碍　与眼压升高致视神经损害有关。
　　3. 知识缺乏　缺乏急性闭角型青光眼的防治知识。
　　4. 焦虑　对青光眼的预后缺乏信心。
　　5. 有外伤的危险　与视野缺损、视力下降、单眼同视功能差有关。

三　病情观察与护理措施

临床表现		病情观察与护理措施
头痛 恶心 呕吐 虹视 视力障碍		①密切监测眼压，眼压高时应遵医嘱给予降眼压药物，首选硝酸毛果芸香碱滴眼液、醋甲唑胺、碳酸氢钠、10%氯化钾口服、20%甘露醇静滴。 ②心理护理：根据青光眼患者性情急躁、易激动、多疑等特点，做好心理疏导工作。 ③向患者提供安静、舒适的休息环境，向患者解释生活中引起眼压升高的因素，指导避免眼压升高的办法。 ④视野缺损的患者防止患者受伤。
并发症	浅前房	眼压降低，加压包扎及阿托品散瞳治疗。
	术后高眼压	**眼压 >21mmHg 时** ①根据医嘱做相应处理。 ②按摩眼球，保持引流口通畅。
	便秘	多食水果蔬菜，必要时给予开塞露。

第四节　白内障

一 概　念

白内障是指晶状体透明度降低或颜色改变所导致的光学质量下降的退行性改变。

二 主要护理问题

1. 视力下降　与晶状体浑浊有关。
2. 潜在并发症　术后高眼压。
3. 知识缺乏　缺乏白内障相关知识。
4. 焦虑　与对白内障的预后缺乏信心有关。

三 病情观察与护理措施

临床表现		病情观察与护理措施
无痛性视力下降		①及时通知患者及家属手术时间,使其在心理和物质上有所准备。 ②耐心讲解手术前后注意事项,以取得患者的信任和对手术的配合,减轻患者的心理负担。 ③术后当日包扎术眼,保持敷料干燥、清洁。 ④术后当日尽量少低头,以免造成人工晶体掉至前房;避免头部剧烈活动,以免人工晶体脱位。 ⑤术后 1 周内洗脸、洗澡时,避免污水入眼。 ⑥术后 1 个月内避免剧烈运动和负重,以免用力过猛,眼压过高引起手术切口裂开。有便秘和咳嗽者宜用药物加以控制。 ⑦术后 3 个月内避免碰触术眼。 ⑧出院 1~2 周后到医院复诊。
并发症	术后高眼压	患者出现术眼胀痛或术侧头痛,甚至出现恶心、呕吐等症状。遵医嘱给予 20% 甘露醇静滴或给予醋甲唑胺、碳酸氢钠口服。

第五节　视网膜脱离

一　概　念

视网膜脱离是指视网膜神经上皮与色素上皮之间的脱离。

二　主要护理问题

1. 视力下降　与眼前黑影有关。
2. 潜在并发症　术后高眼压。
3. 知识缺乏　缺乏该病相关知识。
4. 焦虑　与对手术的预后缺乏信心有关。
5. 有受伤的危险　与视力下降、感知的改变有关。

三　病情观察与护理措施

临床表现		病情观察及护理措施
眼前黑影，视力下降		①及时通知患者及家属手术时间,使其在心理和物质上有所准备。 ②叮嘱家属陪护,减轻患者孤独焦躁感。嘱患者勿穿拖鞋行走,鞋子大小应合适。设置防滑标识,减少障碍物。 ③耐心讲解手术前后注意事项,以取得患者的信任和对手术的配合,减轻患者的心理负担。 ④玻璃体腔注气或硅油者,应遵医嘱取治疗体位,手术1个月内避免高空工作或旅游途中乘飞机、过隧道等。 ⑤注意休息,3~6个月内避免重体力劳动及剧烈运动,防止视网膜再次脱离。 ⑥日常护理工作中常给患者讲解用眼卫生,点眼方法,疾病护理常规等。 ⑦教会患者认识视网膜脱离的先兆症状,还要特别注意健眼,如有异常情况及早就诊。
并发症	术后高眼压	患者出现术眼胀痛或侧头痛,甚至出现恶心、呕吐等症状。遵医嘱给予20%甘露醇静滴或给予醋甲唑胺、碳酸氢钠口服。

第六节　眼外伤

一　概　念

　　眼外伤是任何机械性、物理性和化学性的外来因素作用于眼部,造成视觉器官结构和功能的损害。它是视力损害的主要原因之一,居单眼致盲原因的首位。根据外伤的致病因素可分为机械性和非机械性。机械性眼外伤包括钝挫伤、穿通伤、异物伤等;非机械性眼外伤包括热烧伤、化学伤和辐射伤等。

二　主要护理问题

　　1.视力下降　与眼球受伤有关。

　　2.潜在并发症　术后交感性眼炎。

　　3.知识缺乏　外伤术后缺乏相关知识。

　　4.焦虑　与受伤造成不同程度的视力下降或丧失有关。

三 病情观察与护理措施

临床表现		病情观察与护理措施
外伤致视力下降或视力障碍		①急症手术，应详查伤口，如有异物应立即取出。 ②化学烧伤后立即用大量水不断冲洗，然后用生理盐水或中和液冲洗，彻底去除残留于睑结膜、上下穹窿结膜及角膜下的化学颗粒；严重碱性烧伤应立即行结膜下冲洗或按热烧伤清理创面。 ③眼部热烧伤后较重者应卧床休息，进半流食或普食，全身抗休克及抗感染治疗；局部处理，防止感染，滴抗生素液及涂抗生素眼膏。对眼睑或结膜撕裂伤，要彻底清洁，细致缝合，术后结膜囊内涂抗生素眼膏，必要时包盖双眼；疑有感染者，应予抗感染治疗。 ④泪小管断裂伤，对内眦部眼睑撕裂伤，应注意泪小管，如有断裂，须行吻合术。 ⑤眼睑挫伤，出现眼睑水肿，皮下淤血者，早期可冷敷以止血，48h以后改为热敷以促进吸收。 ⑥玻璃体积血，3个月仍未吸收或伴有视网膜脱离应手术治疗。 ⑦角膜上皮擦伤，患者可涂抗生素眼药膏并包扎，角巩膜裂伤应手术缝合。
并发症	外伤性白内障	患者出现视力下降或视物模糊等症状。必要时行人工晶体植入术。
	交感性眼内炎	患者出现眼部肿胀、疼痛等症状。 ①全身或局部使用抗生素。 ②全身及局部大量使用糖皮质类固醇药物，如泼尼松或地塞米松等。
	继发性青光眼	患者出现头痛、恶心、呕吐等症状。口服降眼压药并给予甘露醇静滴。

第七节 眼眶疾病

一 概 念

眼眶疾病的种类多样，早期病变隐匿，临床症状各异，诊断和治疗相对困难。眼眶疾病包括眼眶先天性疾病、眼眶炎症性炎症、眼眶肿瘤、眼眶外伤、眼眶内复性疾病、眼眶继发性疾病及眼眶转移性病变等。

二　主要护理问题

1. 有感染的危险　与眼球突出、角膜暴露有关。
2. 有受伤的危险　与丧失视力有关。
3. 慢性疼痛　与眼压升高有关。
4. 感知紊乱　与肿瘤破坏视功能有关。

三　病情观察与护理措施

临床表现		病情观察与护理措施
眼球突出、眼球运动障碍		①进行药物治疗的患者，告知患者应用糖皮质激素和化疗药物的注意事项。 ②进行放射治疗的患者，应告知患者可能出现的全身反应，如虚弱、乏力、头晕头痛、厌食，个别有恶心、呕吐等。 ③输化疗药期间，加强巡视病房，防止化疗药外渗。
视力下降和丧失		①讲解术前术后的注意事项，术前术后禁食水 4~6h。 ②术后密切观察患者生命体征变化。 ③伤口应用绷带加压包扎，以减少眶内渗血。术后 2~3d 换药，观察敷料情况，如有异常及时报告医生。 ④加压包扎一周，十天左右拆线。
并发症	疼痛	①遵医嘱给予止痛镇痛剂。 ②嘱患者安心配合治疗，勿躁，避免术眼眶压升高，引起眶内出血。
	术后眶压升高	③眶压升高者，遵医嘱给予 20% 甘露醇 125ml 静滴或醋甲唑胺、碳酸氢钠口服。

第八节　眼部化学烧伤

一　概　念

眼部化学烧伤是指由化学物品的溶液、粉尘或气体接触眼部所致。

二　主要护理问题

1. 疼痛不适　与组织损伤有关。
2. 视力损伤　与抢救不及时有关。
3. 恐惧 / 焦虑　严重眼组织损害、剧烈疼痛或绒毛受损。

4. **知识缺乏** 缺乏眼化学烧伤急救处理相关知识。

三 病情观察与护理措施

临床表现		病情观察与护理措施
异物感 剧烈疼痛 流泪 畏光 视力下降 眼睑痉挛		**1. 彻底冲洗**：①争分夺秒，就地取材，冲洗至少30min，冲洗完毕后立即就医。②充分检查，先去除异物，再冲洗。③严格无菌，若为单眼，头偏向患侧，防止冲洗液流入健眼，若为双眼，患者仰卧或坐位，防止流入耳内。④冲洗完毕后遮盖患眼，减少眼球活动。 **2. 对因处理**：①碱烧伤：用维生素C注射液持续冲眼。②酸烧伤：2%碳酸氢钠溶液冲洗。 **3. 正确用药**：应用散瞳药物充分散瞳，防止虹膜粘连；使用抗生素滴眼液和眼膏，预防感染，适时用营养角膜类药物，促进角膜生长。 **4. 心理护理** **5. 密切观察伤眼**：敷料是否干燥，观察眼内分泌物，询问患者有无不适。 **6. 指导患者加强营养**：宜食高蛋白、高维生素、易消化食物。
并发症	眼球萎缩	择期手术。
	白内障	择期手术。
	继发性青光眼	①使用降眼压的药物，控制眼压。 ②根据情况，选择手术治疗。

第二十四章

感染病科

第一节　流行性脑脊髓膜炎

一　概　念

流行性脑脊髓膜炎简称流脑，是由脑膜炎奈瑟菌（又称脑膜炎球菌）引起的一种化脓性脑膜炎。

二　主要护理问题

1.体温过高　与脑膜炎球菌感染导致败血症有关。

2.舒适的改变：头痛　与脑血管微循环障碍、脑血管痉挛、颅内压增高有关。

3.组织灌注量改变　与内毒素所致微循环障碍有关。

4.营养失调：低于机体需要量　与高热、呕吐导致丢失过多，昏迷导致营养摄入不足有关。

5.皮肤完整性受损　与意识障碍、内毒素损伤皮肤小血管有关。

6.潜在并发症　脑疝。

三　病情观察与护理措施

临床表现	病情观察	护理措施
高热	突发寒战、高热，伴头痛、肌肉酸痛、食欲减退及神志淡漠。	1. **隔离**：空气飞沫隔离至症状消失后 3d，一般不少于发病后 7d。 2. **病情监测**：观察体温及伴随症状。 3. **饮食与休息**：给予营养丰富、清淡可口、高热量、高蛋白、易消化的流质或半流质饮食。绝对卧床休息，减少搬动及探视。 4. **遵医嘱用药**：抗菌治疗（青霉素、头孢菌素类、氯霉素），退热剂，镇静剂，脱水剂等。 5. **用药护理**：青霉素观察有无过敏。服用磺胺类药物时，嘱患者多饮水，保证液体入量，成人 3000ml/d 左右，小儿 80~100ml/（kg·d）。观察尿量及性状，随时复查尿常规，以便及时发现血尿或磺胺结晶。应用氯霉素时应注意观察血象，注意有无皮疹、胃肠道反应及精神症状。
瘀点瘀斑	70% 以上患者有皮肤黏膜瘀点或瘀斑，直径 1~20mm，严重者瘀斑迅速扩大，其中心皮肤呈紫灰色或大疱。	1. **观察皮肤黏膜瘀点、瘀斑的变化** 2. **皮肤护理**：①各项操作轻柔，使用保护措施。②破溃部位生理盐水清洗后涂抗生素软膏，防继发感染。保持皮肤清洁干燥。③保持床单位整洁、干燥。
脑膜刺激征	患者迅速进入昏迷状态，惊厥频繁，锥体束征阳性，有血压升高、心率减慢、瞳孔忽大忽小或一大一小，视盘水肿等脑水肿表现。	1. **饮食与休息**：绝对卧床。给予清淡、易消化饮食，频繁呕吐不能进食者给予补液，昏迷者给予鼻饲。 2. **监测病情**：观察意识、瞳孔、生命体征；有无脑疝、呼吸衰竭等并发症发生；记录 24h 出入量。 3. **吸氧** 4. **遵医嘱用药**：抗生素（青霉素、氯霉素或头孢菌素），扩容（低分子右旋糖酐、乳酸钠林格液），纠酸（5% 碳酸氢钠），改善微循环（山莨菪碱），脱水（20% 甘露醇）及镇静剂等。 5. **用药护理**：应用 20% 甘露醇时，快速滴注，观察呼吸、心率、血压、瞳孔变化及输液通路情况，防止液体外渗。
并发症 — 脑疝	脑膜炎重症患者可见，表现为双侧瞳孔不等大、喷射性呕吐、昏迷等。	①监测意识、瞳孔、呼吸、心率、血压、脑膜刺激征等。 ②遵医嘱用药：脱水（20% 甘露醇）、减轻脑水肿（肾上腺皮质激素）、抗菌等。 ③防治呼吸衰竭。

第二节　发　热

一　概　念

发热是指任何原因引起的机体产热增加或散热减少，或致热源直接作用于丘脑的体温调节中枢，或体温调节中枢功能紊乱，使体温升高超出正常范围的高限。

二　主要护理问题

1. 体温过高　与体温调节障碍有关。
2. 营养失调：低于机体需要量　与发热、机体消耗有关。
3. 有体液不足的危险　与发热、摄入减少有关。
4. 焦虑　与疾病知识缺乏、诊断困难有关。

三　病情观察与护理措施

临床表现	病情观察	护理措施
发热 头痛 全身酸痛 食欲不振	常见的热型有稽留热、弛张热、间歇热、不规则热等，可伴随有畏寒、咳嗽、气急、心悸、皮疹、恶心、呕吐、尿路刺激征等症状。	**1. 休息：**高热时绝对卧床休息。病室保持适宜的温度、湿度，一般室温18℃~22℃，湿度50%~60%。取舒适体位，减少衣被，以利散热。发冷、寒战时，注意保暖，必要时给予热饮。 **2. 饮食：**发热期间选用高热量、营养丰富的流食，注意补充足够的液体，必要时静脉输液以保证机体需要量。 **3. 病情观察：**注意观察发热的类型、发热的热程、发热时的伴随症状及特殊体征，及时掌握实验室检查结果。 **4. 降温：**物理降温采用温水擦浴、冰帽、冰毯、冰盐水灌肠等。所有的物理降温措施使用半小时后，测量体温变化并记录。 **5. 用药护理：**①使用糖皮质激素，监测生命体征变化，谨防大量出汗后患者出现虚脱。由于糖皮质激素易引起消化性溃疡，注意观察患者有无消化道出血的表现。②抗菌药物的使用：根据细菌培养结果选择合适的抗菌药物，注意抗菌药物的半衰期，合理安排抗菌药物使用的间隔时间。③慎用退热剂，同时监测生命体征变化。 **6. 心理护理：**向患者讲解发热待查疾病的诊断步骤及用药原则，鼓励患者说出想法，主动参与护理，向患者及家属分享治愈案例，并给予解释，以解除其焦虑情绪。

第三节　猩红热

一　概　念

猩红热是由 A 组 β 型溶血性链球菌引起的急性呼吸道传染病。

二　主要护理问题

1. 体温过高　与感染、毒血症有关。
2. 皮肤、黏膜完整性受损　与皮疹、脱皮有关。
3. 有感染的危险　与病原体播散有关。

三　病情观察与护理措施

临床表现	病情观察	护理措施
发热	发热多为持续性，重者体温可达39℃~40℃，伴头痛、咽痛、食欲减退、全身不适、恶心呕吐。	**1. 隔离**：飞沫隔离，至临床症状消失后，咽培养连续三次阴性或发病后 7d。 **2. 饮食与休息**：予易消化流质或半流质饮食，避免刺激性食物，补充水分。急性期绝对卧床休息，有并发症者卧床休息 3~4 周。 **3. 病情观察**：生命体征、眼痛症状及咽部分泌物变化。 **4. 遵医嘱用药**：抗感染（青霉素），对症治疗（退热、补液、纠酸等）。 **5. 退热**：以物理降温为主，药物降温为辅。 **6. 化脓病灶切开引流** **7. 用药护理**：使用青霉素等抗生素时注意观察有无过敏反应。应用退热剂时注意观察体温、出汗等情况，保持衣被、皮肤清洁。 **8. 口腔护理**：保持口腔清洁，口腔护理 2 次／日。饭后、睡前用温生理盐水或口洁素漱口，每天 4~6 次。

续表

临床表现	病情观察	护理措施
皮疹	多在发热后第2天出现，从耳后、颈根及上胸部开始，24h内蔓延至全身。典型的皮疹为在全身皮肤充血发红的基础上散布着针尖样大小、密集而均匀的点状充血性红疹，压之褪色，去压后复现，伴有痒感。	**1.病情观察：**观察出疹情况，眼睑是否水肿、尿量及性状。 **2.饮食与活动：**予营养丰富，富含维生素，易消化半流质饮食，保持空气清新。急性期卧床休息，疹退后逐步增加活动量。 **3.皮肤护理：**给予温水擦浴，皮肤瘙痒严重者涂炉甘石洗剂，禁用肥皂水擦洗。注意修剪指甲，防止抓伤皮肤造成感染。 **4.口腔护理：**协助患者做好口腔护理。

第四节　水　痘

一　概　念

水痘是由水痘–带状疱疹病毒感染引起的儿童常见急性传染病。临床特征是同时出现的全身性丘疹、水疱及结痂。

二　主要护理问题

1.体温过高　与病毒感染有关。

2.皮肤黏膜完整性受损　与病毒对皮肤损害有关。

3.潜在并发症　继发细菌感染、肺炎、脑炎等。

三　病情观察与护理措施

临床表现		病情观察	护理措施
前驱症状		婴幼儿常无症状或症状轻微，在出现低热、全身不适的同时已有皮疹。年长儿童和成人可有畏寒、低热、头痛、乏力、咽痛、咳嗽、恶心等症状，前驱症状持续1~2d后才出疹。	**1. 观察前驱症状、皮疹出疹情况及体温变化。** **2. 隔离：**空气隔离，自出疹前1d到皮疹完全结痂为止。 **3. 饮食与休息：**予清淡易消化食物，注意补充水分，应避免辛辣刺激性食物。发热期应卧床休息。皮疹较重伴有发热等症状者以卧床休息为主，保持病室清洁，空气流通，温湿度适宜，保持被褥干燥、清洁。 **4. 遵医嘱用药：**给予抗病毒药（阿昔洛韦、阿糖腺苷和干扰素等），抗感染药（甲紫或新霉素软膏等），止痒剂（炉甘石洗剂），抗组胺药物（氯苯那敏）等；严禁使用糖皮质激素。 **5. 防治并发症：**继发细菌感染时应及早选用抗生素。脑炎出现脑水肿者应采取脱水治疗。 **6. 皮肤护理：**保持皮肤清洁，可用温水擦洗皮肤，勤剪指甲，避免抓破皮肤引起感染。
皮疹		首先见于躯干和头部，以后延及面部及四肢。初为红色斑疹，数小时后变为丘疹并发展成疱疹，呈向心性分布，以发际、胸背较多，四肢面部较少，手掌足底偶见。鼻、咽、口腔、外阴等部位的黏膜亦可发疹。1~2d后疱疹从中心开始干枯、结痂，红晕消失。1周左右痂皮脱落愈合，一般不留瘢痕。10d左右自愈。	
并发症	继发感染	皮肤继发细菌感染如化脓性感染、丹毒、蜂窝组织炎、急性淋巴结炎、脓毒症等。	**1. 休息与活动：**保证休息，进食高蛋白、高维生素、高热量饮食。 **2. 遵医嘱使用抗生素。**感染早期可采用药物外敷、热敷、理疗，促使炎症消散，炎症较重应合理使用抗生素。 **3. 患肢抬高制动** **4. 观察生命体征：**定时测量，注意意识变化，及有无内脏损害等。

续表

临床表现	病情观察	护理措施
并发症 肺炎	原发性水痘肺炎多见于成人患者或免疫功能低下者。轻者无明显症状，仅 X 线胸片可见双肺弥漫性结节状阴影。重症可有高热、咳嗽、胸痛、咯血、呼吸困难及发绀。严重者 24~48h 内死于急性呼吸衰竭。	**1.病情监测：**观察呼吸形态、血氧饱和度、血气分析等。如果呼吸增快、呼吸困难、口唇四周发青、面色苍白或发绀应立即通知医生，配合抢救。 **2.休息与饮食：**保持室内空气清新，定时开窗通风，限制陪人探视，加强病房消毒。加强营养，给予高热量、高维生素、高糖、高蛋白、低脂肪的饮食，多喝开水。 **3.遵医嘱应用抗生素治疗** **4.保持呼吸道通畅：**氧气吸入，及时清除呼吸道分泌物。必要时行气管插管或气管切开。 **5.加强口腔护理及皮肤护理**
脑炎	多发于出疹后 1 周，表现与病毒性脑炎相似，预后较好，病死率 5% 左右。重者可遗留神经系统并发症。	**1.遵医嘱给予脱水、镇静等治疗** **2.病情观察：**严密观察神志、生命体征和瞳孔的变化，准确记录 24h 出入量。

第五节　手足口病

一　概　念

　　手足口病是由多种肠道病毒引起的常见传染病，以婴幼儿发病为主。大多数患儿症状轻微，以发热和手、足、口腔等部位的皮疹或疱疹为主要特征，多数患儿可自愈。潜伏期一般 3~7d，无明显的前驱症状，多数患者突然起病。

二　主要护理问题

　　1.发热　与病毒感染有关。
　　2.皮肤完整性受损　与皮疹有关。
　　3.潜在并发症　肺炎。

三　病情观察与护理措施

临床表现		病情观察	护理措施
发热		手足口病引起的发热一般为低热或中度发热。无须特殊处理。	**1. 隔离：**接触隔离至体温正常、皮疹消退及水疱结痂。 **2. 休息与活动：**急性期应卧床休息，协助患者取舒适体位，避免哭闹，减少消耗。勤开窗通风，保持室内空气流通。勤更换衣被，穿着宽松、全棉衣裤。 **3. 饮食：**给予温凉、清淡、易消化、富含维生素的流质饮食，少量多餐，发热时多饮水。 **4. 病情观察：**观察生命体征变化、伴随症状和特殊体征。 **5. 降温：**采取物理降温为主，给予温水擦浴、降温贴，必要时可给退热药物。 **6. 遵医嘱用药：**抗病毒药（利巴韦林）、退热剂、免疫调节剂（免疫球蛋白等）、糖皮质激素等。 **7. 用药护理：**应用糖皮质激素治疗时，注意观察不良反应，待病情稳定，尽早减量或停用。
皮疹		主要侵犯手、足、口、臀四个部位（四部曲）；疹子不像蚊虫咬、不像药物疹、不像口唇牙龈疱疹、不像水痘所以又称四不像；有不痛、不痒、不结痂、不结疤的四不特征。	**1. 观察皮疹：**包括皮疹的形态、色泽、数量、分布、持续时间及消退的情况。 **2. 保持皮肤清洁，预防皮肤感染：**每日用温水轻擦皮肤，剪短指甲或戴手套，以免搔抓皮肤造成继发感染，保持床褥清洁、平整、干燥。 **3. 口腔护理：**加强口腔护理，每次饭前饭后应漱口。口腔疼痛明显时可使用激光治疗或遵医嘱使用口腔喷剂，减轻疼痛。
并发症	神经系统	脑膜炎、脑膜脑炎、脑炎为手足口病常见的并发症。脑膜脑炎、脑炎主要表现为高热、头痛、谵妄、抽搐、昏迷，重症可致死亡。	**1. 病情观察：**观察意识、生命体征，有无头痛、嗜睡和脑膜刺激征。 **2. 缓解头痛：**可将床头抬高30°，取头正侧卧位，限制头部活动以利于头部静脉回流。 **3. 遵医嘱用药：**控制颅内高压（20%甘露醇静滴），使用免疫球蛋白、糖皮质激素、镇静剂等。

临床表现		病情观察	护理措施
并发症	呼吸系统	观察患者呼吸节律、频率和血氧饱和度，有无呼吸短促、口唇发绀等表现。	**1. 监测呼吸节律、频率及血氧饱和度的变化** **2. 保持呼吸道通畅，吸氧:** 及时翻身、拍背、吸痰，出现呼吸功能障碍时，及时行气管插管，使用呼吸机辅助呼吸。
	循环系统	观察有无面色苍白、心率增快或缓慢、脉搏浅快、四肢发凉、指（趾）发绀、血压下降或不升等表现。	监测生命体征、血糖、出入量等；吸氧；保证营养的供给；遵医嘱应用抗生素、血管活性药物；稳定血压及内环境。

第六节　伤　寒

一　概　念

伤寒是由伤寒杆菌引起的急性消化道传染病。

二　主要护理问题

1. 体温过高　与细菌感染、释放大量内源性致热源有关。

2. 舒适的改变：腹胀　与中毒性肠麻痹、消化功能低下、低血钾有关。

3. 排便异常：便秘、腹泻　与肠道损伤、长期卧床、无渣饮食有关。

4. 营养失调：低于机体需要量　与高热、食欲缺乏、腹胀、腹泻有关。

5. 潜在并发症　肠出血、肠穿孔。

6. 知识缺乏　缺乏伤寒的疾病知识及消毒、隔离知识。

三　病情观察与护理措施

临床表现	病情观察	护理措施
发热	多为稽留热，5~7d 内达 39℃ ~40℃，持续 10~14d，伴全身不适。	**1. 隔离：**接触隔离，至体温正常后 15d 或大便培养每隔 5~7d 一次，连续 2 次阴性。 **2. 饮食：**给予营养丰富、清淡软食。少量多次饮水，退热期间给予高热、无渣或少渣、少纤维素，不易产生肠胀气的半流质饮食。 **3. 休息与活动：**发热期间患者应卧床休息至退热后 1 周。 **4. 严密监测体温变化：**观察发热程度、热型，伴随症状，体温的升降特点。 **5. 降温措施：**常用物理降温方法即可。擦浴时避免在腹部加压用力，以免引起肠出血或肠穿孔。 **6. 用药护理：**应用解热镇痛剂需注意观察出汗、血压情况，保持皮肤清洁。
消化道症状	肝、脾大，多数患者病程第 1 周末出现肝、脾大，质软有压痛。腹胀、多数便秘、少有腹泻。	**1. 观察意识、生命体征及腹部症状** **2. 饮食：**给予营养丰富、清淡的流质饮食，少量多餐，避免过饱。腹胀者避免刺激性和产气的食物。鼓励少量多次饮水。口服不足可静脉补充。 **3. 活动：**急性期卧床休息，恢复期方可逐步下床活动。 **4. 遵医嘱用药：**给予抗生素（喹诺酮类、头孢菌素类、氯霉素），减轻毒血症状药物（糖皮质激素）等。
神经系统症状	表情淡漠、呆滞，反应迟钝、耳鸣、听力减退、谵妄、昏迷或脑膜刺激征。	**5. 用药护理：**应用喹诺酮类抗菌药物应观察血象变化及有无胃肠不适、失眠等发生。使用氯霉素时应监测血象，警惕粒细胞减少症的发生。 **6. 加强口腔、皮肤护理：**加强口腔护理，协助饭后、睡前漱口。保持皮肤清洁、干燥，定期翻身，防压疮发生。
循环系统症状	相对缓脉、脉搏细数、血压下降、循环衰竭。	**7. 排泄护理：**忌过分用力排便、使用泻药或高压灌肠，必要时温盐水或开塞露低压灌肠。腹胀者可腹部热敷或肛管排气，避免按压，禁用新斯的明。

临床表现		病情观察	护理措施
并发症	肠出血	较常见，多发于病程第2~4周。轻者大便隐血阳性，大量出血时体温骤降后很快回升，脉细速，伴休克表现。	**1. 禁食，绝对卧床休息：**密切观察血压、意识及便血情况。 **2. 应用镇静剂、止血剂，输注血制品** **3. 大量出血内科治疗无效时考虑手术治疗**
	肠穿孔	最严重并发症，多发于病程第2~4周。有腹胀、腹泻、肠出血应警惕肠穿孔发生。发生时突然右下腹痛，伴恶心、呕吐、血压降低、腹膜刺激征等。肝浊音界减小或消失，X线片可见膈下游离气体。	**1. 绝对休息，保持安静，暂禁食，胃肠减压** **2. 遵医嘱给予镇静剂、止血、抗菌、补液治疗：**必要时配血、输血。 **3. 积极准备手术治疗** **4. 遵医嘱使用抗生素，以控制腹膜炎**

第七节　流行性腮腺炎

一　概　念

　　流行性腮腺炎是由腮腺炎病毒所引起的急性呼吸道传染病，常见于春季，主要发生在儿童和青少年期。主要表现是腮腺的非化脓性炎症性肿胀、疼痛、发热。

二　主要护理问题

　　1. 体温过高　与病毒侵犯机体、引起体温调节障碍有关。

　　2. 自我形象紊乱　与腮腺肿胀导致面部变形有关。

　　3. 疼痛　与腮腺和周围组织水肿有关。

　　4. 营养失调：低于机体需要量　与咀嚼食物困难有关。

　　5. 潜在并发症　生殖系统并发症、神经系统并发症、急性胰腺炎等。

三　病情观察与护理措施

临床表现		病情观察	护理措施
前驱症状		可出现发热、头痛、无力、食欲不振等。	**1. 隔离**：飞沫隔离，至腮腺完全消肿。 **2. 饮食与休息**：给予高热量、营养丰富的流食，避免辛辣刺激、过酸过甜的食物。急性期绝对卧床休息，保证适宜的环境，勤开窗通风。 **3. 监测生命体征变化、自主症状及阳性体征** **4. 降温**：以物理降温为主，温水擦浴、降温贴，必要时可给予退热药物。 **5. 用药的护理**：物理降温效果不好时可给予小剂量糖皮质激素。
腮腺肿痛		通常一侧腮腺先肿大，2~4d后再累及对侧。腮腺肿大是以耳垂为中心，向前、后、下发展。覆盖于腮腺上的皮下软组织，由于水肿使局部皮肤发亮但不发红，皮温增高，疼痛明显。腮腺管口早期常有红肿，按压无脓性分泌物。	**1. 观察腮腺肿胀情况**：是否由一侧发展至对侧，颌下腺及舌下腺是否受累，并有吞咽困难。 **2. 口腔护理**：观察腮腺管口有无红肿及分泌物。及时清理口腔内的食物残渣，每次进食后及早晚用温盐水或碱性漱口水，防止继发感染。 **3. 缓解局部疼痛**：腮腺胀痛可行局部冷敷，避免进食酸性食物，减少腮腺分泌，保持口腔卫生。疼痛显著者可用止疼剂，避免咀嚼食物、酸甜等刺激。
并发症	神经系统	脑膜炎、脑膜脑炎、脑炎为儿童最常见并发症。一般在腮腺肿胀4~5d出现。脑膜脑炎、脑炎主要表现为高热、头痛、谵妄、抽搐、昏迷，重症可致死亡。	**1. 观察意识、头痛情况和脑膜刺激征** **2. 遵医嘱用药**：降低颅内压（20%甘露醇），使用糖皮质激素等。
	生殖系统	因腮腺炎病毒多侵犯成熟腺体，青春后期的患者多见，男性以睾丸炎最常见，女性以卵巢炎最常见。	**1. 男性观察睾丸肿痛情况，女性观察腹痛变化** **2. 缓解疼痛**：睾丸胀痛可用棉花垫和丁字托托起，疼痛剧烈时可在阴囊处间断冷敷。合并卵巢炎下腹疼痛者，可局部热敷。
	急性胰腺炎	多发生于腮腺肿胀后数日，主要表现为发热、恶心、呕吐、腹痛等。	**1. 禁食并胃肠减压** **2. 观察腹痛的部位、性质**：有无恶心、呕吐等，并监测血尿淀粉酶及血脂肪酶的变化。 **3. 遵医嘱静脉营养治疗**

第八节　疟　疾

一　概　念

疟疾是由疟原虫感染引起的寄生虫病，以反复发作的间歇性寒战、高热、继之大汗后缓解为特点。

二　主要护理问题

1. 体温升高　与疟原虫感染有关。
2. 活动无耐力：疲乏　与发热、出汗多、贫血等有关。
3. 舒适的改变：头痛　与高热有关。
4. 潜在并发症　黑尿热、肾衰竭。

三　病情观察与护理措施

临床表现	病情观察	护理措施
发热	典型发作过程：急起寒战，常持续20min至1h，随后体温骤升，常达40℃以上，伴头痛、全身酸痛、恶心、口渴，意识清楚。发热常持续2~6h。继之开始大量出汗，体温骤降，持续0.5~1h，患者自觉明显好转，但常感乏力、口干。间歇期：间日疟和卵形疟为48h，三日疟约为72h，恶性疟为36~48h。	**1.隔离**：接触隔离，病室防蚊、灭蚊。 **2.观察意识、瞳孔、生命体征、头痛、呕吐、抽搐、发热程度及伴发症状等** **3.休息**：急性期绝对卧床休息。 **4.饮食**：给予高热量流质或半流质饮食，呕吐不能进食者由静脉补充。发作间歇期，给予高热量、高蛋白、高维生素、含铁质丰富饮食，补充消耗，纠正贫血。 **5.降温**：首选物理降温。必要时遵医嘱使用退热药物。 **6.遵医嘱用药**：给予抗疟药（氯喹、伯氨喹、青蒿琥酯等），退热剂等。 **7.用药护理**：口服氯喹应饭后服用，减少对胃肠道刺激；口服伯氨喹注意有无发绀、血管内溶血等，一旦发生应及时报告医生停药，嘱患者多饮水；应控制滴数，以40~50滴/分为宜。同时监测血压、脉搏变化，有严重反应者立即停药。

续表

临床表现		病情观察	护理措施
并发症	黑尿热	常见于恶性疟引起的急性血管内溶血，表现为急起寒战、腰痛、黄疸、肝脾迅速增大、进行性贫血、尿量骤减、酱油样尿。与抗疟药使用、疟原虫释放毒素、自身免疫反应等有关。	①病情观察：观察生命体征、尿液变化，监测血红细胞、血红蛋白，及时发现肾衰竭。 ②绝对卧床休息至急性症状消失。 ③吸氧。 ④补充液体，碱化尿液，应用糖皮质激素等。每日入量：3000~4000ml，每日尿量不少于1500ml。 ⑤停用诱发溶血反应、导致黑尿热的药物如奎宁、伯氨喹等，改用青蒿素、氯喹等。 ⑥输血：贫血严重者，可遵医嘱少量多次输注新鲜全血。 ⑦准确记录出入量。

第九节　狂犬病

一　概　念

狂犬病又称恐水症，是由狂犬病病毒所致，以侵犯中枢神经系统为主的急性人兽共患的传染病。潜伏期长短不一，5d 至 19 年或更长，一般为 3 个月。

二　主要护理问题

1. 皮肤完整性受损　与狂犬、病猫等咬伤或抓伤有关。
2. 低效性呼吸型态　与呼吸肌痉挛有关。
3. 有受伤的危险　与患者兴奋、狂躁、幻觉等精神异常有关。
4. 有暴力行为的危险　与高度兴奋、狂躁有关。

三　病情观察与护理措施

临床表现	病情观察	护理措施
兴奋	表现为高度兴奋、恐惧不安、恐水、怕风。体温常升高，38℃~40℃。外界声光等刺激可引起咽肌痉挛；声带痉挛可伴声嘶、吐字不清，呼吸肌痉挛可致呼吸困难、发绀。	**1. 隔离**：整个病程采取接触隔离措施。 **2. 病情观察**：生命体征；恐风、恐水表现；抽搐部位及发作次数；呼吸衰竭与循环衰竭的进展；记录出入量。 **3. 饮食**：以软食为主，必要时给予鼻饲或静脉补液。 **4. 休息**：病房要求安静、温暖，并挂深色窗帘，避免一切不必要的刺激，如光、风、声等。各项治疗操作应简单、轻柔，并集中在使用镇静剂后进行。 **5. 伤口处理**：立即用20%的肥皂水或0.1%苯扎溴铵彻底冲洗至少30min，两者不能合用。深部伤口用注射器插入进行冲洗，洗后用50%~70%乙醇或2%碘酒涂擦，伤口不缝合不包扎；如咬伤头部、颈部或严重咬伤者需用抗狂犬病免疫血清，在伤口及周围进行局部浸润注射。 **6. 遵医嘱对症用药**：镇静剂（安定等），纠酸，稳定血压等。 **7. 保持呼吸道通畅**：吸氧、及时清除口鼻分泌物，呼吸衰竭时配合医生行气管插管、呼吸机辅助呼吸，并做好相应护理。

第十节　细菌性痢疾

一　概　念

细菌性痢疾简称菌痢，是由志贺菌属细菌引起的急性肠道传染病。临床上以发热、腹痛、腹泻、里急后重感及黏液脓血便为特征，以直肠、乙状结肠的炎症与溃疡为主要病理变化。潜伏期：数小时至7d，多数为1~4d。

二　主要护理问题

1. 腹泻　与痢疾杆菌感染有关。
2. 腹痛　与肠蠕动增强、肠痉挛有关。
3. 体温过高　与毒血症有关。
4. 潜在并发症　休克。

三　病情观察与护理措施

临床表现	病情观察	护理措施
腹泻	伴腹痛，稀水样便或黏液脓血便，每日十余次至数十次不等，里急后重感明显。查体可见左下腹压痛。老年、体弱、营养不良等重症患者，腹泻可达每天30次以上，腹痛，里急后重明显，并出现严重呕吐、腹胀及中毒性肠麻痹。	**1. 隔离**：接触隔离，至临床症状消失，大便培养连续2次阴性。 **2. 病情观察**：观察生命体征、面色、肤色、神志的变化，观察有无脱水征，准确记录大便的次数、性状、量、颜色等。 **3. 饮食**：给予清淡、易消化、温和的流质或半流质饮食，忌食生冷、油腻及刺激性食物。 **4. 休息**：腹泻频繁、全身症状明显者应卧床休息，症状减轻或病情轻者可适当运动。 **5. 遵医嘱用药**：抗菌药（喹诺酮类）、退热剂、肠道保护剂（小檗碱）。 **6. 用药护理**：喹诺酮类应空腹服用，嘱患者多饮水。避免患者过度暴露于阳光下，以防止光敏反应的发生；避免与抗酸药、含金属离子的药物同服，必须合用时，应间隔2~4h；避免与茶碱类和非甾醇抗炎药合用。 **7. 肛周护理**：便后用清洁软纸擦拭，温水坐浴，勿损伤肛周皮肤，防止感染。若脱肛，可手法还纳。
中枢神经系统症状	中毒性菌痢脑型，由于脑血管痉挛至脑缺氧、脑水肿，甚至脑疝，表现为剧烈头痛、频繁呕吐、烦躁、惊厥、昏迷、瞳孔不等大、对光反应消失，严重时出现呼吸衰竭。	**1. 保持呼吸道通畅**：吸氧1~2L/min。做好气管插管、气管切开准备。 **2. 病情观察**：观察生命体征、意识状态、面色、末梢循环、血气分析等指标。 **3. 遵医嘱用药**：脱水剂（20%甘露醇、50%葡萄糖等），血管扩张剂（东莨菪碱等），肾上腺皮质激素（地塞米松）等。
感染性休克	中毒性菌痢休克型，2~7岁儿童多见，表现为面色苍白、四肢厥冷、皮肤发绀、心率加快、脉搏细数、血压渐降等。	**1. 退热止惊** **2. 观察意识、生命体征、尿量等** **3. 饮食与休息**：流质饮食，鼓励患者多饮水，避免因降温过快、出汗过多引起虚脱。取仰卧中凹卧位，绝对卧床休息，防止坠床，适当保暖。 **4. 吸氧** **5. 遵医嘱用药**：扩容（低分子右旋糖酐、葡萄糖盐水等），纠酸（5%碳酸氢钠），血管活性药（东莨菪碱、酚妥拉明、多巴胺等），糖皮质激素等。 **6. 用药护理**：使用扩容药，注意观察脉率、呼吸，防止发生肺水肿及左心衰。使用血管活性药，维持适当的浓度和速度，注意观察药物的疗效和不良反应。

第十一节　病毒性肝炎

一　概　念

病毒性肝炎是由多种肝炎病毒引起的以肝脏损害为主的一组全身性传染病。

二　主要护理问题

1. 营养失调：低于机体需要量　与厌食、呕吐、腹胀有关。
2. 活动无耐力：明显乏力　与能量代谢障碍、进食减少、肝细胞严重受损有关。
3. 潜在并发症　肝性脑病、出血。
4. 焦虑　与感到疾病的威胁有关。

三　病情观察与护理措施

临床表现	病情观察	护理措施
急性肝炎	急性黄疸型肝炎前期病毒血症、消化系统症状，继之黄疸加深，尿色深如浓茶，巩膜皮肤黄染，肝大、质软，有压痛及叩击痛。恢复期黄疸逐渐消退，肝脾回缩，肝功能逐渐恢复正常。急性无黄疸型肝炎食欲减退、厌油、恶心、呕吐、腹胀、腹痛和腹泻，多较黄疸型轻。	**1. 隔离**：接触隔离。甲肝至发病日起21d；乙肝急性期患者隔离至HBsAg阴转；丙肝至ALT正常或血清HCV-RNA阴转；丁肝至血清HDV-RNA及HDAg阴转；戊肝至发病后3周。 **2. 休息与活动**：急性期及重症患者绝对卧床休息，待黄疸消退、症状减轻、肝功能好转时，可逐渐下床活动，以不疲劳为原则。急性肝炎患者出院后应休息1~3个月。但仍避免过度劳累，养成良好的生活习惯。
慢性肝炎	根据病情严重程度分为轻度、中度和重度。反复出现疲乏、食欲缺乏、厌油、肝区不适，肝大伴轻压痛。重者可有腹胀、腹泻、面色晦暗、蜘蛛痣、肝掌或肝脾大。肝功能持续异常。	**3. 饮食**：①急性肝炎患者给予清淡、可口饮食，食欲好转后，给予营养丰富、易消化普食，少食多餐，避免暴饮暴食；②慢性肝炎患者给予高热量、高蛋白、高维生素、易消化饮食。有腹水者，给予低盐或无盐饮食；③不宜摄入高糖、高热量饮食，尤其合并糖尿病和肥胖者。④腹胀者可减少产气食品（牛奶、豆制品）的摄入。⑤各型肝炎均应禁饮酒。

续表

临床表现		病情观察	护理措施
重型肝炎		可分为急性、亚急性、慢性。表现为肝衰竭症候群：极度乏力、严重消化道症状、肝性脑病、出血、凝血酶原活动度（PTA）<40%，黄疸进行性加重、中毒性鼓肠、肝肾综合征等。	**4. 病情观察：** 严密监测意识、瞳孔、生命体征及肝功。有无出血倾向、肝性脑病前驱症状等并发症。 **5. 遵医嘱用药：** 保肝药（还原型谷胱甘肽、多烯磷脂酰胆碱、甘草酸等），免疫调节药（胸腺法新等），抗病毒药（核苷类、干扰素等）。
淤胆型肝炎		以肝内淤胆为主要表现。梗阻性黄疸表现：黄疸加深伴皮肤瘙痒，粪便颜色变浅或灰白；碱性磷酸酶（ALP）、γ谷氨酰转肽酶和胆固醇升高，尿胆红素增加，尿胆原减少。"三分离"特征：黄疸深；消化道系统症状轻；ALT升高不明显，PTA下降不明显。	**6. 用药护理：** 使用抗病毒药前对患者详细说明，使其有充分的心理准备，保证按时、按疗程用药，不间断，不擅自停药。使用干扰素观察不良反应，定期监测血常规、病毒定量、尿常规、血糖等。
并发症	上消化道出血	主要病因有凝血因子、血小板减少；胃黏膜糜烂或溃疡；门脉高压。常在恶心、呕吐、负重等腹内压突然升高或因粗糙食物造成机械性损伤、胃酸反流腐蚀损伤时，引起突然大量的呕血和黑便。	**1. 病情监测：** 监测生命体征；观察出血的性、量等。 **2. 饮食：** 暂禁食水，病情好转从流食逐渐过渡到易消化的软食。 **3. 休息与活动：** 急性期绝对卧床，出血停止，病情好转后逐步下床活动。 **4. 遵医嘱用药：** 止血（维生素K₁、生长抑素、凝血酶、去甲肾上腺素等），扩容（乳酸钠林格液），补充血制品（血浆、冷沉淀、红细胞等），抑酸药（奥美拉唑钠、兰索拉唑钠等）。 **5. 必要时内镜下止血**
	肝性脑病	可发生于重型肝炎和肝硬化患者。常见诱因有上消化道出血、高蛋白饮食、感染、大量排钾利尿、大量放腹水、使用镇静剂等。表现为意识障碍、行为失常、昏迷等。	**1. 病情监测：** 监测生命体征及瞳孔变化，密切注意肝性脑病的早期征象，如有异常及时报告医生。 **2. 低蛋白饮食** **3. 安全防护：** 绝对卧床休息，专人守护，躁动者防坠床、压疮等意外，做好皮肤、口腔等基础护理。 **4. 遵医嘱用药：** 给予抑制肠道细菌（口服乳果糖等），调节肠道菌群（抗生素、微生态制剂等），脱水剂（20%甘露醇、呋塞米等），抗生素，维持电解质平衡（极化液等）。

第十二节 传染性非典型肺炎

一 概 念

传染性非典型肺炎是由一种新型冠状病毒引起的急性呼吸道传染病，又称严重急性呼吸综合征，以发热、头痛、肌肉酸痛、干咳、胸闷为主要症状，严重者可出现快速进展的呼吸衰竭。

二 主要护理问题

1. 体温过高　与SARS病毒感染有关。
2. 营养失调：低于机体需要量　与发热、机体摄入减少有关。
3. 气体交换障碍　与肺部病变有关。
4. 焦虑　与被隔离、恐惧有关。

三 病情观察与护理措施

临床表现	病情观察	护理措施
发热	为首发症状，体温常超过38℃，呈不规则热或弛张热、稽留热等，可伴有畏寒、头痛、食欲不振、身体不适、皮疹和腹泻等感染中毒症状。	**1. 隔离**：按甲类传染病隔离3~4周。 **2. 休息与活动**：急性期卧床休息，病情好转可下床活动。 **3. 饮食**：给予高蛋白、高热量、高维生素易消化饮食。 **4. 遵医嘱用药**：祛痰药、解热镇痛药、糖皮质激素、抗生素、免疫增强剂等。 **5. 用药护理**：儿童忌用阿司匹林，防止引起Reye综合征。使用糖皮质激素，应注意不良反应，如继发真菌感染、血糖升高和骨质疏松等。 **6. 退热**：给予冰敷、酒精擦浴、降温毯等物理降温。发热>38.5℃，或全身酸痛明显者遵医嘱使用退热剂。
呼吸困难	起病3~7d后，出现气短或呼吸急促、呼吸困难等症状。	**1. 观察呼吸型态、血氧饱和度、血气分析等** **2. 保持呼吸道通畅**：鼓励患者咳出痰液，必要时可行雾化吸入。 **3. 遵医嘱用药**：使用镇咳、祛痰剂。 **4. 氧疗**：气短明显、轻度低氧血症者应及早给予持续鼻导管吸氧。 **5. 机械通气**：必要时，予以无创正压机械通气或气管插管、气管切开机械通气。

续表

临床表现	病情观察	护理措施
急性呼吸窘迫综合征	10%~15% 于进展期出现，从而危及生命。	**1.病情观察**：严密观察生命体征，监测血气分析值的变化。观察患者有无发绀、心慌、气短等症状。 **2.机械通气**：首选无创伤正压机械通气治疗，若氧饱和度改善不明显，应及时进行有创正压机械通气。

第十三节　艾滋病

一　概　念

　　艾滋病是获得性免疫缺陷综合征的简称，由人免疫缺陷病毒（HIV）引起的，以侵犯和破坏辅助性 T 细胞为主，造成细胞免疫功能缺损为基本特征的全身性传染病。

二　主要护理问题

　　1.腹泻　与机会性感染有关。

　　2.体温过高　与 HIV 感染或机会性感染有关。

　　3.皮肤完整性受损　与病毒、真菌感染及卡波西肉瘤有关。

　　4.活动无耐力　与疲乏和虚弱有关。

　　5.有传播感染的危险　与传播途径有关。

三　病情观察与护理措施

临床表现	病情观察	护理措施
发热	为急性感染期最常见的临床表现。伴全身不适、头痛、盗汗、恶心、呕吐、腹泻、咽痛、肌痛、关节痛、皮疹、淋巴结肿大及神经系统症状等。	**1.隔离**：接触隔离，HIV 或 p24 核心蛋白在血液中消失。 **2.观察体温及伴随症状** **3.饮食及休息**：高热量、高营养、清淡可口饮食。注意休息，避免劳累。 **4.退热**：物理降温，效果不佳时，遵医嘱应用解热镇痛剂。

续表

临床表现	病情观察	护理措施
机会性感染	艾滋病期可见各种机会性感染，如呼吸系统（肺孢子菌肺炎、肺结核、真菌性肺炎），中枢神经系统（新隐球菌脑膜炎、结核性脑膜炎、弓形虫脑病），消化系统（念珠菌食管炎、肠炎），口腔（鹅口疮、复发性口腔溃疡、牙龈炎），皮肤（带状疱疹、甲癣），眼部（视网膜脉络膜炎、弓形虫性视网膜炎）等。	**1. 休息与活动**：急性感染期和艾滋病期应卧床休息。 **2. 饮食**：高热量、高蛋白、高维生素、易消化饮食。 **3. 遵医嘱用药**：抗病毒药（齐多夫定、拉米夫定等）、抗感染药（磺胺甲噁唑、两性霉素B、氟康唑）等。 **4. 用药护理**：使用齐多夫定，注意观察骨髓抑制反应。使用两性霉素B，应严格避光输注，控制滴数，防止外渗。
肿瘤	艾滋病期可合并卡波西肉瘤、恶性淋巴瘤等。	遵医嘱使用抗肿瘤药（博来霉素、长春新碱），齐多夫定，干扰素等。

第十四节　细菌性食物中毒

一　概　念

细菌性食物中毒是由于进食被细菌毒素污染的食物而引起的急性感染中毒性疾病。临床上可分为胃肠型与神经型两大类，其中以胃肠型多见，神经型较少见。

二　主要护理问题

1. 疼痛：腹痛　与肠道炎症及痉挛有关。
2. 体液不足　与呕吐、腹泻引起大量体液丢失有关。
3. 营养失调：低于机体需要量　与咽肌麻痹所致进食困难有关。
4. 潜在并发症　肾衰、呼吸衰竭。
5. 有受伤的危险　与眼肌麻痹引起的视物不清有关。

三　病情观察与护理措施

临床表现		病情观察	护理措施
腹痛、腹泻		胃肠型食物中毒为主，常在进食后数小时发病。以急性胃肠炎症状为主，有呕吐、腹痛、腹泻等症状。	**1.隔离**：接触隔离，至症状消失后连续2~3次大便培养阴性。 **2.按疼痛特点指导有效缓解疼痛的方法**：腹痛者腹部热敷，严重者可遵医嘱给予解痉剂。 **3.休息与活动**：急性期卧床休息，病情好转逐步下床如厕、床边活动等。 **4.饮食**：严重腹泻伴呕吐者可暂禁食，静脉补充营养。轻者进清淡、易消化流质或半流质饮食，避免生冷、多渣、油腻或刺激性食物，少量多餐。病情好转逐渐过渡至普食。 **5.遵医嘱用药**：抗生素（喹诺酮类、阿米卡星等），止吐药（甲氧氯普胺等），解痉剂（阿托品、山莨菪碱等）等。 **6.用药护理**：使用喹诺酮类药物，可饭前服用，吸收效果良好，为避免出现胃肠道不良反应，服用后应及时进餐。应用阿米卡星时，警惕耳毒性和肾毒性的发生。 **7.腹泻和呕吐早期可不用止泻**
神经系统症状		初起可有头痛、头晕等，继之眼内外肌瘫痪，表现为视力模糊、复视、眼睑下垂、瞳孔散大或不等大、光反应迟钝或消失。可出现便秘、呼吸肌瘫痪、语言障碍等脑神经损伤症状。	**1.病情观察**：注意有无咽肌麻痹的表现，如吞咽困难、咀嚼困难、发音困难、视觉功能的改变等。 **2.饮食**：胃肠道症状较轻，可进普通饮食。进食困难者可鼻饲或静脉输液。 **3.休息**：急性期应严格卧床休息，恢复期可适当锻炼。 **4.遵医嘱用药**：镇静、抗毒素（抗毒素血清）、改善神经瘫痪（盐酸胍啶）、抗生素（青霉素）等。
并发症	肾衰	胃肠型多见，大部分为肾前型衰竭，与肾血流障碍有关。	**1.遵医嘱用药** **2.注意观察尿量变化**
	呼吸衰竭	神经毒型多见，多为延髓麻痹所致。是重症患者的主要死亡原因。	**1.病情监测**：生命体征的变化，注意有无呼吸困难及呼吸衰竭的表现。 **2.呼吸支持**：呼吸困难者予以吸氧，及早气管切开，呼吸麻痹者用人工呼吸器、机械通气。 **3.咽肌麻痹者宜用鼻饲及输液给予营养支持治疗**

第十五节　流行性乙型脑炎

一　概　念

流行性乙型脑炎简称乙脑，是由乙型脑炎病毒所致的以脑实质炎症为主要病变的中枢神经系统急性传染病。以高热、意识障碍、抽搐、病理反射及脑膜刺激征等为主要特征，重症者伴中枢性呼吸衰竭。潜伏期：4~21d，一般 10~14d。按临床表现可分四期：初期、极期、恢复期、后遗症期。临床分型：轻型、普通型、重型、极重型（暴发型）。

二　主要护理问题

1. 体温过高　与病毒血症及神经系统炎症有关。
2. 意识障碍　与脑实质炎症、脑水肿有关。
3. 气体交换受损　与呼吸衰竭有关。
4. 有受伤的危险　与惊厥、抽搐有关。
5. 潜在并发症　脑疝、呼吸衰竭、继发感染。
6. 皮肤完整性受损　与昏迷、长期卧床有关。

三　病情观察与护理措施

临床表现	病情观察	护理措施
高热	持续高热，体温超过 40℃，持续发热约一周左右，严重者可持续 2~3 周，一般热程越长病情越重，预后越差。	**1.隔离**：接触隔离，病室防蚊、灭蚊，隔离至体温正常。 **2.观察体温** **3.饮食**：给予清淡流质或半流质饮食。 **4.休息**：急性期绝对卧床休息。 **5.降温**：首选物理降温，如乙醇擦浴、冰袋、冰盐水灌肠等，特别要注意头部降温。物理降温效果不佳时可遵医嘱使用退热药、亚冬眠疗法。

续表

临床表现		病情观察	护理措施
意识障碍		由嗜睡、意识模糊、昏睡直至昏迷；一般意识障碍越深，持续时间越长，则预后越差。	**1.密切观察意识障碍的程度** **2.保持呼吸道通畅：**吸氧，及时清理呼吸道，按时翻身、拍背。 **3.饮食：**清淡流质饮食，有吞咽困难、昏迷不能进食者可行鼻饲或静脉营养。 **4.安全防护** **5.康复指导：**尽早进行康复训练，协助患者行床上被动肢体运动与按摩，经常与患者交流，采取正确的措施促进记忆力与情感的恢复。
惊厥或抽搐		观察惊厥发作的先兆，惊厥发作先兆的表现、发作的次数、每次发作持续的时间、每次抽搐部位及方式。惊厥先兆多表现为口角抽动、指趾抽动、烦躁不安、两眼呆视、肌张力增高。	**1.保持呼吸道通畅：**取仰卧位，头偏向一侧，及时清除口咽分泌物。 **2.吸氧：**4~5L/min，以改善脑缺氧。 **3.抽搐的处理：**用缠有纱布的压舌板或开口器置于患者上、下白齿之间，防止咬伤舌头，必要时使用舌钳拉出舌头，以防止舌后坠阻塞呼吸道。 **4.遵医嘱用药：**予退热剂、镇静止痉药（如地西泮、苯巴比妥等），脱水药（20%甘露醇）等。 **5.用药护理：**使用甘露醇防止外渗；使用镇静剂注意观察呼吸，防止呼吸抑制。 **6.安全防护**
呼吸衰竭		呼吸节律不规则、双吸气、叹息样呼吸、呼吸暂停、潮式呼吸等，最后呼吸停止。	**1.病情观察：**密切观察患者呼吸频率、节律、意识状态。 **2.保持呼吸道通畅** **3.吸氧：**采用鼻导管或面罩持续吸氧，氧流量1~3L/min。 **4.备好急救物品：**备好气管插管、气管切开、人工呼吸器等物品。 **5.遵医嘱用药：**给予呼吸兴奋剂、血管扩张剂、抗生素等。 **6.必要时行气管插管或气管切开，使用人工呼吸器辅助呼吸**
并发症	支气管肺炎	为最常见的并发症，多见于昏迷患者，呼吸道分泌物不易咳出或吞咽障碍引起。	**1.保持呼吸道通畅：**及时清除上呼吸道分泌物，按时翻身、拍背，经常变换体位，减少肺淤血，以利炎症吸收及痰液的排出。 **2.吸氧：**采用鼻导管或面罩法持续吸氧，氧流量1~3L/min。 **3.根据药敏试验选择有效抗生素治疗**

第十六节 肾综合征出血热

一 概 念

肾综合征出血热又称流行性出血热，是由汉坦病毒引起的以啮齿类动物为主要传染源的自然疫源性疾病。

二 主要护理问题

1. 体温过高 与病毒血症、免疫反应有关。
2. 组织灌注改变 与广泛小血管损伤、DIC、出血等使血浆外渗到组织间隙有关。
3. 体液过多 与组织水肿、血管通透性增加及肾损伤有关。
4. 舒适的改变 与发热、头痛、腰痛、眼眶痛（三痛）等有关。
5. 潜在并发症 心衰、肺水肿、出血。

三 病情观察与护理措施

临床表现	病情观察	护理措施
发热	多起病急，高热，发热期体温为38℃～40℃，以弛张热、稽留热、不规则热多见，伴头痛、腰痛、眼眶痛（三痛）及全身四肢关节酸痛、消化道症状，如食欲减退、恶心、呃逆等。体温越高、热程越长、病情越重。	**1.隔离**：接触隔离至热退。 **2.休息与活动**：绝对卧床休息，忌随意搬动。恢复期可逐步下床活动。 **3.饮食**：给予高热量、高维生素、清淡、易消化饮食，鼓励饮水，限制蛋白摄入。 **4.病情观察**：观察热度、热程及伴随症状。 **5.遵医嘱用药**：抗病毒（利巴韦林），减轻外渗（维生素C、葡萄糖氯化钠），慎用退热药，禁用酒精擦浴，给予冰袋降温及温水擦浴。 **6.用药护理**：观察用药后反应，警惕血压下降。

续表

临床表现	病情观察	护理措施
充血、出血	眼球结膜及颜面部、颈部、上胸部皮肤充血潮红（三红）。黏膜出血多见于软腭、悬雍垂及咽后壁，多为网状、点状出血，重症可出现咯血、呕血、便血等。	**1. 休息与饮食**：绝对卧床休息。同发热期饮食，禁食坚硬及辛辣刺激的食物防止出血。 **2. 病情观察**：监测生命体征，观察患者有无呕血、便血、软腭及黏膜出血点等。准确记录出入量。 **3. 遵医嘱用药**：给予扩容（平衡盐、低分子右旋糖酐、羧甲淀粉、血浆等），抗渗出治疗（钙剂、甘露醇和糖皮质激素等），止血（维生素K、酚磺乙胺等），抗病毒（利巴韦林），预防DIC（低分子右旋糖酐），免疫调节治疗。 **4. 用药护理**：观察用药后反应。使用甘露醇防止外渗，观察尿量。 **5. 基础护理**：如口腔护理、皮肤护理等。
肾损害	病理表现为肾脏脂肪囊水肿、出血，肾皮质苍白，肾髓质出血、水肿。少尿期尿量每日少于400ml，表现为少尿、尿闭、血尿、蛋白尿等，继之发生全身肿胀、颜面水肿、球结膜水肿、渗出性腹水、胸水、心衰、脑水肿、电解质紊乱等。多尿期尿量增至每日2000ml以上，可出现尿路刺激征、低钠低钾等。	**1. 监测生命体征**：记录出入量，观察尿色、量、性状。少尿期警惕继发感染、心衰、肺水肿、ARDS、腔道出血等并发症的发生。多尿期观察有无多尿性肾衰及继发感染。 **2. 休息与饮食**：绝对卧床，多尿后期逐步增加活动量。少尿期限制食水摄入，以量出为入原则。鼓励患者进食水，应补充充足的水分，糖、盐水、果汁交替饮用，给予高热量、清淡、易消化饮食；补充含钠、钾高的食物，待氮质血症改善后，恢复蛋白质饮食；严禁暴饮暴食。 **3. 遵医嘱用药**：给予利尿（20%甘露醇或呋塞米等），导泻（甘露醇、硫酸镁、番泻叶口服等），稳定内环境（电解质、碳酸氢钠等）。 **4. 用药护理**：按"量出为入，宁少勿多"的原则限制液体入量，滴数<40滴/分，避免单位时间内输入过多液体。 **5. 必要时行透析疗法，做好相关护理**

第二十五章
康复医学科

第一节　脑卒中

一　概　念

脑卒中是指突然发生的、由脑血管病变引起的局限性脑功能障碍，且持续时间超过 24h 或引起死亡的临床综合征。其包括缺血性脑卒中和出血性脑卒中，前者称脑梗死，后者包括脑出血和蛛网膜下腔出血。

二　主要护理问题

1. 自理能力下降　与运动功能障碍、共济失调有关。

2. 舒适的改变　与肩手综合征等引起的疼痛有关。

3. 排便模式改变　与神经源性膀胱、神经源性直肠有关。

4. 沟通交流障碍　与言语功能障碍、认知障碍有关。

5. 不良情绪反应　焦虑、抑郁、恐惧等。

6. 潜在并发症　肩关节半脱位或脱位、肩痛、深静脉血栓、坠积性肺炎、痉挛、再次出血或再次梗死的可能、癫痫。

三　病情观察与护理措施

临床表现	病情观察	护理措施
运动感觉功能障碍	肌力：肌肉收缩的力量。 肌张力：正常情况下，肌肉都会处于不同程度的紧张状态，肌肉的这种紧张度称肌张力。 评估肌力、肌张力、关节活动、平衡和协调，可用徒手肌力检查、简单器械的肌力测试、等速肌力测试等。	**1. 良肢位的摆放**：体位摆放有三种方法：健侧卧位、患侧卧位和仰卧位。目的主要是防止压疮、坠积性肺炎、深静脉血栓形成或静脉炎，防止或对抗异常痉挛姿势的出现，保护肩关节，预防继发性关节挛缩、畸形或肌萎缩。 **2. 肢体的被动运动**：对昏迷或不能自主活动的患者应做患肢关节的被动活动，促进肢体血液循环和增强感觉输入作用。可在发病后 2~3d 进行，每日应对肩关节、肘关节、腕－指关节、髋－膝关节、踝关节与足趾关节进行被动训练。先健侧后患侧、先近端后远端，动作轻柔缓慢，各关节方向均要进行训练。 **3. 体位变换**：主要是预防压疮和肺部感染，同时有足够的刺激使其保持正常的运动模式。可分为被动向患侧翻身、被动向健侧翻身和主动翻身动作训练。 **4. 主动运动**：当患者神志清楚、生命体征平稳后，即可开展床上主动训练，以利肢体功能恢复。方法有：Bobarth 握手、桥式运动、床上移行。 **5. 坐位训练**：只要病情允许，应尽早坐起来。①床上坐位：在训练坐位同时，应防止直立性低血压，应逐渐增加角度。②床边坐位。③坐位平衡训练。 **6. 下床活动指导**：遵循辅助患者站起—患者独立站起—站立平衡训练—步行训练的次序。

续表

临床表现	病情观察	护理措施
语言障碍	它包括失语症、构音障碍和言语失用症；言语障碍的分级：0级，无有意义的言语或听觉理解能力；Ⅰ级，能说极少量词汇及短语；Ⅱ级，能说单词或短句，对日常用语可理解，表达中存在语法上错误；Ⅲ级，对日常熟悉的事物或经历能较快地领悟或表达，对不熟悉的事物或经历则表达困难；Ⅳ级，言语流利，有理解障碍，思想言语表达无明显限制；Ⅴ级，患者主观感到表达有点困难，听者无明显觉察。	**1. 提供良好的言语训练环境**：环境要安静、整洁，减少人员出入，避免外界干扰；室内光线、温湿度适宜，室内可有适宜的刺激，如壁画、花草；训练时可以选择个别训练、自主训练、集体训练或者家庭训练。 **2. 护士熟悉掌握各种治疗技术**：根据患者的特点，发挥与患者接触最多、时间最长的优势，将语言的康复贯穿在治疗与护理活动中。同时，让家属了解语言训练的内容，掌握简单的训练技巧，配合护士完成对患者的康复治疗。 **3. 掌握患者的情绪变化**：患者情绪低落时应缩短时间或选择患者爱好的文化娱乐活动，如下棋、打扑克、收听音乐等或间断治疗；在精神情绪饱满时，可延长治疗时间和增加治疗的项目和难度。 **4. 训练时注意事项**：对发音不准、吐字不清、语速语调不均匀等情况，训练时要耐心，避免急躁、急功近利；训练中避免过度疲劳，以免加重症状，影响患者训练信心，应适当地给予鼓励，增强信心，对于微小的进步要及时给予鼓励。
吞咽功能障碍	①了解患者当前吞咽障碍的症状及病因。②评估呼吸是否有力、反射性咳嗽是否存在、呼吸的频率、吸气持续时间。③口腔、舌、腭、下颌运动情况。④食物类型：液体、半流质、固体。	**进食训练**：患者神志清楚、病情稳定、有咽反射并在随意充分地咳嗽后方可进行。①进食体位：以躯干后倾，轻度颈前屈位进食为好，健侧在下的侧卧位，抬高床头 30°~45°。②饮食种类的选择：既容易在口腔移动，又不易出现误咽的均质胶冻样或糊状食物，如蛋羹、面糊、果冻等，先进行训练，再逐步过渡到普食和水。③注意事项：进食前可先用冰水含漱或冰棉棒刺激咽喉部，以利食物和水的通过；进食速度不易过快，一口进食量以一小汤匙为宜；定时进行口腔护理，保持口腔卫生；进餐后保持数十分钟的坐位，防止食管反流误吸。

续表

临床表现	病情观察	护理措施
并发症 — 肩关节半脱位	①放松坐下时可在患侧肱骨头和肩峰间触及明显凹陷。②患侧上肢活动、全身用力或站起时可减轻或消失。	①直立位时患侧上肢给予支撑，如放在小桌上或使用吊带，避免牵拉肩关节，卧位时注意防止肩胛骨后缩。②进行关节被动活动，防止出现肩痛或关节挛缩。
并发症 — 肩痛	肩关节活动度终末时出现局限性疼痛，随着症状加重，范围越来越广，可及整个患肩，甚至上臂和前臂，多为运动痛。	**1. 合理摆放体位**：遵循抗痉挛体位进行，尤其注意肩胛带的处理。**2. 增加关节活动范围**：进行主动运动和被动运动，活动要缓慢。
并发症 — 癫痫	有无四肢抽搐、双目凝视、意识丧失、牙关紧闭等症状。	立即用压舌板和开口器打开口腔，必要时安置口咽通气管，保持呼吸通畅、吸氧，并通知医生，遵医嘱使用地西泮或苯巴比妥等镇静药物。

第二节　颅脑损伤

一　概　念

颅脑损伤是指头颅部特别是脑受到外来暴力打击所造成的脑部损伤，可导致意识障碍、记忆缺失及神经功能障碍等。

二　主要护理问题

1. 自理能力下降　与颅脑损伤导致运动功能障碍有关。
2. 沟通交流障碍　与认知障碍、言语功能障碍有关。
3. 排便模式的改变　与神经源性直肠、神经源性膀胱有关。
4. 情绪及行为异常　与心理障碍有关。
5. 潜在并发症　皮肤完整性受损、坠积性肺炎、挛缩、癫痫。

三　病情观察与护理措施

临床表现	病情观察	护理措施
运动功能障碍	评估肌力、肌张力、关节活动、平衡和协调能力。	**1. 运动功能训练：**颅脑损伤后，患者常伴有不同程度的单肢瘫、偏瘫或双侧肢体瘫痪。应尽早开始主动活动，进行床上翻身、坐位、站立、行走及肢体控制训练，并逐渐增加活动量和活动的种类。 **2. 日常生活活动（ADL）能力训练：**颅脑损伤后患者常出现不同程度的ADL障碍，重点是训练和指导患者各种ADL，包括穿衣、进食、移动、个人卫生、二便、洗澡等。 **3. 再就业前的训练：**大部分患者是青壮年，恢复其职业能力非常重要。应根据其运动功能恢复情况、患者及家属的愿望等制订社会复归计划，有针对性地进行就业前的技能训练。
认知障碍	**失认的类型** **1. 听觉失认：**听觉正常存在，但不能分辨是什么声音。 **2. 触觉失认：**不能通过触摸辨识物体。 **3. 颜色失认：**不能分辨各种颜色。 **4. 形状失认** **5. 颜面失认：**对以前熟人不能靠面容辨识。	认知是指大脑处理、储存、回忆和应用信息的能力。可分为三个水平：觉醒和注意力水平障碍；知觉认知、学习和记忆水平障碍；解决问题能力水平障碍等。应根据认知障碍的不同水平进行相应的治疗。 **1. 注意力训练：**包括进行猜测游戏、删除作业、时间感练习、数目顺序练习等。 **2. 记忆力训练：**进行记忆训练时，应注意每次训练的时间要短，开始记忆的内容要少而简单，而信息呈现的时间要长。以后逐步增加信息量，通过反复刺激，提高记忆能力。 **3. 思维及解决问题能力训练：**思维能力包括分析、综合、概括、推理、判断等方面。包括寻找信息、排列数字、问题状况的处理、物品分类、做预算等方法。 **4. 知觉障碍的训练：**包括视知觉、听知觉、触知觉、味觉、嗅知觉。
并发症 癫痫	有无四肢抽搐、双眼凝视、意识丧失、牙关紧闭等症状。	立即用压舌板和开口器打开口腔，必要时安置口咽通气管，保持呼吸通畅、吸氧，并通知医生，遵医嘱使用地西泮或苯巴比妥等镇静药物。
并发症 关节挛缩	导致挛缩的原因、部位及功能障碍程度。	**1. 保持体位：**应将挛缩的关节保持在"功能位"。 **2. 进行主动及被动运动**

第三节 脊髓损伤

一 概 念

脊髓损伤是由于各种不同致病因素引起的脊髓结构和功能的损害，造成损伤水平以下正常运动和感觉的减退或丧失、大小便障碍。根据损伤水平的高低，通常把涉及双下肢和部分或全部躯干的损伤称为截瘫（胸、腰段脊髓损伤），把四肢和躯干部分或全部均受累称为四肢瘫（颈段脊髓损伤）；根据损伤程度的轻重，可分为不完全性损伤和完全性损伤。

二 主要护理问题

1. 自理能力下降 与运动功能障碍有关。
2. 排便模式的改变 与神经源性膀胱、神经源性直肠有关。
3. 舒适的改变 与疼痛有关。
4. 潜在并发症 深静脉血栓、呼吸暂停、坠积性肺炎、神经源性膀胱、压疮、癫痫、关节挛缩。
5. 焦虑/抑郁 与疾病预后差、治疗费用高有关。

三 病情观察与护理措施

临床表现	病情观察	护理措施
运动功能障碍	①可用肌力分级来评估损伤程度。②根据肌力情况，一般将肌力分为六级：0级，全瘫痪，不能做任何自由运动。Ⅰ级，可见肌肉轻微收缩。Ⅱ级，肢体能在床上平行移动。Ⅲ级，肢体可以克服地心吸引力，能抬离床面。Ⅳ级，肢体能做对	**1. 体位护理**：患者卧床时应注意保持肢体处于良好的功能位，尤其注意肩胛骨、肘、指、髋、膝、踝关节活动度的保持。防止肩内收挛缩、肘屈曲挛缩、髋内收内旋及外旋、足垂等。 **2. 运动系统护理**：①维持关节活动度：瘫痪肢体的被动关节活动度训练应在入院后首日进行，每日两次，每次10min以上。②垫上训练：指导患者练习床上翻身，向左侧翻身。坐起训练：摇起床头，逐渐增加角和时间，一般隔1~2d增加10°。截瘫患者的起坐顺序为靠坐—扶坐—自坐—床边坐。能保持坐位10min时可坐位进餐。③坐位训练：正确独立的坐姿是进行转移、轮椅和步行训练的前提，静坐时间为15~30min。④站立训练：应尽早使用起立床进行站立训练，角度可以每天逐渐增加，以不出

临床表现		病情观察	护理措施
		抗外界阻力的运动。V级，肌力正常，运动自如。	现头晕等低血压症状为度。⑤步行训练：经过以上训练肌力达到3级以上水平者，必须使用适当的支具代偿肌肉的功能，可先在平衡杠内训练，逐步过渡到助行器或双拐行走。⑥转移训练：包括帮助转移和独立转移。根据位置变化可分为水平转移、向低处转移、向高处转移三种，具体应用于轮椅与椅子、床和地面等之间的转移。⑦轮椅训练。⑧ADL能力训练：根据患者损伤平面及程度的不同制订不同的训练计划，训练患者的穿衣、进食、如厕、修饰、洗澡等日常生活活动。
并发症	神经源性膀胱	是一类由于神经系统病变导致膀胱和（或）尿道功能障碍，即储尿和（或）排尿功能障碍，进而产生一系列下尿路症状及并发症的疾病总称。	**1. 尿潴留和尿失禁**：导致泌尿系感染在早期可采用保留尿管，后可采用清洁间歇导尿。清洁间歇导尿比保留尿管感染的机会低，更有利于膀胱排尿功能的恢复与重建。 **2. 清洁间歇导尿注意事项**：①操作者可以是患者也可以是医护人员、家属或陪伴者。②严格掌握导尿间歇时间：每4~6 h导尿一次，每日导尿不超过6次。如患者两次导尿之间能自解小便100ml以下，残余尿量300ml以下时，每6h导尿一次；如两次导尿之间能自解小便200ml以下，残余尿量200ml以下时，每8h导尿一次；当残余尿量<80ml时，方可停止导尿。③尽可能减少尿道损伤：尿管应充分润滑，操作应轻柔，避免损伤尿道黏膜。④每次导尿都应彻底排空膀胱。⑤一次排尿不能超过800ml，以免腹内压突然下降导致低血压的发生。⑥尿路感染的预防。⑦导尿时应行膀胱排尿功能训练，促进排尿反射的恢复与重建。
	压疮	评估压疮的程度：了解压疮的部位、分期、大小、伤口的颜色、渗液、气味、伤口边缘及周围皮肤情况。 压疮分期可采用美国国家压疮咨询小	①避免局部组织长期受压，指导或协助卧床患者每2h翻身1次，采用轴线翻身法，翻身时避免拖、拉、推的动作，保护骨隆突处。身体空隙处垫软枕、海绵，必要时可垫海绵被褥、气垫床等，以免局部受压。 ②坐位时每15min进行减压动作，以缓解对尾骨和坐骨的压力。如在轮椅上左右各侧靠30s或在轮椅上用双手撑起30s。 ③避免潮湿，保持皮肤、床铺清洁干燥，平整无渣屑。

续表

临床表现		病情观察	护理措施
坠积性肺炎		组最新的压疮分期指南进行描述：分6期，即可疑的深部组织损伤、Ⅰ期压疮、Ⅱ期压疮、Ⅲ期压疮、Ⅳ期压疮、难以分期的压疮。发热、咳嗽和咳痰为主，尤以咳痰不利，痰液黏稠而致呛咳发生为其主要特点。	④增进局部血液循环，温水擦浴或用湿热毛巾行局部按摩。 ⑤增进营养的摄入，可给予高蛋白、高维生素膳食，以增强机体抵抗力和组织恢复能力。 **肺部感染与肺不张是四肢瘫早期的主要死因：**由于四肢瘫可致呼吸肌麻痹、呼吸减少及排痰不畅，容易诱发肺部感染。 ①保持室内空气新鲜、对流、温湿度适宜，定期进行室内空气消毒。 ②指导患者进行有效的咳嗽、咳痰、呼吸训练、胸廓扩张运动训练等。 ③至少每2h帮助患者翻身叩背一次，以助排痰。 ④痰液黏稠不易咳出时，行雾化吸入稀释痰液、解除气道痉挛。
深静脉血栓		一侧肢体的突然肿胀，局部感疼痛、压痛，浅静脉曲张的出现。	压力波治疗可有效地预防深静脉血栓的发生。注意监测四肢的周径，当单侧肢体肿胀、血栓形成时，应严格患肢制动、保暖、抬高患肢，注意观察肢端循环情况，并严禁患肢的被动按摩，遵医嘱使用低分子肝素等抗凝药物，注意观察药物副作用。
癫痫		有无四肢抽搐、双眼凝视、意识丧失、牙关紧闭等症状。	立即用压舌板和开口器打开口腔，必要时安置口咽通气管，保持呼吸通畅、吸氧，并通知医生，遵医嘱使用地西泮或苯巴比妥等镇静药物。
关节挛缩		导致挛缩的原因、部位及功能障碍程度。	**1. 保持体位：**应将挛缩累及的关节保持在"功能位"。 **2. 进行主动及被动运动**

第二十六章

中医科

第一节 化疗患者护理观察指引

一 概 念

化学药物治疗简称化疗,是将药物直接注入血液或经肠道间接进入全身循环,配合手术及放射治疗达到彻底消灭癌细胞及转移性癌症的目的。

二 主要护理问题

1. 有感染的危险 与化疗引起的细胞减少,癌症长期慢性消耗,机体抵抗力降低有关。

2. 焦虑 与长期治疗及药物的不良反应有关。

3. 自我形象紊乱 与化疗期间可能引起的脱发有关。

4. 营养失调:低于机体需要量 与化疗所致的消化道反应有关。

5. 活动无耐力 与营养失调有关。

三 病情观察与护理措施

临床表现		病情观察	护理措施
焦虑		**1. 一般情况：** 面色发红、紧张忧虑、坐卧不安等。 **2. 神经系统：** 注意力涣散、记忆力下降、眩晕、头晕、失眠等。 **3. 呼吸系统：** 胸闷、呼吸困难等。 **4. 消化系统：** 厌食、胃部不适、灼热感等。	①与患者建立良好的护患关系，提供合适的谈话环境，使患者能放心谈论自身感受，关心患者，取得信任。 ②鼓励患者之间的交流，为患者提供正确的医疗信息，减轻恐惧、焦虑。 ③鼓励患者适当地修饰装扮自己，维持理想的自我形象，协助患者度过脱发等造成的心理危险期。 ④安排家庭成员和亲朋好友定期看望患者，使患者感到家属、亲友的关爱，树立信心，战胜疾病。 ⑤适当安排和指导一些力所能及的活动，如听音乐、读文学作品、散步、打太极拳等活动，以丰富患者的生活。这对患者不良的心理调适，缓解焦虑情绪十分有利。
营养失调		①观察患者体重变化。 ②观察患者皮下脂肪层有无逐渐减少和消失。 ③观察患者有无皮肤干燥、苍白、无弹性或水肿、肌肉萎缩。	①加强营养，鼓励患者少量多餐，进食高蛋白、高维生素、高热量、清淡易消化食物，不吃刺激性食物，尽可能提供愉快、轻松、清新的进食环境，用各种方法减少恶心、呕吐，保证所需营养及液体的摄入。 ②指导患者保持良好的口腔卫生，发生口腔溃疡者，应用软牙刷刷牙，漱口；影响进食时，可在餐前用2%利多卡因溶液漱口；进食后，用生理盐水或呋喃西林液漱口，溃疡处涂1%甲紫，促进愈合。 ③鼓励患者多饮水，促进咽部活动，减少咽部溃疡引起的充血、水肿、结痂，必要时清洁口腔。 ④注意休息，保持床单位清洁、平整，保证睡眠充足，以减少体力消耗。
并发症	感染	①观察患者的体温。 ②观察患者血常规的变化。 ③观察患者的临床表现。	①病室安静舒适，清洁卫生，每日通风两次，每次30min；定期消毒，每日紫外线消毒两次，每次30~60min，室温尽量保持在18℃~22℃左右，湿度50%~60%。 ②严格控制探视，避免交叉感染，实施保护性隔离。 ③在化疗间歇期，应组织患者适当的参加户外活动。 ④每日测体温、脉搏4次，以判断有无感染。 ⑤观察口腔有无牙龈出血及口腔溃疡的发生，有无出血倾向，如鼻出血、消化道出血等，定期复查血象。 ⑥观察大小便的形状及次数，记出入量，保证化疗期间的体液平衡。 ⑦观察有无肝、肾损害的发生，如上腹痛、恶心、腹泻、尿频、尿急、血尿等，如有异常及时通知医生。

第二节 放疗患者护理观察指引

一 概 念

放射治疗是用各种不同能量的射线照射肿瘤，以抑制和杀灭癌细胞的一种治疗方法。

二 主要护理问题

1. 有感染的危险　与放疗引起的细胞减少、癌症长期慢性消耗、机体抵抗力降低有关。

2. 焦虑　与长期治疗及药物的不良反应有关。

3. 自我形象紊乱　与放疗期间可能引起的脱发及皮肤受损有关。

4. 营养失调：低于机体需要量　与放疗所致的消化道反应有关。

5. 活动无耐力　与营养失调有关。

三 病情观察与护理措施

临床表现	病情观察	护理措施
焦虑	**1. 一般情况：**面色发红，紧张忧虑，坐卧不安等。 **2. 神经系统：**注意力涣散、记忆力下降、眩晕、头晕、失眠等。 **3. 呼吸系统：**胸闷、呼吸困难等。消化系统：厌食、胃部不适、灼热感等。	①与患者建立良好的护患关系，提供合适的谈话环境，使患者能放心谈论自身感受，关心患者，取得信任。 ②鼓励患者之间的交流，为患者提供正确的医疗信息，减轻恐惧、焦虑。 ③鼓励患者适当地修饰装扮自己，维持理想的自我形象，协助患者度过脱发等造成的心理危险期。 ④安排家庭成员和亲朋好友定期看望患者，使患者感到家属、亲友的关爱，树立信心，战胜疾病。 ⑤适当安排和指导一些力所能及的活动，如听音乐、读文学作品、散步、打太极拳等活动，以丰富患者的生活。这对患者不良的心理调适，缓解焦虑情绪十分有利。

续表

临床表现		病情观察	护理措施
皮肤受损		观察患者皮肤情况。	**1. 皮肤护理**：射线照射后皮肤会发生不同程度的急性反应，表现为红斑、烧灼感、瘙痒、破损脱屑等。应保持照射野皮肤清洁、干燥、防止感染，局部皮肤避免刺激，勿用手搓，勿穿硬质高领衣服（颈部照射者），勿在强烈阳光下暴晒，勿做红外线等各种理疗；禁贴胶布、禁注射、禁热敷、禁自行用药；忌用肥皂或护肤霜洗擦；不涂刺激性或含金属的药物，对需要刮胡须或毛发的反应区域，使用电动刮刀。 **2. 头颈部的护理**：头面部照射可引起口腔黏膜充血水肿、溃疡、口干舌燥、疼痛、难以进食，易并发感染，严重者影响吞咽。防治方法：口腔照射应先去掉假牙、金牙，减少口腔黏膜反应；应嘱患者使用氟制牙膏；保持口腔卫生，多饮茶水；用漱口液漱口，用生理盐水冲洗鼻腔，勿用手挖鼻和刺激鼻腔黏膜，注意休息，预防感冒。
营养失调		①观察患者体重变化。 ②观察患者皮下脂肪层有无逐渐减少和消失。 ③观察患者有无皮肤干燥、苍白、无弹性或水肿、肌肉萎缩。	①患者常因放射线的损害，出现厌食、恶心、呕吐等不良反应，应针对患者的具体情况，加强营养。鼓励患者多食富含维生素A的蔬菜、牛奶、鱼肝油、鸡蛋和其他高蛋白易消化的饮食，以利于机体修复损伤的组织。同时应禁烟酒，避免煎炸食物、刺激性食物和过硬食物，鼓励患者多饮汤水，加速体内毒素的排泄。 ②指导患者保持良好的口腔卫生，发生口腔溃疡者，应用软牙刷刷牙，漱口；影响进食时，可在餐前用2%利多卡因溶液漱口；进食后，用生理盐水或呋喃西林液漱口，溃疡处涂1%甲紫，促进愈合。 ③鼓励患者多饮水，促进咽部活动，减少咽部溃疡引起的充血、水肿、结痂，必要时清洁口腔。 ④注意休息，保持床单位清洁、平整，保证睡眠充足，以减少体力消耗。
并发症	感染	①观察患者的体温。 ②观察患者血常规的变化。 ③观察患者的临床表现。	①病室安静舒适，清洁卫生，每日通风两次，每次30min；定期消毒，每日紫外线消毒两次，每次30~60min，室温尽量保持在18℃~22℃左右，湿度50%~60%。 ②严格控制探视，避免交叉感染，实施保护性隔离。 ③在放疗间歇期，应组织患者适当参加户外活动。 ④每日测体温、脉搏4次，以判断有无感染。 ⑤观察口腔有无牙龈出血及口腔溃疡，有无出血倾向，如鼻出血、消化道出血等，定期复查血象。 ⑥观察大小便的形状及次数，记出入量，保证放疗期间的体液平衡。 ⑦观察有无肝、肾损害的发生，如上腹痛、恶心、腹泻、尿频、尿急、血尿等，如有异常及时通知医生。

第三节　内伤发热

一　概　念

内伤发热是指以内伤、气血阴精亏虚、腑脏功能失调为基本病因所致的发热。

二　主要护理问题

1. 体温升高　与感染、阴虚内热、饮食不节有关。
2. 活动无耐力　与久病体弱、疲乏无力有关。

三　病情观察与护理措施

临床表现	病情观察	护理措施
发热	①患者体温变化。②患者出汗情况。	**1. 常规护理**：①心理护理。理解、同情患者，了解患者感受，耐心倾听患者诉说，为患者树立信心，对患者合作表示肯定与鼓励。②活动指导。在日常生活中使用全身放松技术，避免过度劳累。③饮食。滋阴清热，健脾益气，补血养心。 **2. 体温升高的护理**：①体温升高者应卧床休息，低热时可轻度活动。②每 4h 测生命体征一次，并做好记录。③患者体温超过 39℃ 时根据病情给予相应的降温方法。④保持口腔清洁，多饮水，可用淡盐水漱口。⑤饮食宜清淡。
活动无耐力	严密观察是否出现头晕症状、跌倒现象等。	**1. 环境**：保持病室的安静，空气新鲜，定时通风换气，室内温度适宜，光线宜暗。 **2. 饮食指导**：宜食滋养清热、健脾益气、补血养心的食物，宜清淡，富有营养而又易于消化，如百合莲子粥、红枣山药粥、黄芪粥、动物肝、心等，忌肥甘油腻之品。 **3. 日常活动**：①避免加重疲劳的活动，保持充足睡眠。②合理安排作息时间，在日常生活中掌握放松方法。 **4. 心理指导**：创建舒适和谐的生活环境，避免来自各方面的不良刺激。

第四节 放射性食管炎

一 概 念

因放射线所引起的食管损伤，称之为放射性食管炎。

二 主要护理问题

1. 疼痛 与放射后引起的黏膜损伤有关。
2. 营养失调：低于机体需要量 与癌肿致机体过度消耗，摄入量不足有关。
3. 潜在并发症 气管－食管瘘。
4. 恐惧 与食管癌的确诊和预感到死亡的威胁有关。

三 病情观察与护理措施

临床表现	病情观察	护理措施
疼痛	观察患者疼痛的性质及时间	**1. 饮食体位**：不同时期，不同部位的食管癌患者应采用不同的饮食体位。食管前壁癌，吞咽食物时应采取后倾位；食管后壁癌，吞咽食物时应采取正坐位或站位；治疗食物梗阻，吞咽时应采取站位。 **2. 温度**：为减轻食管癌患者饮食时对食管的刺激，应采取温热进食法，一般为37℃，以利于食管平滑肌松弛、扩张、减轻进食阻力，防止饮食梗阻。 **3. 饮食前的准备工作**：建立清洁、舒适的进餐环境，提高饮食兴奋性，保持口腔清洁、食管润滑。 **4. 饮食后的准备工作**：进行漱口，清除食物残渣，以利于损伤部位愈合。 **5. 口腔护理**：放疗过程中可出现口腔黏膜充血、糜烂，嘱患者早晚用软毛牙刷刷牙，饭后用温开水或漱口液漱口，以保证口腔清洁。 **6. 进食谨慎**：口服药片要碾碎后冲服，进食时需要细嚼慢咽，以免块状物卡在食管狭窄处，减少食物对黏膜的化学性刺激及物理性损伤，忌烟酒、酸食、过咸、辛辣刺激性的食物。不吃糯米团等黏性食物，以免黏滞在食管表面形成梗阻。放射线可抑制唾液的分泌，引起口渴，要鼓励患者多饮温开水，每日不少于2000ml，有利于毒素的排出。

续表

临床表现	病情观察	护理措施
营养失调	①观察患者体重变化。②观察患者皮下脂肪层有无逐渐减少和消失。③观察患者有无皮肤干燥、苍白、弹性或水肿、肌肉萎缩。	①消除患者误认为病情加重的思想负担，解释其原因。②进食高蛋白、高热量、高维生素、低脂肪、易消化的流质、半流质饮食，并多饮水，多吃新鲜水果、蔬菜，以保证放疗期间营养需求，并利于正常组织修复。③指导患者吃温热偏凉、容易吞咽的软饭、稀饭、汤类等食物（如蒸鸡蛋、豆浆、豆腐脑、豆腐、牛奶、酸奶、鱼汤、鳖汤、烂面条、粥等），避免酸、辣、油炸等刺激性食物，禁止吸烟、饮酒。④进食时要细嚼慢咽，避免粗糙和硬质、黏性及易贴敷食管壁的食品，如炸猪排、未切碎的芹菜、未咬碎的生梨、汤团、糯米团、鳖肉、精瘦肉、未嚼碎的豆芽、红枣皮、西红柿皮、花生、瓜子等食物，每餐后饮适量温开水冲洗食管。⑤保持口腔清洁，早晚刷牙，饭后漱口。
并发症 气管-食管瘘	观察患者病情，有无进食、水呛咳、发热、咯血及咳脓痰。	①绝对卧床休息，禁食、水。②遵医嘱给予鼻饲饮食。③做好术前准备。

第五节　放射性肠炎

一　概　念

放射性肠炎是盆腔、腹腔、腹膜后恶性肿瘤经放射治疗引起的肠道并发症。分别可累及小肠、结肠和直肠，故又称放射性直肠、结肠、小肠炎。

二　主要护理问题

1.疼痛　与放射后引起的黏膜损伤有关。
2.营养失调：低于机体需要量　与长时间腹泻导致机体过度消耗有关。
3.潜在并发症　直肠阴道瘘。
4.恐惧　与治疗期间症状的反复有关。

三 病情观察与护理措施

临床表现	病情观察	护理措施
疼痛	观察患者疼痛的性质及原因。	**1. 饮食护理**：放疗期间嘱患者多饮水，多食蔬菜、水果，保持大便通畅，指导其放疗后静卧休息 30min，禁食 30~60min，以减轻胃肠反应。轻、中度腹泻患者应指导其进食高蛋白、高热量、少液、无刺激、低纤维的清淡易消化饮食，忌食辛辣、刺激、易产气食物，避免进食煎炸、粗硬食物，不食生冷或易引起肠道敏感的食物，以免刺激肠黏膜，加重腹泻。重度腹泻者可给予营养丰富的无渣饮食，必要时配合静脉补液，加强营养支持治疗。待腹痛、腹泻减轻，宜少量多餐，并给予高热量、高蛋白、高维生素、低脂肪、无刺激的饮食。同时，鼓励患者多饮水，每日饮水 3000ml 以上，以增加尿量，加速体内毒素排出。由于腹泻便血，长期过少和吸收营养不良等因素，患者可能有缺铁、叶酸缺乏或贫血，应给予适量补充。一般可经口服或注射补充，运用益气健脾、养血补肾中药也可达增强体质和补充营养的目的，但不要滥补，要辨证用药。长期腹泻者，要补充钙及镁、锌等微量元素。 **2. 皮肤护理**：保护肛周皮肤清洁干燥，使用手纸要柔软，擦拭动作宜轻柔，以减少机械性刺激。便后用碱性肥皂与温水冲洗肛门及周围皮肤，减少酸性排泄物、消化酶与皮肤接触，从而减少局部的刺激和不适，必要时涂抗生素软膏以保护皮肤的完整。 **3. 要强调充分休息**：安静、舒适的休息环境可使患者减少精神和体力负担，尤其睡前要精神放松，保证睡眠效果，必要时要服用镇静剂。患者可在病情好转后逐渐增加活动量，但一般应减免重体力活动。
恐惧	盆腔肿瘤患者在放射治疗过程中，随着放射剂量的不断积累，多数患者都会出现不同程度的放射性肠炎。特别是重度放射性肠炎伴里急后重和便血时，患者会产生紧张、恐惧和焦虑的心理，甚至对放疗产生焦虑或绝望心理或者担心影响继续治疗。	耐心做好解释工作，告诉患者放射性肠炎是盆腔肿瘤放射治疗时常见的不良反应，经过积极治疗和护理，是可以治愈的，不影响继续治疗。体贴关心患者，解除患者的心理负担，增强信心，使其保持乐观情绪和良好的精神状态，坚持完成放疗计划，鼓励患者家属多探视、关心患者，使其心情舒畅，主动配合治疗与护理。灌肠时应向患者解释灌肠的目的、操作过程、注意事项，取得其合作，已达到最佳的治疗效果，并适当遮挡患者，保护其隐私，满足其自尊需要。

第六节　痔　疮

一　概　念

痔是人体直肠末端黏膜下和肛管皮肤下静脉丛发生扩张和屈曲所形成的柔软静脉团。痔分内痔、外痔、混合痔。

二　主要护理问题

1. 疼痛　与黏膜受损感染、血栓形成及手术损伤有关。
2. 舒适的改变：肛门瘙痒　与痔块脱出、黏膜刺激肛门周围皮肤有关。
3. 便秘　与疼痛、有意抑制排便、饮食不合理有关。
4. 潜在并发症　术后尿潴留、术后大便失禁、伤口感染。
5. 知识缺乏　缺乏痔的预防知识。

三　病情观察与护理措施

临床表现	病情观察	护理措施
疼痛	观察患者疼痛的性质及原因。	**1. 饮食护理**：痔手术后患者进普食，宜多食蔬菜水果，忌食辣椒，忌饮酒。多饮水，食用可润肠的饮料，如蜂蜜，以促进排尿，保持大便通畅，减少对切口的刺激，降低疼痛程度。 **2. 心理护理**：护理人员应与患者建立互相信赖的关系；介绍有关疼痛的知识；消除压力源，减轻心理压力；指导分散注意力。疼痛患者的心理护理十分重要，向患者介绍一些镇痛知识，使其对术后疼痛有充分的心理准备。 **3. 促进舒适**：帮助患者选择正确的姿势，舒适整洁的床单位，良好的采光和通风效果，适宜的室内温湿度，避免噪音、强光等刺激。 **4. 放松疗法**：护理人员可教患者一些缓解疼痛的方法，如听音乐，缓节律呼吸法。中国气功、印度的瑜伽均有助于机体放松，以减轻疼痛。 **5. 栓剂疗法**：普济痔疮栓用于痔切除术后，有明显的保护切口的作用，减少粪便对伤口的摩擦，减轻术后疼痛，排便疼痛，肛门坠胀。

续表

临床表现	病情观察	护理措施
便秘	观察患者的饮食习惯及大便习惯。	①尽量不久坐、久站，避免血液留滞于肛门。 ②便后泡温水30min，一方面清洁，一方面促进血液循环。 ③运动（至少15min，外出时避风）持之以恒，可促进血液循环。 ④痔疮患者常因大量饮酒、嗜食辛辣，如辣椒、芥末、胡椒、生姜等富刺激性食物而加重痔疮的发病。所以痔疮患者要注意饮食卫生，避免暴饮暴食，节制或不吃辛辣刺激性食物。多吃蔬菜、水果，多饮开水。含有纤维素多的蔬菜，如芹菜、青菜、菠菜、卷心菜、丝瓜等能增加肠蠕动，对习惯性便秘者，更为适合。 ⑤孕妇患痔，要避免久坐久立，防止便秘，并应及时纠正胎位。多吃蔬菜、水果和植物油，适当吃些芝麻、蜂蜜，保持大便通畅。 ⑥老年患痔，可常服黑芝麻、蜂蜜等物，以保持大便通畅。 ⑦接受痔疮手术的患者，手术前应解除思想顾虑。一般手术当日进少渣饮食，次日改普通饮食，有的患者不敢多吃，担心大便引起疼痛、伤口感染等。为了保持大便通畅，可让患者多吃水果和蔬菜，如香蕉、橘子、芹菜、菠菜等易消化、少脂肪的食物。忌烟酒及辛辣的葱、姜、蒜类。

第七节 肛 瘘

一 概 念

肛瘘是肛管直肠与肛门周围皮肤相通的异常管道，多是由肛周脓肿破溃或切开后遗而来。一般由内口、管道、外口三部分组成，其内口多在肛门直肠周围脓肿原发感染的肛窦处，外口多在肛门外的肛门直肠周围脓肿破溃处或切开处，内口与外口借瘘管相通。

二 主要护理问题

1.舒适的改变：瘙痒、疼痛　与外口排出脓液刺激肛门周围皮肤有关。
2.潜在并发症　肛门伤口感染，术后肛门失禁。

三 病情观察与护理措施

临床表现	病情观察	护理措施
疼痛、瘙痒	观察患者肛门周围有无肿胀、疼痛、脓性分泌物。	**1. 保持大便通畅：** ①饮食：注意清淡，忌辛辣食物，多食新鲜果蔬，多饮水。②养成良好排便习惯：术后肛瘘患者因惧怕疼痛，常拒绝排便，应向其解释术后排便的意义，可口服缓泻剂，必要时药物缓解疼痛。 **2. 加强肛周皮肤护理：** ①保持肛周皮肤清洁、干燥。嘱患者局部皮肤瘙痒时不可用指甲抓，避免皮肤损伤和感染。温水坐浴：手术后第 2 天开始，每日早晚及便后用 1∶5000 高锰酸钾溶液坐浴，浴后擦干局部，涂以抗生素软膏。②挂线后护理：嘱患者每 5~7d 至门诊收紧药线，直到药线脱落。脱线后局部可涂生肌散或抗生素软膏，以促进伤口愈合。 **3. 术后并发症的预防和护理：** 定期行直肠指诊，以及时观察伤口愈合情况。为防止肛门狭窄，术后 5~10d 内可用食指扩肛，每日 1 次。肛门括约肌松弛者，术后 3d 起指导患者进行提肛运动。
并发症	感染	坐浴与换药的护理：每次排便后，复方芩柏颗粒剂（0.6%溶液）坐浴 10min，以消除局部炎症，促进血液循环，减轻疼痛，有利于创面愈合，然后用软毛巾仔细轻柔地清洗肛门及附近污物，洗去粪便和分泌物。护理人员应协助患者正确坐浴，防止烫伤或受凉。坐浴完毕后及时换药，换药时注意检查手术缝合切口有无感染、创面肉芽生长情况、创面皮肤有无内翻、创面有无分泌物，并观察创面分泌物的色、质、量及气味，有无感染迹象。分泌物多时用生理盐水及甲硝唑冲洗，并上甲硝唑纱条引流；分泌物不多时用九华膏纱条引流。换药时动作应轻柔，充分暴露创面，只要将创面上的分泌物及粪便清除即可，切勿用擦的方法，否则会擦去肉芽表面的保护膜造成出血；填塞引流物时将纱条嵌入创面基底部，防止假性愈合，以确保肉芽组织从创口底部开始生长。并观察肉芽生长情况，如果肉芽高出创面阻止上皮生长，要及时修剪使伤口平整生长。
	尿潴留	首先解除患者的思想顾虑和紧张情绪，选择合适的环境，鼓励患者起床排尿，一般均可自行排尿。如排不出，可用流水声刺激，使尿意增强诱导排尿或用热毛巾、热水袋温敷下腹部。对上述方法无效且膀胱充盈时可给予导尿。

第八节　直肠肛管周围脓肿

一　概　念

　　肛管、直肠周围软组织内或其周围间隙内发生急性化脓性感染，并形成脓肿，称为肛管、直肠周围脓肿。

二　主要护理问题

　　1. 疼痛　与直肠肛管周围脓肿刺激及压迫有关。
　　2. 体温过高　与直肠肛管周围感染有关。

三　病情观察与护理措施

临床表现	病情观察	护理措施
肛周瘙痒	观察患者有无肛周炎症、肛内容物脱出、分泌物刺激等。	①询问及发现引起瘙痒的有关原因，及时处理，如局部应用止痒药物。 ②嘱患者避免接触或食用致敏及辛辣刺激性食物，肛门局部避免滥用药物。 ③嘱患者选用宽松、柔软的内裤，勤洗勤换，便纸应选用清洁柔软吸水的卫生纸，以减轻摩擦刺激。 ④剪短患者指甲，嘱患者不要用手搔刮肛门皮肤，以免破溃后并发出血、感染。便后或睡前用高锰酸钾溶液水坐浴，清洗肛门，保持清洁干燥。 ⑤观察患者睡眠情况，如瘙痒导致精神紧张、神经衰弱而影响睡眠时，可与医生联系，选用镇静催眠药以保证睡眠。
排便异常便秘	观察患者有无肛周脓肿、肛裂、痔、大便硬结等。	①养成定时排便的习惯，结肠运动有一定的规律性，应用直立反射（晨起后体位改变引起）和胃-结肠反射（餐后食物刺激胃引起），使结肠产生强蠕动，推动粪便下移进入直肠，引起排便反射。应加强卫生宣教，督促患者按时排便，不要忽视便意，建立正常的排便习惯。 ②加强活动，如散步、深呼吸、打太极拳等。各种适当的文体活动及体力劳动都可促进胃肠蠕动，使腹肌、膈肌得到锻炼，有助于排便顺利进行。

临床表现	病情观察	护理措施
		③合理调配饮食，嘱患者多食纤维素，如绿色蔬菜、谷物、新鲜瓜果等。多饮开水，蜂蜜、黑芝麻、植物油也有良好的通便作用，可适当服用。 ④指导个人合理应用泻药或润滑通便药 a.掌握以调节饮食为主，药物治疗为辅的原则，纠正单纯依赖药物的习惯。 b.泻药中以润滑性泻剂较好，如甘油、液状石蜡等，可妨碍水分吸收，对肠壁和粪便起单纯润滑作用。 c.灌肠剂中以开塞露及123灌肠液（复方硫酸镁灌肠液）刺激性较小，可适当选用。肥皂水刺激性较大，有严重粪便嵌顿时才可用来灌肠，不宜经常使用。 d.各种泻药应在睡前服用，晨起后排便，符合正常生理排便时间，有利于纠正排便失调，同时用药量也可减少。

第二十七章
老年病科

第一节　老年高血压

一　概　念

老年高血压是在年龄 >60 岁的老年人群中，血压持续或 3 次非同日血压测量收缩压 ≥ 140mmHg 和（或）舒张压 ≥ 90mmHg。

二　主要护理问题

1. 头痛　与血压升高有关。
2. 活动无耐力　与长期高血压致心功能减退有关。
3. 有受伤的危险　与头晕、视力模糊、意识改变或降压药致低血压有关。
4. 潜在并发症　高血压危象、高血压脑病。

三　病情观察与护理措施

临床表现	病情观察	护理措施
头痛	头痛以运动后或精神疲惫时加重。	①保持病室安静、舒适，尽量减少探视。 ②抬高床头，取舒适体位。 ③避免劳累、精神紧张。 ④遵医嘱服用降压药和镇静药，观察药物作用和副作用。 ⑤监测血压变化，观察症状有无缓解。 ⑥用药期间指导患者改变体位时动作宜缓慢。
头晕	头晕常出现在下蹲或起立时，头部有沉重感。	①卧床休息，减少活动。 ②如厕或外出时，应有人陪伴。头晕严重者，协助床上大小便。 ③保持环境安静、室内光线充足，减少探视。 ④指导患者改变体位时动作缓慢。 ⑤避免用温度过高的热水洗澡，时间不宜过长。 ⑥做好心理护理。
并发症	高血压脑病。	①绝对卧床休息，在床上解大小便。 ②吸氧2~4L/min，保持呼吸道通畅，头偏向一侧。 ③心电监测，观察血压变化。 ④建立静脉通路，遵医嘱给予降压药、镇静药、降颅内压药等。 ⑤观察意识及瞳孔变化，监测生命体征。 ⑥患者意识不清时应加床栏，防止坠床；抽搐时用约束带、牙垫等。

第二节　心肌梗死

一　概　念

心肌梗死是心肌缺血性坏死，是在冠状动脉病变的基础上，发生冠状动脉血供急剧减少或中断，使相应心肌严重而持久的急性缺血导致心肌坏死。

二　主要护理问题

1. *疼痛：胸痛*　与心肌缺血坏死有关。
2. *自理缺陷*　与疼痛不适及卧床休息有关。
3. *活动无耐力*　与心肌氧的供需失调有关。
4. *有便秘的危险*　与进食少、活动量少，不习惯床上排便有关。
5. *潜在并发症*　心律失常、心力衰竭、低血压性休克。

三 病情观察与护理措施

临床表现	病情观察	护理措施
胸痛	老年人心肌梗死以心前区疼痛为主，常以无痛型出现，持续时间长，休息和服用硝酸甘油后不缓解，不典型心肌梗死易发生猝死。	①绝对卧床休息，床上大小便，限制探视，保持病室安静。 ②饮食：低盐低脂易消化饮食，宜少食多餐，保持大便通畅。 ③给氧：持续吸氧 2~5L/min，增加氧的供应，减轻心肌缺血、缺氧。 ④观察：严密监测心率、心律、血压及尿量等变化。 ⑤止痛：遵医嘱给予吗啡或哌替啶止痛，注意有无心率快和低血压等不良反应。 ⑥心理护理：做好心理疏导，稳定患者情绪，缓解患者恐惧心理。 ⑦溶栓护理：使用溶栓药物前应详细询问患者有无出血病史，有无出血倾向，使用溶栓药物后观察疗效，如胸痛有无缓解，心电图 ST 段有无回降，有无再灌注心律失常等。 ⑧必要时行 PCI 术。
全身症状	一般疼痛发生后 24~48h 出现，表现为发热、心动过速、白细胞增高和红细胞沉降率增快等症状。	监测体温变化，如体温升高，给予相应物理降温，遵医嘱给予退热药物。
胃肠道症状	疼痛剧烈时常伴恶心、呕吐、上腹胀痛。	①遵医嘱给予止吐、保护胃黏膜等药物。 ②注意保持水、电解质平衡。 ③防止误吸。
心律失常	以室性心律失常多见。	①持续心电监护，观察心律、心率变化，如有异常，及时报告医生。 ②做好抢救药物及抢救仪器准备。
低血压休克	表现为烦躁不安、面色苍白、皮肤湿冷、脉细而快、大汗淋漓、口唇发绀。	①取休克体位，抬高床头 10°~20°，下肢 20°~30°，以利于静脉回流。 ②建立静脉通路，补充血容量，使用升压药。 ③根据心率、血压调整液体滴速，及时纠正酸中毒。 ④每 15~30min 测量一次生命体征，监测血压、血气变化。 ⑤观察意识、皮温、尿量的变化，记录 24h 出入量。 ⑥注意保暖，保持病室安静。

续表

临床表现	病情观察	护理措施
心力衰竭	急性左心衰。	①体位：取坐位或半坐位，两腿下垂，减少静脉回心血量。 ②吸氧：高流量吸氧 6~8L/min，用 30%~50% 酒精湿化，降低肺泡内泡沫表面张力，改善通气。 ③镇静：皮下注射吗啡 5mg，减轻心脏负担。 ④遵医嘱给予强心、利尿、扩血管、平喘、糖皮质激素等药物治疗，注意观察药物疗效和不良反应。 ⑤病情观察：严密观察患者呼吸频率、节律、深度；咳嗽咳痰情况；肺内啰音的变化；心率、心律、心音有无异常；皮肤颜色及意识变化。 ⑥其他：采用四肢轮流扎止血带等，减少回心血量。 ⑦心理护理：鼓励患者，增强信心，减轻恐惧与焦虑。

第三节　短暂性脑缺血发作

一 概　念

　　短暂性脑缺血发作（TIA）是由颅内动脉病变导致脑动脉一过性供血不足引起的短暂性、局灶性或视网膜功能障碍。每次发作持续数秒或数分，一般 5~20min，多在 1h 内恢复，可反复发作，最长不超过 24h。

二 主要护理问题

　　1. 有受伤的危险　与短暂性脑缺血发作时一过性眩晕、失明等有关。
　　2. 潜在并发症　脑卒中。
　　3. 知识缺乏　缺乏本病防治知识。

三 病情观察与护理措施

临床表现		病情观察	护理措施
颈内动脉系统 TIA 表现	对侧单肢无力、轻度偏瘫，感觉异常或减退，一过性黑蒙，失语。	①观察和记录发作持续的时间、间隔时间及伴随症状。②患者肢体无力或麻木是否减轻或加重。③有无头痛、头晕或其他脑功能损害的表现。	**1. 环境**：保持病室安静、避免大声喧哗，尽量减少不良刺激。 **2. 卧位与休息**：发作时应卧床休息，取头低位，仰头或头部转动时应缓慢、动作轻柔，转动幅度不宜过大。 **3. 心理护理**：多突然起病，应耐心向患者解释病情，鼓励和安慰患者，消除患者紧张、恐惧心理。 **4. 安全指导**：TIA 发作时患者因一过性失明或眩晕，容易跌倒和受伤，应指导患者合理休息与运动，并采取适当的防护措施。频繁发作的患者应避免重体力劳动，必要时如厕、沐浴及外出活动时应有家人陪伴。 **5. 饮食护理**：低盐、低脂、充足蛋白质和丰富维生素饮食，多吃新鲜蔬菜和水果，戒烟戒酒，避免刺激性食物和暴饮暴食，控制体重。 **6. 药物护理**：指导患者遵医嘱正确服药，注意使用抗凝药物的不良反应，监测凝血功能变化，观察有无出血倾向。
椎－基底动脉系统 TIA 表现	头晕、短暂性遗忘症、跌倒发作、共济失调等。		

第二十八章
核医学科

第一节　甲状腺功能亢进症

一　概　念

由多种原因引起的甲状腺功能亢进和(或)甲状腺激素分泌过多所致的综合征。临床上以高代谢综合征、甲状腺肿大、突眼症、神经及心血管系统、内分泌功能紊乱为特征。病理上甲状腺可呈弥漫性、结节性或混合性肿大等表现。

二　主要护理问题

1. 营养失调：低于机体需要量　与代谢率增高导致代谢需求大于摄入有关。
2. 有组织完整性受损的危险　与浸润性突眼有关。
3. 活动无耐力　与蛋白质分解增加、甲状腺毒症性心脏病、肌无力等有关。
4. 知识缺乏　与缺乏甲状腺疾病相关知识。

三　病情观察与护理措施

临床表现		病情观察	护理措施
甲状腺激素分泌过多综合征	高代谢综合征	疲乏无力、怕热多汗、低热、多食、消瘦。	**1. 监测体重：**每日测量，评估体重的变化。 **2. 饮食护理：**进食高蛋白、高维生素、高热量、低纤维素饮食，主食充足，蛋白摄入丰富。慎用卷心菜、甘蓝等致甲状腺肿的食物，忌饮浓茶、咖啡等兴奋性饮料，禁食海带、紫菜、碘盐等含碘类食品。 **3. 休息与活动：**保证休息，合理安排工作与生活，避免劳累和噪音干扰，并发危象时应绝对卧床休息。 **4. 环境：**安静、通风，室温凉爽而恒定。 **5. 用药护理：**指导正确用药，不可自行减量，密切观察药物副作用。 ①粒细胞减少：白细胞低于 3×10^9/L，中性粒细胞低于 1.5×10^9/L 考虑停药。 ②药疹：如皮疹加重立即停药。 **6. 心理护理：**鼓励患者表达内心感受，解释病情时简单明了，平静而耐心，向家属和病室病友解释患者紧张易怒是暂时的，会因有效治疗而改善。
	精神神经系统	①急躁易怒、神经过敏、失眠、记忆力减退、注意力不集中、幻觉甚至精神分裂症的表现。 ②偶见淡漠。 ③手、舌震颤，膝腱反射亢进。	
	心血管系统	心悸、胸闷、心动过速、心律失常、脉压增大。	
	消化系统	食欲亢进、排便次数增多，多食消瘦。	
	肌肉骨骼系统	骨质疏松，甲亢性肌无力。	
	生殖系统	女性月经减少、闭经；男性阳痿，偶有乳房发育。	
	内分泌系统	促肾上腺皮质激素（ACTH）早期应激性升高后肾上腺皮质功能降低，皮质醇半衰期缩短。	
	造血系统	白细胞总数偏低，紫癜，轻度贫血。	
甲状腺肿		呈弥漫性、对称性、质软、无压痛随吞咽上下移动的肿块；大小与甲亢轻重无明显关系；听诊有震颤声和血管杂音。	甲状腺巨大，出现有压迫症状者，以及结节性甲状腺肿伴甲亢者，可考虑手术切除。
眼征	单纯性突眼	①眼球向前突出，突出度<18mm。 ②瞬目减少。 ③双眼向下看时，上眼睑不能随眼球下落。 ④向上看时前额皮肤不能敏起。 ⑤两眼看近物时，眼球不能聚集。	①佩戴有色眼镜，以防光线刺激、灰尘和异物的侵害，复视者带单侧眼罩。 ②经常以眼药水湿润眼睛，避免过度干燥；睡前涂抗生素眼膏，无菌生理盐水纱布覆盖双眼。

续表

临床表现		病情观察	护理措施
	浸润性突眼	①具备单纯性突眼的眼征。 ②眼睑肥厚、结膜充血水肿。 ③眼球突出明显，有时可达 30mm。 ④眼内异物感、刺痛、流泪，严重者眼球固定，眼睑闭合不全，角膜外露形成角膜溃疡，甚至失明。	③睡觉或休息时抬高头部，使眶内液回流减少,减轻球后水肿。 ④当眼睛有异物感、刺痛或流泪时,指导患者勿用手直接揉搓。 ⑤限制钠盐摄入，遵医嘱给予利尿剂。 ⑥观察球后水肿消长情况。
甲亢危象		**1. 诱 因** ①应激状态。 ②严重躯体疾病：低血糖、败血症、急腹症、严重创伤。 ③口服过量甲状腺素制剂。 ④严重精神创伤。 ⑤手术中过度挤压甲状腺。 **2. 临床表现**：高热（>39℃），心率快（140~240 /min），大汗淋漓、呼吸急促、恶心、呕吐、腹泻、脱水、休克、嗜睡、谵妄或昏迷。	**1. 严密监测病情，及早发现危象先兆** **2. 紧急处理** ①绝对卧床休息，呼吸困难时取半卧位，立即给氧。 ②准确用药：丙硫氧嘧啶600mg 口服，1~2h 后复方碘溶液 30~60 滴口服，注意碘剂过敏反应。 **3. 对症护理**：物理降温；躁动不安者使用床栏，必要时遵医嘱实施保护性约束；昏迷者按昏迷护理常规进行护理。
甲亢性周期性麻痹		①多见于亚洲成年男性。 ②诱因：劳累，进食高钠、高糖食物及应用胰岛素。 ③临床表现为双侧肢体对称性肌无力，活动后加重伴肌痛、肌僵；血钾降低，尿钾正常。	①卧床休息，避免活动。 ②避免诱因。 ③监测生命体征变化，监测血钾变化。 ④遵医嘱正确补钾。 ⑤做好心理护理：消除患者紧张焦虑情绪,告知疾病为自限性，休息或补钾后可缓解。
并发症	甲亢心脏病	高排出量型心力衰竭：心动过速和心排血量增加引起。多见于年轻甲亢患者，常随甲亢的控制心功能也会恢复。 心脏泵衰竭：诱发和加重已有的缺血性心脏病而发生的心力衰竭，多见于老年患者。 心房纤颤：甲亢患者中有 10% ~ 15% 发生心房纤颤。	①卧床休息，低盐低钠饮食，给予吸氧，避免精神刺激。 ②洋地黄类药物使用过程中注意观察用药反应，警惕洋地黄中毒。 ③消除患者紧张情绪，做好生活护理。 ④需要进行 ^{131}I 治疗的患者，做好相应的健康指导。

第二十九章

疼痛科

第一节　动脉栓塞

一　概　念

　　动脉栓塞是指血块或进入血管内的异物成为栓子，随着血流停顿在口径较小的周围动脉或内脏动脉内，造成不同程度的血流障碍。

二　主要护理问题

　　1. 疼痛　与患肢缺血、组织坏死有关。

　　2. 活动无耐力　与患肢远端供血不足有关。

　　3. 抑郁　与疾病久治不愈有关。

　　4. 皮肤完整性受损　与肢端坏疽、脱落有关。

　　5. 知识缺乏　缺乏患肢锻炼方法的知识及足部护理知识。

　　6. 潜在并发症　出血、远端栓塞、移植血管闭合。

三　病情观察与护理措施

临床表现	病情观察	护理措施
肢体缺血、坏死	**1.早期表现**：患肢发凉、麻木、间歇性跛行等。 **2.局部缺血期**：有慢性肢体缺血表现，以间歇性跛行为主，有发凉、麻木、胀痛、抗寒能力减退。 **3.营养障碍期**：肢体缺血加重、皮肤粗糙、汗毛脱落、指（趾）甲增厚、脂肪垫萎缩、肌肉萎缩、间歇性跛行、静息痛。 **4.坏死期**：慢性肢体缺血表现，间歇性跛行、静息痛之外发生肢体溃疡、坏疽。	**1.观察疼痛分布的时间段**：患者多因患肢疼痛而不能入睡和不思饮食。应选择镇痛效果好、作用时间长和副作用小的药物，同时可加用催眠药物。 **2.患肢的护理**：①适当保暖，禁热敷。②禁冷敷，以免血管收缩。③取合适的体位，睡觉时取头高脚低位，利于血液灌流至下肢。④避免长时间维持一个姿势不变，以免影响血液循环。⑤坐时避免一条腿搁在另一条腿膝盖上，防止动、静脉受压阻碍血流。⑥保持足部清洁干燥，用温水洗脚，以免烫伤。⑦皮肤瘙痒时，可涂止痒药膏，避免手抓，以免继发感染。 **3.休息与活动**：Buerger 运动可增加末梢血液循环，促进侧支循环，但不适用于有溃疡或坏疽的情况。方法：①平躺，抬高双腿45°~60°，1~3min。②坐位双腿自然下垂，支持3min，立刻平躺并举高双足。③平躺，双腿放平，休息5min。④以上动作重复10次。 **4.遵医嘱用药**：血管扩张剂和血小板抑制剂、抗生素、溶栓药物、止痛药。 **5.用药护理**：使用抗凝、溶栓药物者，观察出血征象。华法林是经典的抗栓药，但起效慢，副作用多，需监测国际标准化比值（INR）。 **6.介入术前护理**：①心理护理：介绍治疗目的、方法、注意事项，解除患者的恐惧心理。②术前准备：术前禁食4h、备皮、碘过敏试验。③检查足背动脉搏动情况并标记。④根据医嘱准备好术中可能需要的药物，包括尿激酶、扩血管药物、止痛剂等。 **7.介入术后护理**：嘱咐患者穿刺的下肢应保持伸直不能弯曲，24h内不能下床；如有留置导管，要注意防止导管移位及折断。并定时检查引流是否通畅。

续表

临床表现		病情观察	护理措施
并发症	出血	①穿刺点是否渗血，有无血肿形成。②其他部位是否有出血征象，包括尿液颜色、皮肤出血点等。③有无突然头痛或意识改变等。	**治疗**①穿刺点渗血，血肿形成，及时通知医生进行处理。②发现尿液颜色成酱油色、皮肤出血点等，及时报告医生，决定是否调整溶栓药物用量。③病情较重时要进行心电监护。注意是否有脑出血征象，若发现突然头痛或意识改变，应立即停用溶栓药物，并通知医生进行抢救处理。

第二节　颈椎间盘突出症

一　概　念

　　由于颈椎间盘退行性变，老化及继发性改变，在外力作用下纤维环破裂，髓核由该处突出，从而刺激或压迫神经根、脊髓或影响血液供应，引起一系列症状和体征。

二　主要护理问题

　　1. 疼痛　与颈椎间盘突出压迫神经、肌肉痉挛及术后切开疼痛有关。
　　2. 躯体移动障碍　与术后活动受限有关。
　　3. 焦虑　与担心术后康复程度有关。
　　4. 清理呼吸道无效　与咳痰无力有关。
　　5. 舒适的改变　与术中对咽喉和气管的牵拉导致咽部不适有关。
　　6. 潜在并发症　体位性低血压。

三　病情观察与护理措施

临床表现	病情观察	护理措施
颈肩痛	①疼痛反复发作。 ②疼痛沿神经根支配区域放射。 ③颈部活动受限，手指麻木、头晕、恶心。 ④严重者四肢麻木无力，行走困难甚至发展至四肢瘫痪，大小便功能障碍。	**1. 观察颈肩痛的规律及特点** **2. 术前术后护理**：①术后返回病房时，搬动患者要保持脊柱水平位，颈部制动，颈部两侧用沙袋固定。②前路手术的患者可放薄枕，使颈部呈轻度屈曲位，防止骨滑脱。后路手术需去枕平卧或枕一薄棉垫。③协助有效排痰。方法：深呼吸后第一下轻咳，然后用力咳，痰液黏稠不易咳出时可做雾化吸入，每日2~3次。④由于手术中对咽喉和气管的牵拉，术后可出现咽部不适、吞咽和呼吸困难。症状轻者一般都能自愈，有喉头水肿时可做雾化吸入，每日2~3次。⑤前路手术术后备气管切开包，注意观察患者的呼吸频率和节律。⑥翻身时一定要由护士协助，保持头、颈和躯干在同一平面，维持颈部相对稳定。⑦在颈部制动的同时应尽早进行四肢功能锻炼。每日数次做上肢、下肢和手的小关节活动。⑧术后卧床3~5d，在佩带颈托后可下床活动。下床的方法：先侧身坐起，逐渐将身体移至床旁，双足下垂，适应片刻，无头晕眼花感觉时再站立，然后行走，避免长时间卧床突然站立，引起直立性低血压而摔倒。 **3. 休息与活动**：佩带颈托3个月，睡觉时注意枕头的高度，不可过高，加强上、下肢的功能锻炼，3个月不能提重物，半年内不从事重体力劳动。注意劳逸结合，纠正不良姿势。 **4. 饮食**：饮食遵循清淡、易消化、营养丰富的原则。加强营养，多食含钙丰富的食物及水果、蔬菜。 **5. 遵医嘱用药**：营养神经（甲钴胺、胞磷胆碱等），改善循环（灯盏花素、丹红注射液等），脱水（20%甘露醇）等。 **6. 功能锻炼**：早期以床上的肢体活动为主，切勿使颈部震动或扭曲。

续表

临床表现		病情观察	护理措施
并发症	脊髓损伤	造影剂进入脊髓动脉造成脊髓损伤或脊髓血供被阻断。	**1.观察**：出现各种运动、感觉和括约肌功能障碍，肌张力异常及病理反射等相应改变。 **2.处理**：及时发现，报告医生。
	体位性低血压	与长期卧床后体位突然改变有关。	先侧身坐起，逐渐将身体移至床旁，双足下垂，适应片刻，无头晕眼花感觉时再站立，然后行走，避免长时间卧床突然站立，引起直立性低血压而摔倒。
	瘫痪	严重的颈椎间盘突出可导致瘫痪；不正确的按摩方法也会造成颈椎间盘突出患者瘫痪。	①深呼吸运动，防止肺部感染。 ②四肢远端关节运动，如握拳、足背屈伸运动。上肢：对指、分指、抓拿等；下肢：直腿抬高、下肢负重抬举、伸屈活动等。
	颈深部血肿	多见手术后当日，尤其在12h内。	术后24h内沙袋压迫伤口。颈后路的颈深部血肿，如无压迫神经症状，多能自行吸收。
	喉头痉挛	颈前路术中对咽、喉、食管、气管的牵拉引起。	短暂的声音嘶哑与吞咽困难，尤其术后24h内易因各种刺激诱发，3~5d后自行消失。
	脑脊液漏	颈后路术后多见。	术后采取仰卧位及切口处加压包扎，常在术后3~4d发生，应加大抗生素用量，局部加压包扎，保持切口敷料清洁干燥，预防感染发生。
	切口感染	颈后路术后多见。主要因术后长时间仰卧、局部潮湿不透气、切口渗血多或血肿等利于细菌繁殖。	术后加强伤口周围的护理，保持敷料清洁、干燥，注意体温变化，局部疼痛的性质，如发生感染立即加大抗生素用量。

第三节　腰椎间盘突出症

一　概　念

　　腰椎间盘突出症是指纤维环破裂后其内髓核组织从破裂处突出髓腔压迫了脊髓神经根而产生的一系列症状体征。

主要护理问题

1. 疼痛　与神经受压迫有关。
2. 有压疮的危险　与被动体位及长期卧床有关。
3. 便秘　与长期卧床、胃动力减慢有关。
4. 潜在并发症　下肢关节僵硬、肌肉萎缩、深静脉血栓。
5. 知识缺乏　缺乏腰椎间盘突出护理相关知识。
6. 焦虑　与疼痛症状反复出现、病程迁延不愈有关。

病情观察与护理措施

临床表现	病情观察	护理措施
腰痛	疼痛为持续性钝痛。平卧位减轻，站立则加重。一般情况下尚可忍受；另一种为突发性的腰部痉挛样剧痛，难以忍受。	**1. 常规护理** ①心理护理。 ②指导患者长期卧硬板床。 ③减少弯腰等增加腰部负荷的活动。 ④更换体位时避免过急过猛，以免病情加重。 ⑤遵医嘱给予患者消肿、脱水、营养神经等支持治疗。 ⑥在医生的指导下做理疗以缓解疼痛。
下肢放射痛	疼痛常在腰痛减轻或消失后出现，表现为由腰部至大腿及小腿后侧的放射性刺激或麻木感，直达足底。重者由腰至足部的电击样剧痛，且多伴麻木感。	**2. 疾病护理** ①患者在急性期和手术期应卧床休息。 ②疼痛剧烈时给予口服止痛药。 ③卧床患者翻身时应保持脊柱不要扭曲，成直线以减轻病情。 ④卧床患者在坐起时应先趴下，再利用上肢支撑做起。
下肢麻木、冷感及间歇性跛行	下肢麻木多与疼痛伴发，可表现为单纯麻木或下肢发冷、发凉。	**3. 术后护理** ①定时监测生命体征的变化。 ②手术后患者翻身应注意保持脊柱水平位置，使用腰围可起固定和防止扭曲作用。 ③观察术后伤口敷料渗出和负压引流管情况。
马尾神经症状	可出现会阴部麻木、刺痛、大小便功能障碍。严重者可出现大小便失控及双下肢不全性瘫痪。	④术后早期应指导进行直腿抬高练习和腰背肌的锻炼，是防止神经根粘连的有效措施。 ⑤卧床期间应进行四肢活动锻炼，不仅可有效预防肌肉萎缩、关节僵硬、深静脉血栓，而且对增强机体血液循环功能、改善机体状态、促进伤口愈合、预防并发症等均有效。

续表

临床表现		病情观察	护理措施
并发症	伤口感染	及时观察患者的伤口敷料情况，监测患者的血常规。	预防患者伤口感染，术后遵医嘱给予抗生素静滴预防感染，随时观察患者的伤口敷料，如有外渗应及时通知医生换药以预防伤口感染。
	脑脊液漏	观察患者引流液的颜色，如淡黄色即为脑脊液漏，观察患者是否有头痛、头晕症状。	给予患者头低脚高位，并密切观察患者生命体征，如有异常，及时处理。
	下肢感觉运动减退或消失	观察患者双下肢的血运及感觉运动状况是否较术前改善。	指导患者加强双下肢的功能锻炼，行双下肢直腿抬高运动，膝关节屈伸运动，足趾跖屈背伸运动，每日3次，每次15min，以预防下肢肌肉萎缩、关节僵硬、深静脉血栓的发生。
急危重症	椎间隙感染	观察患者体温、白细胞的变化及双下肢感觉运动情况。	发现异常及时告知主管医生同时急查血常规并遵医嘱给予及时对症处理。
	大出血	观察患者生命体征的变化，尤其血压。观察伤口引流的量、颜色及性状。	发现异常及时告知主管医生同时建立两路静脉通道，给予输血、补液、持续心电、血压、血氧饱和度监测等相关处理。

第四节　三叉神经痛

一　概　念

　　三叉神经痛是指发生在面部三叉神经分布区内的反复发作性、阵发性剧痛。多数三叉神经痛于40岁以上发病，女性略多，单侧性占95%以上。

二　主要护理问题

　　1. 疼痛　与神经病变有关。

　　2. 恐惧　与疼痛反复发作有关。

　　3. 活动无耐力　与疼痛不适有关。

　　4. 知识缺乏　与初次患病，缺乏指导有关。

病情观察与护理措施

临床表现	病情观察	护理措施
疼痛为三叉神经痛最突出的特点，表现有以下几点： **1.疼痛的性质**：突发性的阵痛，表现为面部、口腔及下颌部位的某一点，突然发生剧烈性的闪电式短暂的抽痛，犹如刀割样、火烧样、针刺样或电击撕裂样痛，多在谈话、进餐或洗脸时发生，每次经历数秒或数十秒至1~2min，疼痛立即向三叉神经的一支或几支区域的范围扩散。 **2.疼痛部位**：疼痛发作仅限于三叉神经分布区，多为单侧，右侧较多，双侧少见，后者也常从一侧开始，而后累及对侧，且两侧疼痛发作区不一定对称。 **3.触发点（扳机点）**：50%以上患者，在颜面部某一区域内有特别的皮肤敏感区，有轻微的触动，面部肌肉的牵拉及震动便可引起发作，这样敏感的区域范围局限或集中在一点或两点，称之为触发点或扳机点。一名患者可有数个触发点，部位常见于患侧上下唇、口角、鼻翼、颊部或齿龈等。 **4.其他症状**：由于疼痛并面部肌肉痉挛性抽搐，口角可向患侧歪斜。发病初期，面部、眼结膜充血发红、流泪、流涕等。发病后期，可能出现眼结膜炎、口腔炎等。 **5.神经系统体征**：神经系统查体，原发性三叉神经痛，除有部分患者角膜反射减弱或消失之外，均无阳性体征发现。	①经治疗后，疼痛是否得到控制或缓解。 ②观察意识、瞳孔、生命体征的变化，是否有并发症的出现。 ③评估患者对三叉神经痛的了解程度，特别是可以控制的一些因素。	**1.用药护理**：遵医嘱从小剂量开始服用卡马西平，逐渐增量，疼痛控制后逐渐减量，以预防或减轻药物副作用。用药过程中观察眩晕、嗜睡、恶心、步态不稳、皮疹、白细胞减少等不良反应。轻者多在数日后消失，重者应告之医生，给予相应处理。 **2.心理护理**：建立良好的护患关系，为患者提供安静、舒适的环境，建立良好的生活规律，保证充分休息，以减轻疼痛。关心、体谅、安慰患者，做好解释工作，使其了解疾病过程、治疗及预后，使其正确对待疾病，树立信心。在诊治过程中发现有不正确的应对方式时，要及时、巧妙地给予纠正。 **3.日常生活护理**：告知患者洗脸、刷牙、剃须，咀嚼时动作要轻柔，吃软食、小口咽，以防止疼痛发作；鼓励适当参加娱乐活动，如看电视、听轻音乐、跳交谊舞等，进行指导式想象、气功疗法，以利松弛身心、转移注意力、提高痛阈而减轻疼痛。 **4.认知疗法**：鼓励患者保持健康心态，通过一系列的分析学习，建立积极向上的心态。了解不良因素，注意观察疼痛的发作频率、持续时间和间隔期的长短，更有效地做好饮食、口腔和皮肤的护理。

第五节 脑脓肿

一 概 念

脑脓肿是化脓性细菌侵入脑组织所形成的脓腔，为严重的颅内感染性疾病。分为耳源性、鼻源性、血源性、外伤性和隐源性。

二 主要护理问题

1. 体温过高　与脑脓肿导致全身感染有关。
2. 清理呼吸道无效　与意识障碍有关。
3. 营养失调：低于机体需要量　与进食困难、呕吐有关。
4. 语言沟通障碍　与脑脓肿导致感觉性或运动性失语有关。
5. 焦虑/恐惧　与脑脓肿的诊断和担心手术效果有关。
6. 潜在并发症　颅内压增高及脑疝、感染等。

三 病情观察与护理措施

临床表现	病情观察	护理措施
全身感染症状	畏寒、发热、头痛、呕吐、全身乏力、脑膜刺激征、中性粒细胞水平升高。	**1. 术前护理** ①做好心理护理，消除其焦虑恐惧感，指导患者以积极的态度配合治疗、护理。
颅内压增高症状	持续性头痛、阵发性加重，头痛剧烈时伴呕吐、脉缓、血压升高及眼底水肿等。	②密切监测生命体征变化，一旦出现意识障碍或瞳孔散大，立即应用甘露醇降颅压，同时通知医生抢救。 ③完善各项术前检查及落实术前讨论，完善术前准备。
局灶性症状	**1. 颞叶脓肿**：常有感觉性或命名性失语，对侧偏盲及轻度偏瘫。 **2. 额叶脓肿**：出现性格改变：表情淡漠、记忆障碍、局限性或全身性癫痫发作、对侧肢体瘫痪、运动性失语。	**2. 术后护理** ①体位：全麻未醒前取平卧位，头偏向一侧，以防口腔分泌物引起窒息，床头抬高15°~30°，利于静脉回流。 ②加强营养，增强抵抗力。 ③密切监测生命体征、意识、瞳孔变化。 ④加强皮肤护理、口腔护理。 ⑤发热护理、癫痫护理。

临床表现		病情观察	护理措施
		3. 顶叶脓肿：深浅感觉障碍或皮层感觉障碍。 **4. 小脑脓肿**：出现水平性眼球震颤、肢体共济失调、强迫头位等。	⑥引流管护理：引流袋应低于创腔30cm，待脓腔闭合时拔除；创腔引流视引流情况24~48h后拔管；待术后24h、创口周围初步形成粘连后方可进行囊内冲洗。 ⑦防止交叉感染：开颅术后住单独隔离病房。
并发症	化脓性脑膜炎	①颅内压增高症状。 ②脑膜刺激征。 ③全身感染症状：畏冷、发热、全身不适。 ④失语、偏瘫、单瘫，以及一侧或双侧病理征阳性。	①密切监测生命体征变化，发现异常及时通知医生处理。 ②合理使用敏感抗生素。 ③加强营养，维持水电解质平衡。 ④防治脑水肿和加强基础护理。
	硬脑膜下积脓	①全身感染症状。 ②失语、偏瘫、癫痫或癫痫持续状态、颅内高压。	①密切监测生命体征变化，发现异常及时通知医生处理。 ②全身使用敏感抗菌素。 ③加强营养，维持水电解质平衡。 ④防治脑水肿和加强基础护理。 ⑤引流管护理。

第三十章
介入科

第一节　下肢静脉血栓

一　概　念

是指血液在静脉腔内异常凝结，阻塞静脉管腔，导致静脉回流障碍，引起远端静脉高压、肢体肿胀、疼痛及浅静脉扩张等临床症状的常见静脉疾病。好发于下肢深静脉，多发生于手术后，其他常见的原因是妊娠、产后、外伤、感染、肿瘤、口服避孕药及昏迷、肢体长时间制动等。

二　主要护理问题

1. 肺栓塞　与栓子脱落阻塞肺动脉或其分支有关。
2. 活动无耐力　与下肢静脉血栓形成致血液淤积、缺氧有关。
3. 舒适的改变　与患肢胀痛、术后疼痛、患肢水疱形成有关。
4. 潜在并发症　肺栓塞、出血、血栓形成后综合征、下肢慢性水肿、疼痛、肌肉疲劳（静脉性跛行）、静脉曲张、色素沉着、皮下组织纤维化。
5. 知识缺乏　缺乏下肢静脉血栓形成的预防知识。
6. 焦虑　与肢体肿胀、疼痛症状持续、病程迁延不愈有关。

三　病情观察与护理措施

临床表现	病情观察	护理措施
疼痛	多为坠痛或钝痛。一侧肢体突然肿胀、疼痛。行走时加剧,紧束感。	**1. 术前护理** ①绝对卧床休息10~14d(下腔静脉滤器置入术以前)。 ②患肢制动、抬高20~30cm,利于静脉回流。 ③避免肢体大幅度活动、受挤压、禁止按摩、避免剧烈咳嗽和用力排便。 ④观察患肢皮肤的温度、颜色、张力和患肢的感觉。 ⑤观察患肢肿胀的情况:每日测量下肢周径并记录,测量方法:以膝关节为中心,在髌骨上缘15cm和胫骨粗隆下10cm处测量周径,以观察了解疾病的发展及恢复情况。 ⑥加强心理疏导:治疗前一定要做好患者思想工作,给患者交代注意事项,减轻或解除患者恐惧心理,树立战胜疾病的信心,特别要给患者及家属交代在溶栓过程中出现哪些情况时应及时告诉医护人员。
肿胀	患肢肿胀,较健侧同一部位周径大1cm以上。组织张力高,呈弥漫性光亮,严重者皮肤表面水疱形成。下肢肿胀是静脉血栓形成后最常见的症状,急性期张力增加,呈非凹陷性水肿,皮色泛红,皮温较健侧高,肿胀严重时皮肤可出现水疱。	⑦加强基础护理:协助患者做好基本生活护理,定时翻身,减少局部组织受压时间,防止压疮发生,指导患者及家属修剪指甲,翻身时动作轻柔,避免拖、拉、拽动作,以免皮肤破损。 ⑧饮食护理:饮食上给予低盐、富含维生素、高蛋白、清淡易消化的饮食,多食新鲜蔬菜和水果,多饮水,降低血液黏稠度,保持大便通畅,避免用力排便致使腹压增加,影响下肢静脉回流。禁烟酒,吸烟可引起血管痉挛,又可增加血液黏稠度。宣传戒烟重要性,使患者明白戒烟的道理而自觉戒烟。 ⑨注意患肢保暖:室温保持在25℃左右。严禁在患肢处做冷热敷,由于热敷促进组织代谢,增加耗氧量,对患肢无益;冷敷引起血管收缩,不利于解除疼痛及侧支循环的建立。 **2. 术后护理** ①滤器置入术后护理(滤器置入术是预防肺动脉栓塞的主要措施):a.协助患者平卧位,穿刺处500g沙袋压迫并制动4~6h,24h后下床适量活动。b.密切观察穿刺处有无渗血及血肿并观察穿刺侧下肢皮肤颜色、温度及足背动脉搏动情况。c.密切观察意识、生命体征、下肢肿胀程度及全身症状、体征。d.遵医嘱给予溶栓、抗凝治疗,严格掌握用药时间、剂量及方法,观察全身有无出血倾向,如有异常及时报告医生给予处理。
浅静脉曲张	属于代偿性表现,当主干静脉堵塞后,下肢静脉血流通过浅静脉回流,浅静脉代偿性曲张。浅静脉迂曲、增粗。	

续表

临床表现	病情观察	护理措施
发绀	患肢皮肤发绀，严重者呈花斑状、坏疽。	②留置溶栓导管护理：a.卧位。患者返回病房后应妥善固定留置鞘管及溶栓导管，嘱患者绝对卧床，穿刺侧肢体伸直、避免屈曲，防止留置管扭曲或脱出。并向患者家属反复解释卧位的重要性。b.进行各项护理操作时严格执行无菌原则。导管溶栓是将导管置于血栓部位，是血管与体外一种开放通道，留置时间长，严守无菌操作，可有效预防并发症发生。c.准确执行给药时间，严格掌握用药剂量。推注溶栓药物时应分清各管道用途，排尽管内空气。未做下腔静脉滤器置入者，溶栓期间注意观察患者有无胸痛、呼吸的变化，警惕肺栓塞发生。置管处皮肤每日用安尔碘消毒，并更换敷料，防止局部感染和导管菌血症的发生。d.保持室内清洁，每日通风及消毒液擦拭桌面、地面两次，紫外线照射一次，同时限制陪护和探视人员。e.患肢观察及护理。密切观察患肢皮肤颜色、温度、肿胀缓解程度，每日测量患肢大小腿周径，做好记录，以判断疗效。间断按压足部及小腿部肌肉并鼓励患者适度进行主动或被动的足背屈伸动作，以利于静脉回流。f.下肢肿胀严重者可采用50%硫酸镁湿热敷以促进水肿消退，减轻疼痛，一般每次30min，每天2次，硫酸镁的温度以30℃~50℃为宜。若>50℃，会增加局部组织需氧量而加重缺氧；若<30℃，则刺激局部肌肉收缩，血管痉挛使疼痛加剧，还可增加血液黏稠度。
并发症 肺栓塞	肺栓塞是最常见的并发症。静脉血栓的附壁性在1~2周内最不稳定，极易脱落。当患者出现呼吸困难、胸痛、咳嗽、咯血等症状时，应警惕肺栓塞的发生，严重时可导致死亡。	**1.预防措施**：下腔静脉滤器置入。①急性期（血栓形成1~2周）绝对卧床，避免剧烈运动。②患肢制动抬高（床尾抬高15°~25°），禁止按摩、热敷。③进低脂、清淡饮食，保持大便通畅，避免便秘、咳嗽等。④病情观察：观察是否出现肺栓塞三联征（胸痛、呼吸困难、咯血），胸闷，血压下降，心悸等症状。 **2.抢救措施**：①立即平卧，头偏向一侧，持续心电、血氧饱和度监测，高流量吸氧，密切观察意识、生命体征、咯血的次数及量、尿量等。②避免深呼吸、咳嗽、剧烈翻动。③迅速建立静脉通路，备血，输注血制品、乳酸林格液、羟甲淀粉等。④手术准备。 **3.心理护理**：尽量安慰患者，减轻其恐惧心理。

续表

临床表现	病情观察	护理措施
并发症 出血	最主要的并发症发生在下肢静脉血栓形成后数月至数年，表现为下肢慢性水肿、疼痛、肌肉疲劳（静脉性跛行）、静脉曲张、色素沉着、皮下组织纤维化，重者局部形成溃疡。	**1. 预防措施：** ①溶栓前查血型、血小板、血红蛋白、凝血功能等。②溶栓期间及溶栓后，密切观察患者有无出血倾向（如皮肤瘀点瘀斑、黏膜出血点、血尿、腹痛、黑便等），特别警惕胃肠道及颅内出血。 **2. 一般治疗：** ①卧床休息，头偏向一侧，持续心电、血氧饱和度监测、吸氧，密切观察患者意识，生命体征，出血的部位、量及次数，尿量等。②避免剧烈变换体位。③饮食：清淡、易消化、富含纤维素的流食。 **3. 止血措施：** ①一般性止血：用氨甲苯酸、酚磺乙胺等。②口服止血：去甲肾上腺素8mg或白眉蛇毒血凝酶 4~6kU 加入冰盐水 100ml 中口服或胃管注入。③严重的大出血应终止溶栓，及时止血，正确运用拮抗剂（鱼精蛋白拮抗肝素，维生素 K_1 拮抗华法林），必要时输血，对症治疗。 **4. 补充血容量：** 必要时急查血型及输血前四项，配血，迅速建立多条静脉通路，输注血制品、乳酸林格液、羟甲淀粉等。 **5. 健康教育：** 指导患者自我观察及预防，如皮肤、黏膜、牙龈、鼻出血，勿用尖、硬物剔牙、挖耳鼻、勿用力咳嗽，保持大便通畅。
血栓形成后综合征	是最常见最重要的并发症，发生在下肢静脉血栓形成后数月至数年，表现为下肢慢性水肿、疼痛、肌肉疲劳（静脉性跛行），静脉曲张、色素沉着、皮下组织纤维化，重者形成局部溃疡。	**1. 预防：** ①出院后穿弹力袜。②遵医嘱口服抗凝药物（如拜阿司匹林 100mg，每天 1 次）3 个月至半年。避免久站久坐，休息时抬高患肢。 **2. 血栓形成后：** 瓣膜修补术中脉冲式电极刺激小腿肌肉增加收缩、促进回流，术后鼓励患者足、趾经常主动活动。

第二节　下肢动脉闭塞症

一　概　念

　　下肢动脉闭塞症是指栓子自心脏或近侧动脉壁脱落或自外界进入动脉，被血流推向远侧，阻塞动脉血流而导致肢体缺血以致坏死的一种病理过程。表现为下肢供血不足，如皮肤温度降低、皮肤颜色苍白、活动后下肢疼痛，随着病情加重，皮肤冰凉，颜色由红变紫、变黑，静息状态即可出现下肢剧痛。查体会发现下肢缺血的表现，股动脉、腘动脉、足背动脉搏动微弱或不能触及。B超检查可发现动脉血管不通或狭窄，CT血管造影或MR下血管造影可非常清楚地显示血管的整体状况，并为治疗方案的制定提供依据。

二　主要护理问题

　　1. 疼痛　与血栓形成动脉血流不畅、患肢缺血、组织坏死有关。
　　2. 活动无耐力　与患肢远端供血不足有关。
　　3. 皮肤完整性受损　与患肢远端供血不足、趾端或更高平面坏疽有关。
　　4. 焦虑／恐惧　与疼痛、不能下床活动及担心预后有关。
　　5. 知识缺乏　缺乏防治周围血管疾病的有关知识与术后注意事项、康复知识。
　　6. 潜在并发症　出血、感染、跌倒、压疮、导管滑脱。

三　病情观察与护理措施

临床表现	病情观察	护理措施
疼痛， 皮肤色泽和温度改变， 动脉搏动减弱或消失， 感觉和运动障碍， 皮肤溃烂与坏死。	①疼痛往往是最早出现的症状。由栓塞部位动脉痉挛和近端动脉内压突然升高引起。起于阻塞平面处，以后延及远侧，并演变为持续性。轻微的体位改变或被动活动均可致剧烈疼痛，故患肢常处于轻度屈曲	**1. 术前护理** ①疼痛的护理：协助患者取舒适卧位，评估疼痛的部位、性质及程度、持续时间，动态观察疼痛的变化，做好疼痛的评估工作；指导患者使用血管扩张剂、中医中药治疗等。对疼痛剧烈患者可遵医嘱使用镇静剂，如布桂嗪、吗啡、哌替啶等，定时做好疼痛评估。 ②改善下肢血液循环，预防组织损伤：a. 绝对戒烟：告知患者吸烟的危害，消除烟碱对血管的收缩作用。b. 肢体保暖：避免肢体暴露于寒

临床表现	病情观察	护理措施
	的强迫体位。 ②皮肤呈苍白色，如果皮下静脉丛的某些部位积聚少量血液，则在苍白皮肤间可出现散在小岛状紫斑；患肢皮温下降并有冰冷感觉，以肢体的远端部分最明显。 ③栓塞平面远侧的动脉搏动减弱或消失，栓塞的近端动脉搏动可能增强。 ④由于周围神经缺血，栓塞平面远侧肢体皮肤感觉异常、麻木甚至感觉丧失、运动功能障碍以及出现不同程度的足或腕下垂。 ⑤皮肤溃烂与坏死： a.局部缺血期：表现为患肢苍白、发凉、酸胀乏力和感觉异常，包括麻木、刺痛和烧灼感等。随后出现间歇性跛行，随病情进展，跛行距离逐渐缩短，休息时间延长。此期可能还表现为反复发作的游走性血栓形成静脉炎，即浅表静脉发红、发热、呈条索状，且有压痛。 b.营养障碍期：患肢	冷环境中，以免血管收缩。保暖可促进血管扩张，但应避免用热水袋、热垫或热水给患肢直接加温，因热疗使组织耗氧量增加，将加重肢体疼痛。c.体位：患者休息时取头高脚低位，避免长时间同一姿势不变（坐或站），以免影响血液循环。保持足部清洁、干燥，每天用温水洗脚，勿用足趾试水温，以免烫伤。 ③溶栓抗凝过程中应严格掌握溶栓、抗凝药物用药时间、方法、剂量、浓度、滴速，并观察有无牙龈出血、皮肤瘀斑、血尿等出血倾向。 ④休息和运动：步行。鼓励患者每天适量行走，以疼痛的出现作为活动量的指标。有以下情况时不宜运动：下肢发生溃疡及坏死时，运动将增加组织耗氧；血栓形成时，运动可致血栓脱落。 ⑤心理护理：由于肢端疼痛和坏死，患者异常痛苦和焦虑，加之介入治疗是一种新的治疗方法，且术中患者始终处于清醒状态，护理人员应以通俗易懂的语言，向患者及家属解释本病发生的原因，介入治疗的目的及特点、简要操作过程和注意事项，并且介绍同种疾病治疗好转的病例，消除其紧张、恐惧心理，取得信任，增强战胜疾病的信心，以使其能在术中积极配合治疗，减少并发症的发生。 ⑥皮肤溃疡及坏死的护理：卧床休息，减少损伤部位的耗氧量；保持溃疡部位的清洁、避免受压及刺激；加强创面换药，可选用敏感抗生素湿敷，并遵医嘱应用抗感染药物。水疱处理：大水疱在无菌操作下抽取渗液，小水疱给予无菌纱布包扎并保持局部清洁。水疱干枯后形成的痂皮，只能任其自然脱落，不能人为剥脱，以防继发感染。 ⑦术前常规准备：a.辅助检查：术前协助做好各项常规检查，如血常规、大小便常规、心电图、B超、胸片等，重点是肝肾功及凝血功

续表

临床表现	病情观察	护理措施
	出现静息痛，皮温明显下降，肢端苍白、潮红或发绀，可能伴有营养障碍的表现，如皮肤干燥、脱屑、脱毛及肌萎缩等。患肢动脉搏动消失，但尚未出现肢端溃疡或坏疽。 c.组织坏死期：患肢肢端发黑、干瘪、溃疡或坏疽。大多为干性坏疽，若并发感染，坏疽即转为湿性。严重者出现全身中毒症状。	能检查。b.皮肤准备：双侧腹股沟区及会阴部备皮，并检查穿刺部位皮肤有无破损等。并注意穿刺侧足背动脉搏动情况，以便术中、术后作对照。c.肠道准备：术前1d给予易消化饮食。d.术前2d指导患者床上使用便器，以防术后因不习惯床上排便而引起尿潴留。e.术前一般准备：术前测量患者生命体征，如果体温超过37.5℃或血压升高，应通知医生做好相应的处理。根据患者病情，术前遵医嘱给予抗生素治疗，以预防感染。术前晚按医嘱应用镇静剂保证患者睡眠。进导管室前患者应排空大小便。去除带有金属物品的上衣和内衣。术前物品准备：备好术中可能使用的器材、材料与药品，并检查监护及抢救设备。 **2.术后护理** ①术后取平卧位，穿刺侧下肢伸直并制动8h，24h后下床活动。 ②观察穿刺处有无渗血及血肿，如有渗出，及时更换敷料，保持穿刺部位敷料干燥，防止感染，如穿刺部位出血按穿刺处出血急救进行处理。观察穿刺侧肢体远端血液循环情况，一般术后3~7d疼痛减轻或消失。注意观察穿刺侧皮肤的色泽和温度，末梢动脉搏动情况。 ③观察意识及生命体征变化，对溶栓术的患者，应严密观察有无出血倾向。如果有异常的现象，应报告医生及时处理。 ④饮食宜清淡，忌食油腻、辛辣等食物，进低脂且富含纤维素的饮食，保持大便通畅，防止便秘。 ⑤溶栓导管的护理：a.术后指导患者平卧位，置管侧肢体避免大幅度屈曲，妥善固定留置管道并标记清楚，避免管道弯折、受压、扭曲及脱出。b.密切观察置管处皮肤的变化，置管周围有无皮肤发红、渗液，以了解有无感染迹象；溶栓置管处皮肤每日用0.5%碘附消毒，并根据

续表

临床表现	病情观察	护理措施
		情况更换敷料,防止局部感染和菌血症的发生。c.进行各项护理操作时,严格遵守无菌原则。d.经导管注入溶栓、抗凝药物时,严格掌握溶栓、抗凝药的时间、方法、剂量、浓度、速度并严密观察意识、生命体征及全身有无出血倾向,一旦发生穿刺部位、皮肤黏膜、牙龈、消化道等出血,应立即停止使用抗凝和溶栓药物。e.观察穿刺侧肢体远端血液循环情况、患肢皮肤的色泽和温度、末梢动脉搏动情况、有无疼痛或麻木。f.保持病室清洁,每日进行通风及病室消毒,并限制陪护及探视人员数量。g.严格床头交接班。
并发症	出血	①严格掌握用药时间、剂量及方法。观察意识、生命体征变化。②严密观察有无全身出血倾向及穿刺处情况,监测凝血功能,若出现全身皮肤、黏膜、伤口、牙龈等处有出血点,发现血尿和血便,及时报告医生,给予处理。③若出现头痛、视物模糊、言语不清、表情淡漠、昏睡、意识改变等情况提示有颅内出血可能,及时报告医生,进行相应检查并做好抢救准备。**穿刺处出血急救处理**①迅速打开敷料,戴无菌手套,以食指、中指、无名指三个指头压迫穿刺点上方约1cm处。②范围是以皮肤穿刺口近侧为中心"压一片、不压一点";轻重以指腹感到血管搏动和皮肤切口无血液渗出为度。③压迫约15min后轻轻抬手,穿刺处无出血时,用无菌敷料及绷带加压包扎,用1000g沙袋压迫局部6~8h。④建立静脉通路,补充足够的血容量,必要时给予酚磺乙胺、氨甲苯酸等止血药物,观察意识、生命体征及穿刺处情况。⑤给予合理的解释,以免过度紧张,血管收缩引起再出血。

续表

临床表现	病情观察	护理措施
并发症	导管滑脱	①加强沟通，向患者和家属说明置管的目的和必要性，告知患者保护导管的方法。对无法进行语言交流的患者，教会患者使用手语并准备写字板，满足患者提出的合理要求。 ②妥善固定导管，防止脱出。 ③保持导管适宜长度，使患者翻身活动自如。 ④昏迷和躁动的患者应留陪人，并对陪人进行防止导管脱出的教育，必要时给予适当约束。 ⑤躁动患者，遵医嘱及时使用镇静剂，减轻患者不适，预防导管滑脱。 ⑥定时观察患者生命体征及导管有无扭曲、打折和滑脱，出现异常情况及时通知医生并协助处理。 ⑦指导患者穿宽松衣物，更衣时勿牵、拉、拖、拽导管。 ⑧指导患者及家属在进行各项治疗或患者自行活动时，应保护、固定好导管。
	坠床	①床头放置警示标识。 ②使用床栏。 ③做好患者及家属的健康教育。 ④床头交接班。
	压疮	①避免局部组织长期受压。 ②骨突处皮肤使用半透膜敷料或者水胶体敷料保护，每2h翻身一次，建立翻身记录卡，翻身后记录时间、体位、皮肤情况。 ③患者身体空隙处垫软枕，降低骨突处所受的压力。 ④避免局部理化因素的刺激，保持患者皮肤清洁，定时温水擦浴，保持床单位清洁、干燥、平整、无碎屑，及时清理大小便，及时更换床单、衣物并保持皮肤清洁干燥。 ⑤翻身时动作轻柔，避免拖、拉、拽动作。

第三节　主动脉夹层动脉瘤

一　概　念

主动脉夹层动脉瘤是指动脉腔内的血液从主动脉内膜撕裂口进入主动脉中膜，并沿主动脉长轴方向扩展，造成主动脉真假两腔分离的一种病理改变。

二　主要护理问题

1. 疼痛　与动脉内膜剥离有关。

2. 血压升高　与剧烈疼痛有关。

3. 躯体移动障碍　与医源性限制有关。

4. 焦虑/恐惧　与患者发病突然、病情重及对手术过程不了解和对疾病预后不清楚有关。

5. 有坠床的危险　与疼痛不适引起的躯体移动障碍有关。

6. 潜在并发症　失血性休克、静脉血栓。

三　病情观察与护理措施

临床表现	病情观察	护理措施
疼痛 压迫症状 瘤体破裂	①该病患者本身多数有高血压的基础；其次，夹层动脉瘤形成后又会反过来可使血压进一步增高。②患者主要表现为突发性的胸背部撕裂样或刀割样剧烈疼痛，部分有腹痛和呕吐，同时患者有烦躁不安、极度焦虑、恐惧和濒死感。	**一、术前护理** **1. 一般护理**：一旦确诊或高度怀疑夹层动脉瘤，应立即将患者安置于重症抢救室，吸氧、迅速建立静脉通道，同时连接心电监护仪进行生命体征监护，并通知手术室及相关医生做好相应的抢救准备。嘱患者绝对卧床，避免搬动和过猛翻身，需要检查尽可能在床边进行。饮食要以清淡、易消化、富含维生素、半流食为主，保持大便通畅，必要时进行特护。 **2. 心理护理**：这类患者胸腹部疼痛剧烈，甚至伴有呼吸困难，患者常有濒死感，因此患者非常紧张、恐惧。越紧张、恐惧，患者的血压越高，动脉瘤越容易破裂。因此，我们一定要采取各种措施稳定患者情绪，让患者心情平静，消除思想顾虑，增强战胜疾病的信心，积极配合各项治疗及检查。不能告知患者病情的严重性，但必须给患者家属交代清楚病情的严重性和可能出现的突发危

续表

临床表现	病情观察	护理措施
	③如果夹层动脉瘤累及相应的器官可能会出现相应的表现，如夹层动脉瘤可影响心脏及冠状动脉，造成心肌缺血，甚至心肌梗死、心力衰竭、心包填塞等。 ④夹层动脉瘤也可累及周围软组织及大动脉分支，阻断供血，造成下肢缺血症状及体征。 ⑤如动脉夹层沿无名动脉或颈动脉向上扩展，可表现为肢体一过性或持久性瘫痪、昏厥，甚至暂时失明。 ⑥若病变在腹主动脉分支，可影响腹部器官的供血，出现腹痛、恶心、呕吐，有时呕血或黑便。 ⑦若夹层血肿破裂入胸腔引起胸腔积血，可出现胸痛、咯血、咳嗽。如血肿累及肾动	险，以便家属做好配合工作。 **3. 术前准备** ①控制血压：高血压是主动脉夹层最常见的病因，而血压的升高又是导致动脉夹层延伸或动脉瘤破裂及胸痛加剧的重要因素。因此，首先要进行血压控制和生命体征监护。遵医嘱给予硝普钠或硝酸甘油静脉滴注，调整降压药物滴数将血压控制在 120/80mmHg 左右。用药过程中应严密观察血压，切忌血压忽高忽低，同时要注意药物的不良反应。快速降压以硝普钠静脉输注最为常用，也最有效，硝普钠以 $0.3\sim0.5\mu g/(kg\cdot min)$ 泵入，根据血压调整用量，开始时每 5min 测量血压一次，直至血压平稳后可适当延长间隔时间。因硝普钠能快速降低收缩压和舒张压，停药后 5min 内血压即回升至原水平，所以在应用硝普钠过程中不得随意终止，更换药物时要迅速、准确。硝普钠遇光易分解变质，应注意避光保存，现用现配，超过 6h 应重新配制。如大剂量硝普钠在使用时应密切观察患者有无恶心、呕吐、头痛、震颤、嗜睡、昏迷等不良反应。由于夹层血肿压迫造成一侧血压降低或上肢血压高于下肢，形成四肢血压不对称，所以应严密观察四肢血压变化并详细记录，在测血压时应左、右、上、下肢血压同时测量，应以血压高的一侧为准。密切观察双下肢足背动脉的搏动情况，为医生提供诊断及鉴别依据。观察血压的同时，注意观察脉搏、面色、皮肤温度等，以防出现休克。该病休克的特点是血压与休克表现不相称，虽然休克表现明显，患者出现面色苍白、出冷汗、四肢凉、神志改变等休克样表现，但血压仅稍有降低、不低或升高。血压逐渐平稳下降，疼痛明显减轻或消失，提示夹层瘤停止扩展，如血压大幅度下降应考虑动脉瘤破裂，应立即采取救治措施。 ②控制心率：患者由于疼痛等原因心率往往较快，可达 100/min 以上，心率加快可加重夹层撕裂，因此常使用美托洛尔口服，将心率控制在 60~75/min。 ③镇静止痛：95% 的患者有疼痛，其中 85% 为突然发作，撕裂样痛占 51%，73% 位于胸部（以前胸部多见），53%

临床表现	病情观察	护理措施
	脉表现为少尿、血尿等。	的患者有背痛，30％有腹痛。明确诊断后应尽快给予有效的止痛处理，否则患者可能会因疼痛难忍而血压进一步升高，血压的升高意味着撕裂可能进一步加重或动脉瘤破裂风险加大。可以先给予哌替啶100mg肌注，以缓解疼痛，同时可交替配合使用安定等镇静药物进行镇静与止痛，镇痛剂注射时速度要慢，严格掌握用药剂量，注意观察呼吸、神态，以防发生呼吸抑制。注意观察记录疼痛性质、时间、范围及用药后的效果。同时血压的有效控制，可能使疼痛会很快缓解。注意提醒患者不可拍打、按压、揉捏疼痛的部位，防止病情加重。 ④介入术前准备：术前1d行左上肢及双侧腹股沟、会阴部备皮、碘过敏试验。术前晚应用镇静催眠药物，保证患者有充足的睡眠和休息。术前禁食12h。 ⑤坠床的预防措施：床头放置警示标识；使用床栏；做好患者及家属的健康教育；班班交接。 **二、术后护理** ①术后严格卧床48h，局部沙袋压迫6~8h，术侧肢体平伸制动12h，观察穿刺部位的敷料是否干燥，穿刺部位有无出血和血肿。但是穿刺点不能包扎过紧防止血栓形成，注意观察穿刺侧足背动脉搏动情况，皮肤颜色、温度及肢体末端循环的变化。 ②术后回病房后继续严密监测血压、呼吸、心率、血氧饱和度、肢体颜色、足背动脉、运动、感觉、尿量等变化。15~30min巡视并记录，继续控制血压在90~100/60~70mmHg。 ③术后禁食1d，第1天给予静脉营养，第2天开始进流质饮食，可进清淡饮食、低盐、低胆固醇、无刺激性饮食，以补充营养，保持大便通畅。 ④因术后一般会有应激性血糖增高，因此应密切观察血糖的变化，若空腹血糖>10mmol/L应及时处理。 ⑤患者术后均有不同程度的发热，因此术后应监测体温，常规应用抗生素5~7d，限制家属探视。 ⑥术后常规应用抗凝药物如低分子肝素、华法林、肠溶阿司匹林等。使用抗凝药物期间严密观察有无出血情况。

续表

临床表现		病情观察	护理措施
			如患者出现皮肤大片瘀斑、拔针后针孔流血不止等出血倾向时，应及时停止抗凝治疗，同时给予维生素K 10~40mg肌内注射或用鱼精蛋白对抗。
潜在并发症	休克	患者因剧痛而有休克征象，焦虑不安、大汗淋漓、面色苍白、四肢末端湿冷、心率加速、有濒死感，甚至因疼痛而晕厥。	①立即去枕平卧，给予氧气吸入，建立静脉通路，遵医嘱、输液，补充血容量。 ②做好交叉配血试验，备血。 ③严密观察意识、生命体征变化及全身症状体征。 ④观察尿量，以协助判断组织灌流量。 ⑤及时复查血常规，根据血红蛋白及红细胞计数，判断贫血、程度及时纠正。 ⑥做好基础护理、给予保暖并加强安全防护措施。
	静脉血栓	下肢肿胀、疼痛	①绝对卧床休息：下腔静脉滤器置入术以前。 ②患肢制动，抬高20~30cm利于静脉回流。 ③避免肢体大幅度活动、受挤压、禁止按摩、剧烈咳嗽和用力排便。 ④观察患肢皮肤的温度、颜色、张力和患肢的感觉。 ⑤观察患肢肿胀的情况，每日测量下肢周径并记录，测量方法：以膝关节为中心，在髌骨上缘15cm和胫骨粗隆下10cm处测量周径，以观察了解疾病的发展及恢复情况。 ⑥加强基础护理：协助患者基本生活护理，定时翻身，减少局部受压时间，防止压疮发生。 ⑦饮食护理：饮食上给予低盐、富含维生素、高蛋白、清淡易消化的饮食，多食新鲜蔬菜和水果，多饮水，降低血液黏稠度，保持大便通畅，避免用力排便致使腹压增加，影响下肢静脉回流。禁烟酒，吸烟可引起血管痉挛，又可增加血液黏稠度。宣传戒烟重要性，使患者明白戒烟的道理而自觉戒烟。 ⑧注意患肢保暖，室温保持25℃左右。严禁在患肢处做冷热敷，由于热敷促进组织代谢，增加耗氧量，对患肢无益；冷敷引起血管收缩，不利于解除疼痛及侧支循环的建立。

第四节   肺   癌

一   概   念

肺癌是最常见的肺部原发性恶性肿瘤，肿瘤细胞源于支气管黏膜或腺体，常伴有区域性淋巴结和血行转移，早期常有刺激性干咳和痰中带血等呼吸道症状。按解剖学部位可分为中央型肺癌和周围型肺癌；按组织病理学类型可分为非小细胞癌和小细胞肺癌。

二   主要护理问题

1. 焦虑／恐惧   与担心疾病治疗及预后有关。

2. 咳嗽、咳痰   与疾病本身有关。

3. 营养失调：低于机体需要量   与食欲不振、肿瘤生长消耗体内大量营养有关。

4. 疼痛   与肿瘤生长转移侵及神经、肿瘤压迫和介入治疗血管栓塞引起的组织缺血缺氧有关。

5. 有窒息的危险   与大咯血不能及时咯出，血块堵塞气管有关。

6. 有皮肤完整性受损的危险   与接受放疗损伤皮肤组织或长期卧床导致局部循环障碍有关。

7. 知识缺乏   缺乏介入治疗相关知识及疾病防治知识。

8. 潜在并发症   脊髓损伤。

三   病情观察与护理措施

临床表现	病情观察	护理措施
咳嗽咳痰，咯血，胸痛，胸闷气短，上腔静脉阻塞综合征，发热，体重下降	①咳嗽、咳痰为最常见的早期症状，可表现为刺激性干咳或少量黏液痰。咳嗽时可闻及高调金属音，提示肿瘤已引起支气管狭窄。当继发感染时，痰量增多，呈黏液、脓性。	**1. 术前护理** ①休息和体位：保持环境安静，采取舒适的体位，保证患者充分的休息，避免病情加重。必要时给予吸氧。 ②观察意识、生命体征及咳痰的量、颜色及性质。鼓励患者咳嗽，并给予拍背，促进痰液排出，改善肺泡通气。发热患者给予物理降温，必要时药物降温。 ③如有咯血时，嘱患者头偏向一侧，保持呼吸道通畅，做好口腔护理，并备负压吸引器于床旁，

续表

临床表现	病情观察	护理措施
	②咯血多见于中央型肺癌，早期多为痰中带血或间断血痰，大血管受侵犯时，可引起大咯血。 ③胸痛：早期表现为胸部不规则的隐痛及钝痛。 ④胸闷、气短：肿瘤导致支气管狭窄；肿瘤转移至肺门淋巴结，肿大的淋巴结压迫支气管或隆突；转移至胸膜及心包，引起大量胸腔积液和心包积液；发生上腔静脉阻塞、膈肌麻痹及肺部广泛受累，均可引起胸闷、气短。 ⑤发热：肿瘤坏死引起发热，更多见的是因继发性肺炎所致，抗生素治疗效果差。 ⑥后期可出现恶病质，消瘦明显。	迅速建立静脉通路，补充血容量，必要时交叉配血。 ④疼痛的护理：观察评估疼痛的性质、时间、部位、程度、伴随症状，按三阶梯给予止痛治疗，观察并记录用药效果。 ⑤心理护理：介入治疗前向患者及家属做好解释工作，解除患者对手术的恐惧心理，讲解介入治疗的优点及安全性，解除患者思想顾虑并介绍患者与病友进行交流，增强治疗信心，主动配合治疗护理。 ⑥术前完善各项检查，双侧腹股沟及会阴部备皮并指导患者练习床上排便，防止术后尿潴留。 ⑦饮食护理：高蛋白、高维生素、高热量饮食，术前4h禁食，避免术中恶心、呕吐引起窒息。 ⑧协助患者着干净病号服，排空大小便，核对好术中需要药物、携带沙袋、影像资料及手术推车，送至介入导管室。 **2. 术后护理** ①卧位指导：术后平卧位，穿刺侧肢体制动并沙袋压迫穿刺部位6~8h，24h可下床活动，讲解目的及意义。严密观察穿刺部位有无渗血及血肿，足背动脉搏动是否良好，24h内密切观察生命体征变化。 ②化疗药物所致毒性反应护理：a.胃肠道反应：恶心、呕吐，一般3~4d可缓解，严重者可持续一周。患者呕吐时应将头偏向一侧，以防止呕吐物误吸入气管造成呛咳及窒息，并注意观察呕吐的颜色、性质及量。呕吐后给予温开水漱口，保持床单位清洁、干燥。对于呕吐物严重者，应暂禁食并给予止吐治疗。b.骨髓抑制：多数化疗药物对骨髓造血系统有抑制作用，其表现主要以白细胞、血小板减少为多见。易出现感染、出血等症状，遵医嘱给予对症治疗，密切观察体温变化，加强基础护理，预防感染。 ③观察意识、生命体征变化及咳嗽、咳痰、胸闷、

临床表现	病情观察	护理措施
		气短的缓解情况及全身症状、体征。 ④术后患者如出现下肢感觉异常、大小便失禁应及时报告医生，并密切观察病情变化。
并发症	股动脉穿刺处出血	**股动脉穿刺处出血的应急处理** ①股动脉穿刺处出血时应立即快速打开敷料，戴无菌手套，以食指、中指、无名指三个指头压迫穿刺点上方约1cm处。 ②范围是以皮肤穿刺口近侧为中心"压一片、不压一点"；轻重以指腹感到血管搏动和皮肤切口无血液渗出为度。 ③压迫约15min后轻轻抬手，穿刺处无出血时，用无菌敷料及绷带加压包扎，用1000g沙袋压迫局部6~8h，继续观察穿刺处有无再出血。 ④给予合理的解释，避免过度紧张，导致血管收缩引起再出血。 ⑤做好基础护理及心理护理。
	脊髓损伤表现：背痛、肢体麻木无力、下肢感觉异常、尿潴留，甚至截瘫。	①观察意识、生命体征变化。 ②观察肢体感觉、肌力及大小便情况，如有异常及时报告医生。 ③给予静滴低分子右旋糖酐、地塞米松、胞磷胆碱、甘露醇等治疗，改善脊髓缺血、水肿。 ④协助患者行功能锻炼并制订计划。 ⑤做好基础及心理护理并加强皮肤护理，预防压疮。

第五节　肝　癌

一　概　念

　　肝癌是指由肝细胞或肝内胆管上皮细胞发生的恶性肿瘤，是我国常见的恶性肿瘤之一。

二 主要护理问题

1. 疼痛 与肿瘤生长导致肝包膜张力增加，化疗、放疗后不适，栓塞后瘤体缺血、缺氧坏死，局部组织急性水肿，肝包膜紧张度增加有关。

2. 发热 与栓塞后瘤体组织坏死，机体重吸收，疾病本身有关。

3. 体液过多 与门脉高压、肝功损害、血浆胶体渗透压降低有关。

4. 营养失调：低于机体需要量 与食欲减退、腹泻及肿瘤导致的代谢异常和消耗有关。

5. 恐惧／焦虑 与腹部剧烈疼痛影响工作生活、上消化道出血及担心介入治疗术后效果有关。

6. 潜在并发症 肝性脑病、上消化道出血、肿瘤破裂出血、感染、穿刺处出血、压疮。

三 病情观察与护理措施

临床表现	病情观察	护理措施
肝区疼痛；消化道症状（食欲减退、腹胀、恶心、呕吐、腹泻等）；全身症状（乏力、进行性消瘦、发热、营养不良等）；肝癌转移灶症状；肝大、黄疸、肝硬化征	**1. 肝区疼痛**：最常见和最主要症状，约半数患者以此为首发症状。多呈间歇性或持续性钝痛、腹胀或刺痛，夜间或劳累后加重。疼痛部位和病变位置有密切关系，如位于肝右叶顶部的癌肿累及膈肌时，疼痛可牵涉至右肩背部；病变位于左肝常表现为胃痛。当肝癌结节发生坏死、破裂，引起腹腔出血时，则表现为突发右上腹剧痛和压痛，腹膜刺激征和内出血等。 **2. 消化道症状**：表现为食欲减退、腹胀、恶心、呕吐或腹泻等，易被忽视，且早期不	**1. 术前护理** ①卧床休息，给予舒适卧位。 ②观察意识、生命体征变化及全身症状、体征。发热患者给予物理降温，高热者给予药物降温。 ③观察评估腹胀程度，定期测量腹围；观察疼痛的性质、时间、部位、程度，伴随症状，按三阶梯给予止痛治疗，观察并记录用药效果。 ④供给适当的营养和液体，维持水电解质平衡；肝功能正常者进普通饮食，肝功能不正常者为预防术后出现肝性脑病可进低蛋白饮食，合并腹水及水肿者给予低盐饮食，合并肝硬化者禁食辛辣刺激、坚硬、油炸等食物；食欲不振、恶心、呕吐者给予静脉输液补充营养；观察并记录水肿患者的出入量、体重，有异常及时报告医生给予处理。术前1~2d进食少渣易消化食物，防止术后便秘，用力排便导致穿刺部位出血，嘱患者术前4~6h禁饮食，以减轻胃肠道负担，避免手术过程中呕吐引起误吸。 ⑤心理护理：向患者及家属做好解释工作，解除患者对手术的恐惧，讲解介入治疗的优点及安全性，解除患者思想顾虑并介绍患者与病友进行交流，增强治疗信心，主动配合治疗护理并做好基础护理，在生活上给予帮助。

续表

临床表现	病情观察	护理措施
	明显。 **3. 全身症状：**①消瘦、乏力：早期不明显，随病情发展逐渐加重，晚期体重进行性下降，可伴有贫血、出血、腹水和水肿等恶病质表现；②发热：多为不明原因的持续性低热或不规则发热，体温 37.5℃~38℃，个别可达 39℃。其特点是抗生素治疗无效。 **4. 转移灶症状：**肿瘤转移之处有相应症状，如转移至肺可引起胸痛和血性胸水；胸腔转移以右侧多见，可有胸水征；骨骼和脊柱转移，可引起局部压痛或神经受压症状；颅内转移可有相应的神经定位症状和体征。 **5. 体征：**①肝大与肿块：为中晚期肝癌最主要体征。肝脏呈进行性肿大、质地较硬、表面高低不平、有明显结节或肿块。癌肿位于肝右叶顶部者，肝浊音界上移，膈肌抬高或活动受限，甚至出现胸水。巨大的肝肿块可使右季肋部明显隆起。②黄疸和	⑥术前完善各项检查，会阴部及双侧腹股沟区备皮以供选择穿刺部位，指导患者练习床上排便，防止术后因不习惯排便而引起尿潴留。 ⑦遵医嘱准备好术中需要的药物、影像资料及手术推车。若患者行走困难，给患者提供必要的协助。 **2. 术后护理** ①卧位指导：术后协助平卧位，穿刺侧肢体制动并沙袋压迫穿刺部位 6~8h，24h 可下床活动，讲解目的及意义。 ②观察意识、生命体征变化及全身症状、体征。 ③观察穿刺处有无渗血及血肿、下肢血液循环情况。如发现足背动脉搏动消失、肢端皮肤发绀、冰凉，应立即报告医生给予处理。 ④给予保肝、止吐、支持等治疗。指导患者高蛋白、高热量、低脂肪、易消化半流质饮食，多食水果、蔬菜，鼓励患者多饮水，以促进造影剂排泄，减轻对肾脏的损害。 ⑤观察尿液的量及颜色，如出现少尿或无尿情况，应及时报告医生给予处理。 ⑥术后栓塞综合征观察和护理：a.发热：介入治疗后，由于肿瘤组织坏死吸收或继发感染引起，应监测患者的体温变化，一般低热时可不予处理，38℃以上者给予适当降温，如口服解热镇痛药、冰敷等，并且根据病情使用抗生素。b.胃肠道反应：主要是抗癌药物的毒副作用，一般出现于介入治疗后的 48h 内。保持呼吸道通畅，观察呕吐物的性状、量、颜色，注意有无呕血或黑便。轻度呕吐者可用甲氧氯普胺止吐，严重者可用格拉斯琼或地塞米松静脉注射，频繁呕吐还应给予静脉补液，注意水、电解质的平衡。呕吐后给予温开水漱口，保持床单位清洁、干燥。对于呕吐物严重，应暂禁食并给予吐药治疗。c.疼痛：介入治疗后肿瘤组织栓塞坏死，肝包膜张力增大或药物刺激引起。及时评估疼痛的程度、性质、部位，轻度疼痛时给予一般的镇痛剂，不能缓解时可给予第二、三阶梯镇痛药（如曲马

续表

临床表现	病情观察	护理措施
	腹水：多见于晚期患者。 **6.其他：**①肝外转移：如发生肺、骨、脑等肝外转移，可呈现相应部位的临床症状；②合并肝硬化者：常有脾大、腹水、下肢水肿、蜘蛛痣及肝掌和腹壁静脉曲张等肝硬化门脉高压等症状。	多、吗啡等）。d.骨髓抑制：多数化疗药物对骨髓造血系统有抑制作用，其表现主要以白细胞、血小板减少为多见。易出现感染、出血等症状，遵医嘱给予对症治疗，密切观察体温变化，加强基础护理，预防感染。e.肝、肾功能下降：术后给予保肝治疗，及时补充蛋白，鼓励患者多饮水。准确记录24h出入量，观察皮肤、巩膜颜色及腹围变化，给予高蛋白质、易消化饮食，2~3周后肝、肾功能逐渐恢复。f.异位栓塞：异位栓塞多见于与肿瘤供血动脉毗邻的动脉供血器官。应注意观察患者疼痛的部位、性质和程度。受损器官一般通过血管再通而恢复正常，严重者给予对症处理。
并发症	上消化道出血	**1.观察处理：**由于门静脉高压、患者术前肝功能及凝血功能差、化疗药物不良反应损害胃黏膜或术后恶心、呕吐致食管、贲门、胃黏膜破裂出血。遵医嘱禁食、卧床休息，行止血、扩容、降低门脉压力等治疗。密切观察生命体征及大便和呕吐物的颜色、性质、量。出血停止后，给予高热能、高蛋白、多种维生素、低盐、低脂流质或半流质饮食，少量多餐，逐步过渡到软食。 **2.应急处理：**①取平卧位，头偏向一侧，保持呼吸道通畅。②迅速建立静脉通道，补充血容量，同时备血。③给予止血、改善门脉压等治疗。④给予冰生理盐水加去甲肾上腺素口服，收缩血管。⑤吸氧并备好急救物品及药品（如吸引器、升压药、开口器等）。⑥密切观察意识，生命体征，呕血的量、颜色、性质并准确记录出入量。⑦加强基础护理，做好心理护理。
	肝性脑病	①绝对卧床休息，观察患者有无精神错乱、嗜睡、扑翼样震颤等，烦躁患者应加床栏，必要时使用约束带。 ②昏迷患者保持呼吸道通畅、吸氧、准备好吸引器。给患者安排合适的体位，防止发生压疮和感染而加重肝性脑病。

临床表现	病情观察	护理措施
并发症		③口服乳果糖或灌肠，用生理盐水加白醋灌肠保持大便通畅，忌用肥皂液灌肠。 ④降氨药物治疗的护理：肾衰时慎用或禁用钾盐，防止血钾升高。水肿、腹水、心力衰竭、脑水肿时慎用或禁用钠盐，精氨酸静滴时不宜过快，肾衰竭时禁用。 ⑤饮食以高热量、高维生素、碳水化合物为主，禁食蛋白，昏迷期可鼻饲或静滴高糖维持营养，在大量输注葡萄糖过程中，必须警惕低钾血症、心力衰竭和脑水肿，神志清楚后可逐渐增加蛋白质至40~60g/d，以植物蛋白最好。
	肝癌破裂出血	①给予绝对卧床休息，密切观察意识、面色及生命体征变化。 ②禁食水，观察呕吐物的颜色、性质及量并记录24h出入量。 ③观察腹痛的部位、性质、程度。根据病情给予止痛治疗。 ④建立静脉通路，给予支持、止血、扩容等治疗并备血。 ⑤心理护理。 ⑥做好急诊介入治疗准备工作。
	穿刺部位出血	**穿刺处出血急救处理** ①以敏捷的速度打开敷料，戴无菌手套，以食指、中指、无名指三个指头压迫穿刺点上方约1cm处。 ②范围是以皮肤穿刺口近侧为中心"压一片、不压一点"；轻重以指腹感到血管搏动和皮肤切口无血液渗出为度。 ③压迫约15min后轻轻抬手，穿刺处无出血时，用无菌敷料及绷带加压包扎，用1000g沙袋压迫局部6~8h。 ④建立静脉通路，补充足够的血容量，必要时给予酚磺乙胺、氨甲苯酸等止血药物，观察意识、生命体征及穿刺处情况。 ⑤给予合理解释，避免患者过度紧张，血管收缩引起再出血。

续表

临床表现	病情观察	护理措施
并发症	压疮	①避免局部组织长期受压。 ②骨突处皮肤,使用半透膜敷料或者水胶体敷料保护,每2h翻身一次,建立翻身记录卡,翻身后记录时间、体位、皮肤情况。 ③患者身体空隙处垫软枕,降低骨突处所受的压力。 ④避免局部理化因素的刺激,保持患者皮肤清洁,定时温水擦浴,保持床单位清洁、干燥、平整、无碎屑,及时清理大、小便,及时更换床单、衣物并保持皮肤清洁干燥。 ⑤翻身时动作轻柔,避免拖、拉、拽动作。

第六节　肝囊肿

一　概　念

　　肝囊肿是一种较常见的肝脏疾病,预后良好,分为寄生虫性和非寄生虫性。后者又可分为先天性、创伤性、炎症性和肿瘤性囊肿。临床最多见的是先天性肝囊肿。它又可以分为单发性和多发性两种,多发性的又称多囊肝。

二　主要护理问题

　　1.腹胀、腹痛　与肝囊肿压迫邻近器官有关。

　　2.发热　与肝囊肿继发感染有关。

　　3.知识缺乏　缺乏疾病及治疗相关知识。

　　4.焦虑/恐惧　与介入治疗知识了解甚少及担心预后有关。

　　5.潜在并发症　出血。

三　病情观察与护理措施

临床表现	病情观察	护理措施
腹胀、腹痛、发热	许多患者终身无症状，但当囊肿长大到一定程度压迫邻近器官时，可出现腹胀、右上腹或隐痛，囊肿在肝表面或体积大的可扪及肿块，囊内合并细菌感染时可出现发热、胀痛，偶见有黄疸。先天性肝囊肿生长缓慢，≤4cm 无症状者，可不需特殊处理。大的囊肿并出现症状者，根据其大小、数量、部位、邻近脏器压迫情况或感染、破裂、出血、恶变等，行进一步治疗。	**1. 术前护理** ①心理护理：介入治疗前向患者及家属做好解释工作，解除患者对手术的恐惧心理，讲解介入治疗的优点及安全性，解除患者思想顾虑并介绍患者与病友进行交流，增强治疗信心，主动配合治疗护理。 ②指导卧床休息，避免大幅度活动，观察生命体征及全身症状、体征。 ③观察评估腹胀程度，疼痛的性质、时间、部位、程度、伴随症状，必要时给予止痛治疗，观察并记录用药效果。 ④行术前常规检查，讲解检查的目的意义以取得患者的配合。 ⑤清洁穿刺局部的皮肤并讲解其目的及介入治疗路径。 ⑥指导患者练习床上排便，以防术后床上排尿困难，致尿潴留。 ⑦嘱患者穿着清洁病员服，携带影像资料、告知B超室地点及路线。 **2. 术后护理** ①协助患者取舒适卧位，24h 内避免大幅度活动。 ②观察意识、生命体征变化及穿刺处有无渗出。 ③给予支持、保肝及止血等治疗。 ④指导患者进清淡、易消化半流食，饮食以少量多餐为原则。 ⑤术后常见症状的观察与护理：a.腹痛。腹痛是酒精溢出刺激肝包膜所致，向患者讲解原因；及时评估疼痛程度、性质及部位，必要时遵医嘱给予止痛处理，观察用药后效果，指导放松心情并转移注意力。b.发热。体温一般不超过38℃，持续3~7d者，不需做特殊处理；合并感染者遵医嘱给予抗感染治疗；观察体温变化；鼓励患者多饮水。c.醉酒现象。与个体反应及注射量有关，患者出现面红及全身皮肤潮红等症状，不需特殊处理。

续表

临床表现	病情观察	护理措施
并发症	出血	①观察意识、生命体征变化。 ②观察腹部症状、体征，如有压痛、反跳痛、腹肌紧张等症状及时报告医生给予处理。 ③遵医嘱给予支持、止血、抗感染等对症治疗。 ④做好心理护理。

第七节　股骨头无菌性坏死

一　概　念

股骨头无菌性坏死是指因各种原因造成股骨头供血不足而导致的股骨头缺血性坏死，进而造成骨股头骨质破坏、塌陷、关节间隙变窄等一系列改变。

二　主要护理问题

1. 关节僵硬活动受限　与髋关节活动不灵，向内、向外活动时疼痛有关。
2. 疼痛　与使用大量糖皮质激素后机体组织大量缺血、缺氧、坏死及体位不适有关。
3. 恐惧　与预感手术痛苦和危险有关。
4. 自理能力不足　与体力或耐力下降、营养吸收障碍、卧床有关。
5. 穿刺处出血　与穿刺、术后穿刺点压迫不当有关。
6. 尿潴留　与术后平卧及不习惯床上排便有关。

三　病情观察与护理措施

临床表现	病情观察	护理措施
跛行：为进行性短暂性跛行，由于髋痛及股骨头塌陷，或晚期出现髋关节半脱位所致。早期往往出现间歇性跛行，儿童患者则更为明显。 **疼痛：**疼痛可为间歇性或持续性，行走活动后加重，有时为休息痛。疼痛多为针刺样、钝痛或酸痛不适等，常向腹股沟区、大腿内侧、臀后侧和膝内侧放射，并有该区麻木感。局部深压痛，内收肌止点压痛，无菌性股骨头坏死的症状还会有外展、外旋或内旋活动受限，患肢可缩短，肌肉萎缩，甚至有半脱位体征。有时轴冲痛阳性。 **关节僵硬与活动受限：**患髋关节屈伸不利、下蹲困难、不能久站、鸭步行走。早期无菌性股骨头坏死的症状为外展、外旋活动受限明显。	①介入治疗后，股骨头微循环障碍或股骨头微循环内血栓能否有效融通。 ②患者对疼痛及活动的反应。能否有效地进行自理活动，能否恢复到原来的生活水平。	**一、术前护理** **1.常规护理** ①穿刺部位备皮：进行脐以下及大腿前内侧皮肤的清洁、消毒。②协助完善相关检查，心电图、化验、检查等。③介入治疗前4h或6h禁食、水，预防介入治疗中恶心、呕吐等。④训练床上排便、排尿，以适应肢体制动需要。⑤准备灌注药物、等渗盐水、加压盐袋；配备氧气及各种急救药品。 **2.心理护理：**由于髋部疼痛，活动功能受限甚至跛行，丧失部分工作能力，影响形态，患者承受着肉体痛苦和精神双重压力，表现焦虑、悲观、抑郁，年轻患者表现尤为突出。患者在完全清醒的状态下进行介入治疗，难免产生顾虑和恐惧心理，护士应了解患者的心理状态，加强心理护理，做好卫生宣教。主动耐心地给患者及家属讲解中西药物介入治疗的目的、方法及反应。指导患者如何配合操作，使患者稳定情绪，增加自信心，愉快地接受治疗。鼓励患者家属和朋友给予患者关心和支持。 **3.营养指导：**加强饮食调理，改善饮食结构，加强营养。宜选择低脂肪、低胆固醇、低热量的食物，多吃蔬菜、豆制品、瘦肉等，保证营养供给。 **二、术后护理** **1.局麻术后护理常规** ①了解麻醉和手术方式，术中情况，伤口情况。②持续心电监测，持续低流量吸氧。③床档保护防坠床，严密监测生命体征。 **2.伤口观察及护理：**伤口有无渗血、渗液，若有，应及时通知医生并更换敷料 **3.各管道观察及护理：**输液管路保持通畅，留置针妥善固定，注意观察穿刺部位皮肤，心电监护管线应妥善固定，一般术后24h且生命体征平稳可去除。 **4.疼痛护理：**评估患者疼痛情况、伤口、患肢情况，遵医嘱给予镇痛药物等，提供安静舒适的环境。 **5.基础护理：**做好口腔护理，会阴护理，定时翻身、三短六洁等工作。

续表

临床表现		病情观察	护理措施
并发症	疼痛	与术中牵拉、手术切口痛及被迫体位有关。	①观察、记录疼痛的部位、性质、程度、时间、伴随症状及诱发因素。 ②遵医嘱给予抗炎、镇痛剂，观察并记录用药效果。 ③调整舒适的体位。 ④局部炎症处理，如冷敷、换药等。 ⑤指导患者和家属保护疼痛部位，掌握减轻疼痛的方法。 ⑥指导患者应用松弛疗法。
	出血	手术损伤造成大出血。	**1.卧位与饮食：**平卧24h，穿刺侧肢体制动并沙袋压迫穿刺点8h，24h后活动逐步恢复到术前水平。 **2.严密观察病情：**观察血压、脉搏的变化，穿刺部位有无渗血、血肿，该侧肢体远端血液循环情况，对比双下肢皮肤温度及足背动脉搏动情况。 **3.心理及生活护理：**消除紧张情绪，及时满足需要。
	褥疮	术后平卧24h，受压部位毛细血管微循环受阻，产生局部缺血，若持续时间较长易发生褥疮。	①术前给患者高蛋白、丰富维生素饮食，以增加机体抵抗力。 ②将手平伸于受压部位，用手掌环形按摩皮肤，每小时一次。 ③保持床单平整无皱褶，睡海绵床垫。 ④保持皮肤清洁、干燥，及时擦拭汗液。
	动脉栓塞	操作时可能损伤血管内皮细胞，激活内源性凝血系统，引起动脉血栓形成栓塞；穿刺口包扎过紧，血液淤滞，促进动脉血栓形成。	①术中动作要轻柔，避免损伤内皮。 ②术后1h，每隔0.5h拿起沙袋5min。 ③密切观察下肢血运，每15~30min双手同时触摸双侧足背动脉，观察搏动情况。观察下肢皮肤的颜色、温度、感觉。 ④经常询问患者有无下肢麻木、疼痛。